实用
妇科肿瘤遗传学

主　审　贺　林

主　编　徐丛剑　康　玉

副主编　温　灏　李清丽

人民卫生出版社

图书在版编目（CIP）数据

实用妇科肿瘤遗传学 / 徐丛剑，康玉主编 . —北京：
人民卫生出版社，2019

ISBN 978-7-117-29195-8

Ⅰ.①实⋯　Ⅱ.①徐⋯②康⋯　Ⅲ.①妇科学 – 肿瘤
学 – 医学遗传学　Ⅳ.①R737.3

中国版本图书馆 CIP 数据核字（2019）第 240759 号

| 人卫智网 | www.ipmph.com | 医学教育、学术、考试、健康，购书智慧智能综合服务平台 |
| 人卫官网 | www.pmph.com | 人卫官方资讯发布平台 |

实用妇科肿瘤遗传学

主　　编：徐丛剑　康　玉
出版发行：人民卫生出版社（中继线 010-59780011）
地　　址：北京市朝阳区潘家园南里 19 号
邮　　编：100021
E - mail：pmph @ pmph.com
购书热线：010-59787592　010-59787584　010-65264830
印　　刷：三河市宏达印刷有限公司（胜利）
经　　销：新华书店
开　　本：787×1092　1/16　　印张：23
字　　数：560 千字
版　　次：2019 年 12 月第 1 版　2019 年 12 月第 1 版第 1 次印刷
标准书号：ISBN 978-7-117-29195-8
定　　价：139.00 元
打击盗版举报电话：**010-59787491**　　**E-mail：WQ @ pmph.com**
质量问题联系电话：**010-59787234**　　**E-mail：zhiliang @ pmph.com**

编委名单（按姓氏笔画排序）

王　超	复旦大学附属妇产科医院	汪希鹏	上海交通大学医学院附属新华医院
王　霄	复旦大学附属妇产科医院	宋　亮	四川大学华西第二医院
王丹青	四川大学华西第二医院	张　硕	复旦大学附属妇产科医院
王岩岩	深圳华大基因股份有限公司	张　鹏	复旦大学附属妇产科医院
方　欧	上海天昊生物科技有限公司	张海燕	复旦大学附属妇产科医院
尹如铁	四川大学华西第二医院	张楚瑶	中山大学肿瘤防治中心
石　月	复旦大学附属妇产科医院	陈　默	复旦大学附属妇产科医院
卢大儒	复旦大学	陈晓军	复旦大学附属妇产科医院
史庭燕	复旦大学附属中山医院	周宏宇	复旦大学附属肿瘤医院
冯　征	复旦大学附属肿瘤医院	郑媛婷	复旦大学
尧良清	复旦大学附属妇产科医院	姜正文	上海天昊生物科技有限公司
刘　浏	复旦大学附属妇产科医院	胥　婧	复旦大学附属妇产科医院
刘继红	中山大学肿瘤防治中心	夏蕾蕾	海军军医大学附属长海医院
汤　静	复旦大学附属妇产科医院	徐丛剑	复旦大学附属妇产科医院
孙　红	复旦大学附属妇产科医院	徐明娟	海军军医大学附属长海医院
严　沁	上海市第一妇婴保健院	唐浩莎	复旦大学附属妇产科医院
严志祥	上海鼎晶生物医药科技股份有限公司	陶　祥	复旦大学附属妇产科医院
杜　琰	复旦大学附属妇产科医院	康　玉	复旦大学附属妇产科医院
李　可	复旦大学附属妇产科医院	鹿　欣	复旦大学附属妇产科医院
李　聪	复旦大学附属肿瘤医院	梁　斐	复旦大学附属中山医院
李克敏	四川大学华西第二医院	程　玺	复旦大学附属肿瘤医院
李清丽	四川大学华西第二医院	程　煜	复旦大学附属妇产科医院
吴小华	复旦大学附属肿瘤医院	温　灏	复旦大学附属肿瘤医院
吴克瑾	复旦大学附属妇产科医院	廉　朋	复旦大学附属肿瘤医院
何以丰	上海交通大学医学院附属仁济医院	臧荣余	复旦大学附属中山医院
汪　璟	复旦大学附属妇产科医院	薛安军	上海君康律师事务所

主编简介

徐丛剑　教授

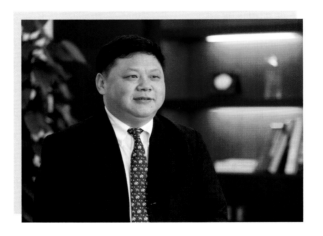

▶ **主任医师,博士生导师。** 现任复旦大学附属妇产科医院院长、复旦大学上海医学院妇产科学系主任、"女性生殖内分泌相关疾病"上海市重点实验室主任。

中华医学会妇科肿瘤学分会常务委员、妇产科学分会委员,中国医师协会妇产科分会常务委员、生殖医学分会委员、中西医结合分会委员,中国医院协会妇产医院管理分会副主任委员,中国医疗保健国际交流促进会妇产科分会副主任委员、生殖医学分会副主任委员,中国妇幼保健协会产后母婴康复专业委员会主任委员,中国遗传学会遗传咨询分会委员,国家医学考试中心医师资格考试临床类别试题开发专家委员会委员,上海市医学会妇产科学专科分会主任委员、生殖医学专科分会候任主任委员,上海市中西医结合学会妇产科专业委员会主任委员,上海医师协会妇产科分会副会长。

主要从事妇科肿瘤、生殖内分泌相关疾病的诊断、治疗及基础研究。承担科技部 863 计划、"十一五"国家科技支撑计划、国家重点研发计划、国家自然科学基金等科研课题 20 余项,以第一或通讯作者在 Journal of Clinical Oncology、Cancer Research 等杂志发表研究论文 90 余篇,其中 SCI 收录 70 余篇。以第一完成人获教育部科技进步奖二等奖、教育部技术发明奖二等奖、中华医学科技奖三等奖各 1 项;获发明专利授权 5 项、实用新型专利授权 2 项。担任国家卫生和计划生育委员会"十二五"规划教材、全国高等学校器官 - 系统整合教材《女性生殖系统疾病》第二主编,国家卫生和计划生育委员会"十三五"英文版规划教材、全国高等学校临床医学专业第一轮英文版规划教材《妇产科学》副主编。担任医学学术专著《子宫内膜异位症》(第 2 版)《妇科肿瘤内分泌学》《实用妇产科学》(第 4 版)主编。担任 Reproductive and Developmental Medicine 杂志总编辑,《中华生殖与避孕杂志》《中国实用妇科与产科杂志》《中国妇产科临床杂志》《妇产与遗传》杂志副主编。

主编简介

康　玉　副教授

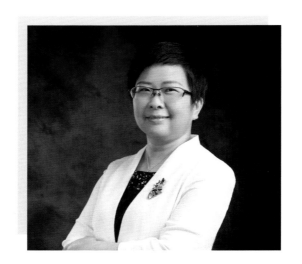

▶ 复旦大学附属妇产科医院主任医师,博士生导师。主要从事:妇科肿瘤遗传咨询、个体化精准治疗的临床与基础研究。具体方向:①基于基因检测、功能性诊断等方法,指导复发耐药患者的个体化精准用药及临床试验;②基于妇科肿瘤遗传咨询,指导致病变异携带者实现肿瘤预防及家族阻断;③罕见病理类型妇科肿瘤的靶向用药及机制研究。

负责多项国家自然科学基金及省部级项目,研究成果已在 *Journal of the National Cancer Institute* 等国内外重要期刊发表共 53 余篇,其中 SCI 收录 32 篇。已获得国家专利 3 项,参编专著 10 部。获得教育部技术发明奖二等奖、教育部科学技术进步奖二等奖、中华医学科技奖三等奖各 1 次,以及上海医学科技奖三等奖 2 次。并荣获 2008 年"上海市科技启明星"称号,2013 年上海市卫生系统第十四届"银蛇奖",2014 年第十七届"明治生命科学奖",2018 年上海市卫生系统"优秀学科带头人"。任美国妇科肿瘤学会官方杂志 *Gynecologic Oncology* 编委。

序 一

自人类基因组计划全图完成以来,近 20 年间,人类分子遗传数据正以指数曲线方式快速增长。人类对自身奥秘的了解程度进入了所谓"摩尔定律"时代。基因测序概念和致病基因突变相关知识已渗透到了千家万户的日常生活中。大约 150 年前由孟德尔(Mendel)所揭示的遗传学基本规律已经从"细胞遗传学"时期对于生物性状的归纳性预测转变为目前对于疾病遗传特征的基因组阐释和针对性干预的临床应用指导准则,日益成为各科医疗工作者们不可缺少的诊断和治疗工具。在肿瘤医学领域中,以 2006 年启动的"癌症基因组图集"(The Cancer Genome Atlas,TCGA)计划为标志,恶性肿瘤的临床诊疗工作已正式进入了"基因组时代"。依托于二代、三代测序技术的进步,癌症手术、化疗、放疗、个体化靶向等治疗都有了一张相对可以信赖的基因组导航图。如何用好手边的基因组检测数据、如何将患者的肿瘤基因突变信息融入临床精准打击治疗方案中,以大幅增加患者高质量存活机会,是世界各国医疗团体之间合作和竞争的共同目标之一,也势必造福于广大肿瘤患者群体。

在国内,自 2015 年以来,伴随着由本人担任首任主任委员的中国遗传学会遗传咨询分会(The Chinese Board of Genetic

Counseling，CBGC）成立和发展，"遗传咨询师"从当初的"空白一片"已开始茁壮成长为一支具有燎原之势的精干力量。越来越多的肿瘤学临床工作者得到了系统遗传学知识和遗传咨询技能培训。从事肿瘤临床防治工作的医师们在各科肿瘤诊疗规范引导下，正在有条不紊地开展着癌症相关基因突变检测、化疗敏感性预测、靶向药物优化选择乃至植入前基因诊断等有关临床肿瘤遗传的分析和咨询业务。肿瘤遗传学这个古老的学科分支在现代遗传咨询和精准医学技术的推动下，焕发出了青春活力，成为当前最为兴盛和繁荣的学术交叉领域。正是在这个时代背景下，为不同专业领域的肿瘤医师们编写符合他们业务工作需要的案头参考书成为了刻不容缓的一项重要任务。在这个方面，CBGC具有义不容辞的责任与义务。肿瘤领域的遗传咨询师、具有遗传学背景的临床医师数量和质量也是衡量一国医疗实力的一个关键指标。

在《实用妇科肿瘤遗传学》这本书里，我十分喜悦地看到了国内老、中、青三代妇科肿瘤医师通力合作，为临床肿瘤遗传学和遗传咨询事业添砖加瓦的学术贡献和最新成果。这本书是他们的临床经验和智慧结晶。这本书的编辑与出版，将为广大妇科肿瘤医师和学员、检验技术人员、教育和科研人员以及妇科肿瘤患者们带来洞察妇科肿瘤遗传知识的全貌、掌握先进肿瘤遗传分析技术的机会。本书的出版，将有效推动妇科肿瘤遗传相关领域医师的迅速成长，推动妇科肿瘤临床医疗水平的提高！

贺　林

中国科学院院士

中国遗传学会遗传咨询分会主任委员

2019 年 10 月

序 二

　　1866 年,孟德尔(Mendel)根据豌豆杂交实验显示的遗传规律,推测生物性状是由遗传因子(基因)控制的,但遗传的物质基础直至 20 世纪才被发现。1928 年,摩尔根(Morgan)通过果蝇杂交实验证实了染色体是基因的载体。1953 年,沃森(Watson)和克里克(Crick)构建了 DNA 双螺旋结构模型并阐述了 DNA 的遗传学意义。遗传学从此进入了分子时代。

　　人类对肿瘤的认识可追溯到远古时代,"瘤"字最早出现于我国甲骨文中。在西方,古希腊的希波克拉底(Hippocrates)就已对胃和子宫恶性肿瘤有所描述。但长期以来,人们对癌细胞产生的原因不得其解。直至 20 世纪 70~80 年代,癌基因和抑癌基因的陆续发现才把对肿瘤病因的探究推进到了分子层面。

　　随着分子生物学的快速发展和基因检测技术的迭代更新,遗传学和肿瘤学相互融合、渗透,形成了一门新兴交叉学科——肿瘤遗传学。今天我们认识到,遗传易感性不仅影响个体的肿瘤发病,甚至还可作为制定个性化肿瘤预防策略的依据;许多突变的基因或异常的表观遗传不仅是肿瘤发生的原因,也可成为肿瘤精准诊疗的靶标。在妇科肿瘤领域,与遗传相关的肿瘤涉及卵巢癌、子宫内膜癌、妊娠滋养细胞疾病等。掌握分子遗传学的基础理论与基本技术,已为当今妇科肿瘤医师及相关专业人员所必备。

在此背景下,徐丛剑教授与康玉教授组织相关领域的专家共同编写了《实用妇科肿瘤遗传学》一书。本书较为全面地介绍了妇科肿瘤遗传学相关的基础理论和妇科肿瘤患者诊疗或亲属预防的新理念和新技术。内容包括家族史收集、基因检测选择、变异基因分析、靶向治疗以及遗传咨询等方面,是妇科肿瘤诊疗和预防全面进入全人、全程、分类管理新时代的一本急需的参考书。相信读者会开卷有益。

本书编者年富力强,参阅了大量的国内外最新文献,并结合自己的研究和临床实践,编撰而成,见解独到,对妇科肿瘤临床工作将大有裨益。

谢 幸

浙江大学医学院附属妇产科医院教授

中华医学会妇科肿瘤学分会主任委员

2019 年 10 月

前　言

　　千百年来,肿瘤,尤其是恶性肿瘤,始终是人们挥之不去的梦魇。同时,由于它的遗传特征,更是摧毁着一代又一代人的幸福生活。"沉舟侧畔千帆过,病树前头万木春"。人类对于遗传信息的不断探索不仅改变了人们对于肿瘤发病机制的认识,也推动了原有的肿瘤治疗模式的变革。

　　与其他学科的肿瘤相比,妇科肿瘤与遗传因素的相关性更为密切。近年来各类靶向药的不断涌现、预防性切除卵巢输卵管术观念的提出,使得基于基因检测技术的遗传咨询和个性化诊疗,逐渐成为妇科肿瘤未来的诊疗方向。肿瘤预防也由此提升到了一个历史性的高度,肿瘤的可防可治逐渐成为可能。

　　遗传咨询在国外已有一百多年的历史,有规范的专业和教学体系。近年国内对遗传咨询行业也越来越重视,各种遗传咨询学习班不断涌现。但现状仍是:在肿瘤领域的遗传咨询师数量极其匮乏,专业知识亟需更新。妇科肿瘤临床医生于是就必须承担起这部分职责,将肿瘤的"防"和"治"融为一体。然而一线临床医生的肿瘤遗传基础知识往往薄弱,迫切需要学习相关肿瘤的遗传咨询规范和处理原则,并需要深入了解基于基因检测的精准医学技术。由此,《实用妇科肿瘤遗传学》便应运而生。

本书汇聚了一支跨学科、多领域的编写团队，包含临床一线工作的妇科肿瘤专家、遗传学学者、遗传咨询师、心理咨询师、律师、统计师、生物信息分析学家等多个领域国内外顶尖专家、学者。他们扎实的理论基础与丰富的实践经验共同凝练升华成为了妇科肿瘤遗传学的结晶。

本书内容不仅涵盖了肿瘤遗传学基础、肿瘤遗传咨询和个体化治疗的理论与实践，还涉及临床应用的相关法律、法规和伦理，以及临床研究的具体方法。此外，本书的一大亮点是十个典型的遗传性妇科肿瘤病案实例，包含临床处理、遗传咨询要点，以及专家的点评。本书的特点在于将肿瘤遗传咨询和个体化治疗紧密联系，有助于促进遗传咨询在妇科肿瘤临床工作中的普及应用，为广大妇科肿瘤患者及其亲属带来更多的希望。

本书秉承复旦大学附属妇产科医院(上海市红房子妇产科医院)《实用妇产科学》严谨治学的编著理念，充分发扬求真务实的精神，始终坚持以实用为出发点，以实践为落脚点。由于本书内容更新较快，如有不够完善的地方，请同道们不吝指出，欢迎发送邮件至邮箱 renweifuer@pmph.com，或扫描封底二维码，关注"人卫妇产科学"，以期再版修订时进一步完善。

谨以此书献给每一个致力于改善妇科肿瘤诊疗现状的仁心医者。

徐丛剑　康　玉

复旦大学附属妇产科医院

2019 年 10 月

目　录

临床诊疗篇

案例分析篇

基础理论篇

第一章

肿瘤遗传学基础

第一节　肿瘤与遗传学概述

提起肿瘤，人们总是觉得很恐惧。确实，肿瘤严重危害人类健康，是人类死亡的第二大因素，因为发病凶险，常常发现时就到了晚期，因此不少人谈癌色变。随着现代科技，特别是生物医药技术的发展，肿瘤的预防、早期诊断、治疗和预后均取得了显著的进步，肿瘤已经不再是一种无法治疗的疾病，不仅可以通过健康的生活方式有效预防，而且还可以通过包括基因检测在内的各种检测技术进行早期诊断、精准诊断，进而实现精准医疗。

一、什么是肿瘤

肿瘤的发病从本质上来讲是由肿瘤细胞的特性所决定的。肿瘤细胞又称为癌细胞，癌细胞和机体的多种正常细胞一起形成了肿瘤。与正常细胞相比，癌细胞之间失去了接触抑制，细胞的黏附性减少，细胞核增大，而且不均一、不规则，细胞周期加速，不断分裂和生长，失去了接触抑制等控制，这些癌细胞还容易变形，向四周浸润，甚至穿透组织基底膜，向远端扩散和转移。

癌细胞的特性与"巨蟹（cancer）"的含义非常相似，因此癌症的英文名称为cancer。如此凶恶的癌细胞是由自身的正常细胞，一步步逐渐发展过来，癌细胞是机体长期进化的产物。人体的每一个细胞均由受精卵发育分化而来，不同细胞具有不同的分化功能，它们的细胞核和基因组基本上是一样的，但是不同细胞的转录表达是不一样的，细胞的形态和功能也就不一样，细胞的分化受到机体的精确调控，有着预定的程序，不同细胞分化方向不同，各司其职，共同维护机体的生长发育和新陈代谢的统一性。但是细胞在生长的过程中，总是会受到来自内外各种有害环境因素的影响。虽然机体已经为了避免环境有害因素的伤害，设置了一道又一道的防线，但是仍然不能避免各种DNA突变，极大部分DNA突变会被机体的DNA损伤修复系统所修复，但仍有极少数有害突变在细胞中保留下来。在保留下来的DNA突变中，有很少数的癌基因和抑癌基因的突变能够加速细胞的生长，使细胞周期的监控受损，细胞能够抵抗凋亡，逃脱免疫细胞的监控，这样肿瘤细胞的种子就种下了。经过机体免疫系统达尔文进化的选择,这些肿瘤细胞逐渐发展起来,能够忍受缺氧的环境并适应环境营养的缺乏,积极重新建立血管,保障营养供应,招募机体的其他正常细胞,逐渐发展成为一个脱离机体控制的肿瘤组织。在肿瘤组织形成的过程中,肿瘤组织的环境进一步恶化,产生了很多遗传异常,鉴于肿瘤细胞生长加速和失去接触抑制,有限的资源无法满足更多的肿瘤细胞的无限生长,因此肿瘤细胞的代谢偏向糖酵解,能够产生肿瘤组织发生和发展的多种原料,用于肿瘤发育。在肿瘤中发生了内皮细胞类型向间充质类型的转换(epithelial-mesenchymal transition,EMT),肿瘤细胞就能够逐渐突破基底膜,发生浸润,再进一步就能够沿着血管、淋巴管等,随着血液流动而发生转移,肿瘤细胞的种子可以在机体的其他地方"安营扎寨",又一次形成肿瘤组织,这样星星点点的肿瘤组织就形成了一个肿瘤帝国。人体的肿瘤组织细胞尽管具有较强的异质性,但基本上都由一个肿瘤细胞克隆发育和演化而来。

肿瘤的发展历程从炎症开始,经历增生、赘生、化生、癌变、浸润和转移这些阶段,"万病炎为首",这是外因,而内在原因始于基因突变。

癌是进化的产物,"物竞天择、适者生存"的法则要求细胞不断进化。人体是一个小世界,肿瘤细胞是机体这个世界进化的产物,也是机体的摧毁者。任何进化的基础源于 DNA 突变,这些具有适应性的突变逃脱机体免疫系统的控制就可能造成癌症的发生,因此癌症是进化的产物,是一个失控的达尔文进化过程。从种系进化的角度已经阐明了癌细胞是单克隆起源,并且大多数细胞在进化过程中被淘汰(由于代谢、能量获取、免疫防御等因素),极少数的细胞获得了额外的选择优势,主导了接下来癌细胞形成亚群的进化发展。从一个良性肿瘤发展到恶性转移性肿瘤的每一步也都是自然选择的结果。癌细胞或癌干细胞通过自然选择不断演化,有利于癌细胞生存和增殖的变化是促进癌症增殖的原动力。癌细胞具有发展成癌症的潜力,但在杀死部分癌细胞的同时也会进一步带来选择压力,促使新的突变发生,辅助癌症的发生和发展。

二、肿瘤的特征分析

关于肿瘤的特征,科学家有过很多描述,而且在不断更新和补充增加。人类认识肿瘤可以追溯至公元前,起先是从宏观形态学、组织水平认识,近 200 年来人类对癌症的认识逐步深入,深入到细胞水平,再进一步到了分子水平,只有在分子水平和细胞水平的结合,才能真正揭开肿瘤细胞神秘的面纱。

2000 年,Hanahan 和 Weinberg 在 *Cell* 杂志上总结了肿瘤细胞 6 个基本特征:自我满足的生长信号、对拮抗生长信号的不敏感、逃避凋亡、潜在的无限复制能力、持续的血管生成、组织浸润和转移。2011 年,他们又在 *Cell* 上对原有综述进行了升级(称为新归纳的肿瘤基本特征),一方面简述了肿瘤学中 10 年来的热点和进展,包括细胞自噬、肿瘤干细胞、肿瘤微环境等,并在之前 6 个基本特征基础上新增了 4 个特征,分别为:避免免疫摧毁、促进肿瘤的炎症、细胞能量代谢异常、基因组不稳定与突变。

早期归纳的自我满足的生长信号、对拮抗生长信号的不敏感、逃避凋亡、潜在的无限复制能力表明肿瘤细胞生长的优势。持续的血管生成则说明肿瘤细胞能够获取机体更多的营养,肿瘤的组织浸润和转移说明肿瘤的恶性生长,也是肿瘤不断生长的需要。避免免疫摧毁是肿瘤细胞能够存活下来的必要条件,促进肿瘤的炎症说明了炎症在肿瘤发生和发展中的重要性,炎症也是其他多种疾病的共同诱因。细胞能量代谢异常虽然在 20 世纪很早就被

Weinberg 提出,然而其重要性在近些年才不断加深,肿瘤细胞喜欢通过糖酵解途径获取能量这一特点已被利用作为治疗肿瘤的靶点。基因组不稳定与突变这一特征虽然排在最后,但从遗传学角度来看,这是最为重要、最为基本的一个特征。基因组的不稳定除了涉及遗传以外,还与表观遗传异常有关,不稳定的基因组在恶劣的环境下能够有更多的变异,有更多的进化速度。肿瘤与其他遗传病或慢性疾病不一样,肿瘤细胞的突变属于肿瘤组织所特有的,大多数是体细胞突变,而机体的正常细胞则没有任何变异,至多是组织表达发生了变化。

从细胞角度来看癌细胞,其最为基本的细胞学特征是持续不断生长。从遗传学角度看,癌细胞不断变异,这应该是来自基因组的不稳定性,它产生了遗传的多样性,并在进化中加速这些性状的获得。从环境因素来看,炎症作为环境诱导因素可以诱导细胞恶性生长的标志性特征。环境,特别是微环境对肿瘤组织发生和发展很重要,应倍加重视,肿瘤组织中存在正常细胞以及伪正常细胞,肿瘤不只是癌细胞组成的组织,它们是由多种不同类型的细胞组成的复合体,这些细胞之间存在相互作用,被肿瘤细胞招募来的正常细胞,以主要参与者的身份形成肿瘤相关基质,对于肿瘤的发展和表达也发挥作用。

癌细胞的这些特征不是孤立的,不少特征之间有相互关系,我们重点关心与肿瘤遗传学相关的一些特征,例如基因组的不稳定性,以及各种特性背后的遗传学因素。基因组不稳定性对于其他特征而言,也是非常重要的,是其他特征的遗传学基础。从进化角度看,遗传变异是肿瘤进化的基础,而肿瘤细胞环境能够有利于各种基因突变的选择和积累。而癌细胞善于利用和展示这些特征,将这些特征统一在癌细胞建立的细胞学和遗传学之中。

三、肿瘤的进化

肿瘤细胞在逆境中发生、发展,百折不挠,具有极强的适应性和应变能力,最终发展壮大。肿瘤是细胞水平上生物进化的体现,是生物本性的体现,是适应性进化选择的结果。

肿瘤进化是细胞进化,细胞是其基本单位。突变是进化的物质基础,肿瘤的形成源于基因突变。因此,只要有人类存在,有突变存在,人类进化的历程中就会有肿瘤产生。

人体的细胞分化是机体细胞编程的结果,是正常的生命过程,但是肿瘤细胞是违背这个安排,或者不执行这个宿命的安排,为了自由而特立独行。为了自由,肿瘤细胞不断地演化,虽然貌似取得了自由,不受机体的控制,也能够更好地发展,然而肿瘤的进化只能在机体内部发展,肿瘤自身最后不能避免的是灭亡,或者被手术清除,或者被杀灭,或者与机体共同死亡。

四、肿瘤发生和发展的环境因素

肿瘤是一种比较特殊的多基因疾病,肿瘤的发生和发展不仅与遗传基因有关,还受到多种环境因素的影响,物理(X 射线、紫外线)、化学(吸烟、饮酒)和生物(病毒、生物毒素)环境因素的暴露均会启动和加快癌症的发生和发展。

大量的流行病学分析,吸烟与肺癌、乳腺癌、前列腺癌、胃癌、胰腺癌和食管癌等多种肿瘤相关。饮酒也和肝癌、食管癌和结直肠癌等多种肿瘤有关,放射线和紫外线等与皮肤癌、肺癌、头颈部肿瘤等相关,病毒感染会促进肝癌、鼻咽癌、宫颈癌和血液肿瘤等多种肿瘤发生,而过度饮食和肥胖也会增加不少肿瘤的风险。我们的生活环境,如空气、水、食品中会存在各种各样的有害因素,会增加不同肿瘤的风险。

人体不可能在绝对安全的系统中生活,总会面临各种环境的暴露,如何能够适应这些环境的变化非常重要。生命虽然脆弱,但也已经在地球上生活了几十亿年了,我们时常赞美生命的坚韧与顽强,生命长期进化出来了多种多样、精美细致的机体解毒和修复系统。机体对于这些环境因素并不是没有防御能力,生物体有多种代谢酶如 I 相代谢酶和 II 相代谢酶,特别是肝脏中的多种细胞色素等代谢酶能够化解机体暴露的有害毒素,机体会启动各种 DNA 损伤修复系统,针对各种环境因素造成的不同 DNA 损伤进行有效修复。例如人吸烟后,核苷酸切除修复(nucleotide excision repair, NER)复合物在接收到 DNA 损伤信号后就能够启动核苷酸修复途径修复吸烟产生苯并芘诱导的 DNA 损伤。如果代谢酶缺陷,DNA 损伤修复酶缺陷,在同样的环境因素暴露下,就会增加患癌风险,比较容易得肿瘤。因此,肿瘤也与多种遗传基因有关,不少基因的变异会增加癌症的风险性,也有一些基因变异会降低癌症的风险,但是每个基因的作用均比较微弱,多个基因变异的作用可以叠加。环境因素可以与基因交互作用,例如吸烟会大大增加 DNA 损伤修复基因缺陷人的肺癌患病风险,饮酒会增加抗氧化基因缺陷的人患肝癌和食管癌等肿瘤风险。

环境的不同,对癌细胞的进化也不一样,不同的环境因素可以诱导出不同类型的肿瘤,有些环境因素可以形成多种肿瘤。环境因素诱导的 DNA 突变也有不同,有些具有环境特征谱,根据基因突变类型,可以推测机体的环境暴露情况。

环境在肿瘤的发生和发展中均在发挥作用,有些是起始阶段,在肿瘤的发展阶段中也一样会促进肿瘤的发展,包括影响免疫调节、慢性炎症、血管生长等因素。有些时候,由于接触了一些有害环境因素后不久就检查出了肿瘤,虽然这个肿瘤的种子很早就在机体内萌发了,但是后来的环境暴露促进了肿瘤的生长,这一点很关键。

五、肿瘤研究与遗传学的关系

肿瘤可以从多种角度去研究,从病理学、流行病学、药物学和临床医学等学科,也可以从细胞学、生物化学、生理学、发育生物学和进化生物学等学科角度进行研究,遗传学是研究肿瘤的本质和关键因素的基础学科。

遗传学不仅仅研究生物传宗接代中的遗传与变异规律,而且可以揭示生物各种性状背后本质的决定因素,生命特性和活动规律的本质,阐明基因与表型的关系。肿瘤作为生物的一种疾病,也是一种病理性状,肿瘤遗传学就是要从基因的角度研究肿瘤是如何形成的,什么样的基因变异会导致肿瘤的发生和发展,环境因素是如何与基因相互作用启动肿瘤发生又如何促进肿瘤发展的。

肿瘤遗传学不排除要研究遗传性肿瘤,研究具有家族聚集史的肿瘤是如何遗传的,这与遗传病寻找相关基因一样,寻找遗传性肿瘤的相关基因。肿瘤虽然也是遗传病,但又不是普通的遗传病,是一种特殊的体细胞遗传病,发现肿瘤遗传基因的研究方法和策略十分重要,可以通过经典的遗传病基因克隆策略,也可以从功能和表型角度去筛选和鉴定肿瘤基因。

癌症研究的重心也从器官、组织、细胞深入到分子水平,并从单个基因入手,拓展到对多个基因进行研究、研究基因调控网络,从基因组医学、整合医学和精准医学方面试图实现人类对癌症的早期防治和个体化靶向治疗。遗传让人能够更加明白癌症基因变异的来龙去脉,以及癌症的分子机制,并为癌症的治疗和药物开发提供依据。

从应用角度来讲,既然基因在肿瘤发生和发展中发挥了重要作用,以肿瘤易感基因研究基因相关性是尤其合理的。如何看待在此基础上建立的肿瘤的遗传风险评估模型？如何利用基因检测和伴随诊断为肿瘤的精准医疗服务？肿瘤遗传学研究目前存在哪些热点？这些问题都十分重要。

六、肿瘤发生的遗传因素

在肿瘤的流行病学研究中，我们看到不同人群的高发肿瘤谱不一样，虽然有可能与饮食等环境因素有关，但不可避免与人群遗传结构有差异。例如肝癌是亚洲人高发肿瘤，而乳腺癌、前列腺癌在西方人群中就远高于亚洲人群，即便是亚洲人移民到欧美，那些亚洲人容易罹患的癌症也还是不变。在同一国家同一种族，由于不同地区人群遗传结构的差异以及环境暴露和饮食结构的不同，不同地区也存在癌症谱的差异，如我国广东、广西地区高发鼻咽癌，而食管癌高发区在河北磁县、河南林县和江苏泰州。在同一地区，有些家庭中一些肿瘤相对集中，而在另一些家庭中就少见或罕见肿瘤，这些差异如果排除了环境因素的影响，一定可以分析出遗传因素在其中所起到的作用。

（一）遗传性肿瘤源于胚系基因突变

同时我们还注意到，在有些遗传性的肿瘤中，父母患癌症，子女患者的概率呈现孟德尔遗传规律，这主要是因为某些基因的变异会极大地提高癌症的患病可能。如来自胚系细胞的 RB 基因突变会导致视网膜母细胞瘤，BRAC1/BRAC2 的突变会导致乳腺癌和卵巢癌的发生，MSH2 等基因的突变会导致结直肠癌。这类遗传性肿瘤类似于单基因遗传病，但是也不完全是由单基因决定的，同时会受到环境因素及体内其他基因的作用，存在外显不全的情况，例如含有 BRAC1/BRAC2 基因突变的个体也不是百分百地患有乳腺癌，也要受到其他基因变异和环境因素的影响。遗传性肿瘤不仅仅具有家族性聚集，而且一般发病较早，往往是双侧发病。例如视网膜母细胞瘤在儿童时期就会发病，家族性乳腺癌和卵巢癌往往双侧发病，这类遗传性肿瘤是可以通过基因检测和遗传咨询，进行肿瘤的早期预防和治疗，也可以进行进一步的基因检测指导下的试管婴儿和产前诊断，避免带有致癌基因的下一代的产生。

在肿瘤中，由于高外显率基因（high-penetrance gene，HPG）突变导致的常染色体显性遗传肿瘤比例大约为 5%~10%，具有肿瘤家族史的肿瘤发生大约占 10%~15%。大部分癌症是和基因与环境因素相互作用有关，每个基因的作用弱一些，大多数肿瘤的发生是随机的。

（二）大部分肿瘤形成的遗传变异是体细胞突变

肿瘤的遗传学研究与其他疾病的遗传学研究有很大不同。常见的复杂性疾病，只要不是肿瘤，疾病的组织和细胞只有其基因表达谱发生改变，每个细胞本身的基因组并不改变，基因表达的异常是可逆的，通过药物等外在因素可以调控其恢复到正常，这些疾病的遗传易感性是来自机体每一个细胞。对单基因遗传病（非遗传性肿瘤）而言，在受精卵起每个胚系来源的细胞就有基因变异，由于基因突变会导致遗传病的发生，但是这些细胞中的基因变异基本上是稳定的，也不会发生恶性转化。而肿瘤的发生有一个显著的特征就是体细胞突变，无论来源于胚系的基因突变是否存在，后天发育形成的体细胞会随机突变，而且这些突变一直在细胞中不断积累和变化，肿瘤组织发生基因表达变化是不可逆的，肿瘤细胞的基因突变是无法恢复到正常的，因此，我个人将肿瘤发展比作是"不归路"。而其他疾病理论上由于基因没有连续不断的复杂突变，后天发生的改变总是可以逆转的，从这个角度讲，高血压和糖尿病等疾病的遗传变化和表观遗传变化是可以统一在一起的。

最早认识肿瘤是在器官、组织和细胞学层面,特别是癌细胞可以观察到不少细胞学行为和特征,但是其中的机制不甚清楚,肿瘤的研究深入到基因层面是一个重要进步,只有从遗传基因的角度认识癌细胞,才能豁然开朗,基因突变和基因组不稳定性从基因角度解释了癌细胞为什么会善于变化,从基因角度开展癌症的研究是上升到一个新的重要阶段。

肿瘤体细胞的突变是大量的、随机的,然而我们经常能够检测到肿瘤基因突变的热点,如 *EGFR*、*KRAS* 基因的突变似乎并不随机,这两者看起来似乎矛盾,其实也很好理解。肿瘤突变绝大部分会被细胞内的 DNA 损伤修复系统修复,只有基因突变较多,DNA 修复不彻底,少数突变在细胞中保留下来,而这些少数突变细胞又会在随后的传代过程中经历生长优势的考验和选择,只有利于细胞生长加速、凋亡抑制以及能够免疫逃避的基因突变才能被保留下来,而且会显示其生长优势,逐渐扩大,经过一系列基因突变的积累,细胞生长优势的加大,最后形成克隆。我们能够看到的基因突变是经历过多重选择的,并不是原来的突变谱。尽管如此,不同的环境因素以及自身的内环境不同,不同的肿瘤组织产生的基因突变谱也不一样,通过基因突变特征谱的分析也能够追寻机体所接受的环境暴露因素,通过对循环肿瘤 DNA 突变和表观遗传的分析也能分析一些肿瘤组织溯源的特性。

在肿瘤细胞检测到的大量突变中,只有少数突变在肿瘤的形成和发展中发挥作用,我们将这类突变称为驱动突变,这些是关键的突变,对于这些突变的检测不仅有利于基因功能研究的深入,有利于分析肿瘤的分子分型诊断和治疗,特别是靶向用药,对于预后也有指导意义。对于这些突变的研究还有利于药靶的筛选和鉴定,新药的研发等。由于肿瘤基因组不稳定,肿瘤细胞的异质性强,因此肿瘤细胞含有大量的基因突变,这些突变并不一定有重要意义,只是伴随而来,面对大量的突变要认识其内在的重要驱动突变是在基因组时代需要不断研究和深入挖掘的。现在发现,只要肿瘤细胞的突变较多,我们称为肿瘤突变负荷(tumor mutation burden,TMB)较大,就更加容易引导机体免疫反应,适用于免疫治疗,这里就不必再细分突变类型。当然,肿瘤细胞各类突变的增加,反映了机体 DNA 损伤修复能力,特别是 DNA 错配修复(mismatch repair,MMR)能力的缺陷,对于治疗而言就有相应的药物可以选择。

七、癌基因与抑癌基因

讲到肿瘤,特别是肿瘤遗传学,癌基因与抑癌基因是十分重要的。细胞是一个生长平衡的系统,如果生长失衡,将会衰老凋亡,或者恶性增殖、向癌细胞转化。细胞内存在两类基因,一类是促进细胞生长的基因,另一类是抑制细胞生长的基因,前者被称为原癌基因,而后者称为抑癌基因。这两类基因是从细胞生长相关功能的角度进行定义的,涉及多种功能类型,是一种广泛的命名,其实大多数这类基因结构和类型均不一样。

癌基因与抑癌基因虽然与癌症有关,但是在普通正常细胞中也有,也发挥重要作用,只是这两类基因在正常细胞和癌细胞中的作用和平衡不同。癌基因最早是在病毒中发现的,以为肿瘤是由病毒带来,促进细胞的恶性转化,然而后面的发现让人大吃一惊,人和动物体内本来就有癌基因,在正常情况下发挥作用,我们称为原癌基因。原癌基因编码的蛋白质包括:生长因子、生长因子受体、胞内信号转导蛋白、转录因子、细胞周期蛋白等。如果在一些情况下,包括基因突变和病毒作用,原癌基因表达增加,称为原癌基因激活,原癌基因激活的方式很多,除了基因突变之外,还包括插入激活、染色体重排形成融合基因的激活、选择性剪切的激活等。病毒中原癌基因其实是来源于动物和人体细胞的。抑癌基因是一类控制细胞生长的基因,对正常细胞的增殖起负调控作用,监控细胞的正常生长分裂,抑制细胞的恶性转化。当这些基因的失活或缺失,会导致细胞非正常分裂,正常细胞有可能转化为肿瘤细胞。*Rb* 基因是第一个克隆的肿瘤抑制基因,最早在视网膜母细胞瘤中发现,1971 年 Knudson 在患者体细胞中发现 *Rb* 基因的两个拷贝都出现了功能丧失型突变。常见的抑癌基因除了 *Rb* 以外,还有著名的 *P53*、*PTEN*、*P21*、*APC*、*BRAC1/BRAC2*、*MLH*、*MSH*、*VHL* 等。一般情况下,需要两个抑癌基因等位基因均突变或丢失或失活才不发挥作用,抑癌作用才消失,这个被称为抑癌基因的二次打击。抑癌基因的突变不仅仅局限于基因点突变,也包括缺失和 DNA 甲基化,一个抑癌基因突变之后,另外一个正常拷贝的抑癌基因缺失(丢失),称为杂合性缺失(loss of heterozygosity, LOH),这也是鉴定抑癌基因的一种方法。而相对于抑癌基因的二次打击,原癌基因的激活只要一个等位基因被激活就足够了。

谈到癌基因,一定会想到早年癌基因的发现源于病毒研究,病毒感染与肿瘤高度相关,不少肿瘤就是源于病毒的感染。前面说起的肝癌、鼻咽癌和宫颈癌等癌症就与病毒感染有关,病毒感染还能够增加一些肿瘤的风险。一部分病毒感染人体是由于激活机体的原癌基因,这主要是一些 RNA 病毒,如早期发现的动物肉瘤病毒能够激活 *RAS* 基因或者携带了 *RAS* 癌基因。而另外一部分病毒则是拮抗体内的抑癌基因,这些往往是 DNA 病毒,这类病毒的蛋白主要通过与抑癌基因的蛋白产物结合,使之失活而发挥作用,即减弱抑癌基因的功能。例如:SV40 病毒的 T 抗原,人乳头瘤病毒(human papillomavirus, HPV)的 E6、E7,腺病毒的 E1A、E1B。

病毒与细胞恶性转化相互得益,病毒的进化总是超越人类进化的速度,人类总会被各种病毒所困扰,由于病毒在长期进化中所形成的基因非常高效,其中一部分基因的作用往往具有生长优势或促使宿主的基因具有更好的生长作用。如果这些基因在细胞中发挥所用,很可能相互得益,病毒的基因组通过细胞的快速生长而得到更好的传递,这也是为什么一些病毒会成为肿瘤罪魁祸首的原因之一。

综上所述,癌细胞通常是原癌基因激活,而抑癌基因失活,导致平衡破坏,细胞恶性生长。生命的神奇在于平衡,癌基因和抑癌基因在机体中也处于平衡状态,肿瘤的发生和发展均是这些平衡被打破的结果。

八、如何发现肿瘤相关基因

前面已经提到,肿瘤细胞中存在大量的基因突变,遗传性肿瘤中也存在胚系突变,只有少数变异才是影响肿瘤发生和发展的关键,才对肿瘤治疗有指导意义。如何去鉴定那些重要的基因变异呢?除了遗传变异以外,细胞中的表观遗传异常又如何去识别和分析呢?

在遗传学研究思想和策略指导下,目前已经发展了多种研究肿瘤相关基因的策略。包括对所有遗传病通用的连锁互换分析的思路,可以用于寻找遗传性肿瘤的致病基因,包括 *Rb*、*BRCA1* 等基因就是这样发现的,核心是要有肿瘤患者的家系,通过连锁分析将基因定位在染色体某些区段,然后再进一步精细分析,寻找候选基因,进行 DNA 序列比对,找到基因突变后再进行更多方面的确认和功能验证。此前由于测序技术的局限,癌症致病基因定位相对简单,而真正找到确定的致病基因还是很不容易的,现在随着二代测序(next generation sequencing, NGS)技术的发展,全基因组测序或全外显子组测序已经能够用于比对癌症患者和正常对照的基因序列,比较容易将致病基因找到。

　　肿瘤细胞常常伴随染色体的异常,特别是一些染色体易位导致融合基因的形成,而这些融合基因往往与肿瘤的发生有关,最早发现的慢性粒细胞白血病就是由于9号和22号染色体的易位形成了费城染色体导致 BCR-ABL 融合基因酪氨酸激酶活性提高,进一步发展为白血病。因此,细胞遗传学的异常也是发现肿瘤相关基因的一种策略,白血病中多种类型均涉及不少染色体的重排,具有致癌作用的融合基因的形成。近年来发现,前列腺癌、肺癌、脑胶质瘤等实体瘤中也存在不少染色体易位导致的癌基因激活,为肿瘤的致病基因发现提供了较好的线索。

　　肿瘤细胞和正常细胞相比有不少差异,通过比对肿瘤组织和癌旁组织的基因组差异、基因表达差异、蛋白质组差异可以在不同层面上寻找肿瘤的致病原因。比较癌细胞与正常细胞的差异,理论上是找结果而非病因,但是肿瘤发生和发展中致病基因有可能一直在发挥作用。原因与结果之间并非简单因果,完全可能互为因果,寻找差异也完全可行,实际上这些策略是完全切实可行的,而且很容易入手,找到有差异的基因后,进一步开展功能和机制研究就可以有的放矢,聚焦目标了,大量的肿瘤相关基因就这样被发现了。基因组的比对最为根本,内容也很丰富,包括基因的突变、大小片段的缺失、插入、倒位、重排易位以及染色体水平上的表观遗传学修饰,如 DNA 甲基化等。转录组的差异首先是基因转录量的差异,其次是选择性剪切的差异,融合基因的检测,还包括 RNA 的编辑、RNA 的修饰等。蛋白质组的分析更加聚焦,虽然会缺少了非编码 RNA 的信息,但是编码蛋白质的功能和作用更加直接,此外比较蛋白质组的各种修饰(磷酸化、乙酰化等)对于其功能比较更加重要。在进行差异比较的时候,不仅要比较肿瘤组织和癌旁组织的差异,还要重视比较各种临床表型的差异,各种治疗反应的差异(短期疗效、长期疗效、毒副作用等),比较总生存期、无病生存期和疾病进展的差异,只有这些信息比较全面了,各种相关基因才能被一一发现。

　　在差异比较中,一般倾向选择差异比较大的基因进行研究,虽然这种方法行之有效,其实这种策略逻辑上也有漏洞。关键的重要基因往往在上游,发号施令,而且这些重要号令基因往往要有备份,或许这些基因在表达水平上的差异就不那么显著,因此这些关键基因或许还没有发现。

　　对于肿瘤相关基因的寻找还有一种策略是关联研究,通过分析基因的多态性、基因表达量等各种状态,在大样本群体中进行比较基因在癌症个体和正常个体中的差异,从而筛选和鉴定肿瘤的相关基因。这些基因可以是癌症易感基因,也可以是癌症发展相关基因,还可以是肿瘤治疗疗效和毒副作用相关基因,肿瘤预防的相关基因。这个方面的基因研究核心在于样本的选择,需要开展大规模的样本对照研究,更需要在前瞻性队列研究中进行验证。

　　在基因层面,早期的肿瘤易感基因筛查是根据科学假说,选择候选基因开展关联研究,但样本有限、基因有限,有些先入为主,研究结果难以重复,假阳性也不能排除。此后一方面不断扩大样本,研究的基因也不断增加,最后是所有基因及其主要遗传标签位点单核苷酸多态性(single nucleotide polymorphism,SNP)位点全部囊括其中,开展全基因组关联研究(genome-wide association study,GWAS),将筛选肿瘤相关基因的研究推向了一个新的高度。关联策略研究得到的基因是在群体遗传学基础上统计分析的差异结果,虽然有统计学意义,但事实上,基因多态性的作用并不大,需要多个基因多态性的组合才比较明显。由于起初GWAS 研究选择的 SNP 频率较高,而忽略了一些低频遗传变异的作用,这些遗传变异虽然罕见,但是作用很可能较大,有些甚至可以与单基因遗传病致病基因作用相比。全基因组测序将会加快这方面基因的发现。

进入了基因组时代,信息爆炸,大量的数据需要过滤、需要深挖。肿瘤基因的研究不仅需要各种实验研究,还离不开生物信息学分析,通过生物大数据的分析比较,筛选出候选基因进一步用于功能研究,进一步开展基因作用的分子机制探究。生物信息学与功能机制的实验研究需要相互帮助,协同发力,才能事半功倍地找到癌症致病基因。在信息时代,关联结果如果经过了大数据的检验,哪怕机制不是很明确,也是很重要的。

九、肿瘤基因突变与遗传咨询

肿瘤遗传学和基因组学研究是当今肿瘤研究的热点,美国在 2015 年启动了精准医学计划,而将癌症列为"重中之重",希望能借助精准医学,更加接近于治愈癌症。

国际上对于各种癌细胞基因突变的意义已经进行了归纳总结,不论是体细胞突变还是胚系突变,通过一些网站均可以查询,国内外的肿瘤学会和相关组织也纷纷推出自己的基因突变与癌症诊疗相关的专家共识和指南。国家卫生健康委员会也就肿瘤治疗的药物遗传学发布过指导意见(原国家卫生与计划生育委员会《肿瘤个体化治疗检测技术指南(试行)》,2015)。美国、欧洲各国和我国相关部门也审批了一些指导用药和分子分型的基因检测(伴随诊断),肿瘤的个性化用药已经在临床上广泛应用。

美国国家综合癌症网络(National Comprehensive Cancer Network,NCCN)指南将与癌症相关的遗传变异分为胚系突变和体细胞突变。针对胚系的遗传变异(癌症易感基因),进行遗传性肿瘤风险评估,针对未发病进行精准预防管理,对已经患病的进行精准医疗和预后分析。对于体细胞突变(致癌基因),利用基因功能及致病机制研究结果,开展肿瘤的早期诊断、精准治疗和精准康复。美国医学遗传学与基因组学学会(The American College of Medical Genetics and Genomics,ACMG)建议在进行全外显子组测序时,在发现了一些癌症 HPG 突变信息后必须告知于受检者,其中肿瘤易感基因占 25 个。

癌症基因检测可根据临床表型选择候选单基因检测(主要是高外显率易感基因),也可以选择基因 panel 检测(包含中、低外显率易感基因),也可以选择全外显子组检测(可以发现新的易感基因),甚至还可以采用全基因组检测(发现新的易感基因及其他遗传变异),除了建议测序以外,全基因组的 SNP 芯片也可以检测到低风险的遗传易感基因。

基因检测的选择需要考虑到基因分析有效性、临床有效性、临床实用性和伦理法律及社会影响。

虽然此前美国 FDA 批准了一些基于胚系基因变异药物遗传学试剂盒和靶向基因突变的伴随诊断试剂盒,在较长一段时间内,虽然 NGS 作为一种技术在临床研究中发挥重要的作用,其用于临床肿瘤检测和靶向用药属于各个临床实验室自建项目。2017 年底,美国食品药品监督管理局(Food and Drug Administration,FDA)和中国食品药品监督管理局(China Food and Drug Administration,CFDA)先后批准了基于 NGS 肿瘤多基因检测试剂盒,*EGFR/ALK/BRAF/KRAS* 基因突变用于相关药物的伴随诊断,从此肿瘤基因检测进入了 NGS 新时代,此后多个相关的肿瘤基因检测试剂盒也获得批准。

肿瘤基因检测可以选择外周血进行胚系突变检测,也可选择肿瘤组织进行体细胞变异检测,液体活检由于取材方便,而成为肿瘤基因检测的热点。基因检测虽然方法众多:基于聚合酶链式反应(polymerase chain reaction,PCR)的基因检测最为基础;而一代测序最为经典,属于基因突变检测的金标准;数字 PCR 检测已知基因低频突变最为灵敏;NGS 在肿瘤基因变异检测中最为强大,而且在不断发展。但是无论如何,这些方法均不能互相替代,各有其优点。

基因检测不再是难点,检测的价格越来越低,也越来越方便,而基因的解读和遗传咨询越来越重要。遗传咨询是指导基因检测和临床治疗的桥梁,沟通患者和医疗人员的桥梁。遗传咨询不仅需要遗传学知识,更加离不开基础和临床医学知识,还要系统学习沟通技巧,学习相关伦理和法规。由于人的大脑的局限性,不可能将各种遗传变异以及不断发展的遗传变异与肿瘤的复杂关系全部了然于胸,只能学习和掌握各种原则,学会数据库的检索与分析,通过典型的临床案例的学习和分析,从整体上进行判断,利用遗传咨询的知识帮助我们理解和判读基因检测报告。人工智能将会在遗传咨询中得到广泛应用,甚至可以在网络上取代人工的遗传咨询。

(卢大儒)

第二节　肿瘤的基本特征

正常细胞的生命过程主要由细胞的生长、迁移、分化及死亡等组成。这些基本的生命特征对于维持细胞自身的功能,细胞在组织中与其他细胞的相互作用、相互依赖和相互制约的动态平衡起到重要作用。而当细胞长时间受到外界致癌物的刺激或者由于自身基因组的不稳定性增强时,会易于发生基因的突变(包括原癌基因的功能获得性突变和抑癌基因、DNA修复基因的功能缺失性突变)。

多个原癌基因的过度激活和抑癌基因的失活共同作用使细胞表型出现了明显异于正常细胞的变化,进而发展为肿瘤细胞。这些分化程度低但恶性增殖能力极强的细胞不断演化,发展成为具有浸润性与转移性等特征的癌细胞[1-3]。

一、肿瘤细胞的病理形态学特征

(一)细胞核的改变

1. **核增大**　胞核显著增大,为同类正常细胞的 1~4 倍。
2. **核畸形**　各种畸形,如结节状、分叶状、长形、三角形等。
3. **核深染**　肿瘤细胞 DNA 大量增加,染色质明显增多、增粗,染色加深。
4. **核质比例失调**　胞核显著增大,引起核胞质比增大,癌细胞分化越差,核胞质比失调越明显。

(二)细胞质的改变

1. **胞质量异常**　胞质相对减少,细胞分化越差,胞质越少。
2. **染色加深**　胞质内蛋白含量多,染色加深且不均匀。
3. **细胞形态畸形**　表现出不同程度的畸形变化,如纤维型、蜘蛛型等。
4. **空泡异常**　胞质内可融合成一个大空泡,将核挤向一侧。
5. **吞噬异物**　癌细胞胞质内常见吞噬异物,如血细胞、细胞碎片等。

(三)癌团细胞

肿瘤涂片中除了单个散在的癌细胞外,还有成团脱落的癌细胞。在癌细胞团中,细胞形态、大小不等，失去极性，排列紊乱，癌细胞繁殖快，相互挤压，呈现堆叠状或镶嵌状。

二、肿瘤细胞的生物学特征

（一）持续增殖

大多数原癌基因在正常细胞中具有维持细胞正常生长、分化及凋亡等基本生命活动的作用，而在恶性倾向的细胞中，这些基因由于 DNA 序列的变异而导致功能异常、缺失或过度表达，从而促进细胞的持续增殖（sustaining proliferative signaling），导致细胞的恶变。同时，那些抑制细胞过度生长的分子出现了功能的异常或缺失，使抑制细胞过度增殖的负性调控环节出现错误并导致细胞难以进行正常分化[4,5]。

在肿瘤多阶段演进初期，肿瘤细胞在其起源地无限增殖，经过若干年才能形成明显的肿瘤原发灶。通常情况下，原发性肿瘤呈现膨胀性生长，挤压周围组织，进而影响正常组织的生理功能。虽然原发性肿瘤非常凶险，但是它们只引起 10% 左右的肿瘤患者死亡，而绝大多数患者最终死于肿瘤的浸润和转移。因此，我们认为肿瘤细胞的持续增殖可能是浸润和转移的生物学前提和基础。多种类型的肿瘤细胞都具备早期持续增殖阶段和播散至远端组织器官的晚期浸润转移阶段，这一系列的复杂步骤被称为"浸润 - 转移级联反应"。在原位肿瘤生长过程中肿瘤细胞不断在增殖，肿瘤体积不断增大。肿瘤细胞之间的相互黏合减弱、细胞连接松散，从而导致肿瘤细胞从瘤体脱落，成为浸润和转移的前提。

1. 细胞周期异常与持续增殖　细胞周期调控与肿瘤发生和发展的关系是一个十分重要的研究领域。特别是肿瘤的持续增殖与细胞周期中细胞周期素和细胞周期素依赖型蛋白激酶（cyclin-dependent kinase，CDK）所构成的 cyclin/CDK 复合体在表达和功能上的过度激活，以及 cyclin/CDK 复合体抑制分子（cyclin kinase inhibitor，CKI）的功能下调或缺失存在明显的相互关联。抑制肿瘤细胞中 cyclin 或 CDK 的表达或功能及恢复 CKI 的功能，均可有效地调解肿瘤细胞紊乱的细胞周期，阻止肿瘤细胞的过度增殖。

2. 细胞凋亡异常与持续增殖　很多肿瘤的形成不仅是由于其增殖速率过高提升，而且还可能由于其细胞凋亡速率很低，即细胞增殖与凋亡失衡。细胞增殖 / 凋亡系统主要是由以 *Caspase* 家族为代表的凋亡活化基因和以 *Bcl-2* 家族为代表的凋亡抑制基因共同参与调节的，其中 *Caspase* 家族的激活主要与细胞膜上死亡受体家族和线粒体内促凋亡通路的激活有关。而 *Bcl-2* 家族在多种因素诱导凋亡中起到抑制作用，如血清饥饿、细胞与细胞外间质黏附丧失等；*Bcl-2* 家族可抑制与凋亡相关的线粒体早期改变，过度表达可通过与细胞周期调解基因相互作用进而促进肿瘤持续增殖。

3. 细胞分化异常与持续增殖　肿瘤细胞一个重要的特点是其低分化状态。无论肿瘤的组织来源如何，肿瘤总表现出低于其对应组织的分化程度，表现为从未分化状态到高分化状态不等。细胞增殖与细胞分化相互制约，细胞只有在非增殖状态下才能进行分化。肿瘤细胞的不断增殖阻断了细胞分化。此外，肿瘤干细胞理论的提出在一定程度上解释了肿瘤这种低分化、高增殖的特征。一个正常干细胞分裂一次产生一个子代干细胞和一个可进行终末分化并停止分裂的细胞，而一个突变的干细胞分裂时则产生了不能进行终末分化的具有无限增殖特征的克隆。因而很多来源于干细胞的肿瘤细胞往往具有未分化或者低分化的特征。

4. 持续增殖与肿瘤细胞浸润生长　在肿瘤原发灶中高度增殖的肿瘤细胞就已经具备

了明显的浸润潜能。

（1）潜在的迁移性：恶性肿瘤细胞一般具有十分活跃的迁移性，并与其浸润潜能具有正相关性。

（2）分泌各种水解酶：肿瘤细胞产生并分泌水解酶，这些水解酶可以破坏细胞外基质，为肿瘤细胞浸润和转移开通通道。

（3）黏附性：肿瘤细胞在转移的全过程中始终贯穿着细胞的脱落与集合、黏附与去黏附。

5. 持续增殖与肿瘤细胞转移 肿瘤细胞的转移过程发生在浸润之后，在生物学和分子机制上有赖于浸润的发生，但肿瘤细胞的转移及其与增殖的关系仍不完全与肿瘤的浸润过程等同。在转移过程中，肿瘤细胞需要随着血流而移行运动，而肿瘤细胞一旦在各种组织的血管中停留，就必须尽早离开血管进入周围组织，这一步骤叫做外渗。在进入周围组织器官前，肿瘤细胞需要在微血管的管腔内进行增殖，以保证一定数量的细胞进入实质细胞中。

（二）规避生长抑制

在体内细胞的增殖与生长受到严格控制。一方面，各种生长信号通过推进细胞周期进程而促进细胞增殖与生长，使细胞与组织进行必要的自我维持；另一方面，RB、TP53 和 TGF-β 等肿瘤抑制蛋白或生长抑制通路通过抑制细胞周期进程，诱导细胞分化、衰老或者凋亡而抑制细胞增殖与生长，从而防止在生长信号过强时出现过度增生，使细胞与组织达到稳态平衡[6,7]。当生长信号过强，或者限制细胞增殖和诱导细胞分化、衰老与凋亡的细胞机制出现紊乱时，细胞便不受控制地持续增殖与生长，并最终形成肿瘤。由此可见，肿瘤发生不仅需要持续的生长信号进行刺激，还需要规避各种肿瘤抑制机制的限制。

1. 规避生长抑制（evading growth suppressors）**与肿瘤抑制蛋白** 肿瘤发生需要规避各种抑制细胞生长与增殖的程序，而这些程序与肿瘤抑制蛋白具有密切联系，其编码基因称为肿瘤抑制基因。通常情况下肿瘤抑制蛋白通过限制细胞生长与分裂和诱导细胞死亡而使细胞处于一个平衡状态。部分抑制蛋白会参与 DNA 损伤修复，从而抑制肿瘤相关突变的积累。因此，肿瘤抑制蛋白能够抑制正常细胞向癌细胞的转变。而基因突变等导致的肿瘤抑制蛋白失活则常常会导致肿瘤发生。肿瘤抑制蛋白的失活有多种方式，包括点突变、微缺失和表观遗传改变等。到目前已经发现了众多的肿瘤抑制蛋白基因，RB 和 TP53 是肿瘤抑制蛋白中最典型的两个，它们处于两条重要生长调控通路的核心位置，共同调控细胞的生长与增殖、衰老与死亡等。

2. 肿瘤细胞规避接触性抑制 随着细胞密度的增加，二维培养的正常细胞之间的接触会抑制细胞增殖，从而形成汇合的单层细胞。这种细胞间的接触抑制是发育过程中组织形成的主要调控机制之一，具有阻止不受控制地细胞增殖和保证程序性发育的作用。而大部分肿瘤细胞丧失了这种接触抑制，其结果是即使肿瘤细胞与邻近的细胞或基质发生接触，它们仍然能持续增殖。在肿瘤发展的晚期阶段，分裂的细胞能浸润附近组织以达到不受控制地生长。这提示肿瘤细胞能够形成使细胞增殖不受接触抑制限制的机制，或者直接改变细胞接触抑制本身的机制。

3. 肿瘤细胞规避转化生长因子-β 介导的生长抑制 在肿瘤发展过程中，转化生长因子-β（transforming growth factor，TGF-β）具有两面性：在早期阶段，TGF-β 通过抑制细胞生长与增殖而抑制肿瘤发生；在晚期阶段，TGF-β 通过促进肿瘤细胞生长、浸润、扩散和转移等促进肿瘤发生。恶性肿瘤细胞能够破坏 TGF-β 信号通路的核心蛋白而逃避其生长抑制作用；

在信号下游抑制肿瘤的信号失活,或者由于促进信号生长过强而使细胞对 TGF-β 生长抑制作用不敏感。在后两种情况中,肿瘤细胞还能响应 TGF-β 的其他功能。因此通过受体失活阻断 TGF-β 通路能使其抑制肿瘤作用完全丧失,而切断 TGF-β 的细胞生长抑制作用不仅能逃避 TGF-β 对细胞生长的抑制作用,还能创造有利于肿瘤发生和发展的额外潜力。

(三) 抵抗细胞凋亡

细胞凋亡的失调可导致多种疾病,凋亡异常直接导致本该死亡的细胞被保留下来。细胞分裂和细胞死亡之间的平衡一旦失去,就可能导致肿瘤的发生,如果正常细胞凋亡程序受阻,就会导致某些细胞不死,继而无限增殖,最终导致肿瘤的发生。细胞凋亡是指细胞在一定的生理或病理条件下,遵循自身的程序,由基因调控的主动死亡过程,是不同于细胞坏死的一种死亡方式。细胞凋亡是机体生存和成长的基础,其生物学意义为:清除多余、发育不正常、已经完成使命及有害的细胞[8-10]。

在肿瘤的发病过程中,抵抗细胞凋亡(resisting cell death)的发生机制几乎涉及细胞凋亡信号途径的所有方面[4]。研究较深入的是凋亡抑制基因和凋亡活化基因的异常。

1. B 淋巴细胞瘤 -2 基因和恶性肿瘤　在细胞凋亡过程中 B 淋巴细胞瘤 -2 基因(简称:*BCL-2*)家族蛋白主要调控凋亡信号的整合。*BCL-2* 在乳腺癌、前列腺癌等很多肿瘤内的表达水平均显著提高。*BCL-2* 基因重排等导致抑制凋亡的蛋白 BCL-2/BCL-XL 过表达,打破了细胞的凋亡机制,使肿瘤细胞获得了生存优势,对凋亡信号变得不敏感。

2. *TP53* 和恶性肿瘤　DNA 损伤是诱导细胞凋亡发生的原因,而诱导细胞凋亡的重要基因是 *TP53*。多种应激信号如 DNA 损伤、端粒酶活性异常升高、癌基因活化和低氧等广泛存在于恶性肿瘤发生和发展、转移和侵袭的过程中,这些信号都能活化 *TP53* 基因。*TP53* 基因作为防止潜在恶性细胞生长和存活的应激反应信号途径的中枢,在防止肿瘤发生中发挥关键作用。*TP53* 基因突变或缺失可见于 1/2 以上的恶性肿瘤细胞中。

(四) 永生化复制

癌细胞的特点之一是无限增殖,长出肉眼可见的肿瘤,这种无限增殖的能力明显区别于正常细胞,正常体细胞只能经历有限的生长分裂周期。正常细胞分裂次数的限制有赖于两种不同的增殖阻滞机制。一种是细胞衰老(senescence),一种典型的不可逆的生长停滞状态,但处于这种状态的细胞是活着的,保持代谢活性。另一种是危机(crisis),是指细胞越过细胞衰老继续调控分裂增殖,直到面临有丝分裂灾难,引起细胞死亡。某些细胞越过危机期,获得无限增殖的能力,这一过程称为永生化(immortalization)。多数建立的细胞系都要通过这一过程获得无限增殖能力从而逃避细胞衰老和危机,实现永生化复制(enabling replicative immortality)。

端粒对染色体的保护作用是无限增殖能力的关键,端粒是位于染色体末端的一种串联六碱基重复序列,最主要的功能是维持基因组的稳定性。随着细胞分裂而逐渐缩短,最终失去保护染色体末端的功能。端粒缩短导致染色体出现融合,染色体融合后形成不稳定的双着丝粒染色体,这种不稳定的染色体造成基因组的不稳定性,进而威胁细胞的生存。因此,端粒的长度决定了细胞在面临危机之前的有丝分裂次数[11-13]。

与此同时,端粒酶是一种特殊的逆转录酶,主要作用是维持端粒的稳定。在绝大多数正常细胞中检测不到端粒酶活性,但在癌变的过程中被激活,超过 90% 的永生化肿瘤细胞表达端粒酶。端粒酶合成端粒 DNA 和维持端粒长度,是细胞无限增殖的必要条件。激活端粒酶,能有效地抑制细胞衰老和危机。相反,抑制端粒酶活性会导致端粒缩短进而诱导细胞的凋亡。

肿瘤发生前,大部分细胞由于衰老和危机这两种增殖抑制机制的存在,慢慢失去分裂能力。但少数细胞由于突变获得延长端粒 DNA 的能力,使得细胞越过这两种抑制机制。细胞延长端粒的方式多数情况下依赖于端粒酶的活性,少数情况下是通过端粒 DNA 重组。端粒缩短被认为是细胞分裂的时钟,肿瘤细胞必须要克服这一障碍。端粒的长度及其调节,端粒结构和稳定性的调控与细胞衰老和无限增殖化密切相关。

（五）新生血管生成

为了维持癌细胞的存活、增殖和转移,肿瘤能够诱发血管向其内部生长,这种肿瘤血管发生现象的形式包括新生血管生成（induced angiogenesis）和血管发生。其中新生血管生成是指从已有的血管中通过血管内皮细胞的增殖、迁移,形成新的血管内皮,而血管发生是通过招募血管内皮前体细胞直接形成内皮管腔结构,不依赖于已有的血管网络。肿瘤在其形成的初期,不能诱发新血管的生成,也不会对肿瘤周围环境中的血管内皮细胞进行刺激和招募。所以初期的肿瘤仅仅依赖组织渗透就能维持其存在,并保持微小的体积和较慢的生长,处于静息休眠状态,并在原位不发生转移[14-15]。

1. 肿瘤血管形成的基本过程　肿瘤组织中的血管生成是一种病理状态,其生物学特性主要包括:低反应性、高渗透性和低供氧能力。肿瘤血管给肿瘤细胞提供代谢条件使其不断生长,同时其高渗透的结构缺陷,也是肿瘤转移的途径之一。肿瘤血管形成的基本过程包括:

（1）内皮细胞在生长因子刺激下激活,产生血管生成表型。

（2）血管部位细胞外基质改变、基底膜降解,内皮细胞芽生、增殖和迁移。

（3）新生内皮细胞索形成管状毛细血管襻及管腔。

（4）募集周细胞以稳定新形成的毛细血管网络,最终形成成熟的血管。

2. 肿瘤血管形成的调控机制　血管生成是在一系列血管生成调节因子的调控下进行的,其中包括血管生成因子和血管生成抑制因子。肿瘤血管是由于血管生成因子和抑制因子的失衡,使血管处于持续生长、重塑状态,导致畸变血管系统形成。

（1）血管生成因子与肿瘤血管生成:少数细胞因子如血管内皮生长因子（vascular endothelial growth factor,VEGF）和血管生成素（angiogenesis）等直接作用于内皮细胞表面受体,引发内皮细胞的增殖活化。而大多数血管生成因子,如成纤维细胞生长因子（fibroblast growth factor,FGF）和血小板衍生因子是通过刺激血管内皮生长因子表达或通过募集相关的细胞而发挥促血管生成作用。

（2）血管生成抑制因子与肿瘤血管生成:血管生成抑制因子大致分为 7 大类,分别为大分子蛋白前体酶解片段、细胞因子、丝氨酸蛋白酶抑制剂、含血小板反应蛋白 -1 型重复模板的血管生成抑制因子、金属蛋白酶抑制剂、抑癌基因及其他血管生成抑制因子。

（3）周细胞与肿瘤血管生成:周细胞是指毛细血管中位于内皮细胞外侧的壁细胞,周细胞通过直接接触以及旁分泌通路与内皮细胞发生相互作用。一个周细胞可与多个内皮细胞接触,发挥整合和协调邻近内皮细胞的作用,周细胞与内皮细胞共同调解血管的生成和成熟。

（六）侵袭和转移

侵袭（invasion）与转移（metastasis）是恶性肿瘤危及生命的最主要的生物学特征。侵袭是指肿瘤细胞通过各种方式破坏周围正常组织结构,脱离原发肿瘤并异常地分布于周围组织及其间隙的过程,其标志是肿瘤细胞突破基底膜。转移是指恶性肿瘤细胞脱离其原发部位,在体内通过各种途径的转运,达到与原发部位不连续的组织继续增殖生长,并形成与原发肿瘤同样病例性质的继发肿瘤的全过程。侵袭和转移是肿瘤远处转移过程的不同阶段,侵袭贯穿转移的全过程,侵袭是转移的前奏,转移是侵袭的结果[16-19]。

1. 肿瘤侵袭及转移的主要过程　肿瘤的侵袭和转移过程是相似的,主要包括以下步骤:

(1)肿瘤细胞增生:肿瘤细胞增生是肿瘤侵袭的前提和基础。肿瘤细胞缺乏产生生长抑制因子的能力,后者能使腺苷酸环化酶活化形成 cAMP,cAMP 的减少影响细胞接触抑制。接触抑制丧失,集体生长的肿瘤细胞增生旺盛,内部压力明显升高,从而有利于肿瘤细胞向压力低的方向侵袭和转移。

(2)肿瘤血管生成:当肿瘤直径达到 1~2mm 时,经微环境渗透提供的营养物质已不能保证肿瘤细胞的生长,此时肿瘤的血管开始形成。

(3)肿瘤细胞脱落并侵入基质:部分肿瘤细胞能分泌一种物质,使黏附因子的表达受到抑制,从而增加肿瘤细胞运动能力,使其从肿瘤母体脱落形成游离细胞。

(4)肿瘤细胞进入循环系统:肿瘤细胞与局部毛细血管或毛细淋巴管内皮细胞密切接触并穿透其管壁,在血管和淋巴管内继续存活并被转运。肿瘤诱导的新生血管不仅与原发肿瘤的生长相关,也为侵入基质的游离肿瘤细胞进入循环系统提供了基本条件。

(5)癌栓形成:大部分进入循环系统的肿瘤细胞在转运过程中被杀灭,只有少数细胞存活下来,并相互聚集形成微小癌栓。

(6)肿瘤细胞逸出循环系统:当肿瘤细胞与血管内皮黏附后,可诱导内皮细胞回缩,从而暴露细胞外基质。肿瘤细胞可以与细胞外基质的有机成分结合,促进肿瘤转移定位在特定的脏器。

(7)肿瘤细胞在继发部位定位和生长:当肿瘤转移细胞与继发脏器细胞接触时,可反应性地通过自分泌、旁分泌或内分泌方式产生多种信号因子,这些肿瘤细胞在各类因子的作用下增殖生长,最终形成转移灶。

(8)转移癌继续扩散:与原发肿瘤一样,当转移灶体积增长到一定程度时,新生毛细血管网随之形成。转移灶的肿瘤细胞亦可以继续转移,产生二级转移灶瘤。

2. 肿瘤侵袭及转移的主要途径

(1)肿瘤侵袭的主要途径主要包括:组织间隙、延淋巴管、延血管、延浆膜面或黏膜面。

(2)肿瘤转移的主要途径包括:淋巴转移、血行转移、种植转移。

3. 肿瘤侵袭及转移的分子生物学机制　肿瘤的侵袭和转移是涉及肿瘤细胞基因调控、表面结构、细胞连接、蛋白降解、抗原性、侵袭力、黏附能力、产生局部凝血因子或血管形成的能力,分泌代谢功能以及肿瘤细胞与宿主、肿瘤细胞与基质之间相互关系的多步骤、多因素参与的过程。

(七)规避免疫攻击

免疫系统具有双重作用:一方面能防止肿瘤形成;另一方面免疫压力倾向于选择那些免疫原性低的肿瘤细胞,使其成为优势群体并且逃避免疫识别。从免疫学的角度看,肿瘤发生和发展包括三个阶段:免疫清除、免疫平衡和免疫逃逸。在免疫清除阶段,免疫系统识别并完全消灭转化细胞,使机体恢复正常功能状态。如果免疫系统不能完全清除肿瘤细胞,但尚能控制肿瘤细胞的生长,免疫系统和肿瘤达到一种暂时的平衡,为免疫平衡阶段。此后由于免疫系统的作用导致免疫选择和免疫改造,诱导了低免疫原性肿瘤变体的产生,这些肿瘤细胞能抵抗免疫效应细胞的攻击,逐渐发展为临床可检测到的肿瘤,进入免疫逃逸期,该时期的肿瘤可通过多种机制逃避机体免疫系统的抗肿瘤作用[20-22]。

肿瘤通过多种机制规避免疫攻击(avoiding immune destruction),目前认为可能的机制主要为:

1. 下调肿瘤抗原或 MHC 分子的表达

(1)肿瘤抗原的下调或丢失:肿瘤细胞表达的抗原与正常细胞差别很小,抗原性较弱,无法诱导机体产生足够强度的抗原免疫应答以清除肿瘤细胞。在免疫选择压力存在的情况下,免疫原性强的细胞在免疫监视的作用下被清除,免疫原性弱的肿瘤细胞逃避了免疫系统的攻击,并过度增殖。

(2)主要组织相容性复合体(major histocompatibility complex,MHC)分子的表达下调或丢失:许多肿瘤细胞的 MHC Ⅰ类分子表达下调或完全丢失。免疫抗原被细胞内的蛋白酶体加工形成肽段后,由抗原处理相关转运蛋白转运至内质网,与 MHC Ⅰ类分子结合,形成的肽-人类白细胞抗原(human leucocyte antigen,HLA)复合物通过高尔基复合体被转运到细胞表面供 T 细胞识别。参与上述过程的一些分子缺陷可能与 MHC 分子的表达下调或丢失相关。

2. 缺乏共刺激信号　初始 T 细胞的活化,除需要识别抗原提呈细胞(antigen-presenting cell,APC)提呈的抗原肽外,还需要与 APC 表面的多种协同刺激分子发生作用。多数肿瘤细胞不表达协同刺激分子,当 T 细胞,特别是针对自身抗原的亲和力较低的 T 细胞与缺乏协同刺激分子的肿瘤细胞结合后,肿瘤细胞可诱导这些细胞成为无功能 T 细胞。

3. 产生免疫抑制性分子　细胞可产生多种可溶性抑制因子,如 VEGF、IL-10、TGF-β、PGE_2 等。虽然这些免疫抑制因子是肿瘤局部产生,但其免疫抑制作用可扩展至局部淋巴结和脾脏,对肿瘤细胞的浸润和转移具有促进作用。

4. 招募与诱导具有免疫抑制特性的细胞　抑制性细胞亚群在肿瘤组织中的聚集是人类肿瘤的共同特征,这些细胞的数量及其介导的局部和全身的抑制作用与患者的不良预后相关。抑制性细胞亚群主要包括调节性 T 细胞、髓系来源的抑制性细胞核肿瘤相关巨噬细胞。

(八)促进肿瘤的炎症反应

现在普遍认为,炎症(inflammation)对于肿瘤的作用主要是炎症细胞通过在肿瘤微环境中提供活性分子来发挥作用,包括:延续细胞增殖的生长因子,减少细胞死亡的存活因子,促血管形成因子,促肿瘤血管形成、浸润和转移的细胞外基质修饰酶,以及导致上皮间质细胞转化激活的一些引导信号分子。免疫细胞则可以通过分泌细胞因子、趋化因子、前列腺素、活性氧等来影响肿瘤细胞的恶化进程。因此,可以说炎症反应影响着肿瘤发生的每一步,包括发生和发展及最后的恶化。重要的是,炎症在新生肿瘤进展的最初阶段的作用非常重要,其能使新生肿瘤发展成为完全恶化的癌症。另外,炎症细胞能通过释放化学物质促发邻近癌细胞的细胞产生致癌突变,从而加速癌细胞向高度恶化方向进化。现在已经认识到细菌或病毒的感染引起的炎症也会增加患癌的风险,比如妇科中常见的 HPV 感染引起的宫颈癌。

炎症微环境除了能够增加突变细胞的增殖外,还能够提高突变速率。活化的炎症细胞可以提供活性氧和活性氮中间体,进而诱发细胞发生 DNA 损伤并导致基因组的不稳定。炎症引起肿瘤起始增加的另一个机制是炎症细胞产生的生长因子和细胞因子,这些因子能够给肿瘤祖细胞赋予类似干细胞的表型或刺激干细胞的扩增,因此增多了由环境诱变剂所能诱导的细胞的总量。

(九)细胞能量代谢失控

研究发现肿瘤基因突变积累引起的一系列信号通路的改变,会直接或间接地改变肿瘤细胞的代谢途径,引起细胞能量代谢失控(deregulating cellular energetics),最终促进肿瘤细胞的发生和发展[23-25]。

肿瘤细胞与正常细胞相比具有快速增殖的特性,因此需要消耗大量的能量以维持细胞的快速分裂。葡萄糖是哺乳动物细胞获得能量的主要来源,通过糖酵解途径的酶反应分解成丙酮酸,同时产生少量的能量物质三磷酸腺苷(adenosine triphosphate,ATP),在氧气的作用下丙酮酸在线粒体中被氧化,形成二氧化碳和水,并释放出大量的 ATP。然而,在恶性肿瘤细胞中的糖代谢发生了很大的改变,即使在氧气充足的情况下,肿瘤细胞也倾向于以糖酵解的方式利用葡萄糖,这一现象被称为有氧糖酵解。除此之外,与细胞能量代谢密切相关的三羧酸循环及氧化磷酸化作用在肿瘤中均表现出不同程度的改变。

代谢的改变需要满足肿瘤细胞快速增殖的三大基本需求:①快速的 ATP 合成以维持细胞的能量需求;②增加生物大分子的合成;③维持细胞内氧化还原环境的稳定。Warburg效应是发现最早的,是指即使在氧气充足的条件下,肿瘤细胞也倾向于通过糖酵解的方式利用葡萄糖获取能量。一方面满足了肿瘤细胞获得能量的需求,另一方面糖酵解产生的葡萄糖 -6- 磷酸、甘油醛 -3- 磷酸等进入其他代谢途径,为生物大分子的合成提供了原料和还原力。

肿瘤细胞的快速生长需要维持能量需求和生物大分子合成的平衡。为了进行快速的细胞分裂和生长,肿瘤细胞通过多种代谢途径的改变,使得细胞合成代谢途径异常旺盛。多种癌基因维持了细胞能量与生物合成之间的平衡。谷氨酰胺的代谢产物不仅能够通过回补途径补充生物大分子合成所需的前体物质,还能为核酸、脂肪酸的合成以及细胞抗氧化提供还原力。

另外,肿瘤细胞的快速代谢和大分子的异常合成,导致活性氧(reactive oxygen species,ROS)的大量产生。ROS 和氧化应激可能诱发肿瘤的发生,另外高水平的活性氧反应能力极强,对机体十分有害。过氧化物歧化酶、谷胱甘肽过氧化物酶等抗氧化系统在肿瘤细胞中的异常活跃对于维持氧化还原环境的平衡抑制肿瘤的发展都至关重要。

(十)基因组不稳定及突变

基因组在传统上是指一个细胞中的全部染色体上的遗传信息,现代分子遗传学中基因组是指细胞中包括编码序列和非编码序列在内的全部 DNA 分子。在进化过程中,物种的基因组变化大多数并不妨碍机体功能的发挥,但如果基因组的变化影响了机体的正常生理功能,则称之为基因组不稳定性(genome instability)。基因和 / 或基因组的突变(mutation)会破坏基因组的稳定性,而基因组稳定性的受损进一步增加基因变异的速率。基因组不稳定性的具体表现,包括整条染色体的缺失或重复、染色体片段的缺失或重复、染色体倒位、染色体易位、点突变、插入及修饰(甲基化)异常等。当 DNA 突变或基因组不稳定时,正常细胞的生长失去控制,导致严重的生物学后果,如肿瘤[26-28]。

癌细胞最主要的特征为基因组的不稳定性。基因组的不稳定性主要与下列途径或过程异常有关:①细胞周期进程的调控;②端粒保护;③DNA 损伤应答;④对调控上述过程关键基因的表观遗传学调控。DNA 损伤应答是细胞对各种内外环境因素导致的基因组 DNA 损伤所做出的应答,协调有序的细胞周期和合适的 DNA 损伤应答是维持基因组稳定性的基本保障。

一个正常细胞周期的任务包括 DNA 复制和有丝分裂,细胞周期协调有序的进行是高保真完成 DNA 复制并等分地分给两个子细胞的保证。DNA 复制不完整或过度复制都会造成染色体缺失、重复、断裂和结构变化,导致基因组的不稳定。有丝分裂错误则产生染色体错误分离和非整倍体。

细胞基因组 DNA 时刻遭受各种内源和外源性损伤因子的攻击,及时、高效的 DNA 损伤应答是保证基因组稳定性的关键。DNA 损伤应答包括细胞敏感 DNA 损伤的信号、激活细胞周期检验点而暂时将细胞周期停滞、细胞对损伤的 DNA 进行修复等一系列复杂过程。一方面,DNA 损伤应答系统会识别不同类别的损伤、传递损伤信号、停滞细胞周期并对损伤进行修复,保证遗传信息的稳定。另一方面,如果损伤无法修复,DNA 损伤应答系统则会指导细胞进入凋亡途径,避免损伤了的基因组 DNA 遗传给子代细胞。细胞通过对损伤 DNA 的高保真修复来维持基因组的稳定性,修复失败会造成基因组的不稳定性,最终导致细胞癌变。

(张　硕　徐丛剑)

参考文献

[1] 赫捷,张清媛,李薇,等.肿瘤学概论.北京:人民卫生出版社,2018.

[2] 许兴智,朱卫国,詹启敏.肿瘤生物学导论.北京:科学出版社,2014.

[3] Hanahan D,Weinberg RA. Hallmarks of cancer:the next generation. Cell,2011,144(5):646-674.

[4] Igney FH,Krammer PH. Death and anti-death:tumour resistance to apoptosis. Nature Reviews Cancer,2002,2(4):277-288.

[5] Malumbres M,Barbacid M. To cycle or not to cycle:a critical decision in cancer. Nature Reviews Cancer,2001,1(3):222-231.

[6] Massague J. TGF-beta in cancer. Cell,2008,134:215-230.

[7] Ryan KM. P53 and autophagy in cancer:Guardian of the genome meets guardian of the proteome. European Journal of Cancer,2011,47(1):44-50.

[8] Ameisen JC. On the origin,evolution,and nature of programmed cell death:a timeline of four billion years. Cell Death & Differentiation,2002,9(4):367-393.

[9] Lavrik I,Golks A,Krammer PH. Death receptor signaling. Journal of Cell Science,2005,118(2):265-267.

[10] Hengartner MO. The biochemistry of apoptosis. Nature,2000,407(6805):770-776.

[11] Cesare AJ,Reddel RR. Alternative lengthening of telomeres:models,mechanisms and implications. Nature Reviews Genetics,2010,11(5):319-330.

[12] Henson JD,Neumann AA,Yeager TR,et al. Alternative lengthening of telomeres in mammalian cells. Oncogene,2002,21(4):598-610.

[13] Zhu H,Belcher M,Vand HP. Healthy aging and disease:role for telomere biology? Clinical Science,2011,120(10):427-440.

[14] Ribatti D,Nico B,Crivellato E. The role of pericytes in angiogenesis. International Journal of Developmental Biology,2011,55(3):261-268.

［15］Carmeliet P,Jain RK. Molecular mechanisms and clinical applications of angiogenesis. Nature,2011,473 (7347):298-307.

［16］Folkman J. Role of angiogenesis in tumor growth and metastasis. Seminars in Oncology,2002,29(6):15-18.

［17］Talmadge JE,Fidler IJ. AACR centennial series:the biology of cancer metastasis:historical perspective. Cancer Research,2010,70(14):5649-5669.

［18］Fidler I. The biology of human cancer metastasis. Seminars in Cancer Biology,2011,21(2):71-71.

［19］Nguyen DX,Bos PD,Massagué J. Metastasis:from dissemination to organ-specific colonization. Nature Reviews Cancer,2009,9(4):274-284.

［20］Maj T,Wei S,Welling T,et al. T cells and costimulation in cancer. The Cancer Journal,2013,19(6):473.

［21］Antonioli L,Blandizzi C,Pacher P,et al. Immunity,inflammation and cancer:a leading role for adenosine. Nature Reviews Cancer,2013,13(12):842-857.

［22］Ma Y,Shurin GV,Gutkin DW,et al. Tumor associated regulatory dendritic cells. Seminars in Cancer Biology, 2012,22(4):298-306.

［23］Dang CV,Le A,Ping G. MYC-Induced cancer cell energy metabolism and therapeutic opportunities. Clinical Cancer Research,2009,15(21):6479-6483.

［24］Gouw AM,Toal GG,Felsher DW. Metabolic vulnerabilities of MYC-induced cancer. Oncotarget,2016,7(21): 29879-29880.

［25］Le A,Cooper CR,Gouw AM,et al. Inhibition of lactate dehydrogenase A induces oxidative stress and inhibits tumor progression. Proceedings of the National Academy of Sciences of the United States of America,2010, 107(5):2037-2042.

［26］Ciccia A,Elledge SJ. The DNA damage response:making it safe to play with knives. Molecular Cell,2010,40 (2):179-204.

［27］Lukas J,Lukas C,Bartek J. More than just a focus:the chromatin response to DNA damage and its role in genome integrity maintenance. Nature Cell Biology,2011,13(10):1161-1169.

［28］Zeman MK,Cimprich KA. Causes and consequences of replication stress. Nature Cell Biology,2014,16(1): 2-9.

第三节　肿瘤的遗传性与遗传性肿瘤

肿瘤的发生存在一定程度的种族差异及家族聚集现象,种族或个人的遗传特性是肿瘤发生的重要因素,在肿瘤的发生和发展过程中起重要作用,遗传性肿瘤大约占到全部肿瘤病例的5%~10%,环境因素导致的肿瘤占90%~95%。与肿瘤发生有关的遗传因素主要为癌变通路上肿瘤癌基因或抑癌基因的胚系突变(germline mutation)。胚系突变根据外显情况可以分为完全外显的突变和不完全外显的突变,妇科肿瘤中的突变多为不完全外显,根据外显率高低可以划分为高外显率(high-penetrance)的突变、适度外显率(moderate-penetrance)的突变和低外显率(low-penetrance)的突变,低外显率的突变又可称为遗传多态性(genetic polymorphism),在正常人群中的频率较高[1-2]。高外显率突变导致较高的发病风险,癌变通路关键基因的高外显率常导致受累个体出现某些遗传性肿瘤综合征。低外显率突变导致较低的发病风险,一般不表现为疾病的表型,但常导致携带变异的人群对肿瘤发生的敏感性升高或降低,从而使肿瘤的发生风险增高或降低,增高为风险性遗传因素,降低为保护性遗传因素。

遗传性肿瘤是由某一个或多个基因的变异使个体某一器官或多个器官发生肿瘤,并且在家族中异常基因世代遗传下去。遗传性肿瘤具有明确的遗传规律,与癌变通路上高度外显的肿瘤致癌因素(抑癌基因、DNA 修复基因或癌基因等)的胚系突变有关。这种基因的异常改变最初是发生在生殖细胞或受精卵发育的早期阶段,携带者全身的每一个细胞都有这个基因的异常,包括生殖细胞,因此就构成了疾病向下一代遗传的基础。根据 Alfred Knudson 提出的二次突变假说,当遗传性肿瘤在家系中连续性传递时,子代个体抑癌基因上的一个等位基因已经携带了突变,此时如果另一个等位基因也发生突变,就会导致抑癌基因的功能丧失,从而引起细胞生长和增殖失控形成肿瘤。

一、高度外显率的突变与肿瘤的遗传性

妇科中常见的有 *BRCA1* 和 *BRCA2* 基因突变导致的遗传性乳腺癌/卵巢癌综合征(hereditary breast/ovarian cancer syndrome,HBOCS),以及在其他肿瘤中 *RB1* 基因突变导致的视网膜母细胞瘤,*TP53* 基因突变导致的 Li-Fraumeni 综合征、*APC* 基因突变导致的家族性腺瘤性息肉病等。这些遗传性肿瘤综合征属于高外显率的遗传性肿瘤,基因变异携带者发生特定肿瘤的风险比正常人群高数十倍至上千倍[1]。

高外显率的遗传性肿瘤常导致肿瘤综合征,患者通常还伴有其他遗传性缺陷。作为高外显的遗传性疾病,与散发型肿瘤相比具有如下特点:

1. **明显的家族聚集现象**　家族成员患某种肿瘤的风险明显高于一般人群。几乎每一代都有发病个体,可发生同一肿瘤或多种不同肿瘤。以遗传性卵巢癌为例,一般判断标准之一为:2 代人有 3 个或 3 个以上个体患病,而发病的人数符合孟德尔遗传规律。如为常染色体显性遗传,则子女发病概率是 1/2;而常染色体隐性遗传在父母均为携带者时,子女发病概率为 1/4。大多数为单基因常染色体显性遗传,对于此类肿瘤的患病情况也要考虑外显率。

2. **家族成员的肿瘤发病年龄明显低于一般人群**　例如家族遗传性乳腺癌患者的发病年龄比散发患者提早 10~30 岁。

3. **常有多个原发肿瘤**　成对脏器经常为双侧受累。

4. **常伴有其他异常**　如一些非重要生命器官的畸形、性功能低下及免疫功能低下等,尤以一些罕见肿瘤为显著。

5. **能在体细胞中检测到基因变异。**

二、适度外显率的突变与肿瘤的遗传性

与高外显率的遗传性变异相比,也存在一些与肿瘤遗传性相关的适度外显率的基因变异,适度外显率定义为携带基因变异的相关风险(relative risk,*RR*)是普通人群的 2~5 倍,发病风险明显低于高外显[3]。随着测序技术基因 panel 在肿瘤检测中的应用,较多适度外显率的相关基因被发现,比如乳腺癌患者中的 *ATM* 和 *Chek2* 基因,卵巢癌患者中的 *BRIP1* 和 *RAD51C* 基因等。适度外显率的基因变异带来的癌症风险要比高度外显率的基因变异低很多,且相同的变异个体差异也更大一些。

由于在疾病管理方面存在较多的不确定性,最初临床肿瘤遗传学家并不建议进行适度外显率基因变异的检测。多基因 panel 检测的价值仍然存在争议,因为这些基因变异与癌症发展之间的关联强度(临床有效性)存在不确定性,且缺乏提高检测人群临床结局的证据(临床实用性)。但有些研究人员倾向于进行相关的检测,因为他们认为检测后会有不同的预防和治疗策略,对患者可以进行个体化的、更加精准的治疗。在检测的个体中,适度外显率的

基因变异的检出率为 1.1%~9.4%，一些变异存在潜在的临床意义，目前已经开始有针对适度外显率基因的靶向治疗药物开发。

三、低外显率的突变与肿瘤的遗传性

低外显率的突变又可称为遗传多态性，遗传多态性是指在同一群体中，某个基因座上单个核苷酸存在两个或两个以上的等位基因或基因型，通常定义为在人群中出现的频率高于 1%。SNP 是最主要的基因多态性形式，是决定个体之间遗传差异的基础，占所有已知多态性的 90% 以上。通常对于频率低于 1% 的单个核苷酸变异称为突变，但近年来随着全基因组测序技术的发展，在基因组中发现了非常多的单碱基变异位点，每 300~500 个碱基就会有 1 个，现在有学者不再考虑人群变异频率，而是将单个碱基的变异统称为单核苷酸变异（single nucleotide variation，SNV）。

在妇科肿瘤中大多数常见肿瘤是散发的，不具有家族聚集现象，在散发性肿瘤中，遗传多态性变异与大多数肿瘤的发生风险相关。越来越多的研究证实，肿瘤是由多个基因和环境因素交互作用而引发的复杂性疾病，而且具有明显的个体差异，这种个体差异与遗传基因相关，也就是说肿瘤的发生与个体自身的遗传性有关。有些 SNP 会影响基因正常的转录、剪切，从而影响基因的翻译和表达，进而使致癌因素或抑癌因素在体内代谢、激活、与大分子结合、对 DNA 损伤修复能力形成差异。如细胞色素 P450 酶系统、谷胱甘肽转移酶等代谢酶基因多态性可以导致个体相应代谢酶活性出现差异，从而使致癌物在体内的转归不同，影响个体对环境致癌物的敏感性。

寻找与肿瘤发生相关的遗传易感因素，对全面揭示肿瘤发生原因具有重要意义，而且揭示肿瘤易感基因有助于疾病的早期筛查、诊断以及发现药物治疗靶点等。随着人类基因组计划的完成和高通量基因变异检测方法的快速发展，肿瘤家系遗传分析和全基因组关联研究为揭示肿瘤易感基因的主要策略，为肿瘤的个体化预防、诊断和治疗提供新的靶点，为制定更有效和针对性强的肿瘤防治措施提供了理论依据[4-6]。

四、常见的妇科遗传性肿瘤综合征

妇科肿瘤常以遗传性癌症综合征的形式表现，最常见的包括：遗传性乳腺癌/卵巢癌综合征、Lynch 综合征、Cowden 综合征和 Peutz-Jeghers 综合征等[7-9]（表 1-1）。

表 1-1　常见的妇科相关遗传性肿瘤综合征

遗传性肿瘤综合征	相关肿瘤	主要基因	染色体位置
遗传性乳腺癌/卵巢癌综合征	卵巢癌、乳腺癌、前列腺癌、胰腺癌、黑色素瘤等	*BRCA1*、*BRCA2*	17q21 13q12
Lynch 综合征	结直肠癌、子宫内膜癌、卵巢癌等	*MLH1*、*MSH2*、*MSH6*、*PMS2*、*EPCAM*	2p16
Cowden 综合征	乳腺癌、甲状腺癌、子宫内膜癌等	*PTEN*	10q23.3
Peutz-Jeghers 综合征	结直肠癌、乳腺癌、宫颈癌微偏腺癌、卵巢癌等	*STK11*	19p13.3

（张　硕　徐丛剑）

参考文献

［1］ Listed N A. Committee opinion no. 634：hereditary cancer syndromes and risk assessment. Obstetrics and Gynecology,2015,125(6):1538-1543.

［2］ Hampel H,Bennett RL,Buchanan A,et al. A practice guideline from the American college of medical genetics and genomics and the national society of genetic counselors：referral indications for cancer predisposition assessment. Genetics in Medicine,2015,17(1):70-87.

［3］ Tung N,Domchek SM,Stadler Z,et al. Counselling framework for moderate-penetrance cancer-susceptibility mutations. Nature Reviews Clinical Oncology,2016,13(9):581-588.

［4］ Peter M,Visscher,Matthew A,et al. Five Years of GWAS Discovery. American Journal of Human Genetics,2012,90(1):7-24.

［5］ Gibson G. Hints of hidden heritability in GWAS. Nature Genetics,2010,42(7):558.

［6］ Kraft P,Haiman CA. GWAS identifies a common breast cancer risk allele among BRCA1 carriers. Nature Genetics,2010,42(10):819.

［7］ Dora H,Matin SF,Nathan L,et al. Systematic review：an update on the spectrum of urological malignancies in lynch syndrome. Bladder Cancer,2018,4(3):261-268.

［8］ Riegert-Johnson DL,Gleeson FC,Roberts M,et al. Cancer and lhermitte-duclos syndrome are common in cowden syndrome. Hereditary Cancer In Clinical Practice,2010,8(1):6-12.

［9］ Duan N,Zhang YH,Wang WM,et al. Mystery behind labial and oral melanotic macules：Clinical,dermoscopic and pathological aspects of laugier-hunziker syndrome. World Journal of Clinical Cases,2018,6(10):19-31.

第四节 肿瘤进化遗传

生物进化在本质上是一种遗传学行为。就肿瘤进化而言，种族、民族、部落、家系对于某些环境致瘤因素的易感性和在相应肿瘤发生率上所表现出的差异，乃至个体罹患肿瘤的病理特征随时间发展而变化的现象，都应归结为单一个体生殖细胞或体细胞内肿瘤相关基因持续进化的结果。个体中的肿瘤（易感性）进化行为通过体细胞层面的突变影响其自身患病风险和预后，或通过生殖细胞突变传递给后代，影响种群整体的肿瘤发病率。

客观上，进化现象是生物个体与环境交互作用的产物。因携带优势等位基因，少数个体在环境选择压力下得以存活和繁殖，将其所携带的优势遗传物质传递给后代（对肿瘤细胞而言，指其分裂增殖产生的子代细胞），这个被动选择过程构成了遗传进化的主线。次线进化机制是在中性选择压力下，生物个体将独有的遗传物质随机传递给后代，随时间推移，某些等位基因纯粹出于巧合，占据了种群中的优势比例。这种与环境选择无明显相关性的进化模式又被称为"遗传漂变"。

肿瘤进化方面，无论是群体肿瘤易感性的获得或失去，还是个体所罹患肿瘤表型在一个生命周期中历经的种种变化，其动力源泉都是细胞内遗传物质的自发突变。以基因组 DNA 为观测对象，人类生殖细胞的基因组突变频率大约为 $1 \times 10^{-8} \sim 2 \times 10^{-8}$/（碱基·代）（指生育代次）[1]，癌细胞的基因组突变频率在 $2 \times 10^{-10} \sim 3 \times 10^{-9}$/（碱基·代）（指细胞分裂代次）之间[2]。不同地球历史年代里，蓬勃涌现的新生突变（指生殖细胞突变）构成了当今人类遗传背景多样性的物质基础；相似地，在个体生命周期当中，肿瘤组织中持续发生的基因组变异构成了肿瘤异质性的遗传基础。起初仅占种群亿万分之一(比如通过生殖细胞传给子代的突变)或百万分之一(比如 1mm³ 瘤体中的单个碱基突变)的新生突变,通过中性或适应性进化,先在局部获得一定比例优势,然后,从局部优势扩展为种群优势,继而进化为整个种群的特征性遗传标志,抑或由于某些特发因素,从种群中完全消失,这些现象是肿瘤进化学科的核心观察、分析和利用对象。掌握肿瘤遗传进化规律有助于评估种族、家系肿瘤患病风险,有助于临床预测肿瘤治疗效果、推断耐药倾向。

一、肿瘤易感性的遗传进化

临床上,有关肿瘤遗传易感性的最小观察单位是家系。医学遗传工作者依靠单个家系表现的肿瘤易感特征,追溯查找携带此易感特征的其他亲缘家系,通过染色体遗传位点连锁分析找到他们的共同祖先基因,明确该基因突变的致病机制;其后,利用针对致病突变的精确诊断工具(比如,限制性片段长度多态性分析、位点特异性 PCR、基因测序等),对目标人群进行筛查,挑选出高危者(即:共同祖先基因的携带者)给予重点防治。在积累了足够数量的患者人群和诊疗经验基础上,可以归纳出一些突变携带者与众不同的病理转归特征,总结成一套行之有效的诊疗方案。这是利用进化遗传原理,服务于临床预防、提高疗效、改善预后的典型工作模式。

广为知晓的乳腺癌 - 卵巢癌易感基因 *BRCA1* 和 *BRCA2* 最初是在若干早发性乳腺癌家族中通过遗传位点连锁分析方法定位到 17 号染色体长臂 q21 区带(*BRCA1*)和 13 号染色体长臂 q13 区带(*BRCA2*)上的[3-4]。根据连锁分析提示的基因座位信息,含 24 个外显子长 100kb 的 *BRCA1* 基因和含 27 个外显子长 70kb 的 *BRCA2* 基因被先后克隆出来,并测序证实大多数 17 号染色体连锁或 13 号染色体连锁乳腺癌家族成员中携带有 *BRCA1* 或 *BRCA2* 基因突变中的一种[5-6]。然而,不同家族检测到的 *BRCA1* 或 *BRCA2* 突变类型是各不相同的。这个事实说明,早期研究所纳入的乳腺癌 - 卵巢癌家族来自不同生物学祖先。迄今为止,胚系突变等位基因循证网站(Evidence-based Network for the Interpretation of Germline Mutant Alleles,ENIGMA)上,已收集到的有关生殖细胞的 *BRCA1/BRCA2* 突变种类高达分别 1 500 和 1 600 个以上[7-8]。可以设想的是,这些独特突变的正常祖先们原本居住于一个狭小地域内,在历史上某个时期中,他们的生殖细胞产生了一个新生的 *BRCA1/BRCA2* 突变。此后,新生突变被生生不息地传递到后代中,并伴随后代迁徙散布到世界各地,以至于今天,我们能够在全球居民中筛选到如此众多 *BRCA1/BRCA2* 独特突变。

临床对于 *BRCA1/ BRCA2* 突变类型的多样性,如果从进化遗传学角度加以审视将变得更为清晰,并富于预见性。我们不妨将全球人类视为远古某个动物单一克隆后代。无疑,在种系发生(进化)过程中,地位越古老的 *BRCA1/BRCA2* 突变将拥有越多的当代继承者(即:突变携带者)。进化遗传学中,奠基者突变(funder mutation)是指伴随某个进化分支生成以来就一直存在着的独特突变类型[9]。理论上,奠基者突变会在 1/2 后代身上稳定遗传下去。但须知道的是,*BRCA1* 和 *BRCA2* 突变多为纯合致死基因[10]。因此,即便位于种系发生树最顶层的奠基者突变,它们在向后代传播过程中,频率也会持续降低。事实上,出于纯合突变克隆性消除的缘故,*BRCA1/BRCA2* 突变遗传行为并不遵守哈迪 - 温伯格(Hardy-Weinberg)平衡定律,而呈逐步下降趋势,直至为新生突变所取代。

有关 *BRCA1/BRCA2* 奠基者突变方面的群体遗传研究,开展最为深入的是对阿什肯纳基（Ashkenazi）犹太人的 *BRCA1/BRCA2* 三个奠基者突变：*BRCA1* 185delA、*BRCA1* 5382insC 和 *BRCA2* 6174delT 的人口学和流行病学调查工作[11-15]。这三个突变在阿什肯纳基犹太人中的累积检出率为 1.69%~2.94%[9]。长期的流行病学观察资料显示，欧洲迁入北美洲的阿什肯纳基犹太人中，遗传性乳腺癌/卵巢癌的发病率显著高于非阿什肯纳基犹太人和非犹太人；此外，胰腺癌、胃癌和非霍奇金淋巴瘤在阿什肯纳基犹太人中的发病率也高于当地人口平均水平[16-17]。因此，分子流行病学者认为，阿什肯纳基犹太人高发癌种与 *BRCA1/BRCA2* 基因三个独特突变的奠基者效应有关[11-12]。同时，流行病研究还表明，越是在高龄犹太妇女中，奠基者突变检出率越低（<40 岁为 2.7%；40~49 岁为 2.1%；≥50 岁为 1.2%）[13]。这提示，*BRCA1/BRCA2* 突变给携带者带来的是生存负选择效应，携带者难以获得较长寿命。目前，尚不知奠基者突变的负选择效应是否影响携带者的生育能力。但若育龄期阿什肯纳基犹太妇女经常罹患乳腺癌或卵巢癌，显然不利于突变向后代的传递，因此突变在种群中的频率将会衰减。再考虑到当前女性生育年龄普遍推迟和种族间通婚现象频繁的事实，未来，在阿什肯纳基犹太人中，这三种奠基者突变携带率预计还会持续降低。甚至，到某个时刻，*BRCA1/BRCA2* 突变将不再是阿什肯纳基犹太人的特征性遗传标志。由此，动态监测致病（致瘤）基因突变的类型和频率变迁趋势是保障肿瘤遗传咨询工作有效性的一个重要措施。

二、肿瘤异质性的进化分析

肿瘤异质性（heterogeneity）现象是指肿瘤组织不同区域细胞群体在生长速度、侵袭能力、药物敏感性、免疫原性、局部微环境特征等各个方面表现出来的差异性[14-15]。在这些表型差异现象背后蕴含着肿瘤细胞功能特化和适应生存的进化主线。

肿瘤发生是多阶段基因突变的结果。以结直肠癌为例，在经典"肠上皮增生—腺瘤—癌"演化模式中，伴随病理进展的是细胞中染色体结构的序贯变化，依次为：增生上皮细胞 5q 突变或缺失、早期腺瘤中的 12p 突变、中期腺瘤中的 18q 缺失以及晚期腺瘤和癌细胞中的 17p 缺失。已查明，这些染色体变异涉及的关键致病基因（又称"驱动基因"）有：*APC*（位于 5q）、*KRAS*（位于 12p）、*DCC*（位于 18q）和 *TP53*（位于 17p）[16]。对病变组织进行测序，可明确各驱动突变（driver mutation）在时间和空间上的发生顺序，它们在一定程度上反映了肿瘤进化的大致规律[17]。早期研究依靠对瘤组织中的单个基因对象测序分析（尤其一代测序技术），可获得病灶中优势细胞群体基因组变异情况的大体信息，但无法揭示肿瘤细胞基因组改变的区域异质性特征。近年来，在二代测序基础上发展起来的多区域活检和测序方法为我们掌握肿瘤基因组变异的精细时空图提供了必要条件。在人类癌症中，从突变频率（指基因组中每百万碱基中突变事件数）仅 0.01~0.1/Mb 的毛细胞星型胶质瘤，到突变频率高达 10~100/Mb 的黑色素瘤，遗传异质性现象随处可见[18]。即便是两个相邻的肿瘤细胞，也可以在突变类型和数量上表现出极大差异。测序结果显示，驱动突变并不存在于所有细胞中，伴随突变（passenger mutation）更是参差不齐，其分布范围和比例极不一致。瘤组织中数以百万计、千万计的癌细胞构成了巨大的异质性群落，其中适应性进化、中性进化（即：遗传漂变）、趋同进化（convergent evolution）等多种进化模式并存，赋予瘤组织从最初简单增生到良性肿瘤（癌前病变），再到恶性肿瘤的梯次进化能力[19]。

肿瘤中，随病理进展而产生的驱动基因梯次突变现象可直观地解释为癌细胞与环境中的不利因素抗争,以实现适应性进化的过程。从病变细胞进入克隆性增殖的那一刻起,即便此时病理状态仍是可逆的(尚不属于肿瘤范畴),病变细胞之间已显示出遗传物质的异质性。在与周围细胞竞争生长空间和养分过程中,携带优势驱动突变的子代克隆会逐渐胜出,并占据种群优势。相反,经过若干代次增殖,种群中如无一个子代克隆能取得优势突变和进一步生长潜能,以致全体病变细胞陷入生长停滞状态,则增殖病灶就会自动消退。但是,只要克隆增殖过程中,不断有子代克隆取得优势基因表达,获得更具竞争力的生长潜能,继而成为种群中的新生主导力量,病理增生灶就能在时间上得到延续,空间上得到扩张。这种子代克隆通过竞争、取代前代克隆成为增殖病灶中优势群落,前后接力式的病理演变过程称为"克隆选择"进化模型[20]。系统地来看,在任何一个病理性增生病灶中,如将全体细胞视作为一个金字塔结构,则居于塔尖的总是携带有新生优势突变、能够在未来占据种群优势比例的引导性克隆。处于塔身到塔顶之间的,则是数量上占绝大多数的当前优势克隆。居于塔底的则是原始以及在进化过程中被边缘化的非优势克隆构成的群落。金字塔任何一个层面的肿瘤细胞群落中,除"驱动突变"一致外,主要是充斥着大量的异质性克隆。每个克隆可由 2~8 个细胞构成,但都携带不同类型的"伴随突变"以示区别。塔尖少量细胞携带的是代表进化方向的新生驱动突变;进化过程中,它们将起着重塑细胞金字塔的外形作用。举例而言,如果将依经典进化模式产生的极早期肠癌组织(如"原位癌")按驱动基因数目和类型构建起细胞金字塔,则居底层的就是仅含 APC 突变/缺失的肿瘤细胞,而居中下层的则是含 APC 和 KRAS 突变/缺失的肿瘤细胞,居于中上层的是含有 APC、KRAS 和 DCC 多种驱动突变的癌前细胞,居顶层的是含 APC、KRAS、DCC 和 TP53 更多驱动突变的癌初始细胞,其数量最少。随肿瘤进展,金字塔结构发生更替,携带四种驱动突变的细胞克隆层级将逐步下移。由"癌前细胞"(即:仅携带 1~3 种驱动基因的细胞)构成的塔基会逐步缩窄,甚至被排除出金字塔,从肿瘤群落中消除(因凋亡、缺少养分坏死等因素)。原先的塔身和塔尖部分则为携带更多新生优势驱动突变的细胞克隆所取代。肿瘤细胞金字塔的动态演进过程与细胞总数有关,随细胞数增加而加速;其加速度正比于突变细胞总数。在突变频率不变情况下,癌细胞种群越大,则突变总数越多。突变越多就意味着新型驱动突变出现的机会越大。可见,癌症持续恶化的基础是当前群落中拥有数量足够的细胞成员,它们是孕育肿瘤进化的温床。临床上,肿瘤减灭术就是在最大程度上消灭进化温床,阻断在统计学意义上的肿瘤进化和表型恶化机会。然而,这并不能确保新型驱动突变在小概率情况下诞生。因此,只要剩一个癌细胞,肿瘤就有克隆进化和表型恶化的可能。肿瘤减灭术功效正是体现在延缓进化进程和推迟表型恶化上。

运用先进测序工具和显微切割技术,我们可以详尽地勾画肿瘤病灶从形态上近乎正常的癌周组织,到癌灶边缘的癌前病变组织,直至癌灶前沿向正常组织内部伸入侵润生长的峰面细胞群体里驱动突变从初现、积聚到爆发式增长的动态进化过程。通过精细的基因组分析工具可以还原出肿瘤发生和进展中的各种环境致突变因素,归纳形成不同肿瘤进化模式。相应地,针对肿瘤异质性进化特征的分析结论也有助于临床更为有效地预防和治疗癌症[21]。

有关环境致癌因素的推测,目前主要是通过统计癌细胞基因组中突变标记(mutational signature)的类型和频率来实现[18]。按 T、C、G、A 四个碱基的六种替换关系(两种转换、四种颠换)以及被替换碱基所在位置前后各一个碱基(即:5′ 和 3′ 相邻碱基)的排列差异,理论上可以得到96种突变模式(比如:TpC>TpN)。若干突变模式的组合,构成一种突变标记。根据30种病理类型共7 042例原发癌的测序资料分析结果,人类癌基因组中实际存在21种突变标记。每种标记含有一个或多个特征性突变模式,构成独特的指纹图。以富含C>T转换的1A和1B型突变标记(NpC>TpG)为例,成因可能与5-甲基胞嘧啶自发脱氨基事件有关。这类突变发生频率仅与患者年龄有关,与肿瘤类型和人种无关。癌症患者越年长,1A/1B型突变标记越常见。72.4%的癌症病例中都可以看到突变标记1A、1B存在,说明随年龄累积起来的DNA自发损伤是导致癌症发生的普遍因素。突变标记1A、1B也见于正常组织中,其发生频率同样与组织年龄有关;其余19种突变标记与年龄缺乏显著关联性,它们可能是患者暴露于某些特殊致癌环境所致,或与癌症形成后基因组的继发改变有关。2型和13型突变标记的特征是富含C>T、C>G替换(TpC>TpN、TpC>GpN),两者见于16.6%癌症病例中。*AID/APOBEC*胞苷脱氨酶家族基因过度活化与这类突变机制有关。胞苷脱氨酶家族基因通常在病毒(尤其是反转录病毒)入侵时激活,其对基因组造成的损伤因此可视为细胞针对反转录RNA元件和外源性病毒做天然免疫应答时产生的附加伤害。突变标记3、6、15通常与DNA损伤修复机制缺陷有关。其中,3型突变标记主要见于*BRCA1/BRCA2*突变携带者的乳腺癌、卵巢癌和胰腺癌中,特征是广泛和等频的多形式碱基替换事件。由于*BRCA1/BRCA2*是同源重组DNA双链修复机制中的一员,所以该突变标记反映的是同源重组修复过程中引入新生突变的偏好性。6型突变标记体现了DNA错配修复机制方面的缺陷,多见于结直肠癌、子宫癌、肝癌、肾癌、食管癌和胰腺癌中,其特征是NpC>TpG(虽与突变标记1A、1B特征相似,但标记6主要出现于微卫星不稳定组织中,比如Lynch综合征)。15型突变标记在肺癌和胃癌中常见,特征是GpC>TpN,但标记成因尚未知晓。3型、6型和15型突变标记的共同特点是它们所在基因组中都存在着大量的碱基插入缺失(indel)事件,此特征为基因组微卫星不稳定的典型表现。由此,突变标记3、6、15反映了细胞基因组DNA损伤修复能力的丢失和DNA处于高度不稳定状态的事实,这导致基因组在短时间内积累起大量碱基变异;故而,相对于突变标记1A、1B,突变标记3、6、15为前者时间浓缩版。与内在致突变因素诱导下形成的3、6、15型突变标记不同,突变标记4、5、7、11主要与外源性致突变因素紧密联系在一起。具体来说,4型突变标记与吸烟史密切相关,是头颈癌和肺癌的主要突变特征。该型突变标记富含C>A颠换,且多聚集在作为转录模板的反义DNA链上。此现象可能与吸烟者体内细胞基因组DNA表面吸附(共价联结)了大量多环芳烃有关。生成机制上,环烃化碱基在转录偶联核苷酸外切修复过程中被修复酶类错误替换,由此形成该标记模式。此外,以C>T和T>C转换为特征的5型突变标记也多见于肺腺癌中,和吸烟史密切相关,但生成机制尚不清楚。7型突变标记则与紫外线暴露关系密切,多见于头颈部鳞癌和黑色素瘤;该突变标记主要特征是C>T转换,其优势突变模式是C/TpC>TpN(区别于突变标记1A、1B)。7型突变标记主要见于非转录的正义DNA链上,与转录偶联核苷酸外切修复机制有关,是紫外线诱导嘧啶二聚体生成后,DNA修复错误导致的结果。11型突变标记与替莫唑胺等烷化剂有关,多见于接受该类药物治疗后的黑色素瘤和胶质细胞瘤患者中;该标记的特征性突变模式为NpC>TpC/T。有两种DNA多聚酶参与了DNA修复过程,即:多聚酶η和ε,两者在DNA修复过程中都可以引起超量突变。慢性淋巴细胞白血病和B细胞淋巴瘤中,以9型标记多见,其特征为A/TpT>GpN,这和多聚酶η针对*AID/APOBEC*诱导胞苷脱氨位点的修复过程有关。结直肠癌和子宫癌中,以10型标记多见,特征为TpC>ApT和TpC>TpG,与多

聚酶 ε 所介导错配修复机制有关,多见于微卫星不稳定肿瘤中[18]。考察不同肿瘤细胞群落内突变标记丰度的变化规律可以反映各病理时期促肿瘤进化因素的变迁情况。举例来说,显微切割黑色素瘤组织中从正常到恶变区域并加以测序分析,我们可以看到在病理各阶段(良性病变、间变、原位癌、浸润癌)紫外线损伤都是推动肿瘤进展的主导因素(标记 7 丰度比例始终占 80% 以上)[22]。但在转移灶中,这种致突变因素的参与比例则有下调,提示转移能力是肿瘤形成后基因组继发改变的结果。相应地,黑色素瘤从最初良性病变到最后浸润性病变,基因组突变频率从 0~10/Mb 成倍升高至 10~20/Mb[22]。可见,在内、外环境致突变因素共同推动下,瘤组织持续进化和异质化是病理表型不断恶化的根本原因;故而,通过考察突变标记的变迁情况,掌握不同环境突变源对肿瘤进化的贡献程度,势必能为有的放矢、有针对性地切断恶化进程提供一个有效的信息分析基础。

　　肿瘤进化遗传还体现在异质性现象的"分"与"合"上。如前述结直肠癌中细胞转化最初的驱动突变常常见于 APC 基因[16],这是不同个体在肿瘤发生过程中不约而同地采用了大概率通用进化路线的结果。隐藏在这个现象背后的问题是,为何结直肠癌前体细胞必须采用 APC 基因突变路线才能获得竞争优势? 当然,我们不能简单地用癌症发生程序化调控机制来解释这种现象,毕竟在其他肿瘤类型中,APC 基因并不是常见首选突变对象。但若从肿瘤异质性竞争角度考虑问题,则会与实际情况更接近一些。APC 基因突变携带者之所以在最初竞争中胜出,可能是其表达产物更具备诱导细胞增殖和打破上皮间接触抑制作用的直接功效,相比以 KRAS、TP53 或其他原癌 / 抑癌基因为首发突变的肠病变细胞,APC 突变细胞的增殖能力必定更强些,这一事实或许代表结直肠癌早期病理改变中的一些肿瘤进化共性基础。相似的组织专一性肿瘤进化路线还见于黑色素瘤中[22]。黑色素瘤病理发生的一般过程是:良性色素痣—中间损伤(intermediate lesion)—原位癌—浸润癌;其中,良性色素痣和中间损伤都可以作为黑色素瘤的病理起点。对黑色素瘤进行组织显微切割和二代测序结果显示,从色素痣起源的黑色素瘤几乎都是以 BRAF V600E 作为起始驱动突变,继之以 TERT 启动子突变、CDKN2A 突变 / 缺失、ARID 家族基因等突变实现肿瘤基因组的梯次进化,推动肿瘤向恶性、浸润性方向不断进展。与之不同的是,从中间损伤起源的黑色素瘤多见于 60 岁以上老年人,其特点是常以 NRAS、BRAF V600K 或 K601E 作为突变起点,这一类病变中往往还伴有 TERT 启动子或 CDKN2A 突变 / 缺失情况的存在;该类黑色素瘤进入侵袭阶段后,更易频繁出现 PTEN、PI3K 和 ARID 等 PI3K-Akt 信号通路相关基因的多重、高频继发突变[22]。与我们之前在结直肠癌中对初始突变成因分析的方法一样,在对专一作用于黑色素瘤的过程的分析中,同样应该坚持从肿瘤组织学背景、环境致突变因素、细胞分裂周期调控等角度客观考虑 BRAF 和 NRAS 突变细胞在初始竞争阶段被选为优势克隆的合理性。进而,从更广义的视角来考察结直肠癌和黑色素瘤分别以 APC 和 BRAF/NRAS 作为初始驱动突变,在自然竞争中消灭非优势突变取得主导地位的事实则可认识到肿瘤异质性现象在同一病理类型肿瘤中的"合",及在不同病理类型肿瘤中的"分",这是肿瘤个案带给我们的宏观认知体验。然而,肿瘤异质性现象真正的"分合"机制主要体现在同一肿瘤生长、转移恶化过程中的"趋同进化"上。以肾细胞癌为例,原发肿瘤灶中各个局部群落(包括转移灶)共有的驱动突变只占突变总数不到 40%,但属于不同区域子克隆专有的驱动突变则达 10% 以上[19]。对于同一患者,根据其体内不同肿瘤区域中共有突变和专有突变绘制进化树,往往可以看到几个不同肿瘤区域(或转移灶)进化分支上都出现了涉及同一基因的突变事件。多区域测序结果显示,肾癌原发灶内的多个区域和转移灶中都可存在 SETD2 基因(编码一种 H3K36 三甲基化酶)突变,但突变形式各不相同。原发灶中最接近于转移灶特征的进化分支上, SETD2 表现为剪接位点突变;转移分支主干上(即:所有转移灶中),SETD2 测序为错义突变; 而在原发灶其他区域中(另一分支主干上),SETD2 基因表现为移码突变。显然,不同病灶区 域内的肿瘤克隆(肿瘤主体、转移供体、转移灶)在独立进化过程中发生了 SETD2 趋同突变, 虽实现方式各不同,但都导致 H3K36 三甲基化酶完全失活。这种趋同进化现象说明 SETD2 基因尽管不是肾癌发生必要条件,但对于肾癌病理进展是至关重要的,别无其他等效基因可 以替代(至少本患者如此)。肾癌中的趋同进化现象还见于 KDM5C(编码一种 H3K4 二甲基 化酶)和 PTEN 基因的突变事件中。与 SETD2 不同,后两者不见于所有进化分支上,说明两 者对于肿瘤生存进展影响不大,但突变事件本身仍有利于克隆繁殖,因此进化过程中它们为 多个子克隆共用[19]。不仅肾癌,内膜癌中也可见相似的趋同进化现象[23]。一组针对内膜癌 原发灶和转移灶活检标本的测序研究表明,当同一患者同时存在有原发灶和转移灶的 15q 和 18q 缺失事件时,其原发和转移灶中肿瘤细胞染色体其他区段拷贝数变异行为并不一致, 提示两者趋同进化的可能性[23]。随着不同癌症测序数据的积累,趋同进化现象还会在更多 病例中检出。趋同进化是肿瘤异质性竞争在"分"基础上的"合",是肿瘤群落在进化过程中, 面向内、外环境和遗传背景制约因素,集约使用有限驱动基因资源,实现自身生存和繁殖目 标的一种高度适应性行为。

　　在"克隆选择"模式中,肿瘤内发生的各种驱动突变都被认为是环境选择压力下梯次生 成的,但同一病灶中的驱动突变在进化时间上孰先孰后却无法依靠简单测序来加以确定。 依前所述的增殖细胞金字塔中,遍及各个群落层面的驱动突变必然是最早生成、有奠基作 用的起始者;而为一个群落层面或一个肿瘤区域中细胞独有的,特别是塔尖部分的突变,必 然是出现较晚,作用比较次要者(除非具有十分显著的竞争优势)。将特定突变在全体肿瘤 细胞中所占比例与其生成时间关联起来的进化分析方式称作"克隆分析"法[24]。克隆分析 过程中,使用近似贝叶斯计算(approximate Bayesian computation,ABC)或马尔科夫链蒙特卡 罗(Markov chain Monte Carlo,MCMC)算法,可以求得肿瘤细胞群体中各个驱动突变的生成 时间,即:突变携带细胞的"最近共同祖先时间(the time to the most recent common ancestor, TMRCA)"[17]。通过分析,发现肿瘤发生早期(此时肿瘤体积 <1mm³,肿瘤细胞数量 $<1 \times 10^6$) 大量生成的驱动突变通过逐代相传方式可延续到当前肿瘤病灶的各个细胞群落(即:金字塔 的塔身和塔基部分)中,这个现象称为早发突变的"穿透(pervasive)"效应[25]。有意思的是, 居于塔尖,代表新生子克隆群落(当细胞总数达到 1×10^9 后)所携带的晚期驱动突变数量仅 为早发穿透性突变的 60%~70%(根据 4 例肠腺瘤和 11 例结直肠癌的数据统计)。据此可以 得到的结论是,早发性驱动突变是肿瘤群体遗传背景中的主导者。由此认为:经历了充分自 然竞争的晚期肿瘤细胞群落里,突变是否能够获得足够"穿透性(pervasiveness)"取决于其生 成时间,并不取决于其带来的生长优势[26]。事实上,仅靠晚期强势驱动基因来压制肿瘤病 灶其他区域既有肿瘤细胞的生存,取代整个种群中已有细胞成分,成为肿瘤病灶优势细胞群 体的机会是微乎其微的。除非出现了巨大的环境变化,比如在化疗条件下,肿瘤细胞大量死 亡,此时携带晚期优势突变的子克隆才能脱颖而出。临床上,确实可以在不少患者中观察到 化疗后肿瘤复发和转移加速的现象。从进化角度出发,这种现象背后的机制是不难理解的。 有些学者把自然生长条件下所观察到的这种癌症遗传背景中早期突变占据优势地位的现象

归纳为肿瘤进化的大爆炸模型(big bang model),借喻肿瘤发生过程如同宇宙大爆炸,一次爆发式突变增长决定了肿瘤整个进化结局[25]。以小种群进化速率高而大种群进化趋于停滞这一基本遗传进化规律来看,此模型是不无道理的。

三、肿瘤耐药能力的进化预测

肿瘤耐药复发和不受控生长转移几乎是所有终末期患者的共同死因。预测肿瘤耐药需要解决两个问题,一是肿瘤对哪些化疗药物敏感,二是导致肿瘤耐药的关键基因或表达产物是哪些? 前者是药物选择上的临床需求,后者是逆转耐药行为的分子标靶。这两个问题如果能得到稳妥处理,可以大大降低肿瘤耐药机会,延缓患者生命,提高生存质量。过去在病理学上预测肿瘤耐药方法工作主要是通过对肿瘤组织中已知的耐药相关蛋白进行免疫组化染色来展开,比如:多药耐药蛋白1(MDR1)具有药泵作用[27],胞膜/质染色阳性说明肿瘤对阿霉素、表阿霉素、米托蒽醌、长春碱、长春新碱、紫杉醇和多西紫杉醇耐药性强[28];谷胱甘肽S转移酶(GSTπ)具有解毒作用,胞质表达量越高,说明瘤体对阿霉素类、铂类、氮芥类和环磷酰胺等耐药能力越强[29]。另外,也可以通过对化疗药物或内分泌激素受体染色来预测相应抗肿瘤/内分泌药物的有效性。比如:拓扑异构酶Ⅰ(TOPO Ⅰ)核内表达量高,肿瘤对拓扑替康反应性较好[30];拓扑异构酶Ⅱ(TOPO Ⅱ)核表达量高,肿瘤对依托泊苷(VP16)、阿霉素、表阿霉素、新霉素等反应性较好[31];孕激素受体为阳性,肿瘤对高剂量孕激素类药物有反应[32];雌激素受体阳性,则三苯氧胺、雷诺昔芬、氟维司群、阿那曲唑等雌激素拮抗类药物有效[33]。近年来,小分子靶向药物的出现使临床对肿瘤基因组检测结果日益重视,比如:表皮生长激素受体1(EGFR)变异是吉非替尼的适用对象[34];人表皮生长激素受体2(HER2)拷贝数增加是曲妥珠单抗的适用对象[35];ALK(间变淋巴瘤激酶)基因融合突变是克唑替尼、阿来替尼、劳拉替尼、洛普替尼等ALK一、二、三、四代抑制剂的适用对象[36];BCR-ABL基因融合(费城染色体)是伊马替尼、尼洛替尼等药物的适用对象[37]。固然针对耐药蛋白和药靶蛋白的逐一检测可以协助临床选择更适合肿瘤固有特性的化疗方案,但肿瘤细胞在化疗选择压力下实现加速进化使患者面对着化疗短期内无效的风险。评估肿瘤的进化特性(速率、倾向性)因此而成为临床必需。

在发生机制上,肿瘤耐药性的产生是化疗筛选的结果。然而,究其根本成因,则在于瘤组织内部的克隆异质性。具有耐药能力的细胞个体往往伴随着以大量独立、无序突变为特征的肿瘤进化过程而产生。一般而言,单个耐药细胞多不具备特殊生长优势,只在化疗来临、细胞大量死亡情况下,它们才能获得生存空间实现种群更替。很少情况下,耐药特性与肿瘤增殖能力通过某些驱动基因关联在一起,此时的肿瘤病灶是原发耐药的,首轮化疗期间瘤体就继续增大,称为顽固性(refractory)耐药癌[38]。所以,进化速率决定了肿瘤耐药机会。细胞数量一定(即:肿瘤体积相同)的情况下,肿瘤基因组突变速率越高,则瘤组织中积累耐药突变数量就越多,耐药机会就越大,发病时间也就越早。临床实施的肿瘤减灭术可提高化疗缓解率,并减少耐药复发病灶的形成,其机制在于消灭了耐药突变中的绝大多数。计算肿瘤进化速率有助于预测耐药事件的发生概率;识别并对肿瘤群体中的耐药克隆进行测序,则有利于找到维持耐药特征的驱动突变(群)。肿瘤进化速率(微观上表现为突变速率)的计算分为两个层面,一是计算肿瘤组织中一定区域内所有细胞的DNA突变总数;二是计算生成这些突变所需要的时间(代次),即邻近肿瘤细胞之间的TMRCA[17,38]。上升到整个病灶层面,则计算方法就是先计数瘤组织内突变总数,再以增殖代次为分母相除,即得肿瘤基因组突变速率。然而,这种计算是理想化的,很难实现的原因在于,一方面,分析者不可能收集到病灶内所有肿瘤细胞;另一方面,也无法准确估算出肿瘤生长至今的倍增次数。所以,以 ABC 或 MCMC 方法在切片上推算邻近肿瘤细胞之间的 TMRCA 是最便捷的计算途径。过去研究者凭此方法计算得到 ER⁺PR⁺HER⁻ 乳腺癌(Luminal A 型)基因组突变速率(mutation rate, MR)为 0.6 核苷酸 /(基因组·代),而三阴性乳腺癌的 MR 为 8 核苷酸 /(基因组·代)[38]。因此,分化程度低、恶性程度高、易复发、转移和耐药的三阴性乳腺癌拥有更高进化速率。另一种较便捷的基因组突变速率评估方法是利用微卫星序列(短串联重复序列)的稳定性特征对进化速率进行间接推测。基序长度 1~6 个碱基的微卫星序列贯穿于人类整个基因组中,占据 1.6×10^6 个位点[39]。家族性微卫星序列突变和 30 多种孟德尔遗传疾病相关。由于 DNA 错配修复机制缺陷,肿瘤微卫星序列可以经常变异,称为“微卫星不稳定(microsatellite instability, MSI)”现象[39]。微卫星不稳定意味着基因组稳定性差,突变速率高。根据微卫星稳定程度,肿瘤可以分为微卫星稳定(MSS)、低度不稳定(MSI-L)和高度不稳定(MSI-H)三种类型[40]。比较三者预后,最差者为 MSI-L 型,其次为 MSS 型,最后是 MSI-H 型[40]。这里,可以看到,MSI-H 型肿瘤虽然异质性最强、基因组突变率最高,预后却最好,这提示过度突变对肿瘤是不利的,无助于获得竞争优势,反而易于激发机体免疫反应,使突变负荷过重的细胞被识别和清除[41]。克隆分析中,代表肿瘤整体进化方向的优势克隆在遗传背景中往往呈现异军突起的高频突变峰(在突变数量 - 等位基因频率二维空间上),这是携带大量晚发突变位点的耐药癌细胞在化疗选择中胜出的表现。但化疗之前,这种耐药进化现象并不存在。因此克隆分析法无法用于预测耐药趋势,只用于事后分析。但是,以来自患者癌细胞所构建的裸鼠(或其他免疫缺陷小鼠)原代肿瘤移植物模型——PDX 模型(patient-derived xenograft model),尤其是事先以体外标签技术所构建的原代肿瘤移植到小鼠体内所得的 PDX 模型,则可清晰揭示出肿瘤细胞的耐药进化规律[42]。体外连续传代条件下,仅有不足 10% 原代细胞可以获得长期生存机会。但在这个具有癌干细胞特征的稳定(stabilized)细胞群落中,蕴含了几乎所有耐药突变克隆。在 PDX 模型中平行检测所有稳定克隆的药理学表现,虽发现存在少量交叉耐药克隆,占主体地位的则是各种对不同药物呈差异性反应的独立耐药克隆。这些耐药克隆的基因组大多呈现为中性进化特征,为晚期突变产物[42]。可见,耐药能力并不是肿瘤群落与生俱来的,而是病灶增殖过程中逐渐取得的。这与导致肿瘤生成的大爆炸模型有所不同,是不同区域中子克隆独立加速进化的产物。

(何以丰)

参考文献

[1] Thomas GWC, Wang RJ, Puri A, et al. Reproductive longevity predicts mutation rates in primates. Curr Biol, 2018, 28(19): 3193-3197.

[2] Wang Y, Waters J, Leung ML, et al. Clonal evolution in breast cancer revealed by single nucleus genome sequencing. Nature, 2014, 512(7513): 155-160.

[3] Hall JM, Lee MK, Newman B, et al. Linkage of early-onset familial breast cancer to chromosome 17q21.

Science,1990,250(4988):1684-1689.

[4] Wooster R,Neuhausen SL,Mangion J,et al. Localization of a breast cancer susceptibility gene,BRCA2,to chromosome 13q12-13. Science,1994,265(5181):2088-2090.

[5] Kuusisto KM,Bebel A,Vihinen M,et al. Screening for BRCA1,BRCA2,CHEK2,PALB2,BRIP1,RAD50, and CDH1 mutations in high-risk finnish BRCA1/2-founder mutation-negative breast and/or ovarian cancer individuals. Breast Cancer Res,2011,13(1):1186-2832.

[6] Eccles DM,Mitchell G,Monteiro AN,et al. ENIGMA clinical working group. BRCA1 and BRCA2 genetic testing-pitfalls and recommendations for managing variants of uncertain clinical significance. Ann Oncol,2015, 26(10):2057-2065.

[7] Spurdle AB,Healey S,Devereau A,et al. ENIGMA-evidence-based network for the interpretation of germline mutant alleles:an international initiative to evaluate risk and clinical significance associated with sequence variation in BRCA1 and BRCA2 genes. Hum Mutat,2012,33:2-7.

[8] Lindor NM,Guidugli L,Wang X,et al. A review of a multifactorial probability-based model for classification of BRCA1 and BRCA2 variants of uncertain significance(VUS). Hum Mutat,2012,33(1):8-21.

[9] Zeegers MP,van Poppel F,Vlietinck R,et al. Founder mutations among the Dutch. Eur J Hum Genet,2004,12 (7):591-600.

[10] Xu X,Wagner KU,Larson D,et al. Conditional mutation of BRCA1 in mammary epithelial cells results in blunted ductal morphogenesis and tumour formation. Nat Genet,1999,22(1):37-43.

[11] Manchanda R,Patel S,Antoniou AC,et al. Cost-effectiveness of population based BRCA testing with varying ashkenazi jewish ancestry. Am J Obstet Gynecol,2017,217(5):578-578.

[12] Struewing JP,Hartge P,Wacholder S,et al. The risk of cancer associated with specific mutations of BRCA1 and BRCA2 among ashkenazi jews. N Engl J Med,1997,336(20):1401-1408.

[13] Satagopan JM,Boyd J,Kauff ND,et al. Ovarian cancer risk in ashkenazi jewish carriers of BRCA1 and BRCA2 mutations. Clin Cancer Res,2002,8(12):3776-3781.

[14] Roa BB,Boyd AA,Volcik K,et al. Ashkenazi jewish population frequencies for common mutations in BRCA1 and BRCA2. Nat Genet,1996,14(2):185-187.

[15] Dillenburg CV,Bandeira IC,Tubino TV,et al. Prevalence of 185delAG and 5382insC mutations in BRCA1, and 6174delT in BRCA2 in women of ashkenazi jewish origin in southern brazil. Genet Mol Biol,2012,35(3): 599-602.

[16] Fearon ER,Vogelstein B. A genetic model for colorectal tumorigenesis. Cell,1990,61(5):759-767.

[17] Marjoram P,Tavaré S. Modern computational approaches for analysing molecular genetic variation data. Nat Rev Genet,2006,7(10):759-770.

[18] Alexandrov LB,Nik-Zainal S,Wedge DC,et al. Signatures of mutational processes in human cancer. Nature, 2013,500(7463):415-421.

[19] Gerlinger M,Rowan AJ,Horswell S,et al. Intratumor heterogeneity and branched evolution revealed by multiregion sequencing. N Engl J Med,2012,366(10):883-892.

[20] Martincorena I,Raine KM,Gerstung M,et al. Universal patterns of selection in cancer and somatic tissues. Cell,2017,171(5):1029-1041.

[21] Williams MJ,Werner B,Barnes CP,et al. Identification of neutral tumor evolution across cancer types. Nat Genet,2016,48(3):238-244.

[22] Shain AH,Yeh I,Kovalyshyn I,et al. The genetic evolution of Melanoma from precursor lesions. N Engl J Med,2015,373(20):1926-1936.

[23] Gibson WJ,Hoivik EA,Halle MK,et al. The genomic landscape and evolution of endometrial carcinoma progression and abdominopelvic metastasis. Nat Genet,2016,48(8):848-855.

［24］ Williams MJ, Werner B, Heide T, et al. Quantification of subclonal selection in cancer from bulk sequencing data. Nat Genet, 2018, 50(6): 895-903.

［25］ Sottoriva A, Kang H, Ma Z, et al. A big bang model of human colorectal tumor growth. Nat Genet, 2015, 47(3): 209-216.

［26］ Williams MJ, Werner B, Barnes CP, et al. Identification of neutral tumor evolution across cancer types. Nat Genet, 2016, 48(3): 238-244.

［27］ Briz O, Perez-Silva L, Al-Abdulla R, et al. What "the cancer genome atlas" database tells us about the role of ATP-binding cassette (ABC) proteins in chemoresistance to anticancer drugs. Expert Opin Drug Metab Toxicol, 2019, 23: 1-17.

［28］ Robey RW, Pluchino KM, Hall MD, et al. Revisiting the role of ABC transporters in multidrug-resistant cancer. Nat Rev Cancer, 2018, 18(7): 452-464.

［29］ Huang J, Tan PH, Thiyagarajan J, et al. Prognostic significance of glutathione S-transferase-pi in invasive breast cancer. Mod Pathol, 2003, 16(6): 558-565.

［30］ Liu SC, Lin H, Huang CC, et al. Prognostic role of excision repair cross complementing-1 and topoisomerase-1 expression in epithelial ovarian cancer. Taiwan J Obstet Gynecol, 2016, 55(2): 213-219.

［31］ Erber R, Gluz O, Brünner N, et al. Predictive role of HER2/neu, topoisomerase-II-alpha, and tissue inhibitor of metalloproteinases (TIMP-1) for response to adjuvant taxane-based chemotherapy in patients with intermediate-risk breast cancer: results from the WSG-AGO EC-Doc trial. Breast Cancer Res Treat, 2015, 150(2): 279-288.

［32］ Kunc M, Biernat W, Senkus-Konefka E. Estrogen receptor-negative progesterone receptor-positive breast cancer— "Nobody's land" or just an artifact? Cancer Treat Rev, 2018, 67: 78-87.

［33］ Basile D, Cinausero M, Iacono D, et al. Androgen receptor in estrogen receptor positive breast cancer: Beyond expression. Cancer Treat Rev, 2017, 61: 15-22.

［34］ Murtuza A, Bulbul A, Shen JP, et al. Novel third-generation EGFR tyrosine kinase inhibitors and strategies to overcome therapeutic resistance in lung cancer. Cancer Res, 2019, 79(4): 689-698.

［35］ Nami B, Maadi H, Wang Z. Mechanisms underlying the action and synergism of trastuzumab and pertuzumab in targeting HER2-positive breast cancer. Cancers (Basel), 2018, 10(10), pii: E342.

［36］ Aubry A, Galiacy S, Allouche M. Targeting ALK in Cancer: therapeutic potential of proapoptotic peptides. Cancers (Basel), 2019, 11(3), pii: E275.

［37］ Zhang J, Adrián FJ, Jahnke W, et al. Targeting bcr-abl by combining allosteric with ATP-binding-site inhibitors. Nature, 2010, 463(7280): 50150-50156.

［38］ Wang Y, Waters J, Leung ML, et al. Clonal evolution in breast cancer revealed by single nucleus genome sequencing. Nature, 2014, 512(7513): 155-160.

［39］ Gymrek M, Willems T, Reich D, et al. Interpreting short tandem repeat variations in humans using mutational constraint. Nat Genet, 2017, 49(10): 1495-1501.

［40］ Nazemalhosseini Mojarad E, Kashfi SM, Mirtalebi H, et al. Low level of microsatellite instability correlates with poor clinical prognosis in stage II colorectal cancer patients. J Oncol, 2016, 2016: 2196-2703.

［41］ Martincorena I, Raine KM, Gerstung M, et al. Universal patterns of selection in cancer and somatic tissues. Cell, 2017, 171(5): 1029-1041.

［42］ Seth S, Li CY, Ho IL, et al. Pre-existing functional heterogeneity of tumorigenic compartment as the origin of chemoresistance in pancreatic tumors. Cell Rep, 2019, 26(6): 1518-1532.

第五节　肿瘤遗传学与基因组学

肿瘤是一种由遗传和环境因素共同影响的复杂疾病,癌症的发生受控制细胞功能的基因的变化(包括序列的变异和表达的变化)调控,尤其是调控细胞生长和分裂的基因。特定基因改变可能导致细胞逃避正常的生长控制并成为癌症。例如,一些引起癌症的基因突变会增加促进细胞生长的蛋白质的产生(癌基因,oncogene),或者导致修复细胞损伤的蛋白质的功能缺失(抑癌基因,tumor suppressor gene)。

导致癌症发生的基因突变可以发生在生殖细胞,遗传自父母,存在于子代的每个细胞中,叫做胚系突变(germline mutation),导致子代对肿瘤的易感性。导致癌症发生的基因突变也可以后天获得,在细胞分裂或暴露于致癌物质(如烟草中的某些化学物质)和辐射(如紫外线)过程中产生,存在个体部分体细胞中,称为体细胞突变(somatic mutation)。基因突变有多种类型,如导致一个核苷酸被另一个不同的核苷酸取代或者完全缺失,突变也可能涉及较大的 DNA 片段,根据基因结构改变的类型,可分为碱基置换(subsitition)突变、移码(frameshift)突变、缺失(deletion)突变、插入(insertion)突变等。导致癌症发生的基因的变化也可能不发生在 DNA 序列改变的层面,而是通过 DNA 甲基化、组蛋白修饰和非编码 RNA 等表观遗传学的变化,导致基因水平的改变进而发生功能变化,这类改变也可以遗传给子代。

通常癌细胞比正常细胞具有更多的基因的变化,被认为是驱动正常细胞向癌细胞转化的原因。随着癌症的进展,基因的变化也将增多。但并不是所有的基因变化都是驱动癌症发生和发展的原因(如驱动突变,driver mutation),也有一些基因变化是癌症发生的结果(如伴随突变,passenger mutation),这些基因的变化共同构成了肿瘤基因变化的特征。同一种癌症的不同患者个体的基因变化的特征并不相同,即使在同一肿瘤内,不同癌细胞也可能有不同的基因变化,称为肿瘤的异质性(heterogeneity)。当前,高通量测序技术和生物信息学方法的进步促进了癌症基因组学快速发展,加深了人们对癌症发生和发展过程的理解。本节内容将从癌基因与抑癌基因的基础知识、肿瘤基因与基因组变异类型、肿瘤表观遗传学、肿瘤的经典致病突变几个方面对肿瘤遗传学与基因组学进行介绍。

一、癌基因与抑癌基因

癌症是一种遗传疾病,导致肿瘤发生的突变基因主要包括癌基因和抑癌基因。原癌基因激活为癌基因、抑癌基因的缺失共同导致肿瘤的发生,肿瘤发生涉及不同类型的基因突变,包括:①激活(activating)或功能获得(gain of function)性突变,导致原癌基因转变成癌基因,进而导致细胞癌变的表型。②染色体易位(chromosome translocation),导致基因的错误表达(misexpression)或者形成具有新功能的嵌合体基因(chimeric gene)。③抑癌基因的双等位基因的功能缺失或者一个显性等位基因的突变,导致抑癌基因的灭活(deactivating)或功能缺失(loss of function,LOF)。双等位基因的功能缺失进一步通过累积原癌基因或其他抑癌基因的二次突变而导致肿瘤的发生。④原癌基因的易位表达或异时性突变[1]。

(一) 癌症起源的"二次打击"学说

癌症起源的"二次打击"学说("two-hit" hypothesis),是指对遗传性癌症来说,"第一次打击"是在受孕时或出生前发生的,携带易感基因的胚系突变,而"第二次打击"是指出生后发生的非遗传性突变,即体细胞突变,而对非遗传性癌症来说,两次打击都是在出生后发生的体细胞突变[2]。二次打击学说揭示了为什么同样的肿瘤既可以是遗传性的,也可以是散发的。

(二)癌基因

癌基因是原癌基因发生激活性突变后产生的,是一类蛋白编码基因,编码调控细胞过程的蛋白质,包括转录因子、染色质重塑复合物、生长因子、生长因子受体、信号转导和凋亡调节因子,调控细胞的增殖和凋亡。

原癌基因通过基因序列的改变(基因突变、染色体重排、基因融合、基因扩增)或表观遗传修饰被激活,导致基因表达的上调或失调,最终促进细胞的生长。鉴于癌基因突变的类型和特征与肿瘤分类、诊断、分期、预后和治疗反应相关,因此研究原癌基因激活机制具有重要意义,并且未来具有开发成治疗工具的巨大潜力。常见的原癌基因及其激活类型包括 *RAS* 基因的突变、*ErbB2/HER2* 基因的扩增、*BCR-ABL* 的染色体融合等,在肿瘤的发生和发展以及治疗中具有重要作用。

1. 突变激活的 *RAS* 基因 GTPase 结合 *RAS* 癌基因是 GTP 酶基因家族的成员,包括 *KRAS*、*HRAS*、*NRAS* 三种主要亚型,其编码的蛋白质有三种即 KRAS、HRAS、NRAS。RAS 蛋白位于细胞胞质内,参与细胞跨膜信号传递。大约 33% 人类癌症中存在 *RAS* 基因的突变,包括胰腺癌、甲状腺癌、结直肠癌、肺癌、肝癌等[3],*RAS* 基因突变热点通常导致 12、13、61 位氨基酸的改变。研究表明活化的 RAS 蛋白会激活下游信号通路(如 RAS/PI3K/Akt/mTOR、RAS/Rac1/MKK7/JNK、RAS/Raf-1/MEK/ERK、RAS/PLC/PKC 与 RAS/RalGDS),从而引起细胞的异常增殖,导致肿瘤的发生。

2. 拷贝数扩增激活的 *HER2* 基因 人表皮生长因子受体 2(human epidermal growth factor receptor 2,HER2)也称为 Neu、ErbB-2、CD340 或 P185,该基因编码受体酪氨酸激酶的表皮生长因子(EGF)受体家族的成员,该蛋白质本身没有配体结合的结构域,因此不能结合生长因子。而是与其他配体结合的 EGF 受体家族成员紧密结合以形成异二聚体,稳定配体结合并增强激酶介导的下游信号转导途径的激活,例如增强下游丝裂原活化蛋白酶(mitogen-activated protein kinase,MAPK)和磷脂酰肌醇 -3 激酶(phosphatidylinositol-3 kinase,PI3K)通路的活性。

HER2 基因扩增和 / 或过表达已经在多种癌症中被报道,包括乳腺和卵巢肿瘤。在新诊断的乳腺癌患者中,25% 具有 *HER2* 基因扩增或者蛋白的过表达。*HER2* 基因扩增促进增殖、肿瘤新生血管生成、抑制凋亡,提示淋巴结阳性患者的不良预后。*HER2* 扩增是曲妥珠单抗(trastuzumab)靶向治疗的分子标志物[4]。

BCR-ABL 融合基因导致激活的癌基因 *BCR-ABL* 融合基因,又称费城染色体(Philadelphia chromosome)是由 *BCR* 和 *ABL* 两种基因融合形成的癌基因。*BCR* 基因通常位于 22 号染色体上,*ABL* 基因通常位于第 9 号染色体上,当 *BCR* 和 *ABL* 基因断裂并转换位置时发生 *BCR-ABL* 融合突变。突变出现在 22 号染色体上,和 9 号染色体发生了部分置换,突变的 22 号染色体被称为费城染色体(以研究人员首次发现它的城市命名)[5]。*BCR-ABL* 基因不是遗传自父母的胚系突变,而是后天获得的体细胞突变。*BCR-ABL* 融合基因在骨髓瘤、慢性粒细胞白血病(chronic myelogenous leukemia,CML)、急性淋巴细胞白血病(acute lymphoblastic leukemia,ALL)等白血病患者中广泛存在,很少见于急性髓性白血病(acute myelogenous leukemia，AML）患者。靶向 *BCR-ABL* 基因突变的靶向药物对白血病患者特别有效，且药物的副作用更少。

（三）抑癌基因

抑癌基因也是一类蛋白编码基因，调节细胞周期或诱导细胞程序性死亡。抑癌基因的灭活导致肿瘤的发生。抑癌基因具有高度异质性，一些抑癌基因通过直接调控细胞周期或者导致细胞生长抑制，称为看家基因（gatekeeper gene）。而另一些抑癌基因，主要作用于 DNA 损伤修复和维持基因组完整性，间接调控细胞生长，称为看管基因（caretaker gene）[6]。

看家型抑癌基因控制细胞生长，通过调控细胞周期转化，或者促进细胞程序性死亡，进而控制细胞的分裂和生存。看家基因的功能缺失性突变会导致细胞增殖的失控进而导致肿瘤的发生。看家型抑癌基因包括多种细胞周期检查点（checkpoints）的调控基因、程序性细胞死亡的介导基因。

看管型抑癌基因保护基因组的完整性。看管基因的功能缺失性突变会促进癌基因和守门基因的突变累积，导致肿瘤的发生和发展。看管型抑癌基因包括突变修复蛋白、细胞有丝分裂时的染色体分离相关蛋白以及程序性细胞死亡的组件基因。

1. TP53 灭活性突变 *TP53* 基因编码肿瘤蛋白 P53，通过阻止细胞生长和分裂（增殖）过快而发挥肿瘤抑制作用。P53 蛋白定位于细胞核中，直接与 DNA 结合。当细胞中的 DNA 受到有毒化学物质、辐射或紫外线（ultraviolet，UV）破坏时，P53 蛋白在决定 DNA 是被修复还是诱导受损细胞凋亡中起到重要作用。如果 DNA 可以被修复，P53 激活其他基因来修复损伤；如果 DNA 无法修复，P53 蛋白质则会阻止细胞分裂，并使其发出凋亡信号。通过阻止突变或受损 DNA 的细胞分裂，P53 有助于防止肿瘤的发展，被称为"基因组的守护者"[7]。

TP53 突变是迄今为止最常见的肿瘤遗传性改变。大规模基因组学研究结果表明 20% 的突变发生在 DNA 结合域之外。在突变频率 >1% 的 12 个最常见的突变，5 个突变位点在直接参与特异性 DNA 结合的残基中，4 个突变位点影响 DNA 结合结构域的折叠，3 个是无义突变，其中 2 个在羧基末端。内含子中也存在显著突变，影响可变剪接事件或产生重排。

2. BRCA 灭活性突变 乳腺癌易感基因 *BRCA1* 和 *BRCA2* 都作用于肿瘤抑制通路，通过同源重组修复（homologous recombination repair，HRR）途径对 DNA 双链断裂进行修复，若 *BRCA* 基因突变导致 BRCA 蛋白功能缺陷，会导致肿瘤具有基因组不稳定的表型，引起多种癌症的发生，约 5%~10% 的乳腺癌、15%~22% 的卵巢癌是由 *BRCA1/BRCA2* 基因突变导致的[8]。

几乎所有 *BRCA1* 和 *BRCA2* 相关的肿瘤中都发生了 *BRCA1* 和 *BRCA2* 的杂合子缺失。*BRCA1* 突变肿瘤具有基底细胞样（basal-like）表型，通常为级别更高、增殖更强、*ER* 阴性、*HER2* 阴性乳腺癌，表达基底细胞标志物如角蛋白（keratins）、P- 钙黏蛋白（P-cadherin）和 *EGFR* 受体（epidermal growth factor receptor）。

二、肿瘤基因与基因组变异类型

随着基因芯片、新一代测序等高通量检测技术的发展，使得 TCGA（The Cancer Genome Atlas）、ICGC（International Cancer Genome Consortium）等大型国际肿瘤基因组计划得以开展，使得我们对肿瘤基因组有了更深入的认识，甚至有望改变已有的肿瘤分类体系。传统的肿瘤分类是按照肿瘤发生的组织部位而定，而肿瘤基因组的研究，使得我们可以了解肿瘤发生的分子特征改变,包括单碱基突变、染色体拷贝数变异、表观基因组改变、转录组改变等,有望形成新的肿瘤分类体系,发现肿瘤发生和发展的新的驱动因素,分析患者肿瘤的个性化特征,以期望最终实现肿瘤患者个性化的预防、诊断和治疗。

肿瘤基因组包括胚系突变和体细胞突变,胚系突变可以遗传给下一代,增加子代的肿瘤遗传易感性。而体细胞突变则不会遗传给下一代。肿瘤基因组突变包括多种变异类型,后文将详细介绍。

(一)肿瘤基因组

癌症是一种进化过程,在正常表型阶段,细胞已经开始在分裂过程中获得突变,内源性和外源性致癌物刺激会导致细胞分裂过程中获得随机突变,大多数的突变损伤会被机体自身修复,而机体不能充分修复时就会导致突变的累积,突变累积到一定程度则导致肿瘤的发生、进展、化疗耐药等[9]。

正常细胞的体细胞突变率通常是恒定的,但是吸烟、化学致癌物(如黄曲霉毒素)、辐射(如紫外线)等都会增加突变率。这些因素导致的肿瘤会有不同的突变特征(mutational signature)。此外,体细胞突变率在罕见遗传疾病中也会增加,如范可尼贫血综合征(Fanconi anaemia)、共济失调微血管扩张综合征(ataxia telangiectasia)、人非整倍体杂合嵌入肿瘤易患综合征(mosaic variegated aneuploidy)和色素性皮肤干燥症(xeroderma pigmentosum),这些疾病也会增加患癌的风险。某些肿瘤患者的体细胞突变率会较高,比如在结直肠癌和子宫内膜癌中,由于 *MLH1* 和 *MSH2* 基因异常而导致的 DNA 错配修复缺陷,会增加单核苷酸变异(single nucleotide variation,SNV)和小插入缺失(small indel)的突变率。在癌症发生过程中,DNA 损伤修复功能的缺失,也会导致突变负荷的增加。

体细胞突变包括多种不同的 DNA 序列的改变,如单核苷酸的变异、小片段或者大片段的插入(insertion)或者缺失(deletion)、染色体重排(rearrangements,DNA 断裂并且和基因组其他区域的 DNA 片段重新连接)、拷贝数的增加(甚至达几百个拷贝)等。此外,癌症细胞还可能获得外源性的新的基因组序列,比如人乳头瘤病毒(human papilloma virus,HPV)、人类疱疹病毒第四型(Epstein Barr virus,EBV)、乙型肝炎病毒(hepatitis B virus,HBV)、人类 T 淋巴细胞病毒 1(human T lymphotropic virus 1)和人类疱疹病毒 8(human herpes virus 8,HHV8),这些也是已知的导致多种肿瘤发生的因素。

肿瘤的发生是由于肿瘤细胞基因组获得一系列突变累积的结果,在这些获得的体细胞突变中,并不是所有的突变都驱动了肿瘤的发生,可分为驱动突变(driver mutation)和伴随突变(passenger mutation)[10]。

驱动突变是指对细胞生长优势有贡献,并且在肿瘤进化中有正向选择作用的突变。既可以是原癌基因的激活,也可以是抑癌基因的灭活。大多数癌症带有一个以上的驱动突变,并且不同肿瘤类型显著不同。成年人上皮来源的癌症,如乳腺癌、结直肠癌、前列腺癌平均需要 5~7 个驱动突变,而血液来源的肿瘤的驱动突变则较少。

伴随突变是对细胞生长优势没有贡献,是发生在肿瘤细胞形成过程中的突变。"携带"突变对癌细胞没有明显的驱动作用,但是这些突变的频率和特征仍然揭示了肿瘤的固有特性,比如肿瘤突变负荷(tumor mutation burden,TMB)近年来已经用于预测抗 PD-1 免疫治疗敏感性的生物标志物。突变负荷受癌症类型、环境暴露、发病年龄和 DNA 损伤修复能力等多种因素的影响。图 1-1 是常见肿瘤的突变负荷,从图中可以看出,突变负荷最高的肿瘤包

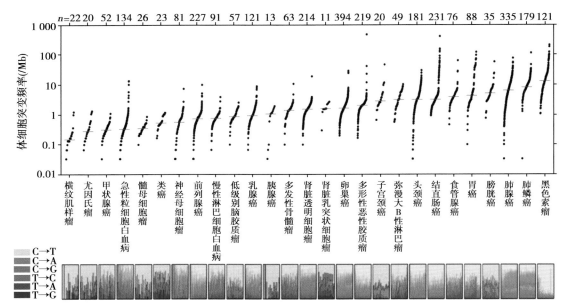

图 1-1　常见肿瘤的突变负荷[11]

括黑色素瘤、肺鳞癌、肺腺癌等受环境致癌物影响较多的肿瘤。

(二)基因组变异类型

1. 单核苷酸变异　单核苷酸变异(single nucleotide variantion, SNV)指的是 DNA 序列上单个碱基的变异,根据变异导致的氨基酸编码是否改变,又分为错义(missense)突变,即单碱基取代导致蛋白的氨基酸序列发生改变;同义(synonymous/silent)突变,即单碱基取代不引起蛋白的氨基酸序列改变;无义(nonsense)突变,即单碱基取代导致提前终止密码子,导致截短的、不完整的、通常无功能的蛋白产物;移码(frameshift)突变,即插入(insertion)或者缺失(deletion)一个或多个核苷酸(非 3 的整数倍),导致编码氨基酸的阅读框发生改变。

原癌基因的突变通常有突变热点(hotspot),如 *PIKC3A H1047R*、*KRAS codon 12*、*BRAF V600E* 等。抑癌基因的突变通常没有突变热点,如 *TP53*、*BRCA1* 等。

2. 插入缺失突变　插入缺失(insertions/deletion, indel)突变是指基因组 DNA 中插入和 / 或缺失长度 <1kb 的核苷酸序列,是蛋白质超家族结构变异的常见来源,通常 <50bp 的插入缺失又称为小插入缺失(small indels),和 SNV 一起被统称为小变异(small variant)。indels 最常发生在循环(loops)和转折(turns)中,因为这些位置的 indels 相对于蛋白质核心中的 indels 不太可能破坏蛋白质折叠。插入通常提供新的结构元件,有助于底物结合、催化或蛋白质 - 蛋白质相互作用。indels 被认为是多种肿瘤的驱动因素,也是癌症中激酶活化的常见机制,临床上可以利用这种特征开发对肿瘤进行靶向治疗的激酶抑制剂。

3. 结构变异(structural variations, SV)　通常定义为 >1kb 和更大的 DNA 区域,包括大片段的插入和缺失(large insertions and deletions, >50bp, <1kb)、倒位(inversion)、易位(translocation)和拷贝数变异(copy number variation, CNV)。

大片段缺失(large deletion)是指两个染色体单体或一个染色单体中随机发生的断裂,导致一个或多个基因的缺失。导致断裂的因素包括辐射、化学物质、药物或病毒,可以在生殖细胞或体细胞周期的任何时间发生。大片段插入(large insertion)是指在染色体中增加一个或多个基因。

倒位（inversion）是将染色体片段剪掉、颠倒并重新插入染色体的过程。倒置可以是"平衡的"，指倒置后所有基因都在正常染色体上；它也可以是"不平衡的"，意味着基因发生缺失或重复。平衡倒位不会引起任何问题，而不平衡倒位则会导致肿瘤的发生。

易位（translocation）是一种染色体异常，指一条染色体上的片段与另一条非同源染色体结合，这种染色体间的重排被称为易位，染色体易位导致融合蛋白的产生。染色体易位常见于白血病病例中。

拷贝数变异（copy number variation，CNV）指染色体 >1kb 的片段发生扩增或者缺失，拷贝数变异也是肿瘤基因组的一种重要特征，可以导致靶基因表达水平的改变，比如 *ERBB2*、*EGFR*、*MYC*、*PIK3CA*、*IGF1R*、*FGFR1/2*、*KRAS*、*CDK4*、*CDK6* 的扩增，以及 *RB1*、*PTEN*、*CDKN2A/B*、*ARID1A*、*MAP2K4*、*NF1*、*SMAD4*、*BRCA1/2*、*MSH2/6*、*CDH1* 的缺失，都是肿瘤的驱动因素。

三、肿瘤表观遗传学

表观遗传学（epigenetics）是指在基因的 DNA 序列不发生改变的情况下，基因的表达水平与功能发生改变，并产生可遗传的表型。主要包括 DNA 的甲基化修饰、组蛋白修饰和非编码 RNA 等，目前已经发现了多种相关基因。染色质是由 DNA 和组蛋白构成的大分子复合物，为包装完整的基因组提供了支架，它包含着真核生物细胞的可遗传物质。染色质的基本功能单元是核小体，由 147bp 的 DNA 环绕着 H2A、H2B、H3 和 H4 四种组蛋白（各两个分子）的八聚体构成。DNA 的表观遗传学修饰可通过改变核小体内或核小体间的非共价相互作用而影响染色质的结构[12]。

表观遗传学的特点包括：①可遗传的，即这类改变可以通过有丝分裂或减数分裂，能在细胞或个体世代间遗传；②可逆的基因表达调节；③没有 DNA 序列的改变。表观遗传修饰在转录、DNA 修复和复制的调控中发挥关键性的作用。因此，染色质调控子异常的表达模式或基因组改变可能导致多种癌症发生和发展，肿瘤表观遗传学在癌症发生中起到了至关重要作用。

（一）DNA 甲基化

胞嘧啶残基（5mC）上 5-C 的甲基化是最先被发现的 DNA 共价修饰，也是被报道最多的染色质修饰。虽然肿瘤细胞通常体现为全局的低甲基化状态，但是研究最多的肿瘤表观遗传改变仍然是 CpG 岛的甲基化变化，CpG 岛甲基化在转录调控中起重要作用。已在真核生物中发现三种 DNA 甲基转移酶（DNA methyltransferase，DNMT）。DNMT1 是维持甲基转移酶识别 DNA 复制过程中产生的半甲基化 DNA，然后甲基化新合成的 CpG 二核苷酸。DNMT3a 和 DNMT3b 则主要作为新发甲基转移酶起作用。DNA 甲基化为几种甲基结合蛋白提供了平台，包括 MBD1、MBD2、MBD3 和 MeCP2，进而招募组蛋白修饰酶以协调染色质模板化过程。DNA 甲基转移酶和 *MBD* 的突变存在于恶性肿瘤中。最近对癌症基因组研究发现 *DNMT3A* 在急性髓性白血病（AML）患者中的突变高达 25%[13]，并且会影响预后。

与 DNA 甲基化相似，DNA 羟甲基化是一种表观遗传机制，通过向 DNA 添加羟甲基来修饰胞嘧啶的 5 位，虽然这种机制尚不完全清楚，但 DNA 羟甲基化被认为涉及许多重要的生物过程，包括干细胞的多能性和癌症的发生，能够调控基因表达。TET（ten-eleven translocation,TET 1-3)蛋白家族已被证明是哺乳动物 DNA 羟化酶负责催化转化 5mC 至 5hmC。实际上,TET 家族对 5hmC 的迭代氧化导致了进一步的氧化衍生物,包括 5- 甲酰基胞嘧啶(5fC)和 5- 羧基胞嘧啶(5caC)。5mC 氧化衍生物转录调控中发挥重要作用,5hmC 在转录激活和沉默中均发挥作用,同样 TET 蛋白也被证明同时具有激活和抑制功能。TET 蛋白质家族的名字来源于在 AML 患者中发现的染色体易位 t(10;11)(q22;q23),导致 *MLL* 基因与 *TET1* 并排。随后 TET2 的复发性突变在血液恶性肿瘤患者中被发现,并且 *TET2* 突变患者预后不良[14]。

(二)组蛋白修饰

组蛋白修饰是对组蛋白的共价翻译后修饰(post-translational modification,PTM),其包括甲基化、磷酸化、乙酰化、泛素化和 SUMO 化。对组蛋白进行 PTM 可以通过改变染色质结构或招募组蛋白修饰物来影响基因表达[12]。组蛋白的作用是通过包裹八个组蛋白将 DNA 包装成染色体。组蛋白修饰在多种生物过程中起作用,例如转录激活 / 失活、染色体包装和 DNA 损伤 / 修复。在大多数物种中,组蛋白 H3 主要在赖氨酸 9、14、18、23 和 56 位乙酰化,在精氨酸 2 和赖氨酸 4、9、27、36 和 79 位甲基化,并在 ser10、ser28、Thr3 和 Thr11 处磷酸化。组蛋白 H4 主要在赖氨酸 5、8、12 和 16 位乙酰化,在精氨酸 3 和赖氨酸 20 位甲基化,并在丝氨酸 1 位磷酸化。定量检测各种组蛋白修饰将为更好地理解细胞的表观遗传调控机制提供有用的信息,促进靶向组蛋白修饰酶的靶向药物的发展。

(三)非编码 RNA

人类基因组中约有 2/3 的序列可被转录为 RNA,但只有约 1.5% 的序列编码蛋白。不编码蛋白质序列的 RNA 被称为非编码 RNA(non-coding RNA,ncRNA)。非编码 RNA 执行多种生物学功能,如转录后调控及翻译等,能导致异染色质形成,从而引起 RNA 相关沉默,也包括表观遗传变异的直接调控。

小 ncRNA(small non-coding RNA,SncRNA)中,微小 RNA(microRNA,miRNA)和小干扰 RNA(small interfering RNA,siRNA)介导的染色质重塑与 DNA 甲基化现象主要在酵母和植物中被发现。Piwi 蛋白相互作用 RNA(piRNA)被发现参与哺乳动物生殖细胞的表观遗传调控过程。长链非编码 RNA(long non-coding RNA,lncRNA)参与的表观遗传调控比较典型的为 *XIST* 基因介导的雌性哺乳动物 X 染色体的随机失活。此外,哺乳动物基因组大量包含增强子序列被大量转录为 lncRNA,被称为增强子 RNA(eRNA),这些 RNA 的表达与增强子介导的转录激活呈正相关,研究表明 eRNA 参与形成或维持增强子与启动子间染色质成环结构构象,以及募集转录复合体等。

四、肿瘤的经典致病突变

大约 5%~10% 的肿瘤是遗传性的,携带肿瘤致病突变的患者的遗传易感性会导致患者肿瘤发生风险增加,也被称为遗传性肿瘤易感综合征。本部分将对肿瘤的经典致病突变和相应的遗传性肿瘤易感综合征进行介绍。

(一)*BRCA* 基因突变和遗传性乳腺癌卵巢癌综合征

遗传性乳腺癌 / 卵巢癌综合征(hereditary breast/ovarian cancer syndrome,HBOCS)是妇科肿瘤中最常见的遗传性癌症易感综合征,其特征在于家族中多个成员罹患乳腺癌和 / 或卵巢癌。而导致该综合征发生的易感因素就是患者携带可遗传的 *BRCA1/BRCA2* 突变,该突变通常被称为致病性的突变(pathogenic mutation,disease-causing mutation),也被称为有害突变(deleterious mutation)、易感突变(predisposing mutation,susceptibility gene mutation)。携带 *BRCA* 基因突变的女性终生患癌的风险显著高于没有突变的患者,携带 *BRCA* 突变的男性发生乳腺癌和前列腺癌的风险也显著增高。此外,某些患者发生胰腺癌、恶性黑色素瘤的风险也增加。约 5% 的乳腺癌患者和约 10% 的卵巢癌患者有遗传性乳腺癌/卵巢癌综合征[15]。

　　BRCA1 和 *BRCA2* 是最常见的遗传性乳腺癌卵巢癌综合征的致病突变。*BRCA1* 和 *BRCA2* 的胚系突变增加了患乳腺癌的风险。遗传因素占所有乳腺癌病例约 5%。然而,体细胞 *BRCA1* 突变很少出现在散发性乳腺癌中。大多数 *BRCA1* 和 *BRCA2* 突变导致蛋白质产物不稳定,然而其如何进一步导致癌症易感性尚不明确。*BRCA1* 甲基化发生在散发性乳腺肿瘤并伴有基因表达下降。因此,表观遗传学修饰可能是散发乳腺癌发生的重要原因。

　　BRCA 相关的乳腺癌和卵巢癌对铂类药物治疗敏感,同时对 PARP 抑制剂的治疗有效。目前已经发现的 *BRCA1* 致病突变有 2 189 个,主要分布在 exon11 和 exon24,突变类型包括缺失、无义突变、插入、可变剪切位点、错义和小插入缺失等。*BRCA2* 的突变有 2 640 个,主要位于 exon11、exon27、exon10 等,突变类型包括缺失、无义突变、插入、可变剪切位点、错义和小插入缺失等[16]。

(二)DNA 错配修复基因突变和 Lynch 综合征

　　Lynch 综合征也叫遗传性非息肉病性结直肠癌(hereditary non-polyposis colorectal cancer,HNPCC),患者易早发结直肠癌、宫颈癌或子宫内膜癌。Lynch 综合征由 DNA 错配修复基因(DNA mismatch repair genes,MMR)突变导致,包括 *MLH1*、*MSH2*、*MSH6* 和 *PMS2*。Lynch 综合征占所有结直肠癌患者 2%~4%。除结直肠癌风险增加外,发生结直肠外肿瘤的风险也增加,包括子宫内膜癌、胃癌、卵巢癌、小肠癌、肾盂癌、输尿管和膀胱癌、脑癌、胰腺癌以及皮脂腺肿瘤(Muir-Torre 综合征)等[17]。对于 *MLH1*、*MSH2* 和 *MSH6* 突变的携带者,据报道结直肠癌的年龄达 70 岁的累积风险为 25%~70%,子宫内膜癌为 13%~54%,其他癌症类型为 1%~15%(取决于癌症类型)。癌症风险取决于 MMR 基因突变以及突变携带者的性别。*MSH6* 突变与最高的子宫内膜癌风险相关(16%~65%)。

　　DNA 错配修复通过矫正在 DNA 重组和复制过程中产生的碱基错配而保持基因组的稳定,是细胞复制后的一种修复机制,具有维持 DNA 复制保真度、控制基因变异的作用。DNA 错配修复功能的缺失,会导致基因组不稳定,最终导致肿瘤的发生。基因组中核苷酸插入和缺失的累积,这些很容易在微卫星的短重复序列中被识别。微卫星中未修复的突变的累积,例如改变微卫星内重复的数量,被称为微卫星不稳定(microsatellite instability,MSI)。进而 MSI 可能导致含有这些重复的靶基因的突变增多。90% 的 Lynch 综合征的结直肠癌患者中存在 MSI,Lynch 综合征患者的非结直肠癌(colorectal cancer,CRC)肿瘤中也能检测到 MSI,同时 MSI 也存在于 15%~25% 的散发性子宫内膜癌、结肠直肠癌和胃癌病例中。

　　Lynch 综合征的临床诊断包括检测微卫星不稳定和一种或多种 MMR 基因编码蛋白的缺失。遗传性胚系突变检测也是临床证实 Lynch 综合征的重要手段,但是对于突变功能活性的解读存在局限。通常,截断突变(truncating mutation)以及影响 RNA 剪接的突变被归类为致病性突变,而改变氨基酸编码的错义突变则难以解读,被称为临床意义未明的变异(variants of uncertain clinical significance,VUS)。国际胃肠道遗传性肿瘤学会 MMR 基因变异解读委员会对 MMR 基因突变进行了系统的分类(InSiGHT,www.insight-group.org)以帮助对

VUS 进行解读[18]。

（三）*TP53* 突变和 Li-Fraumeni 综合征

Li-Fraumeni 综合征（Li-Fraumeni syndrome, LFS）是一种罕见的遗传病，导致多种肿瘤风险的增加，包括软组织肉瘤、乳腺癌、白血病、肺癌、脑癌和肾上腺肿瘤等。Li-Fraumeni 综合征肿瘤可能在儿童期、青春期以及成年时被发现，大多数患者具有遗传性的 *TP53* 致病突变，*TP53* 是一种重要的肿瘤抑癌基因。

TP53 致病突变占遗传性乳腺癌患者的 1%，在没有家族史的早发乳腺癌病例中占 5%~8%[19]。大约 70% 的 *TP53* 突变是错义突变，而 20% 是无义突变或剪接位点突变。IARC 胚系 *TP53* 突变数据库（IARC *TP53* Database, http://www.p53.iarc.fr/）中包括了 247 种不同的 *TP53* 突变，最常见的突变是 *p.R337H*，不完全外显率的非典型变异，在巴西南部人口中流行率很高[20]。除此之外，只有 14 个突变热点，在 5 个或更多家庭中被发现，占所有家庭的 38.2%。这其中的 12 个突变也在肿瘤体细胞突变中被发现。

体细胞 *TP53* 突变几乎发生在每一种肿瘤中，发生率在 38%~50%，包括卵巢癌、食管癌、头颈部癌、结直肠癌、肺癌等。在白血病、肉瘤、睾丸癌、恶性黑色素瘤和宫颈癌中约占 5%。在进展期肿瘤以及恶性程度高的肿瘤（如乳腺癌中的三阴性乳腺癌和 *HER2* 扩增的乳腺癌）中突变频率更高。大约 86% 的突变发生在 DNA 结合区域的第 125 位和第 300 位。

（郑媛婷）

参考文献

[1] Weinberg RA. Oncogenes and tumor suppressor genes. CA：A Cancer Journal for Clinicians, 1994, 44(3): 160-170.

[2] Hanahan D, Weinberg RA. Hallmarks of cancer：the next generation. Cell, 2011, 144(5): 646-674.

[3] Prior IA, Lewis PD, Mattos C. A comprehensive survey of ras mutations in cancer. Cancer Research, 2012, 72(10): 2457-2467.

[4] Rimawi MF, Schiff R, Osborne CK. Targeting HER2 for the treatment of breast cancer. Annual Review of Medicine, 2015, 66(1): 111-128.

[5] Greuber EK, Smithpearson P, Wang J, et al. Role of ABL family kinases in cancer：from leukaemia to solid tumours. Nature Reviews Cancer, 2013, 13(8): 559-571.

[6] Sun W, Yang J. Functional mechanisms for human tumor suppressors. Journal of Cancer, 2010, 1: 136-140.

[7] Olivier M, Hollstein M, Hainaut P. TP53 mutations in human cancers：origins, consequences, and clinical use. Cold Spring Harbor Perspectives in Biology, 2010, 2(1): a001008.

[8] Walsh C. Two decades beyond BRCA1/2：Homologous recombination, hereditary cancer risk and a target for ovarian cancer therapy. Gynecologic Oncology, 2015, 137(2): 343-350.

[9] Stratton MR, Campbell PJ, Futreal PA. The cancer genome. Nature, 2009, 458(7239): 719-724.

[10] Vogelstein B, Papadopoulos N, Velculescu VE, et al. Cancer genome landscapes. Science, 2013, 339(6127): 1546-1558.

[11] Lawrence MS, Stojanov P, Polak P, et al. Mutational heterogeneity in cancer and the search for new cancer-associated genes. Nature, 2013, 499(7457): 214-218.

[12] Dawson MA, Kouzarides T. Cancer epigenetics：from mechanism to therapy. Cell, 2012, 150(1): 12-27.

[13] Shah MY, Licht JD. DNMT3A mutations in acute myeloid leukemia. The New England Journal of Medicine,

2010,363(25):2424-2433.

[14] Patel JP,Gonen M,Figueroa ME,et al. Prognostic relevance of integrated genetic profiling in acute myeloid leukemia. The New England Journal of Medicine,2012,366(12):1079-1089.

[15] Friebel TM,Domchek SM,Rebbeck TR. Modifiers of Cancer risk in BRCA1 and BRCA2 mutation carriers: systematic review and meta-analysis. Journal of the National Cancer Institute,2014,106(6):dju091.

[16] Cline MS,Liao RG,Parsons MT,et al. BRCA challenge:BRCA exchange as a global resource for variants in BRCA1 and BRCA2. PLoS Genet,2018,14(12):e1007752.

[17] Sijmons RH,Hofstra RMW. Review:Clinical aspects of hereditary DNA mismatch repair gene mutations. DNA Repair,2016,38:155-162.

[18] Thompson BA,Spurdle AB,Plazzer JP,et al. Application of a 5-tiered scheme for standardized classification of 2,360 unique mismatch repair gene variants in the InSiGHT locus-specific database. Nature Genetics, 2014,46(2):107-115.

[19] Fortuno C,James PA,Spurdle AB. Current review of TP53 pathogenic germline variants in breast cancer patients outside Li-Fraumeni syndrome. Human Mutation,2018,39(12):1764-1773.

[20] Bouaoun L,Sonkin D,Ardin M,et al. TP53 Variations in human cancers:new lessons from the IARC TP53 database and genomics data. Human Mutation,2016,37(9):865-876.

第二章

检测策略和研究方法

第一节　基因检测方法概述

一、基因检测方法介绍

基因作为人体的"建筑蓝图",承载着人体的全部遗传信息,异常的基因可能存在功能缺陷,严重时会导致疾病。基因的化学本质是 DNA,但其行使功能需转录为 RNA 和 / 或翻译为蛋白质。对这些物质的序列结构、化学修饰、分子数量等定性、定量检测都属于广义的基因检测(genetic testing)范畴。作为生命科学领域的基础技术,基因检测技术广泛应用于医疗卫生、司法鉴定、农业育种、食品安全等诸多领域。本章节将主要围绕基因检测方法及其在医疗领域(肿瘤方向)的应用展开。

样本类型、变异类型、检测通量以及灵敏度要求存在差异,适用的基因检测方法也截然不同,目前主流的实验方法与对应方法可检测的变异类型总结见表 2-1。整体而言,基因检测方法可分为对已知变异位点 / 区域的检测,以及对未知变异位点 / 区域的筛查两大类。前者包括经典的荧光原位杂交(fluorescence *in situ* hybridization,FISH)技术、对蛋白进行原位检测的免疫组化(immunohistochemistry,IHC)技术、实时荧光定量反转录 PCR(quantitative real time reverse transcription PCR,简称为 real time RT-PCR 或 RT-qPCR)、突变扩增阻滞系统(amplification-refractory mutation system,ARMS)技术、多重连接探针扩增(multiplex ligation-dependent probe amplification,MLPA)技术、单碱基延伸(SNaPshot)技术、固相芯片杂交(microarray hybridization)技术以及近年来兴起的数字 PCR(digital PCR)技术等;后者包括传统的低通量 Sanger 测序(Sanger sequencing),诞生于 21 世纪初、方兴未艾的高通量的二代测序(next generation sequencing,NGS),以及近年来高速发展的超长读长的三代测序(third generation sequencing)技术与单细胞测序(single cell sequencing,SCS)技术等。

以下简要列举在临床和科研领域广泛使用的 6 种针对已知位点变异 / 多态的检测技术,并简要介绍技术原理。而针对未知变异位点 / 区域的筛查技术,尤其是测序技术作为基因

表 2-1　常用分子基因检测方法及其临床应用

突变类型(检测对象)	核型分析	STR PCR	qPCR	RT-qPCR	数字PCR	ARMS	SNaPshot	MLPA	IHC	FISH	Microarray	Sanger测序	NGS	三代测序
DNA														
点突变(SNV/small Ins/Del)			√		√	√	√	√			√	√	√	
大片段缺失/重复(CNV)	√		√		√			√		√	√		√	√
基因重排(融合/倒位)										√	√		√	√
多倍体	√	√								√	√			
微卫星不稳定		√										√	√	
甲基化(⁵ᵐC)			√					√			√	√	√	√
RNA														
各类RNA表达水平(mRNA/miRNA/ncRNA)				√									√	
RNA编辑												√	√	
RNA甲基化													√	√
异常RNA剪切体				√								√	√	
基因融合(易位)				√						√			√	
转录组													√	√
蛋白														
蛋白表达水平									√					
氨基酸改变									√					

检测的后起之秀,在近十年内得到了广泛重视与高速发展,该部分内容会在本章第二节详细介绍。

（一）FISH

FISH 技术是一种使用荧光标记的核酸探针直接与处理后的组织切片样本或细胞涂片杂交,并通过显微镜观察杂交信号位置与强度的技术,可实现对目标 DNA 定性、定量与定位检测（图 2-1）。定性、定量的特点可直接应用于基因拷贝数变异（copy number variation,CNV）的检测,如乳腺癌、卵巢癌中 *HER2* 基因扩增;而"定位"的特点使得 FISH 能够进行基因融合突变（gene fusion mutation）检测:两组探针分别设计在不同基因上,且标记有不同的荧光颜色,探针与样本杂交后镜检,如该基因未发生融合突变,则两色荧光分离;反之,若两色荧光融合在一起,则提示目标基因发生融合。FISH 作为经典的检测技术,灵敏度较差,实验操作也有一定难度。但因其无需 DNA 抽提步骤,可直接使用切片进行实验,能够与临床机构最常见的石蜡切片样本无缝衔接,目前仍是临床基因缺失或扩增、基因融合检测的主要方法。

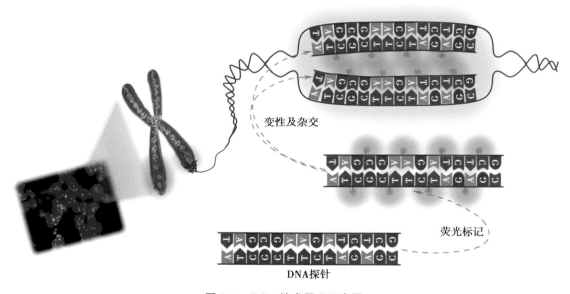

变性及杂交

荧光标记

DNA探针

图 2-1　FISH 技术原理示意图

（二）ARMS

ARMS 技术利用了 Taq DNA 聚合酶缺少 3′→5′ 外切酶活性,且当引物 3′ 端与模板错配会影响延伸效率的特点,使用两对引物（2 条上游引物,3′ 端分别与正常基因型或突变基因型匹配,2 条下游引物与通用区域匹配）,对已知单核苷酸变异（single nucleotide variation,SNV）、插入缺失（insertion/deletion,indel）变异进行检测[1]。在检测过程中,分别使用上述两对引物对模板 DNA 进行 PCR 扩增,能够扩增出目标条带则表明样本携带有引物所对应的基因型（图 2-2）。PCR 高灵敏度的特点也赋予了 ARMS 超高的检测灵敏度,检出限通常可下探至 1%,

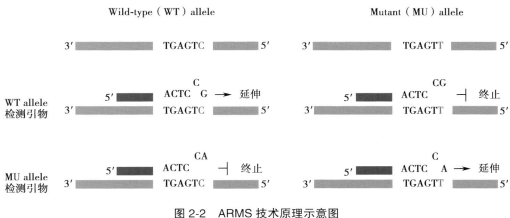

图 2-2 ARMS 技术原理示意图

能够胜任胚系突变、高度异质性的体系突变甚至液体活检样本中超低频突变的检测。ARMS技术能够兼容传统的凝胶电泳、荧光毛细管电泳、RT-qPCR 等平台，操作简便且结果可靠，是目前临床应用中不可或缺的检测方法。

（三）SNaPshot

SNaPshot 又称为小测序技术，该技术由美国应用生物公司（ABI）开发，其主要的工作原理是：在一个含有测序酶、四种荧光标记的 ddNTP、紧邻多态位点 5′ 端的不同长度的延伸引物和 PCR 模板的反应体系中，引物延伸一个碱基即终止，经 ABI 测序仪毛细管电泳后，根据峰的颜色可知掺入的碱基种类，从而确定该样本的基因型，根据峰图上峰移动的位置确定该延伸产物对应的 SNP 位点（图 2-3）。多重 SNaPshot 技术具备高准确性，较高通量（1 个反应可同时检测 >30 个位点）以及较高灵敏度（对 5% 以上含量的突变能准确检测）的特点，广泛应用于已知 SNP 或突变的检测，尤其适用于建立包含多个位点的小检测体系，对胚系突变进行高效的多重检测。

（四）MLPA

MLPA 是 MRC-Holland 公司在 2002 年开发的一种分子技术，可快速有效地对待检DNA 序列进行定性和半定量分析，主要用于 CNV 的检测[2]。MLPA 依赖于探针和靶序列 DNA 的杂交，以及后续的连接与 PCR 步骤。成对的 MLPA 上下游探针设计成相互紧邻的结构，探针与基因组模板退火后形成切口（nick）结构，该结构在后续的连接反应中由连接酶补齐，上下游探针连接为一条完整的核酸单链，这一过程特异且高效。最终，经与上下游探针 5′ 端或 3′ 端通用序列相匹配的、标记有荧光的通用引物 PCR 扩增后，该核酸单链被富集并经毛细管电泳分离，收集荧光信号（图 2-4）。通过待测区域与预设的内参区域（拷贝数无变异区域）荧光信号强度的比值计算待测区域的拷贝数。MLPA 单体系可容纳数十个区域同时检测，而基于 MLPA 原理的升级版 CNVplex 高通量连接探针扩增技术可将单反应检测区域提升到 300 个以上。CNVplex 技术可实现 CNV 高效、精确检测，检出灵敏度可低至 5%，广泛应用于肿瘤组织及液体活检等多种类型样本的拷贝数变异检测[3-5]。

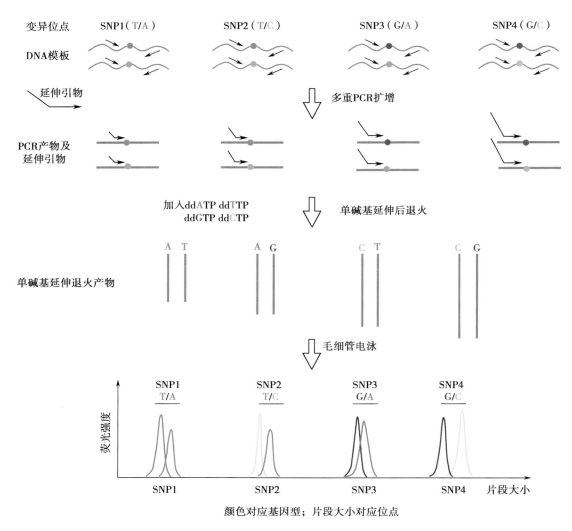

图 2-3　多重 SNaPshot 技术原理示意图

（五）RT-qPCR

RT-qPCR 可用于检测 mRNA 分子，能够高效且精准地检测目标基因的表达量变化，更重要的应用在于特异且灵敏地对已知位点的融合基因进行定性、定量检测（图 2-5）。由于能够检测到融合基因的表达量，该方法可以排除虽发生了基因融合，但未能成功表达而不具有功能的融合突变，因而更符合临床检测的实际目的。检测时，上下游定量引物分别设计在发生融合的两个基因上，通常为发生融合后紧邻的两个外显子上的序列。样本经 RNA 抽提、反转录为 cDNA 和实时荧光定量 PCR 实验，最终得到 Ct 值计算待测融合基因相对于内参基因的表达量，据此判断是否发生有功能的基因融合。

（六）数字 PCR

数字 PCR（digital PCR）概念由 Vogelstein 于 1999 年提出[6]，类似一个集成的定量 PCR 反应。反应体系通过微孔芯片或油水混合物被分割为成千上万个微反应体系，每个微反应

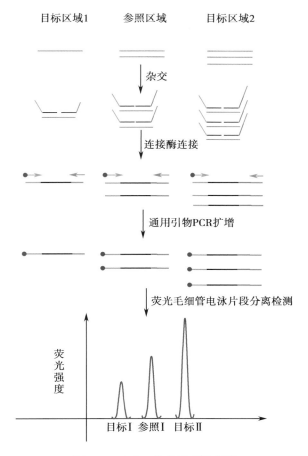

图 2-4 MLPA 技术原理示意图

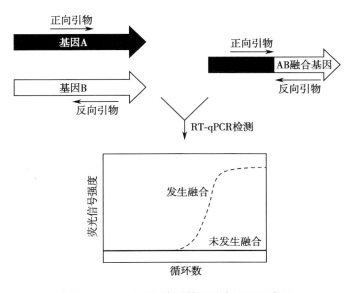

图 2-5 RT-qPCR 检测基因融合原理示意图

体系中进行只有一个模板 DNA 分子的检测实验,最终通过识别阳性微反应数来实现目标基因片段的超高灵敏度绝对定量(图 2-6)。该技术对已知点突变、融合基因、拷贝数变异的检测具备极高的灵敏度,在原始 DNA 分子数量足够的情况下,其灵敏度可达 0.01%。数字 PCR 近年来迅速崛起,但受限于发展时间较短,更多的应用仍停留在科研领域,目前在临床上仅获批应用于白血病的 *BCR-ABL* 基因融合检测。但凭借其特有的超高灵敏度优势,以及循环肿瘤 DNA 突变检测(液体活检)的兴起,相信在可预见的未来,必将拥有极大的应用潜力。

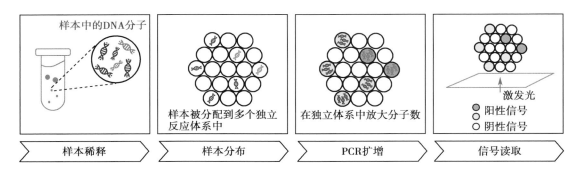

图 2-6   数字 PCR 原理示意图

二、基因检测在肿瘤领域的应用

基因组的不稳定性和突变(genome instability and mutation)是癌症最重要的特征之一[7]。基因检测技术归根到底都是直接或间接的对基因组不稳定性或突变的检测,因此被广泛应用于肿瘤发病机制探寻、肿瘤易感性筛查、肿瘤用药指导以及肿瘤早期筛查等方向。

(一)肿瘤发病机制探寻

首先,肿瘤易感基因的成功定位与克隆离不开群体遗传学的相关研究。如经典的全基因组关联分析(genome-wide association study,GWAS)技术,依赖于 DNA 芯片或全基因组测序检测 SNP 位点与相关肿瘤的发病进行关联分析,并基于连锁不平衡原理对后续易感基因进行定位[8];对遗传性肿瘤,特别是多基因导致的遗传性肿瘤,基于家系的连锁分析必不可少,同样依赖于对家系成员的分子标记,如 SNP、微卫星的检测,借助这些分子标记与表型间的连锁值对潜在易感基因进行定位[9]。其次,在肿瘤体细胞突变机制研究的探索发现阶段,基于高通量测序的组学研究已必不可少,借助 NGS 技术,一次实验通常可以获得上万个基因的序列信息,例如全外显子组测序可以对几乎所有基因的外显子区域的 SNV、CNV 和 indel 变异进行检测[10]。肿瘤细胞的表达谱、可变剪切、复杂的基因融合现象,都可通过全转录组测序进行全面探寻[11]。全基因组甲基化测序[12]、450K/850K 芯片[13]、microRNA-seq[14]、ChIP-seq[15]、ATAC-seq[16]等检测方法也已能够实现全基因组甲基化水平、microRNA、组蛋白修饰、染色质开放结构等表观遗传变异的检测。多组学的联合分析正缓慢但扎实地推进肿瘤发病机制的探寻。再者,在机制研究的大样本验证阶段或者临床实验中,检测目标通常是确定的位点或区域,可借助上文中提及的各种低成本的检测技术对相应位点进行检测,为肿瘤流行病学、肿瘤遗传学的研究,提供充分的数据支持。

（二）肿瘤易感性筛查

肿瘤作为一种基因疾病，根本上是体细胞突变积累发病，但部分重要原癌或抑癌基因的胚系突变无疑会增加后继突变的形成。胚系突变携带者具有患癌风险增加、发病年龄提前、恶性程度高、高度遗传性及家族聚集性等特点。目前已有多个单基因被公认为与癌症的易感性相关，如 *BRCA1/BRCA2* 之于乳腺癌和卵巢癌[17]。

（三）肿瘤用药指导

肿瘤靶向治疗与免疫治疗作为新兴且疗效显著的治疗方案，这些治疗方案的开展深度依赖相应的伴随性诊断检测结果。如注射用曲妥珠单抗治疗 *HER2* 扩增阳性的乳腺癌[18]，PARP 抑制剂治疗 *BRAC1/BRAC2* 变异的乳腺癌、卵巢癌等[19]。近年来，仅针对特定变异位点，而非癌种选择使用靶向药物的"异病同治"方案也引起了广泛的讨论[20]。癌症免疫疗法是一类通过激活免疫系统来治疗癌症的方法，同样依赖于基因检测技术。例如备受关注的 PD-1 抑制剂的临床效果，与患者体内 PD-L1 阳性表达情况以及肿瘤突变负荷（tumor mutation burden，TMB）高度相关[21]，其用药在治疗进程中需要基因检测助力。一方面，虽尚存争议，但药物基因组学已有多项证据表明，个体因基因型的差异，对常规化疗药物如紫杉醇、铂类药物、6- 巯基嘌呤等的敏感性及毒性不尽相同，必要的基因检测可实现对化疗药物的用药指导[22]。另一方面，因高度异质性及药物对细胞的进化选择，肿瘤细胞在长期治疗后通常会产生抗药性，为后期治疗效果带来不利。随着基因检测技术的更新迭代，对释放到循环系统中的微量级别的循环肿瘤 DNA（circulating tumor DNA，ctDNA）进行追踪逐渐成为可能，通过对新生耐药克隆释放到血液中的变异信息的检测，可以指导我们及时调整癌症的后续治疗方案[23]。

（四）肿瘤早期筛查

由于癌症的高发生率和死亡率，以及诊断的不及时，肿瘤早筛愈发重要而且备受重视。现阶段，肿瘤早筛主要针对脱落肿瘤细胞或肿瘤细胞释放到血液的 ctDNA 进行检测，前者精确度相对较高，但对癌种限制苛刻，如脱落到粪便的结直肠癌细胞[24]、脱落到肺泡灌洗液的肺癌细胞[25]等；后者虽可对泛癌种进行筛查，但结果差强人意，究其原因是早期肿瘤释放到血液中的 ctDNA 含量极低，不可避免地造成假阴性结果，发展到中后期的肿瘤虽可释放出足够检测的 ctDNA，但至此也失去了肿瘤早筛的意义。随着检测灵敏度的逐步提升，以及测序成本的大幅下降，可以大胆预测在不久的未来，会发明出高灵敏度的、在单一体系内同时检测 ctDNA 多种类型突变（如 SNV、CNV、甲基化水平和融合基因）的检测方法，真正实现泛癌种的早期筛查[26]。

（姜正文）

参考文献

[1] Newton CR，Graham A，Heptinstall LE，et al. Analysis of any point mutation in DNA. The amplification refractory mutation system（ARMS）. Nucleic Acids Research，1989，17（7）：2503-2516.

[2] Schouten JP，McElgunn CJ，Waaijer R，et al. Relative quantification of 40 nucleic acid sequences by multiplex ligation-dependent probe amplification. Nucleic Acids Research，2002，30（12）：e57.

[3] Zhang Z，Li C，Wu F，et al. Genomic variations of the mevalonate pathway in porokeratosis. Elife，2015，4：

e06322.

[4] Xu C, Wang T, Liu C, et al. Noninvasive prenatal screening of fetal aneuploidy without massively parallel sequencing. Clinical Chemistry, 2017, 63 (4): 861-869.

[5] Chen S, Liu D, Zhang J, et al. A copy number variation genotyping method for aneuploidy detection in spontaneous abortion specimens. Prenatal Diagnosis, 2017, 37 (2): 176-183.

[6] Vogelstein B, Kinzler KW. Digital PCR. Proceedings of the National Academy of Sciences, 1999, 96 (16): 9236-9241.

[7] Hanahan D, Weinberg RA. Hallmarks of cancer: the next generation. Cell, 2011, 144 (5): 646-674.

[8] Fanale D, Amodeo V, Corsini LR, et al. Breast cancer genome-wide association studies: there is strength in numbers. Oncogene, 2012, 31 (17): 2121-2128.

[9] Easton DF, Bishop DT, Ford D, et al. Genetic linkage analysis in familial breast and ovarian cancer: results from 214 families. The breast cancer linkage consortium. American Journal of Human Genetics, 1993, 52 (4): 678-701.

[10] Watson IR, Takahashi K, Futreal PA, et al. Emerging patterns of somatic mutations in cancer. Nature Reviews Genetics, 2013, 14 (10): 703-718.

[11] Meyerson M, Gabriel S, Getz G. Advances in understanding cancer genomes through second-generation sequencing. Nature Reviews Genetics, 2010, 11 (10): 685-696.

[12] Stirzaker C, Taberlay PC, Statham AL, et al. Mining cancer methylomes: prospects and challenges. Trends in Genetics, 2014, 30 (2): 75-84.

[13] Lindqvist BM, Wingren S, Motlagh PB, et al. Whole genome DNA methylation signature of HER2-positive breast cancer. Epigenetics, 2014, 9 (8): 1149-1162.

[14] Lu J, Getz G, Miska EA, et al. MicroRNA expression profiles classify human cancers. Nature, 2005, 435 (7043): 834-838.

[15] Phelan CM, Kuchenbaecker KB, Tyrer JP, et al. Identification of 12 new susceptibility loci for different histotypes of epithelial ovarian cancer. Nature Genetics, 2017, 49 (5): 680-691.

[16] Corces MR, Granja JM, Shams S, et al. The chromatin accessibility landscape of primary human cancers. Science, 2018, 362 (6413): eaav1898.

[17] King MC, Marks JH, Mandell JB, et al. Breast and ovarian cancer risks due to inherited mutations in BRCA1 and BRCA2. Science, 2003, 302 (5645): 643-646.

[18] Baselga J, Norton L, Albanell J, et al. Recombinant humanized anti-HER2 antibody (Herceptin™) enhances the antitumor activity of paclitaxel and doxorubicin against HER2/neu overexpressing human breast cancer xenografts. Cancer Research, 1998, 58 (13): 2825-2831.

[19] Liu JF, Konstantinopoulos PA, Matulonis UA. PARP inhibitors in ovarian cancer: current status and future promise. Gynecologic Oncology, 2014, 133 (2): 362-369.

[20] Hainsworth JD, Meric-Bernstam F, Swanton C, et al. Targeted therapy for advanced solid tumors on the basis of molecular profiles: results from MyPathway, an open-label, phase IIa multiple basket study. Journal of Clinical Oncology, 2018, 36 (6): 536-544.

[21] Vanderwalde A, Spetzler D, Xiao N, et al. Microsatellite instability status determined by next-generation sequencing and compared with PD-L1 and tumor mutational burden in 11,348 patients. Cancer Medicine, 2018, 7 (3): 746-756.

[22] Arranz MJ, De Leon J. Pharmacogenetics and pharmacogenomics of schizophrenia: a review of last decade of research. Molecular Psychiatry, 2007, 12 (8): 707-747.

［23］Dagogo-Jack I,Shaw AT. Tumour heterogeneity and resistance to cancer therapies. Nature Reviews Clinical Oncology,2018,15（2）:81-94.

［24］Imperiale TF,Ransohoff DF,Itzkowitz SH,et al. Multitarget stool DNA testing for colorectal-cancer screening. New England Journal of Medicine,2014,370（14）:1287-1297.

［25］Schmidt B,Liebenberg V,Dietrich D,et al. SHOX2 DNA methylation is a biomarker for the diagnosis of lung cancer based on bronchial aspirates. BMC Cancer,2010,10:600.

［26］Aravanis AM,Lee M,Klausner RD. Next-generation sequencing of circulating tumor DNA for early cancer detection. Cell,2017,168（4）:571-574.

第二节　基因测序原理方法与应用

核酸（nucleic acid）是生命体遗传信息的主要载体。1953 年,Watson 和 Crick 关于 DNA 双螺旋结构的发现表明,几乎所有基因的三维结构基本一致,腺嘌呤（A）、胞嘧啶（C）、鸟嘌呤 （G）、胸腺嘧啶（T）（RNA 中为 A、C、G、T）4 种碱基数量和排列顺序的变化造就了生命体的多样性。因此 DNA 和 RNA 序列被称为遗传密码,这个序列也决定着蛋白质的氨基酸序列,是分析基因结构、功能及其相互关系的基础,也是临床疾病分子诊断最精确的判定依据。基因测序技术正是解读这些生命密码的基本手段。

在生物学上,测序（sequencing）是指确定线性生物大分子（如蛋白质、核酸）一级结构的过程。其中核酸测序（特别是 DNA 测序）由于生物学意义重大,获得的信息含量极其丰富,成本低廉,因而发展最快,应用最广。基因测序技术发展至今,经历了三代演变,每一代测序技术都各有优劣,彼此之间互为补充。

一、测序技术发展历程与趋势

1977 年,Sanger 和 Gilbert 分别提出双脱氧链终止法（dideoxy chain-termination method/ Sanger sequencing）和化学降解法（chemical degradation method/Maxam-Gilbert method）,标志着第一代测序技术的诞生。由于对核酸测序技术做出的重大贡献,Sanger 和 Gilbert 以及发现 DNA 重组技术的 Berg 分享了 1980 年的诺贝尔化学奖。此后,基因测序技术经历了几十年的快速发展,在此期间出现了两次技术上的飞跃:第一次飞跃是 Sanger 测序技术实现了大规模测序的自动化,科学家利用该技术完成了"人类基因组计划（Human Genome Project, HGP）"等重大科学研究项目;第二次飞跃是自 2005 年以来,以 Roche 454、Illumina GA/ HiSeq、Life SOLID/Ion Torrent 为代表的二代测序技术（next-generation sequencing,NGS）的出现,使得基因组测序通量快速增加,测序成本极大降低。2008 年至今,随着物理、化学、材料和生命科学的不断发展和融合,以 PacBio RS、Oxford NanoPore、Helicos Biosciences 为代表的,以单分子测序和长读长为标志的三代测序技术应运而生,其显著特点在于省去了二代测序技术模板扩增的步骤。整个测序技术主要发展历程见图 2-7。

虽然测序技术呈现出层出不穷的发展态势,发展速度已经远远超越了半导体信息技术进步的速度,将生命科学研究带入了基因组学时代,但就目前的研究现状而言,在通往理想和完美测序技术的道路上,有如下亟待解决的关键问题:①对人类基因组测序的能力已经大大超过解读遗传变异的能力。全世界每年产出超过 15PB 的数据量,数据冗余对分析方法

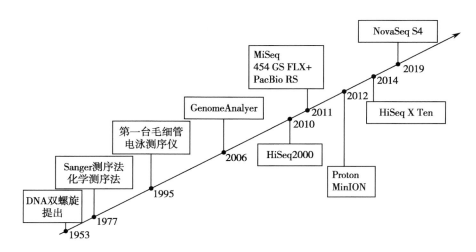

图 2-7　基因测序技术的发展历程

和结果解读提出了严峻的挑战。②距离完整解读全基因组序列信息还有很远的距离。现阶段最主要的测序数据为短读长的二代测序数据,序列组装存在难度;三代测序虽能提供长读长测序结果,但受限于较高的测序成本与测序错误率,仍旧难以在短时间内解决该问题。③DNA 表观修饰,如甲基化、羟甲基化和糖羟甲基化的重要性已无需赘述,然而现有的测序技术仅能通过特殊方法间接检测,准确性与时效性均有提升空间。④RNA 序列仅能通过DNA 序列测定技术来间接获得,显然,RNA 分子中上百种化学修饰也无法通过测序技术直接获得。

　　测序技术的更新方兴未艾,未来的测序技术一定会向着更精准、更高通量和更廉价的方向前进。不同代次的测序技术依然会长期共存、共同发展,力求通过各自的性能优势互补不足。随着人类探求生命奥秘需求的不断增加和研究工作的不断深入,新的测序原理和技术也将不断产生,以满足不同学科领域的应用需求,而这一切依赖于也同样驱动着今后更多相关技术的发展和进步。

二、一代测序技术

(一)一代测序技术原理

　　1. Maxam-Gilbert DNA 化学降解测序法　　Maxam-Gilbert DNA 化学降解测序法是 1977年由 A. M. Maxam 和 W. Gilbert 首先建立的 DNA 片段序列测定方法[1]。其原理为:将一个DNA 片段的 5′端磷酸基团标记放射性同位素,再分别采用不同的化学方法修饰进而裂解特定碱基,从而产生一系列长度不一而 5′端被标记的 DNA 片段,这些以特定碱基结尾的片段群通过凝胶电泳分离,再经放射性自显影,确定各片段末端碱基,从而得出目的 DNA 的碱基序列。

　　该测序方法不需要进行酶催化反应,因此不会产生由于酶催化反应而带来的误差,对未经克隆的 DNA 片段可以直接测序。化学降解测序法特别适用于测定含有如 5- 甲基腺嘌呤,或者 GC 含量较高的 DNA 片段,以及短链的寡核苷酸片段的序列。

2. Sanger 双脱氧链终止法 1975 年,Sanger 和 Coulson 一起提出加减测序法。利用该技术完成了第一个基因组——噬菌体 phi X 长度为 1 745 386 个碱基序列的测序工作。基于加减测序法,Sanger 和 Coulson 在测序系统中引入双脱氧核苷三磷酸(dideoxy nucleoside triphosphate,ddNTP)作为链终止剂,在 1977 年建立了双脱氧链末端终止测序法,又称 Sanger 测序法或者酶法。

其原理为利用大肠埃希菌 DNA 聚合酶 I,以单链 DNA 为模板,并以与模板预先结合的寡聚核苷酸为引物,根据碱基配对原则将脱氧核苷三磷酸(dNTP)底物的 5′- 磷酸基团与引物的 3′-OH 末端生成 3′,5′- 磷酸二酯键。通过这种磷酸二酯键的不断形成,新的互补 DNA 得以从 5′→3′ 延伸。Sanger 引入了双脱氧核苷三磷酸(ddNTP)作为链终止剂。ddNTP 比普通的 dNTP 在 3′ 位置缺少一个羟基(2′,3′-ddNTP)(图 2-8),可以通过其 5′- 三磷酸基团掺入到正在延伸的 DNA 链中,但由于缺少 3′-OH,不能同后续的

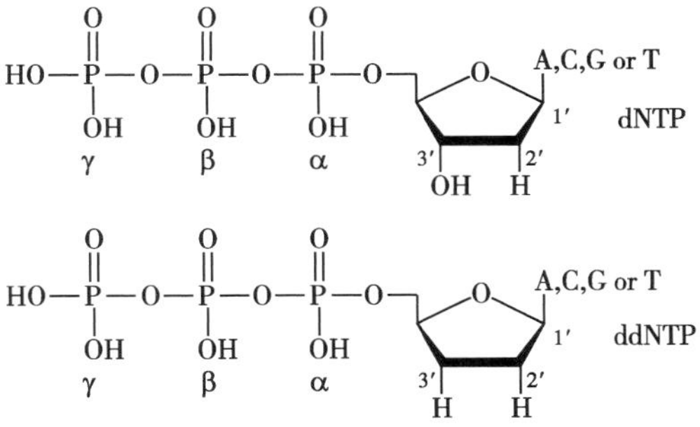

图 2-8 脱氧核苷三磷酸和双脱氧核苷三磷酸分子结构

dNTP 形成 3′,5′- 磷酸二酯键。因此,DNA 链不再延伸,终止于这个异常的 ddNTP 处。在 4 组独立的酶反应体系中,在 4 种 dNTP 混合底物中分别加入 4 种 ddNTP 中的一种后,链的持续延伸将与随机发生却十分特异的链终止展开竞争,在掺入 ddNTP 的位置链延伸终止。结果产生 4 组分别终止于模板链的每一个 A、每一个 C、每一个 G 和每一个 T 位置上的一系列长度的核苷酸链。通过高分辨率变性聚丙烯酰胺凝胶电泳,从放射自显影胶片上直接读出 DNA 上的核苷酸顺序。

荧光标记的 ddNTP,荧光信号接收器和计算机信号分析系统替代放射自显影技术,打开了 DNA 测序自动化的大门。多色荧光标记实现了 4 个测序反应在一个泳道中同时进行,从而避免了不同泳道间由于迁移速率差异的影响,提高了测序的准确性,同时也大大减少了测序的工作量。荧光标记 ddNTP 法的出现使荧光标记和终止过程合二为一,实现了在同一反应管中同时进行 4 个测序反应并完成电泳,并且消除了测序过程中聚合酶暂停的现象。荧光信号检测系统和计算机信号处理系统的出现使得同时快速分析多个样本成为可能,大大降低了测序时间和人力消耗。

1986 年,美国应用生物系统公司(Applied Biosystems,ABI)发布了首台自动测序仪 ABI Prism 370A,每天可读取 1 000 个碱基,该机器依然沿用了板凝胶作为电泳的基质。1995 年,ABI 公司推出第一台单道毛细管电泳测序仪 ABI Prism 310,采用毛细管电泳技术取代传统的聚丙烯酰胺平板电泳,应用该公司专利的四色荧光染料标记的 ddNTP(标记终止物法),通过单引物 PCR 测序反应,生成相差 1 个碱基的 3′ 末端为 4 种不同荧光染料的单链 DNA 混合物,在一根毛细管内电泳。由于分子大小不同,在毛细管电泳中的迁移率也不同,当其通过毛细管读数窗口段时,激光检测器窗口中的电荷耦合器件(charge-coupled device,CCD)摄影机检测器就可对荧光分子逐个进行检测,激发的荧光经光栅分光,以区分代表不同碱基信息的不同颜色的荧光,并在 CCD 摄影机上同步成像,分析软件可自动将不同荧光转变为 DNA 序列,从而达到 DNA 测序的目的(图 2-9)。

此后,ABI 公司相继推出了多种型号测序仪,其中现在商业化主流的产品为 3500 型和 3730 型,以及最新推出的 SeqStudio 型。ABI 推出的自动化测序仪具有 DNA 测序和多重 PCR 扩增片段长度分析功能,因此除了进行基因片段序列组成分析外,还可进行微卫星位点基因分型、杂合性缺失(LOH)分析、多重探针连接扩增(MLPA)产物长度分析、多重 PCR 扩增产物定性分析等,以及应用于基因新突变鉴定、1~100 个单核苷酸多态或突变位点同时分型、1~200 多个基因片段拷贝数同时检测、HLA 分型、法医学上的亲子和个体鉴定、微生物与病毒的分型与鉴定等。

（二）一代测序在基因检测中的应用

Sanger 测序作为目前测序技术的金标准,仍是临床、科研领域不可或缺的技术,它结果可靠,读长较长(可达 1 000bp),但是其测序成本高,通量和检测灵敏度低,不适合含量 <5% 的突变的检测。目前主要应用于少数基因的突变筛查(含 cDNA 测序),

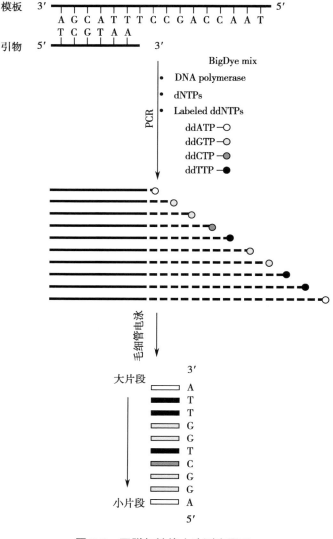

图 2-9　双脱氧链终止法测序原理

少量基因突变位点的检测,验证二代测序中发现的基因突变位点,少量基因 CpG 岛甲基化测序。

1. **基因突变筛查与鉴定**　在对已知基因突变的检测中,Sanger 测序法主要针对突变所在序列的两侧设计 PCR 扩增引物,利用该引物进行 PCR 扩增后直接测序,通过查看测序图形中突变位点所在位置的序列组成就可确定突变的类型。当目标基因编码区外显子数目不多(例如所需测序片段数目 <50 个)时,对于该基因临床应用的突变筛查可优先考虑 Sanger 测序,设计多对 PCR 扩增引物覆盖目标基因启动子区、编码区以及剪切点,扩增产物直接测序,测序文件可以通过突变分析软件与参考序列比较鉴定突变位点。如果对于部分样本通过基因组 DNA 启动子区、编码区以及剪切点的测序不能发现突变的情况,而表达该基因的组织 RNA 可获得,可以通过 RNA 反转录后获得 cDNA、设计 cDNA 扩增引物覆盖所有编码 cDNA 序列、扩增产物直接测序并分析可获得基因内缺失或重复突变,以及影响正常剪切的

内含子突变位点和编码区同义突变位点等。对于已知基因突变位点的检测或者测序片段数量不多的目标基因突变筛查，由于成本可控、测序周期短，而且准确性高无需其他方法验证，Sanger 测序在临床应用的基因突变检测中有较好的应用前景。

检测灵敏度低是 Sanger 测序的不足，Sanger 测序通常只能检测出占全部等位基因 20%以上的突变，因此在选择 Sanger 测序法用于基因突变检测时需要评估目标样本中突变等位基因可能的比例范围。对于生殖细胞遗传突变的检测，Sanger 测序比较适用，但对于肿瘤组织体细胞突变的检测，为了达到良好的检出效果，在进行 DNA 抽提前，尽可能剔除非肿瘤组织，以减少肿瘤旁正常组织 DNA 的影响从而导致检测灵敏度下降。

目前该技术已应用于肿瘤诊断、病情监测、预后和治疗等临床实践中。如 *TP53* 基因、*BRCA1/ BRCA2* 基因、*APC* 基因的突变检测分析，可用于早期发现某些肿瘤（如乳腺癌、结肠癌）的易感人群，对这些人群采取必要的生活方式调整、早期诊断及其他干预措施，从而达到预防医学治未病的效果。Sanger 测序也可以助力癌症患者个性化用药，对肿瘤靶向治疗药物相关基因的突变位点进行检测。如第一款聚腺苷二磷酸核糖聚合酶（poly ADP-ribose polymerase，PARP）抑制剂奥拉帕利（olaparib）的伴随性诊断试剂 Analysis CDx 就是基于 Sanger 测序的方法对患者 *BRCA1* 和 *BRCA2* 的基因突变进行评估[2]。此外，对于 *KRAS*、*EGFR*、*BRAF*、*PIK3CA* 等基因突变的检测也可用于吉非替尼、甲磺酸奥希替尼、西妥昔单抗等药物的伴随诊断。

2. 目标基因 CpG 岛甲基化测序 DNA 甲基化是一种表观修饰，存在于大多数真核生物中，它在不改变 DNA 序列的情况下，通过改变基因的表达，从而对个体的生长、发育以及基因组的稳定性起到重要的调控作用，并且这种修饰在细胞增殖的过程中可以稳定传递。大量研究表明，DNA 异常甲基化与肿瘤的发生、发展、细胞癌变有着密切的联系，所以肿瘤相关基因的甲基化水平分析是肿瘤致病机制研究以及临床应用的重要方向之一。CpG 双核苷酸在人类基因组中的分布很不均一，在很多基因的启动子区和第一外显子区常出现 CpG 富集区域，该区域被称为 CpG 岛。CpG 岛是甲基化调控的重要区域。DNA 甲基化一般发生在 CpG 双核苷酸中胞嘧啶的 5 位碳原子。重亚硫酸盐测序是检测目标基因 CpG 岛甲基化变化的常用技术，其原理是通过对基因组 DNA 进行重亚硫酸盐处理，非甲基化的胞嘧啶被脱氨基而转变成尿嘧啶，在随后的 PCR 反应中尿嘧啶转变成胸腺嘧啶，而甲基化的胞嘧啶不能被脱氨基，在反应完成时被保留。设计能够同时扩增甲基化和非甲基化序列的引物，对重亚硫酸盐处理产物进行 PCR 扩增，直接进行 Sanger 测序，通过对测序结果分析可以获得每个 CpG 的甲基化状态和水平。对于甲基化水平 >20% 以上的 CpG 岛，该方法实验结果准确性高，是甲基化检测的金标准。

三、二代测序技术

（一）二代测序技术原理介绍

二代测序（next-generation sequencing，NGS）较传统的一代测序技术（Sanger 测序）相比，最大的不同在于其使用了边合成边测序（sequencing by synthesis，SBS）技术，大幅增加了测序通量并降低了测序成本，具有划时代的意义，成为了目前市场主流的测序技术。Roche（454）、Illumina（Solexa）、ABI（SOLiD）为代表的二代测序技术自诞生以来，引发了测序技术快速的发展和激烈的竞争，二代测序仪不断推陈出新。不同平台、不同仪器使用的技术原理间会有一些差别,这里以经典的 Illumina 测序平台(Hiseq X Ten 之前的机型)为代表,介绍其测序技术原理。

传统 Illumina 测序技术主要分以下 3 个步骤:

(1) 文库构建:针对实际的检测需求,通过各种方式、方法将目标检测区域构建为两端包含 P5、P7 接头的 Illumina 文库。每个样本添加有特异性的标签序列(index),用于测序后区分样本。

(2) 簇生成:簇生成通过桥式 PCR 实现。传统 Illumina 测序平台的流动池(flowcell)随机分布着 2 种寡核苷酸序列(P5′ 和 P7′),可与文库的 P5 和 P7 互补结合。之后以文库为模板,进行互补链延伸。延伸完成后洗去原始文库,形成固定在流动池表面的 DNA 分子。该分子再次与流动池表面的寡核苷酸匹配,形成拱桥状,再次进行合成。通过多轮循环,单一文库 DNA 分子形成一个由相同序列 DNA 分子组成的 DNA 簇,从而满足后续检测信号要求(图 2-10)。

(3) 边合成边测序:Illumina 测序技术采用可逆阻断技术实现边合成边测序。使用带有特异荧光标记的、3′ 端经化学修饰可逆阻断的 4 种 dNTP,每次反应延伸一个碱基后,进行荧光激发,收集信号,读取碱基;再加入试剂,淬灭荧光信号并去除 3′ 端保护基团,从而暴露出 3′ 末端进行下一轮反应,检测下一个碱基(图 2-10)。

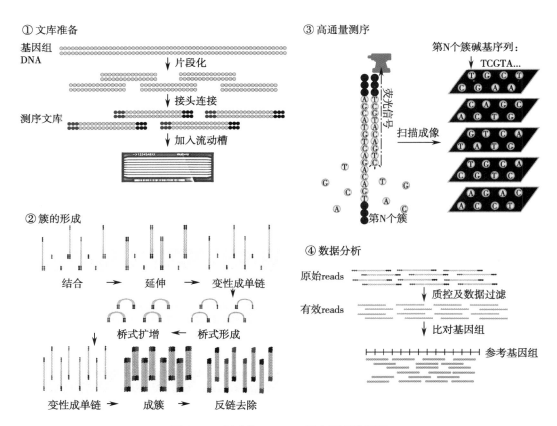

图 2-10　标准的 Illumina 测序原理流程图

　　由于 Illumina 测序时对碱基的修饰和切割会存在不完全的情况,随着测序反应的进行,测序读长不断增加,测序质量会逐渐下降,因此单端测序无法测到很长的读长。因此 Illumina 测序采用双端测序技术(paired-end,PE),在第一端测序完成后,进行标签序列测序,之后再从另一端进行测序,从而使得单一片段能够获得较长的碱基序列,利于后续数据分析。

(二)二代测序技术在基因检测中的应用

　　二代测序技术由于其技术的先进性,大幅提高了检测通量,降低了检测成本,在基因检测中的应用非常广泛。在很多方面逐渐替代了传统检测方式,并不断有新的应用出现。这里主要介绍与妇科肿瘤相关的一些应用。

　　1. 二代测序在遗传性肿瘤中的应用　遗传性肿瘤由可遗传的胚系基因突变所致,除个别单基因遗传性肿瘤外,肿瘤的遗传性与一般遗传病不同,其子代只是继承了肿瘤的易感性。家系中患特定肿瘤的风险将远高于正常人群,且具有发病年龄早、多发或双侧原发病变等特点。通过二代测序可以同时检出基因的单核苷酸突变和拷贝数变异,一次实验也能够同时检测大量基因,根据检测结果可以分析肿瘤发生风险并及时进行干预。这里以 *BRAC1/BRAC2* 基因相关的遗传性乳腺癌和卵巢癌为代表进行说明。

　　遗传因素在乳腺癌和卵巢癌的发生中极为重要,10% 以上的卵巢癌由可遗传的单基因突变导致。目前研究已发现 2 个与其密切相关的基因,即 *BRCA1* 和 *BRCA2*。据统计,*BRCA1* 和 *BRCA2* 突变携带者到 70 岁时,乳腺癌的累积发病率分别可达 65% 和 45%,卵巢癌的累积发病率分别达 39% 和 11%[3]。

　　目前已有很多实验室和公司将 *BRCA1* 和 *BRCA2* 加入二代测序多基因的检测列表,直接使用外周血样本进行遗传突变筛查,并根据检测结果提供肿瘤的治疗建议和风险管理。例如对携带有已知的癌症致病基因或易感基因突变的未患病个体,可选择预防性手术、物理或化学预防策略等降低风险的方案。

　　2. 二代测序在肿瘤靶向用药和药物代谢中的应用　个体化用药是个体化医疗中很重要的一部分。同一种药物,即使使用相同的剂量,不同个体在疗效和安全性上仍会表现出很大的差异。相同种类的癌症,其遗传背景不同,对相同药物的疗效可能会有显著差异;同样地,也会有不同种类的癌症,但带有相同的突变,使用同一种药物可能都很有效,即"同病异治与异病同治"。肿瘤治疗药物价格相对较高,无效的治疗可能对患者造成巨大的经济损失。有些个体药物代谢相关基因存在遗传变异,可能会对一些药物产生严重的不良反应。故通过二代测序,检测肿瘤靶向治疗及药物代谢的相关基因,可以有效指导用药和预后判断。

　　以卵巢癌治疗为例,对 *BRCA* 突变的卵巢癌患者,可以采用 PARP 抑制剂进行治疗。*BRCA1* 和 *BRCA2* 基因具备修复 DNA 损伤能力,携带 *BRCA1* 和 *BRCA2* 突变的肿瘤细胞因为化疗或其他因素产生 DNA 损伤时,缺乏依赖 *BRCA* 基因的修复能力,需要通过 PARP 进行修复。PARP 抑制剂抑制了 PARP 的活性,使得肿瘤细胞无法有效进行 DNA 损伤修复,导致染色体不稳定、细胞周期停滞和细胞凋亡,从而达到抗癌的作用,这一原理被称为协同致死(synthetic lethality)[4]。PARP 抑制剂是第一种基于该原理,并获得批准用于临床的抗癌药物。对于非 *BRCA* 基因突变型的卵巢癌,肿瘤细胞具有依赖 *BRCA* 基因的 DNA 损伤修复功能,PARP 抑制剂的治疗效果不显著或者无效,故 PARP 抑制剂的使用依赖于基因检测的伴随性诊断产品。2016 年,配套 PARP 抑制剂药物(rucaparib)的多基因检测试剂盒,作为首个基于二代测序技术的伴随性诊断产品获得 FDA 批准,并已写入 NCCN 指南,指导 *BRCA* 突变携带者卵巢癌的诊疗。

3. 二代测序在表观遗传检测中的应用　基因的表观遗传改变在很多肿瘤的发生、发展中起到了很重要的作用。其中 DNA 甲基化是目前研究最透彻的表观遗传学标记。一般情况下,基因启动子区 CpG 岛高甲基化与基因沉默有关,而低甲基化与基因活化有关。大量研究表明,抑癌基因的启动子区高甲基化导致失活以及原癌基因启动子区低甲基化导致活化,是很多肿瘤发生的原因,已经成为了一些肿瘤早期诊断的分子标志物。传统甲基化检测位点往往仅能检测少数 CpG 位点,且定量灵敏度不高。而二代测序可以一次性检测大量 CpG 位点,并达到单碱基分辨率。对于后续进一步研究并应用于临床,有很大的应用前景。

4. 二代测序在转录组检测中的应用　在癌症的发展过程中,细胞内的基因表达模式一般都会发生显著变化。对基因表达水平进行定量,可以有助于从分子水平进行肿瘤分型,从而指导治疗和预后。二代测序可以高通量地进行转录组测序,目前已大量应用于科研,随着研究的进一步深入和技术的发展,转录组测序应用于临床检测的前景也很广阔。

有研究表明,根据雌二醇受体(estradiol receptor,ER)的表达情况,可将乳腺癌在分子水平上分为 ER 阳性和 ER 阴性 2 种不同的类型[5,6]。也有研究根据乳腺癌患者基因表达模式分析,得到由 70 个基因组成的预后指数,用于更准确地预测预后情况[7]。根据这些基因表达检测开发的检测试剂盒也获得了 FDA 批准。

5. 二代测序在检测病原微生物中的应用　近期,有大量研究表示,微生物群落微环境对于一些种类的肿瘤发生、发展起到了很重要的作用,而部分病原微生物是一些癌症的主要病因。二代测序在微生物群落结构检测、病原微生物鉴定、分型等多方面,都有一定的优势。

人乳头瘤病毒(human papilloma virus,HPV)是宫颈癌发生的主要病因之一。HPV 有大量不同的分型,通过二代测序,可以鉴别其中的致癌高危型,从而有效指导后续治疗和风险管理。

6. 二代测序在肿瘤液体活检中的应用　很多肿瘤,如卵巢癌,由于早期症状不显著,缺少有效的筛查和早期诊断的方法,往往发现时已是晚期。循环肿瘤 DNA(circulating tumor DNA,ctDNA)是来源于肿瘤细胞的、以游离状态循环于肿瘤患者血液中的 DNA。ctDNA 作为液体活检的重要指标之一,是当前全球肿瘤研究的热点。ctDNA 检测具有取材方便、无创、可以多次检测、实时追踪肿瘤治疗进展等多项优势。通过二代高深度测序,可以有效检测肿瘤细胞的基因突变、拷贝数变异、甲基化水平等肿瘤细胞的分子信息。除了用于诊断和预后之外,检测 ctDNA 也可以作为监测肿瘤进展和肿瘤对靶向药物是否起效的有效方法。尽管目前大部分的 ctDNA 检测还缺少足够的临床数据证明其有效性和实用性,基于二代测序的 ctDNA 检测仍是未来很重要的一个发展方向。

四、三代测序技术

三代测序技术泛指那些在测序过程中不需进行 DNA 扩增,直接对单条 DNA 分子进行测序的技术,其通常具有测序实时、周期短、读长长、文库构建简单等特点[8]。自 2003 年斯坦福大学生物工程系 Stephen Quake 教授成功演示第一个单分子 DNA 测序实验以来,该技术进展迅猛。目前主流的 Pacific Biosciences 平台与 Oxford NanoPore 平台均已能够实现在 10%~15% 测序错误率的基础上进行平均长度达 10~20kb 的超长读长测序。借助长读长优势,三代测序技术在基因组 *de novo* 测序、基因组结构变异、全长转录组测序、全长 16S rDNA 测序等二代测序技术因读长短而难以胜任的科研领域大放异彩,也为未来基于基因检测的临床诊断提供了更有力的工具。

（一）实验原理

截至目前,市场上三代测序平台主要由 Pacific Biosciences 与 Oxford NanoPore 公司开发,此外,Helicos Biosciences 公司也曾开发出商品化的测序仪 Helioscope,其因读长过短（<200bp）、仪器成本过高等原因不被市场认可。

1. Pacific Biosciences　Pacific Biosciences（PacBio）是一家成立于 2004 年的美国公司,采用基于零级波导技术（zero-mode waveguide technology,ZMW）的单分子实时测序（single-molecule real-time sequencing,SMRT）技术直接对 DNA 分子进行测序。ZMW 实质上是制备在玻璃 - 铝材料板上的一些直径在纳米级的微孔,数量高达十万到百万,该配件称为 SMRT Cell。在测序过程中,DNA 首先被片段化为平均 10kb 长度的片段,经末端补齐,加 A 后,在两端连接上茎环结构的测序接头（SMRTbell adapter）,获得测序模板（SMRTbell template）;测序引物退火,DNA 聚合酶特异性识别并结合测序接头后,聚合酶分子 -DNA 复合物被添加到 SMRT Cell 上,且每个 ZMW 微孔最多容纳一个酶分子 -DNA 复合物分子,当加入标记不同荧光的 4 种 dNTP 为底物后,DNA 合成随即启动。在 DNA 合成过程中,当某种 dNTP 被聚合酶添加进 DNA 时,标记在磷酸基团上的荧光基团被切割释放,激发出的荧光脉冲被测序仪检测;计算机根据检测到的荧光脉冲信号的先后顺序实现实时的单分子测序（图 2-11）。因 SMRTbell template 呈环状,因此测序可沿着正链—负链—正链……的顺序一直进行,从而实现对测序模板的多次测序,测序精确度也因此提高。此外,当模板上的碱基修饰状态（如甲基化修饰）不同时,核苷酸被添加时所产生的荧光脉冲信号也会存在区别,因而可凭借此特点实时对碱基修饰进行检测。目前,PacBio 共发布两台测序仪——PacBio RS Ⅱ 及 PacBio Sequel,后者单次运行能够获得 5G~10G 原始测序数据,是前者的 7 倍。PacBio 于 2015 年实现人全基因组测序[9]。

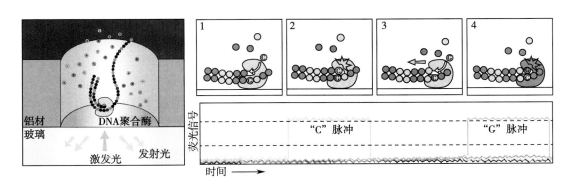

图 2-11　SMRT 测序原理示意图
ZMW 结构（左）;荧光核苷酸合成时产生荧光脉冲（右）

2. Oxford NanoPore　Oxford NanoPore 于 2005 年成立于英国牛津,致力于使用纳米孔技术进行单分子测序。核心技术在于一种特殊的纳米孔,本质是固定在脂质膜介质上,孔径结构的跨膜蛋白。膜两侧加有电位差,电子可以通过纳米孔形成电流,当单链 DNA 分子通过纳米孔时,不同的碱基会引起不同的电流变化,电信号被芯片上的传感器实施记录后,由计算机最终根据电流变化的频谱特征进行碱基判别,实现实时单分子 DNA 测序(图 2-12)。和 PacBio 类似,当模板上的碱基存在甲基化修饰,其通过纳米孔时所形成的特异性电流变化特征也可被用于甲基化的检出。具体实验过程中,片段化的 DNA 两端连接上接头后,motor 蛋白特异性结合在测序接头上,将 DNA 分子引导至纳米孔,并解链双链 DNA,其结构仅允许单链 DNA 分子通过纳米孔。根据接头类型,可分为 1D、2D 和 $1D^2$ 测序,分别对应单向测序(仅正链或负链,1D)与双向测序(检测正链和负链 2D 和 $1D^2$)[10]。NanoPore 于 2018 年实现人全基因组测序。

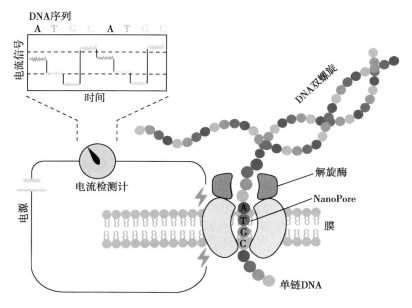

图 2-12　NanoPore 测序原理示意图

Oxford NanoPore 发布有 3 款平台,分别为 MinION、GridION X5 和 PromethION,其中 MinION 和 GridION X5 使用相同的流动池,单张流动池可提供至多 512 个纳米孔,MinION 为单通道,GridION X5 为 5 通道并行系统,单通道运行 48 小时可获得 10G~20G 测序数据。PromethION 为高通量仪器,使用面积更大的流动池,提供至多 3 000 个纳米孔,且支持 48 张流动池并行测序,48 小时可获得 Tb 级别的测序数据量。

(二)三代测序的临床应用

三代测序技术作为最新的 DNA 测序技术,有通量高、读长长、测序实时的特点,可有效应用于基因检测。如上述提到的 *BRAC1/BRAC2* 的突变检测在 NanoPore[11]与 PacBio 平台均已实现。但现阶段,三代测序因单碱基测序错误率过高,需多次测序校正保证单位点的测序精度,这无疑限制了三代测序在 SNV 突变检出中的应用。然而,三代测序长读长的特点能够在检测 SNV 时,同时有效检测 SV,如倒位、易位造成的基因融合,基因扩增/缺失等拷贝数变异,这些变异与肿瘤密切相关:如 *PER3* 基因 18 号外显子中一段 54bp 重复序列的高重复次数预示着高的乳腺癌风险[12];*HRAS1* 基因小卫星区域的 VNTR 变异与散发性卵巢癌间存在关联[13];在一项高分化浆液性卵巢癌(high-grade serous carcinoma,HG-SC)中,超过

20%的卵巢癌患者携带有 *CDKN2D-WDFY2* 融合突变,融合位点发生在 *CDKN2D* 基因的 1 号内含子与 *WDFY2* 的 2 号内含子之间[14]。相较于 SNV,可用于临床检测的 SV 类型突变要少得多,很大程度可归因为缺乏精准的 SV 检测方法。随着三代测序技术的发展,这一问题正逐渐缓解。如 Liang Gong 等人使用 NanoPore 对乳腺癌模型 HCC1187 进行了全基因组测序,并使用 Picky 软件进行 SV 检测。实验共检出 34 100 个 SV,并且使用 PCR 对其中超过 200 个 SV 进行验证发现,有多条 reads 支持的 SV,正确率高达 100%,即使只有单条 read 支持,SV 的正确率也可达到 79%。与短读长的 Illumina 测序结果分析比较,NanoPore 检出的 SV 中有 93%~95% 为 Illumina 技术无法检出,展现了三代测序技术在 SV 检出的绝对优势[15]。

临床诊断中,通常仅需检测少量位点,特点是低数据量高频次,所以单次运行产出高通量数据的测序策略一般并不适用。但 NanoPore 纳米孔技术不需要复杂的拍照系统以及各种蠕动泵设备,因此测序仪成本较低且可以做到非常小巧。以单通道的 MinION 为例,重量不足 100g,可直接连接笔记本电脑使用,大幅降低了测序实验对环境的苛刻要求,可在实验室以外,甚至户外进行,非常适用于医疗卫生建设滞后,急需高水平检测设备的偏远地区和不发达地区。纳米孔测序速度极快,达到单个纳米孔每秒 450 个碱基,但由于纳米孔的数量限制,因此在获得高通量数据时并无显著优势,但这同样也赋予了纳米孔进行低通量测序时良好的时效性。近期,Oxford NanoPore 推出了适用于临床诊断的、通量更小的 Flongle,以及全自动样本制备工作站 VolTRAX,使一键式测序成为可能。实验操作简单,测序灵活,数据实时获得,这让纳米孔测序技术在医疗、健康领域具有极大的应用潜力。

五、单细胞测序技术

人体是由几十万亿个细胞构成的,这些细胞和谐共存又相互影响。在特殊情况下,个别细胞的变异可能不断发生,最终导致其所在器官的恶变和肿瘤的形成。瘤内异质性(intratumor heterogeneity)是许多肿瘤的重要特征之一,许多肿瘤由肿瘤细胞、肿瘤干细胞(cancer stem cell,CSC)、循环肿瘤细胞(circulating tumor cell,CTC)等不同细胞类型构成[16],同时不同肿瘤细胞也存在遗传层面(如 DNA、RNA)和表观遗传层面(如甲基化、染色质构象、组蛋白修饰等)的差异。肿瘤内部的细胞组成和结构在肿瘤发展过程中不断变化,例如在肿瘤治疗过程中,选择的压力会导致主要的细胞克隆被药物抑制或杀死,而其他克隆会取而代之并导致肿瘤复发。不同肿瘤细胞所处的微环境(microenvironment)进一步增加了肿瘤的复杂性,体现在肿瘤原发灶和转移灶以及不同患者的肿瘤的差异上。

传统的将肿瘤作为一个整体进行研究的策略,得到的是大量高度异质性细胞平均化的结果,然而,对于如此复杂的肿瘤,有必要借助更加精细的手段在单细胞水平上进行研究。单细胞测序技术的发展,提供了描绘更高分辨率的肿瘤内部结构的有效手段,在研究肿瘤内部异质性、追踪细胞谱系变化、发现稀少肿瘤细胞亚群等方面具有不可替代的优势。下文将介绍单细胞技术的基本原理和在肿瘤研究方面的应用。

(一)单细胞测序技术原理介绍

单细胞测序,顾名思义就是通过测序获得每个细胞各自的遗传或表观遗传信息。与传统的基因检测研究手段相比,单细胞测序在技术上的难点主要是单细胞分离和单细胞核酸扩增。

1. 单细胞分离 单细胞测序的首要步骤是通过表型或者细胞表面标志物从细胞群体

中分离特定类型的单细胞,常用的分离技术包括 FACS 分选、显微操控(micro-manipulation)、微流控芯片(microfluidics systems)、激光捕获显微切割(laser capture microdissection,LCM)等[17,18](图 2-13A);其中微流控芯片按照单细胞分离原理的不同,又可以分为基于阀(valve-based)、油包水液滴(droplet-based)以及微孔(nanowell)等不同种类[19]。

除上述分离方法外,直接将含有多种细胞类型的肿瘤样本制备成单细胞悬液,借助更高通量的手段对肿瘤整体结构进行全面的研究,这一研究思路在肿瘤免疫微环境的研究中已经得到广泛运用,而近年来 10x Genomic[20]、BD Rhapsod Single-Cell Analysis System 等商品化仪器也提高了研究的便利性。

2. 单细胞核酸扩增 在通常情况下,一个肿瘤细胞中所含有的 DNA 约为 6~12pg,RNA 为 10~50pg(其中 mRNA 比例为 1%~5%),远远不能满足高通量测序构建测序文库所需的核酸量,需要有效的方法对核酸进行扩增。针对不同的研究目的,已经发展了多种扩增方法(图 2-13B)。

首先,基因组 DNA 的扩增方法已经有超过十年的研究历史了,其主要的挑战在于扩增的同时,需要尽量减少扩增偏倚(bias,局部过度或者缺乏扩增)、假阳性率(false-positive rate,

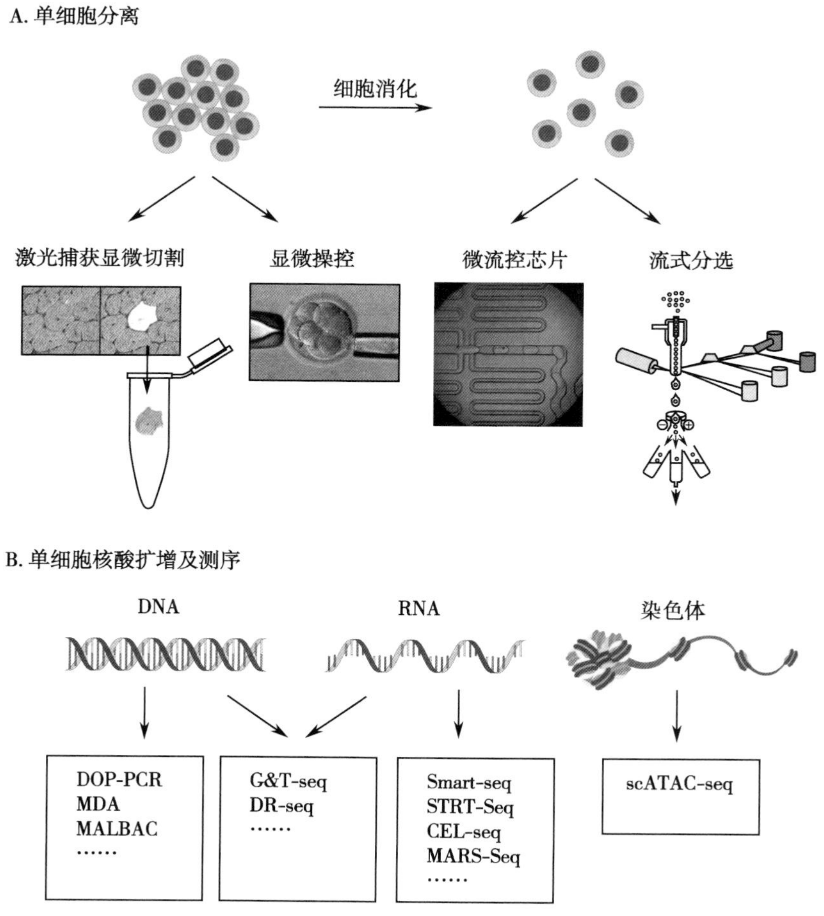

A. 单细胞分离

激光捕获显微切割　　显微操控　　微流控芯片　　流式分选

B. 单细胞核酸扩增及测序

DNA　　RNA　　染色体

| DOP-PCR
MDA
MALBAC
…… | G&T-seq
DR-seq
…… | Smart-seq
STRT-Seq
CEL-seq
MARS-Seq
…… | scATAC-seq |

图 2-13　单细胞测序技术介绍

聚合酶错配产生的突变)、基因组信息缺失(基因组覆盖度(coverage)低或者等位基因缺失(allelic dropout),产生假阴性(false-negative)以及嵌合体(chimaeras)等情况。目前主要的基因组 DNA 扩增方法主要有以下几种:①基于随机引物 PCR 扩增,如 DOP-PCR[21];②基于 phi29 DNA 聚合酶的等温扩增,即 MDA(multiple displacement amplification)[22];③在上述两种方法基础上改进的多次退火环状循环扩增技术(multiple annealing and looping-based amplification cycles,MALBAC)[23]、PicoPLEX 等方法。

上述经过扩增的基因组 DNA 通过构建特定类型的测序文库,可实现对单细胞全基因组、外显子组以及靶向测序等不同方面的研究。针对肿瘤单细胞测序,研究所关注的变异类型是选择具体扩增方法的重要参考,比如对于拷贝数变异检测,MALBAC 更加适合,而单碱基突变检测则优先选择假阳性率较低的 MDA 扩增。另外,对于单细胞扩增,来源于环境的微量 DNA 也会被同步扩增;而缩小反应体系,例如用体积只有纳升的微流控芯片代替传统的微升级别的反应体系,可以明显减少污染 DNA,同时也可以降低 MDA 扩增的偏倚[17]。

在转录组研究方面,mRNA 扩增方法种类较多,主要原理为:①使用 poly(dT)引物对 mRNA 进行反转录;②利用加 A 尾方法(如 Tang protocol[24]、QuartzSeq[25])或者基于反转录酶的链转换特性(template-switching,如 SmartSeq[26,27]、STRT-Seq[28])引入通用序列用于 cDNA 第二链合成或者直接进行扩增;③通过 PCR 或者体外转录(in vitro transcription,IVT,如 CEL-seq[29]、MARS-seq[30])进行扩增。

上述方法中,SmartSeq(以及改进的 SmartSeq2)扩增得到全长的 cDNA 产物,针对可变剪切、新转录本、融合基因等特定研究更加合适。在反转录时引入唯一分子标签(unique molecular identifiers,UMIs)[31,32],通过去除具有相同 UMIs 和相同转录本序列的测序 reads,排除 PCR 重复(duplication)对表达定量的影响,UMIs 可以在 STRT-Seq、CEL-Seq、MARS-Seq 等扩增方法中应用[18,33]。同时通过 multiplexing 技术引入细胞识别标签,可以实现细胞的混合建库,大大提高研究通量和效率,如结合了油包水液滴分离单细胞以及单细胞、单分子标记技术的 10x Genomic 单细胞微流控研究平台已经将单细胞转录组研究通量从传统的几十、几百提升到几千、上万的水平。

常用的几种单细胞扩增技术的优缺点和应用总结如表 2-2 所示。近几年来,新的单细

表 2-2　常用单细胞扩增技术的优缺点和应用

方法	单细胞基因组			单细胞转录组	
	DOP-PCR	MDA	MALBAC/PicoPlex	全长转录组(SmartSeq)	非全长转录组
优点	扩增均一性好	基因组覆盖度高,突变率低	扩增均一性好	覆盖全长转录本	兼容 UMI 校正表达定量,兼容 multiplexing 实现更高通量
缺点	基因组覆盖度低,假阳性率高	扩增均一性较差	中等程度的基因组覆盖率和假阳性率	不能多重检测	不能覆盖全长转录组,只能测序转录本 3' 或者 5'
应用方向	拷贝数变异	单碱基突变;拷贝数变异	拷贝数变异	转录组深入研究,如可变剪切、融合基因等	高通量转录组表达谱

胞测序技术层出不穷,例如研究单细胞染色质可接近性的 scATAC-seq[34],研究单细胞多组学如 G&T-Seq[35]、DR-Seq[36]、scCOOL-Seq[37]等。可以预见,随着技术手段的不断丰富和成熟,对肿瘤单细胞进行表观和多组学层面的研究也将成为未来的研究热点。

(二)单细胞测序技术在肿瘤基因检测上的应用

基于技术的发展和成熟,单细胞测序在肿瘤、尤其是妇科肿瘤基础研究方面得到了较为广泛的应用,同时在临床的诊断和预后判断等方面,也表现出良好的发展前景。

1. 原发肿瘤克隆多样性与进化研究 基于基因变异的复杂性随着时间累加的假设,可以利用系统发育学的方法,构建变异发生的相对时序。2011 年,Navin 等人[38]最早利用这一思路对 2 例三阴性(ER−/PR−/HER2−)乳腺癌样本进行单细胞核测序,通过对上百个单细胞拷贝数的检测和分析,发现了进化时序上拷贝数变异呈现间断性暴发(punctuated burst)式出现,随后不断增殖并在肿瘤中稳定存在。这一结果不同于早先提出的变异随时间逐渐积累的模式。

针对血液类肿瘤,常采用单细胞靶向测序来绘制细胞谱系变化。如对儿童急性淋巴细胞白血病(acute lymphoblastic leukemia,ALL)的研究中,首先通过全外显子测序鉴定群体(bulk)DNA 中的突变位点后,对 6 例样本的 1 400 多个单细胞进行 MDA 扩增和 200~300 个位点靶向测序,绘制了不同患者肿瘤细胞的克隆结构[39]。

2. 循环肿瘤细胞研究 循环肿瘤细胞(circulating tumor cell,CTC)产生于原发肿瘤,可以通过全身血液循环到达远端组织诱发肿瘤转移[40]。在一项针对乳腺癌的开创性研究中,通过 Cell Search 系统对上皮细胞表面蛋白 EpCAM 阳性和免疫细胞表面受体 CD45 阴性的 CTC 细胞进行计数,结果表明在 7.5ml 全血中高 CTC 的乳腺癌患者,其 5 年生存率显著更低[41]。在这项研究的基础上,在更多的肿瘤类型中开展了 CTC 数目和预后相关性的研究[42]。目前,Cell Search 系统已经通过美国 FDA 批准用于 CTC 细胞计数。同时,针对处于上皮 - 间质转化(epithelial-mesenchymal transition,EMT)的肿瘤细胞表面蛋白表达降低,导致基于 EpCAM 富集 CTC 的方法出现假阴性的情况,对 CTC 分离也有了相应的改进方法[43]。

3. 单细胞测序技术在临床上的应用展望 高通量测序技术的发展推动了肿瘤遗传学的进展,并且为临床诊断和用药提供指导。我们有理由相信,单细胞测序技术将会在肿瘤临床风险预测、早期发现、个性化治疗、实时监测和预后判断方面发挥越来越重要的作用[44]。

通过单细胞测序技术,可以实现在肿瘤细胞变异的早期实现高灵敏度检测,同时便于对处于前恶性组织(pre-malignant tissue)的少量样本量进行检测。例如,浆液性卵巢癌(serous epithelial ovarian cancer)的诊断通常是在癌症进展后期,并且伴随较差的预后,而针对阴道分泌物的单细胞基因组测序,有可能成为一种早期检测的手段。

肿瘤基因组学研究的结果表明,同种肿瘤类型在不同个体中的差异也是很大的。对于许多肿瘤类型,目前临床上会首先对患者进行基因检测并分组,再进行针对性的治疗,更进一步,可以将肿瘤内部异质性作为个性化治疗的另一个重要参考内容。在临床上应用单细胞测序不仅可以加深对肿瘤异质性的了解、提供异质性量化的指标,同时可以获得化疗药物对不同细胞亚群作用效果的信息。这种异质性的检测可以通过对肿瘤多区域的细针吸取活检(fine-needle aspiration,FNA)方式进行,少量的活检样本可以通过单细胞扩增的方法获得足够的用于检测的核酸量。

肿瘤耐药导致的复发是临床治疗效果不佳的重要原因之一,在这种情况下,对药物选择压力下产生的耐药性肿瘤细胞实时监测可以及时调整治疗方案,获得更好的治疗效果。例如,从非侵入性的液体活检样本中分离 CTC,并进行单细胞基因组或者转录组测序,可以作为追踪肿瘤复发的手段。尽管 CTC 可以在多大程度上反映肿瘤复发的特征仍是目前需要深入研究的问题,然而目前在前列腺癌中的研究已经取得了可喜的结果。研究表明在部分前列腺癌患者 CTC 中可以检测到雄激素受体(androgen receptor,AR)一种可变剪切形式 *AR-V7* 的表达,同时 *AR-V7* 的表达与患者对雄激素受体拮抗剂如恩杂鲁胺(enzalutamide)和阿比特龙(abiraterone)的耐药性相关[45],但这类患者对紫杉醇(paclitaxel)类药物的反应要好于雄激素受体拮抗剂[46],预示 CTC 中 *AR-V7* 的表达可以作为临床监测的标志物,指导用药方案的制订。

综上所述,随着单细胞技术的发展成熟,运用该技术获得了包括妇科肿瘤在内的越来越多临床肿瘤样本更精细、更高分辨率的遗传变异信息,并逐渐在临床上发挥作用。可以预见,单细胞技术的相关应用将在临床上指导妇科肿瘤早期发现、个体化治疗、实时监测和预后判断等方面发挥越来越重要的作用。

六、总结

肿瘤本身就是一种基因病,在广泛的内在和外在选择压力下进化,肿瘤细胞的基因在不断地发生突变,肿瘤组织是动态变化的,每个时期所检测出来的基因组可能都有发生变化,目前相关的知识和数据均处在摸索和积累阶段,仍然需要不断的临床实践和研究投入。

高通量 DNA 测序技术在过去十年中的发展和商业化显著推进了癌症研究、诊断和治疗。随着测序技术的持续进步和数据分析能力的持续提高,会有更多癌症类型的基因组状况将被揭示。一个关键的挑战是,开发出廉价稳定的系统,可以系统地、高通量地检测突变以及其他序列变异,这种系统的广泛使用将提供癌症发生和发展以及转移中许多的基因信息,也就可以推动诊断、预后与治疗方法的发展。测序技术将在理解癌症的遗传基础和机制方面发挥越来越重要的作用,引领更好的疾病预防、检测和临床干预。

(方 欧)

参考文献

[1] Maxam AM,Gilbert W. A new method for sequencing DNA. Proceedings of the National Academy of Sciences,1977,74(2):560-564.

[2] Kim G,Ison G,McKee AE,et al. FDA approval summary:olaparib monotherapy in patients with deleterious germline BRCA-mutated advanced ovarian cancer treated with three or more lines of chemotherapy. Clinical Cancer Research,2015,21(19):4257-4261.

[3] Antoniou A,Pharoah PDP,Narod S,et al. Average risks of breast and ovarian cancer associated with BRCA1 or BRCA2 mutations detected in case series unselected for family history:a combined analysis of 22 studies. The American Journal of Human Genetics,2003,72(5):1117-1130.

[4] Fong PC,Boss DS,Yap TA,et al. Inhibition of poly(ADP-ribose) polymerase in tumors from BRCA mutation carriers. New England Journal of Medicine,2009,361(2):123-134.

[5] Perou CM,Sørlie T,Eisen MB,et al. Molecular portraits of human breast tumours. Nature,2000,406(6797):

747.

[6] Sørlie T, Perou CM, Tibshirani R, et al. Gene expression patterns of breast carcinomas distinguish tumor subclasses with clinical implications. Proceedings of the National Academy of Sciences, 2001, 98 (19): 10869-10874.

[7] Van't Veer LJ, Dai H, Van De Vijver MJ, et al. Gene expression profiling predicts clinical outcome of breast cancer. Nature, 2002, 415 (6871): 530.

[8] Heather JM, Chain B. The sequence of sequencers: the history of sequencing DNA. Genomics, 2016, 107 (1): 1-8.

[9] Chaisson MJP, Huddleston J, Dennis MY, et al. Resolving the complexity of the human genome using single-molecule sequencing. Nature, 2015, 517 (7536): 608.

[10] Hill FR, Monachino E, van Oijen AM. The more the merrier: high-throughput single-molecule techniques. Biochemical Society Transactions, 2017, 45 (3): 759-769.

[11] Gabrieli T, Sharim H, Fridman D, et al. Selective nanopore sequencing of human BRCA1 by Cas9-assisted targeting of chromosome segments (CATCH). Nucleic Acids Research, 2018, 46 (14): e87-e87.

[12] Zhu Y, Brown HN, Zhang Y, et al. Period3 structural variation: a circadian biomarker associated with breast cancer in young women. Cancer Epidemiology and Prevention Biomarkers, 2005, 14 (1): 268-270.

[13] Weitzel JN, Ding S, Larson GP, et al. The HRAS1 minisatellite locus and risk of ovarian cancer. Cancer Research, 2000, 60 (2): 259-261.

[14] Jing Y, Zhang Y, Zhu H, et al. Hybrid sequencing-based personal full-length transcriptomic analysis implicates proteostatic stress in metastatic ovarian cancer. Oncogene, 2019, 38 (16): 3047-3060.

[15] Gong L, Wong CH, Cheng WC, et al. Picky comprehensively detects high-resolution structural variants in nanopore long reads. Nature Methods, 2018, 15 (6): 455-460.

[16] Navin NE. Cancer genomics: one cell at a time. Genome Biology, 2014, 15 (8): 452.

[17] Gawad C, Koh W, Quake SR. Single-cell genome sequencing: current state of the science. Nature Reviews Genetics, 2016, 17 (3): 175.

[18] Kolodziejczyk AA, Kim JK, Svensson V, et al. The technology and biology of single-cell RNA sequencing. Molecular Cell, 2015, 58 (4): 610-620.

[19] Prakadan SM, Shalek AK, Weitz DA. Scaling by shrinking: empowering single-cell "omics" with microfluidic devices. Nature Reviews Genetics, 2017, 18 (6): 345.

[20] Zheng GXY, Terry JM, Belgrader P, et al. Massively parallel digital transcriptional profiling of single cells. Nature Communications, 2017, 8: 14049.

[21] Carter NP, Bebb CE, Nordenskjo M, et al. Degenerate oligonucleotide-primed PCR: general amplification of target DNA by a single degenerate primer. Genomics, 1992, 13 (3): 718-725.

[22] Dean FB, Nelson JR, Giesler TL, et al. Rapid amplification of plasmid and phage DNA using phi29 DNA polymerase and multiply-primed rolling circle amplification. Genome Research, 2001, 11 (6): 1095-1099.

[23] Zong C, Lu S, Chapman AR, et al. Genome-wide detection of single-nucleotide and copy-number variations of a single human cell. Science, 2012, 338 (6114): 1622-1626.

[24] Tang F, Barbacioru C, Wang Y, et al. mRNA-Seq whole-transcriptome analysis of a single cell. Nature Methods, 2009, 6 (5): 377.

[25] Sasagawa Y, Nikaido I, Hayashi T, et al. Quartz-Seq: a highly reproducible and sensitive single-cell RNA sequencing method, reveals non-genetic gene-expression heterogeneity. Genome Biology, 2013, 14 (4): 3097.

[26] Ramsköld D, Luo S, Wang YC, et al. Full-length mRNA-seq from single-cell levels of RNA and individual circulating tumor cells. Nature Biotechnology, 2012, 30 (8): 777.

[27] Picelli S, Björklund ÅK, Faridani OR, et al. Smart-seq2 for sensitive full-length transcriptome profiling in

single cells. Nature Methods,2013,10(11):1096.

[28] Islam S,Kjällquist U,Moliner A,et al. Characterization of the single-cell transcriptional landscape by highly multiplex RNA-seq. Genome Research,2011,21(7):1160-1167.

[29] Hashimshony T,Wagner F,Sher N,et al. CEL-Seq:single-cell RNA-Seq by multiplexed linear amplification. Cell Reports,2012,2(3):666-673.

[30] Jaitin DA,Kenigsberg E,Keren-Shaul H,et al. Massively parallel single-cell RNA-seq for marker-free decomposition of tissues into cell types. Science,2014,343(6172):776-779.

[31] Islam S,Zeisel A,Joost S,et al. Quantitative single-cell RNA-seq with unique molecular identifiers. Nature Methods,2014,11(2):163.

[32] Kivioja T,Vähärautio A,Karlsson K,et al. Counting absolute numbers of molecules using unique molecular identifiers. Nature Methods,2012,9(1):72.

[33] Ziegenhain C,Vieth B,Parekh S,et al. Comparative analysis of single-cell RNA sequencing methods. Molecular Cell,2017,65(4):631-643.

[34] Cusanovich DA,Daza R,Adey A,et al. Multiplex single-cell profiling of chromatin accessibility by combinatorial cellular indexing. Science,2015,348(6237):910-914.

[35] Macaulay IC,Haerty W,Kumar P,et al. G&T-seq:parallel sequencing of single-cell genomes and transcriptomes. Nature Methods,2015,12(6):519.

[36] Dey SS,Kester L,Spanjaard B,et al. Integrated genome and transcriptome sequencing of the same cell. Nature Biotechnology,2015,33(3):285.

[37] Li L,Guo F,Gao Y,et al. Single-cell multi-omics sequencing of human early embryos. Nature Cell Biology, 2018,20(7):847.

[38] Navin N,Kendall J,Troge J,et al. Tumour evolution inferred by single-cell sequencing. Nature,2011,472 (7341):90.

[39] Gawad C,Koh W,Quake SR. Dissecting the clonal origins of childhood acute lymphoblastic leukemia by single-cell genomics. Proceedings of the National Academy of Sciences,2014,111(50):17947-17952.

[40] Valastyan S,Weinberg RA. Tumor metastasis:molecular insights and evolving paradigms. Cell,2011,147(2): 275-292.

[41] Cristofanilli M,Budd GT,Ellis MJ,et al. Circulating tumor cells,disease progression,and survival in metastatic breast cancer. New England Journal of Medicine,2004,351(8):781-791.

[42] Allard WJ,Matera J,Miller MC,et al. Tumor cells circulate in the peripheral blood of all major carcinomas but not in healthy subjects or patients with nonmalignant diseases. Clinical Cancer Research,2004,10(20):6897-6904.

[43] Ozkumur E,Shah AM,Ciciliano J C,et al. Inertial focusing for tumor antigen-dependent and-independent sorting of rare circulating tumor cells. Science Translational Medicine,2013,5(179):179ra47-179ra47.

[44] Baslan T,Hicks J. Unravelling biology and shifting paradigms in cancer with single-cell sequencing. Nature Reviews Cancer,2017,17(9):557.

[45] Antonarakis ES,Lu C,Wang H,et al. AR-V7 and resistance to enzalutamide and abiraterone in prostate cancer. New England Journal of Medicine,2014,371(11):1028-1038.

[46] Scher HI,Lu D,Schreiber NA,et al. Association of AR-V7 on circulating tumor cells as a treatment-specific biomarker with outcomes and survival in castration-resistant prostate cancer. JAMA Oncology,2016,2(11): 1441-1449.

第三节 基因检测数据分析与解读

一、数据分析流程

肿瘤样本的测序流程主要分为三个大步骤,包括样本的准备、测序数据的生成、测序数据的分析(图 2-14)。基因检测数据的分析工作从数据下机的原始数据文件开始,经过数据的质量过滤、序列比对、变异检测、突变注释等步骤,得到样本中突变的生物学信息,然后与相关药物数据库等临床有关信息进行关联,形成指导或辅助诊断、治疗的临床报告。

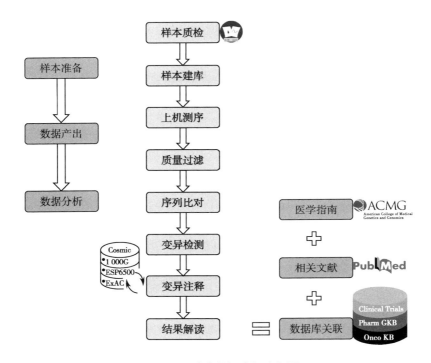

图 2-14   肿瘤数据分析流程图

(一)文件格式

肿瘤基因检测数据分析流程步骤很多,但是从数据流的角度理解起来并不复杂。数据流即从输入数据到输出数据的变化。就基因检测的数据分析流程而言,即从下机的 Fastq 文件,到最后的包含突变解释的文本文件的变化,其中经历了 Bam 和 Vcf 两种格式的文件。基因数据分析基本都是线性的输入和输出逻辑,因此流程并不难理解。通过理解数据在数据分析流程中发生了哪些变化,亦可以了解流程中涉及的软件和数据库的功能,从而对软件选型、数据库升级和质控有基础性的把握。

1. Fastq 文件   提供 DNA 的序列信息,包含 A、T、C、G 四种碱基的排列信息和对应的检测质量值。每条 Fastq 记录信息称为一个序列(read)的信息。序列的 ID 信息包含了样本建库和上机的唯一信息,有助于多样本混合,在后续数据分析时,也经常利用序列 ID 间的关系提高比对正确率。

目前的肿瘤二代测序是基于从光信号到数字信息的转换,检测错误率大多在 1‰ ~1% 之间,由于人类样本间正常基因组的差异在 5‰左右,这个级别的测序错误率很容易引起对真实突变的误判,因此需要记录光信号转换时的质量值(可以转换为碱基检测错误的概率),便于后续分析过程中进行校正。

2. **Bam 格式**(binary alignment map format)**文件**　是 Sam 格式(sequence alignment map format)文件的二进制形式,二进制形式相对于纯文本文件既可以节约存储空间,又可以提高分析速度。

Bam 和 Sam 文件可以通过 Samtools[1]软件进行互相转换,信息内容不变。存在于 Fastq 文件里的序列,在进行比对分析前,并不能知道属于什么物种,当然更不能确认是染色体上的哪一段位置,而 Bam 文件存储的则是序列对应染色体上的位置信息(指定了物种,如智人),因此从 Fastq 到 Bam 文件的这一步包括了比对软件、参考基因组数据的使用。

3. **Vcf 格式**(variant call format)**文件**　存储的是序列上的突变信息,本质上是纯文本文件,在 Windows 系统下可以用记事本、Ultraedit 或 Winedt 软件打开。突变是样本相对于参考基因组上序列不一样的地方。

对于肿瘤样本而言,需要考虑胚系突变(germline mutation)和体细胞突变(somatic mutation),胚系突变即生殖细胞突变,是来源于精子或卵子生殖细胞的突变,这种突变存在于生殖细胞,代代相传;体细胞突变即获得性突变,是在生长发育过程中或者环境因素影响下后天获得的突变,通常个体只有部分细胞存在体细胞突变。

Bam 文件中记录序列是否比对到参考基因组上,同时也记录碱基错配的信息,Vcf 文件是从 Bam 文件的错配信息中进一步统计提炼的错配信息,同时也记录下各种基因型(genotype)的支持的序列数和突变在突变数据库(dbSNP 数据库)中的突变 ID(reference SNP cluster ID,rsID)。这一步是整个肿瘤基因检测分析的核心部分,直接影响到突变检测的准确度。从 Bam 到 Vcf 文件,每一步分析流程相关可用的软件非常多,详见变异检测软件部分。相关数据库是 dbSNP 数据库和千人基因组的插入缺失(insertion/deletion,indel),包括短的插入和缺失信息,用于再次校正检测到的插入缺失突变信息。

4. **变异注释文件**　使用不同的软件习惯上会定义不同的文件后缀,但本质上同 Vcf 一样是纯文本文件,格式上一般也与 Vcf 文件很类似。基因序列上的突变检测确认后,需要确定突变发生在哪个基因上,是基因上的何种功能单元,对基因表达的蛋白的功能影响等,这就是基因注释软件的作用。这里面既涉及对突变在基因上功能位置的确认,又涉及对突变的命名,虽然突变命名的规则都是按照人类基因组变异协会(Human Genome Variation Society,HGVS)的命名规则,但是在突变可同时归于不同的类型的情况下,各个注释软件往往有独立的选择,因此注释结果并非完全一致。这一步往往是肿瘤数据分析中的信息集大成的一步,相关的数据库包括 refGene、Cytoband、千人基因组、ESP6500、ExAC、Cosmic、Cinvar 等,基本上除了结果解读中用到的几个数据库,都会在这一步尽可能多地注释到突变信息中。

5. **结果解读文件**　在第 4 步得到类似于 Vcf 文件到变异注释文件后,将命名后的突变信息和数据库注释信息提取出来,与临床相关的几个数据库进行关联,得到纯文本文件。在某些特殊情况下,也可以跳过第 4 步,直接针对特定位置的突变与临床数据库进行关联。

这一步涉及的软件都是自编的代码,相关数据库包括突变与药物相关的数据库和 Clinical Trials(临床试验)数据库。

(二)相关软件

生物信息分析流程中可用的软件在快速迭代中,本章节中提到的软件是当前行业中用到较多的软件,并不代表是最好的软件,很多软件在整个流程中是否是最好的软件,往往难以有金标准的评价。

1. 序列质量过滤软件:Trimmomatic　测序得到的 Fastq 格式的原始数据,为保证后续分析的正确性,需要去除原始测序序列(raw read)中存在的建库接头信息、低质量碱基或无法确定的碱基,过滤得到无污染序列(clean reads),后续分析全部基于无污染序列进行。这一步质控是针对二代测序的特点和样本处理步骤进行的。

2. 比对软件:BWA　BWA[2]是 Burrows-Wheeler Aligner 的缩写,主要是将 DNA 测序短片段比对到大型基因组上。首先通过 BWT(Burrows-Wheeler transformation,BWT 压缩算法)将大型参考基因组建立索引,然后将无污染序列比对到参考基因组。BWA 软件的特点是快速、准确、节省内存。常用的备选软件是 Bowtie2。

3. 变异检测软件:GATK　GATK 是 Genome Analysis Toolkit[3]的缩写,是由世界顶级的博德研究所(Broad Institute)开发的变异检测软件。现在,GATK 已经成为了基因组分析中变异检测的行业标准。肿瘤的变异检测分为胚系突变检测(germline mutation detection)和体细胞突变检测(somatic mutation detection)。

(1)胚系突变检测:使用的是 GATK 的 HaplotypeCaller 模块,备选软件是 Freebayes。GATK HaplotypeCaller 能通过对活跃区域(也就是与参考基因组不同处较多的区域)局部组装,同时检测 SNP 和 indel。

(2)体细胞突变检测:使用的是 GATK 的 Mutect2 模块,备选软件有 Strelka、Vardict、Varscan。GATK 的 Mutect2 模块主要是根据对正常样本与肿瘤样本进行位点比较寻找突变。

4. 变异注释软件:VEP　备选软件是 Annovar、SnpEff 和 Oncotator。VEP(variant effect predictor)是功能强大的注释、分析工具。它可以对二代测试产生的不同类型变异进行注释,包含单核苷酸多态性(SNP)、插入(insertion)、缺失(deletion)、基因拷贝数变异(copy number variation,CNV)和结构变异(structural variant,SV)。也可以依据各种数据库的内容,根据需要,对变异进行过滤和排序。

Annovar 相对易用,但在临床中使用需要特别许可。SnpEff 有专业版 ClinEff,主要面向临床和精准医疗,需要特别许可。Oncotator 由博德研究所研发,注释结果为 maf 格式(也是 TCGA 使用的突变注释格式)。

5. 结果解读　结果解读是将变异注释结果与数据库进行关联,自编代码,注意数据库条目的完整性即可。

6. 其他软件

(1)融合基因(fusion gene)检测:Genefuse 软件,备选软件为 GFusion。融合基因,是指两个或多个基因的全部或部分序列置于同一套调控序列(包括启动子、增强子、核糖体结合序列、终止子等)控制之下,构成的嵌合基因。基因融合一般由染色体易位、缺失等原因所导致,其表达产物为融合蛋白。融合基因检测主要在转录组测序技术(RNA-seq)流程中,在 DNA 中检测可以发现部分融合基因。

（2）基因拷贝数变异（copy number variation，CNV）检测：CNVkit 软件。在肿瘤的基因 panel 中进行拷贝数变异检测不准确，一般推荐全外显子或全基因组测序。在检测 *BRCA* 基因的遗传性大片段缺失中一般使用多重连接探针扩增技术（multiplex ligation-dependent probe amplification，MLPA），不是 NGS 的数据分析方法，仪器会自动出图显示基因的扩增或缺失区域。

（3）微卫星不稳定（microsatellite instability，MSI）检测：MSIsensor 软件。微卫星不稳定指由于错配修复基因功能丧失，导致 DNA 错误插入和缺失不能修复，表现为部分肿瘤细胞的微卫星区域碱基序列增加或截短，是 DNA 修复缺陷型肿瘤细胞的特征之一。备选软件为 MSIseq。

（4）同源重组修复缺陷（homologous recombination deficiency，HRD）检测：ScarHR 软件，备选 SigMA。HRD 检测包括 HRD 相关的基因突变检测和基因组层面的 CNV 变异检测，一般对卵巢癌和乳腺癌案例进行检测，通过整合 SNV/indel 检测软件和 CNV 检测软件结果进行判断。

ScarHRD 是一个小型的 R 语言安装包，所进行的分析相当简单，是从已经进行完 CNV 分析的数据中计算杂合缺失（HRD-LOH）、大范围跃迁（LST）和等位基因失衡（AI）的个数。当然，值得注意的是，由于它考虑的是基因组整体的情况，只有全外显子和全基因组的数据才能满足这样的条件。

（5）肿瘤突变负荷（tumor mutation burden，TMB）检测：TMB 是用来反映肿瘤细胞中总的基因突变程度的一个指标，通常以每 Mb 肿瘤基因组区域中包含的肿瘤体细胞突变总数来表示。TMB 水平高的肿瘤，代表着肿瘤细胞中能被免疫系统识别的肿瘤新抗原数量可能越多。一般在肺癌、膀胱癌、黑色素瘤的免疫治疗预测中使用。基于文献中的定义和筛选过滤条件进行自编代码，需要通过样本数值分布进行质控调整。

（三）数据库[4]

在数据分析流程中软件使用的数据库，主要供了解流程内容用，其中第 8、9、10 项数据库的结果可能会在遗传性肿瘤检测结果中用到；第 9、10、11 项数据库在数据解读流程中使用，其结果会直接体现在临床报告中，与临床医师的决策直接相关：

1. hg19　人类基因组参考基因组，最新版为 hg38。因 hg19 版本配套的数据库和软件支持较全，所以临床上较多使用 hg19 版本。

2. refGene　NCBI 的基因参考序列数据库，提供基因的位置信息和基本的功能单元如外显子（exon）、内含子（intron）、非编码区（UTR）等的位置信息。cytoBand 是 cytogenetic band 的简称，是每个细胞间细胞发生带（cytogenetic band）的染色体坐标信息。

3. **千人基因组计划**　千人基因组计划（1 000g）包含世界几个族群的等位基因频率，包含汉族和东亚族群的等位基因频率。

4. ESP6500　ESP 全称是 NHLBI GO（National Heart，Lung，and Blood Institute Grand Opportunity）Exome Sequencing Project（美国国家心肺和血液研究所外显子组测序计划），包含了 SNP 和 indel 变异。目前有 6 503 个样本，分别来源于非裔美国人 2 203 人，欧裔美国人 4 300 人。

5. ExAC　ExAC 全称是 The Exome Aggregation Consortium（外显子组整合数据库），整合了 6 万多个无亲缘关系个体的数据，这些个体来源于大量疾病研究和群体遗传学研究，能够用做严重疾病研究的参考数据库,目前 ExAC 数据库中包括 ALL、AFR(African)、AMR(admixed American)、EAS(east Asian)、FIN(Finnish)、NFE(non-Finnish European)、OTH(other)、SAS(south Asian)。该数据库旨在汇总和协调各种大规模测序项目的外显子组测序数据,通过 ExAC 的注释,可以了解该变异位点上突变碱基的等位基因的频率,并可采用 0.01 的标准进行过滤,与千人基因组项目一样,有的公司会根据不同目标研究人种单独对某个子数据库进行分析,例如研究中国人,会另外在东亚 EAS 数据库中注释突变频率。

6. COSMIC　全称是 Catalogue of Somatic Mutations in Cancer,是世界上研究人体肿瘤体细胞突变最大和最全面的数据库。本数据库的版本号为 70,结果分为 id 和疾病,用逗号分隔。在肿瘤分析中是重要的数据库。

7. Clinvar　注释变异与人类疾病之间的关系,临床意义的数据来源于 NCBI,Clinvar 数据库整合了 dbSNP、dbVar、PubMed、OMIM 等多个数据库在遗传变异和临床表型方面的数据信息,形成一个标准的、可信的遗传变异 - 临床相关的数据库。

Intervar,评价错义突变有害性的数据库,评价结果可分为 pathogenic(有害)、likely pathogenic(可能有害)、benign(无害)、likely benign(可能无害)、uncertain significance(有害性不明确)几种。

8. Dbnsfp35a　用于基因突变的致病性预测。

9. PharmGKB　用于揭示突变与化疗药的关系。PharmGKB 全称是 Pharmacogenetics and Pharmacogenomics Knowledge Base,即遗传药理学与药物基因组学数据库,网站把基因和药物的关系分为两个大的范畴:表型[包括临床结果(CO)、药效学和药物反应(PD)、药物动力学(PK)以及分子和细胞功能化验(FA)]、基因型(GN)。目前,该数据库中包含有 27 007 个基因与 4 654 种药物和 4 067 种疾病的相互作用资料。该数据库由美国国立卫生研究院(NIH)于 2014 年创建,主要任务是创建一个原始数据仓库,开发追踪基因和药物间关联的工具,及编目已知影响药物反应的遗传变异的位置和频率,以基因、变异、药物、疾病和通路间更加复杂的关系。

10. OncoKB　用于揭示突变与靶向药的关系。OncoKB,是由纪念斯隆·凯特琳癌症中心(Memorial Sloan Kettering Cancer Center,MSK)开发并维护的全面的精准肿瘤学知识库,该知识库以体细胞突变为核心,收录突变对应靶向药的精准使用、突变在生物学与肿瘤学方面的影响以及突变在人群中的分布频率特征等信息。OncoKB 知识库收录信息的来源非常多样化,包括包含来自 FDA、NCCN、ASCO 或 ESMO 会议论文的不同癌种专家共识,以及 ClinicalTrials 网站和科学文献等的专业指导方针和建议、治疗策略、肿瘤专家或肿瘤协会共识、参考文献等信息。虽然知识库的信息来源多样化,但是每条信息都会经过临床基因组学注释委员会的定期审阅与修订,保证信息的准确性与严谨性。与其他收录体细胞突变的数据库(如 COSMIC)相比,OncoKB 的主要内容是与肿瘤精准用药相关的,因此该知识库可以作为癌症诊治的导航仪。OncoKB 目前共收录与癌症包含有关的 4 381 个体细胞突变、554 种癌症基因特定改变的详细信息,其中包含有不同级别靶向药使用建议的"可行动突变"(actionable mutation)、明确与癌症发生或发展相关的"致癌突变"(oncogenic mutation)以及虽与癌症相关但尚未研究清楚的"意义未明突变"(VUS mutation)。还有 1 级(FDA 批准)、2 级(标准护理)的治疗信息,3 级临床证据和生物学证据。

11. ClinicalTrials　在未发现突变有效相关药物情况下,用于推荐的临床试验信息。

ClinicalTrials 是美国国家医学图书馆(The United States National Library of Medicine,NLM)与美国食品药品监督管理局(Food and Drug Administration,FDA)1997 年开发,2002 年 2 月正式运行的临床试验资料库,其有两个主要目的:①向患者、医疗卫生人员和社会大众提供临床试验信息的查询服务;②向医学科研人员和机构提供临床试验注册服务。ClinicalTrials.gov 是目前国际上最重要的临床试验注册机构之一,其注册和查询临床试验均为免费,被誉为公开化、国际化临床试验注册的典范。

二、质控流程

质控流程在二代测序数据分析的临床应用中非常重要。质控应该体现在整个数据生产和分析的全流程中,任何一个样本的分析结果异常发生后都可以回溯到最开始出现异常的质控点,从而准确判断是由于样本管理、样本操作、数据分析出现问题,还是样本本身的异常。建立全套质控流程的另一个好处是同时建立起数据管理的框架,将数据分析的关键中间结果与最终结果连接,将个体的结果与群体样本的背景结果进行对照,有利于总结不同样本类型的突变规律以及产生新的临床发现。

质控流程包括对样本处理的质控、对数据分析的质控和业务流程质控三部分(图 2-15)。

1. 对样本处理的质控 包括检查样本形态和纯度是否合格,样本建库时的 DNA 起始量、文库浓度、文库片段大小等,以及上机测序时机器运行是否正常。对样本处理的质控发生在实验室中,但是由于二代测序数据分析技术的发展,可以从数据层面反馈实验中质控的效果,甚至辅助优化实验室中所设定的质控参数,如在样本建库的实践中,较低的 DNA 起始

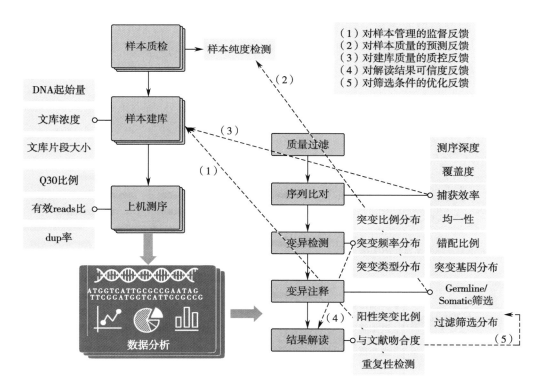

图 2-15 肿瘤数据质控流程

量或文库浓度,并不一定意味着较低的数据产出量,通过群体样本的回顾性统计,可以找出不同条件、不同样本类型下更合适的阈值。对于样本建库和测序的结果的质量评估,往往也只有等到测序完成后,对序列进行比对和统计才能获取,比如常见的质控评价指标测序深度、覆盖度、捕获效率、捕获均一性等。一般的临床项目中,这些指标必须在一定参数以上才能确认分析结果的准确性。

2. 对数据分析的质控   主要体现在通过数据的分析结果反映软件选型是否正确,自定义的过滤筛选条件是否准确。由于肿瘤数据分析的发展较快,尤其在研发新的分析项目时,需要监控分析结果是否符合行业预期,从而决定是否改换软件或者调整过滤参数。另外,由于肿瘤体细胞突变中经常需要检测很低频率的突变,而此时突变的背景噪音往往更强,从这样的数据中找到可信的突变,往往也需要清楚每一步数据分析对数据产生的影响。比如在体细胞突变检测中,需要尽可能多而准确地去除胚系突变的影响,在上文中提到的各种胚系突变数据库如 1 000g、ExAC 等的引入规则对突变的过滤影响较大,需要详细记录数据变化的趋势。

3. 业务流程质控   主要针对业务进行过程中的样本错乱、重复检测等事件,其原理就是肿瘤不可能有同样的 DNA 和原始数据出现,即使是同一患者的不同样本,其原始测序数据也必定不一样,通过在质控点进行重复性排查,可以预知业务流程中潜在的不合格事件的发生。

三、在临床应用中的注意事项

(一)名词解释

1. 测序深度与突变丰度   在图 2-16 中选取基因组上 3 个点(a,b,c)做示例,可同时说明测序深度与突变丰度的概念。测序深度的量化在行业中经常表述为 500×(500 乘),相当于目标碱基被平均测了 500 次,如 a 位点点测序深度为 8×,b 位点的测序深度为 5×,c 位

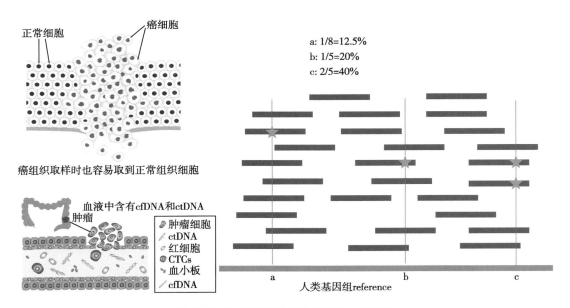

图 2-16   肿瘤基因检测中的突变丰度概念

点的测序深度为 5×。测序的结果不可能做到每一个碱基位点都是一样的测序深度,当我们说到样本的测序深度时,指的是所有位点的平均深度。因此在质控中往往有些特定指标,比如最低深度为 500× 的位点在所有位点中的占比,是用来衡量测序深度的异常分布程度的,避免由于局部的高深度掩盖了低深度。测序深度的异常分布与样本建库时的捕获均一性、基因组特性均有关系。

作为胚系突变的检测而言,300× 的平均测序深度足够用于胚系突变的变异检测,而在体细胞检测中,对于组织样本,平均测序深度一般要求在 3 000× 以上,对于血液样本,平均测序深度一般要求在 6 000× 以上,部分用于与 ARMS-PCR 进行对比的项目中,甚至要求平均测序深度在 20 000× 以上。较低深度的位点,其突变的可信度也较低。这与基因测序的数据质量特点和体细胞突变的丰度有关。突变丰度的计算非常简单,比如 a 位点的丰度就是该位点发生突变的碱基数(1 个)除以该位点所有被测到的碱基数(8 个)。由于肿瘤的发生是突变经长时间累积的结果,很多突变的检测丰度非常低,如 0.5%,这就意味着该位点在被测序 200 次的情况下才能得到 1 个突变的序列,由于测序数据本身并非 100% 可信,因此临床上通过质量过滤后的序列数越多越好,如果在流程中规定至少需要 5 个有效的突变序列支持该位点有突变,那么该位点测序深度至少在 1 000×,考虑到平均测序深度并不代表某个位点的测序深度,整个样本的平均测序深度要求在 3 000× 也就不足为奇了。较高的测序深度,意味着试剂的成本也越高,它检测的数据量也就越大,后续的分析的价格可能也就越高。因此目前肿瘤体细胞检测中往往以 panel 代替全外显子和全基因组测序。

组织样本和血液样本中的突变丰度的分布是不一样的,其来源意义也不同。在组织样本中,突变丰度是体现肿瘤异质性的一个重要指标。肿瘤组织里有各种不同的肿瘤细胞。不同的肿瘤细胞携带不同的突变基因,而穿刺是不可能取到同样的若干个相同的肿瘤细胞,所以不可能有 100% 突变的基因(胚系突变除外)。基因突变丰度越高就说明肿瘤组织中含有这种突变基因的细胞数越多,组织中突变丰度的上限可以到 100%。在质控流程中,可以通过组织样本中的突变丰度的分布推断组织样本的纯度。在血液样本中,突变丰度在一定程度上反映了 ctDNA(circulating tumor DNA,循环肿瘤 DNA)在 cfDNA(circulating free DNA 或 cell free DNA,循环游离 DNA 或细胞游离 DNA)中的占比,即肿瘤细胞释放到血液中的 DNA 占所有细胞释放到血液中的 DNA 的占比,因此其丰度永远不可能达到 100%。突变丰度的检测下限,在组织样本中一般设为 0.5%,在血液样本中设为 0.1%,本质上与不同类型样本的测序深度有一定关系,而血液样本中希望更灵敏地检测到突变。

突变丰度与靶向效果有关系,因此在临床报告中需要着重看突变位点的丰度信息。对于突变丰度高依旧靶向无效的患者,有可能是存在其他的耐药突变位点。

2. 突变的命名方法 基因突变的类型非常多,并且有多种定义方法,如点突变、移码突变、染色体变异、SNV、indel、CNV、SNP、CAN、LOH、MSI、SV 等,HGVS(Human Genome Variation Society,人类基因组变异协会)指定了一套完整的变异位点命名规则,统一的命名方便了学术沟通与交流,了解变异的命名规则有利于读懂临床报告。如果在实践中遇到不能理解的命名,可以在 Mutalyzer 的网站上查看解释。

另外,以 "*" 表示的基因多态性是对 HGVS 规则的有益补充,在命名那些具有多个 SNP 的单体型(haplotype)的基因变异组合时具有无可比拟的重要优势,主要用于各种代谢酶的变异(其中所有的 "*1" 都用于命名没有任何突变的野生型,除此之外的各种 "*x" 基因变异都可以理解为这个酶的异构体）。

（二）样本类型与数据分析

组织样本与血液样本的整体分析流程基本一致,主要区别在于测序深度和下游的过滤参数。另外,肿瘤分析流程在确认体细胞突变时,非常重要的一步是去除胚系突变的位点,因此标准分析流程推荐正常样本和肿瘤样本对照分析,肿瘤样本里的突变位点减去正常样本的突变位点,就是潜在的体细胞突变位点。在组织样本送样时,会要求配送血液样本,以血液样本中白细胞中的 DNA 作为对照。在血液样本独立送样时,可以将血浆中与白细胞中分离,从而分别得到 cfDNA 和对照 DNA,因此没有配对样本要求。

在实际临床应用中,如果只能独立送组织样本而无血液对照,在分析流程中一般通过构建 40 个正常样本以上的集合,即 PoN（polling of normal）的形式辅助筛选。

（三）如何看待数据分析结果的不一致性

二代测序在临床上的应用发展到今天已经相对成熟,但是在临床应用中也有各厂商提供的报告位点不一致,或者各厂商都未能报出致病位点的情况,这涉及多种原因。

1. 厂商的质控流程不完备　大部分厂商会着重控制样本处理级别的质控,仅以测序质量、测序均一性等作为质控指标,在数据处理质控和业务流程质控上没有严格地执行流程,容易引发漏报、错报而且不能据此优化流程。

2. 生物信息软件本身的缺陷　导致不能完全反映真实的数据形态。在生物信息流程中用到的软件,大多都有替代软件,各软件间并非仅仅在性能上有差异,往往结果也不是100% 一致,每一步的处理都是通过软件干涉数据,不同的软件可能遗漏的数据不同,因此临床应用上一般强调最适用性,尤其是与行业大多数使用软件保持一致是稳妥的做法。但是在体细胞变异检测步骤和变异注释步骤,可选的软件间目前还未能形成垄断,这是一部分数据分析结果不一致的来源。而在突变过滤步骤中,往往是厂商依据文献或经验设置筛选参数,这也导致了各厂商的最终结果不一定一致。因此数据分析的回溯性质控和原始突变的丰度信息等在临床应用中尤为重要。

3. 测序技术本身并不完美　而且在样本的处理过程中,序列扩增、捕获和基因组比对上当前都有无可避免的遗漏。

4. 样本纯度问题　来自正常细胞的 DNA 信号稀释了突变的检测信号。技术客观的局限性会随着技术的发展逐渐消除,临床应用中应做到尽量降低主观误差的影响,做好数据质控,按最佳实践部署流程,根据文献和分析经验建立突变的白名单、黑名单,可比较有效地减少主观误差带来的影响。

（严志祥）

参考文献

［1］ Heng L,Bob H,Alec W,et al. The sequence alignment/map format and SAMtools. Bioinformatics,2009,25(16):2078-2079.

［2］ Mckenna A,Hanna M,Banks E,et al. The genome analysis toolkit:a mapreduce framework for analyzing next-generation DNA sequencing data. Genome Res,2010,20(9):1297-1303.

［3］ Li H,Durbin R. Fast and accurate short read alignment with burrows-wheeler transform. Bioinformatics,2009,25(14):1754-1760.

［4］Nishio S，Usami S.The clinical next-generation sequencing database：a tool for the unified management of clinical information and genetic variants to accelerate variant pathogenicity classification. Hum Mutat，2017，38（3）：252-259.

第四节　生物样本的选择和制备

一、生物样本的选择

应用于临床的遗传学检测方法多种多样，根据不同的检测目的，需要选用相应的组织标本。如检测肿瘤的体系突变基因，则应选用肿瘤组织；如果是检测胚系突变，则需要有如血细胞或癌周正常组织作为对照；如果要确定水泡状胎块的性质，则还需要提取配偶细胞样本。组织或细胞标本不能直接用于检测，根据需要，应提取 DNA、RNA 或蛋白质等大分子进行检测。检测方法对组织要求是不同的，对于极不稳定的 RNA，新鲜的标本是最优选择，而 DNA 或蛋白则可以采用 10% 的溶液固定的石蜡包埋（Formalin fixed and paraffin embedded，FFPE）标本。然而，对于临床检测，最多的限制是样本的来源，临床上往往 FFPE 标本是仅有的选择。这时，只能通过优化提取方法，最大限度地利用现有的材料。

（一）不同来源的样本处理方法

1. **血样本**　血样本用于检测胚系的突变、淋巴造血系统肿瘤。血样本用一次性抗凝采集管采集，推荐使用 EDTA 抗凝管（紫色盖），柠檬酸抗凝管（橙色盖）也可以使用。最好不要用肝素抗凝管（绿色盖），因为肝素会对后续的 PCR 反应有抑制作用。2~5ml 可以满足大多数检测的需要，如果检测循环肿瘤细胞，则需要 10ml 抗凝血。血样在常温下保存 24 小时，2~8℃可延长至 72 小时。而用梯度离心得到的白细胞悬液可以在 –20℃保存 1 年。短途转运可在常温下进行。白细胞需要采用 Ficoll 梯度离心液去除红细胞，而不能用细胞裂解液裂解红细胞，因为血红蛋白会影响 PCR 反应[1]。

2. **新鲜组织**　新鲜组织是各种检测最理想的样本。需要在无菌的环境下用细胞冻存管收集，组织离体的时间需控制在 30 分钟以内，取下的标本应立即放置于 –80℃或液氮中。5mm×5mm×5mm 大小的组织可满足一般的分子生物学检测。如果是肿瘤样本，则组织中肿瘤细胞需要占 50% 以上。标本转运需要干冰，如果是短途转运，可以用无菌的湿生理盐水纱布覆盖组织以防水分蒸发[1]。

3. **FFPE 组织**　FFPE 组织是生物组织最常用的，但也是受影响因素最多的保存方式。因此，标准化的组织处理和严格的实验室记录是遗传检测能否成功的基础。在分子遗传诊断技术日渐普及的今天，非常可能在常规形态学诊断之后进行分子检测，故标本处理标准宜提高至分子诊断所需的水平。如果没有注意到这一点，而导致需要进行分子诊断时因组织标本不符合要求而放弃检测是非常遗憾的。这一系列过程统称为分析前处理（preanalytical treatment，PAT），然而需要知道，PAT 的流程非常复杂，目前很多环节的影响因素还停留在经验阶段。PAT 包括标本离体至病理检查的时间、取材时间、固定液渗透时间。在固定液渗透入组织后，所有的酶均失去活性，生物分子才能保持相对稳定的状态。研究显示，在手术阻断血液 5 分钟后，如蛋白磷酸化等调节即发生改变，所以需要及时地固定标本。固定液一般使用 10% 的中性福尔马林，由于其可以产生 DNA 和蛋白之间的交联作用而导致 DNA 的碎片化,固定时间越长,可提取的核酸越少、片段越短。所以固定时间不宜超过 24 小时,如果需要超过此期限,可以考虑甲醛固定前将标本放置于 70% 的乙醇溶液中固定,则对组织基本没有影响。脱钙液处理的组织不适用于检测。组织内的 RNA 最易受到组织内残留水分中的 RNA 酶的降解,所以脱水过程需要严格去除水分。常温存放蜡块一般认为是可靠的。只要是固定和脱水步骤符合要求,生物大分子在蜡块中的降解速度约 5%~50%/10 年。一些实验室甚至在存放 20 年的蜡块中提取出了可以用于检测的 RNA(需要在正式切片前修掉表面的组织)。需要注意的是,RNA 的降解是片段的两侧向中间逐步降解,故在做反转录为 cDNA 时,使用 polyT 引物时可能效率会降低。切片时最大的问题是交叉污染,故切每一例组织时都需要更换新的刀口或刀片以尽量减少前后标本之间的相互污染。一般切取 5μm 厚度的蜡片,当完整的组织符合检测要求时,可以考虑将 5~10 张蜡片放置于离心管里,这样做可以避免蜡片接触到水时 RNA 降解。当检测只针对部分组织进行时,则是需要进行显微切割,此时必须将切片摊于载玻片上(显微切割的步骤见下文)。切好的蜡片需要尽快使用,长期放置会导致各种大分子出现程度不一的降解。如果需要存放一定时间,可以考虑将载有切片的玻片浸于石蜡后保存,另有一些专用的方法,如在氮气或真空下保存,但需要相应的设备。最为简便易行的办法则是放在切片盒中,在阴凉处放置,尽快使用。冷藏并没有太多帮助[1,2]。

4. 细胞样本 细胞样本根据样本的来源分为脱落细胞(宫颈或口腔黏膜)、细针穿刺以及胸、腹水样本。目前商用的细胞保存液均可以用于分子检测,常温下可放置约 2 周。胸、腹水样本中如果为血性,需要用梯度离心去除红细胞[1]。

(二)显微切割

如果肿瘤在组织标本中所占的比例较小,为防止非肿瘤细胞影响检测结果,需要用显微切割的方法相对精确地将肿瘤部分提取出来。显微切割可以采用激光显微切割仪,根据不同品牌的仪器选用相应的耗材和流程,但费用较为昂贵。人工显微切割的精度可以满足大多数的分子生物学的检测,且仅需要一台普通的光学显微镜或解剖镜、一根 30G 的无菌注射针头或手术刀柄及无菌手术刀片。切片的来源可以是 FFPE 组织或冷冻切片,切成 5μm 的切片,贴于普通的载玻片上。FFPE 切片需要用二甲苯和梯度酒精脱去石蜡,冷冻切片则放置于切片机箱中自然干燥。一组切片的第一张和最后一张切片用苏木素 - 伊红染色,用于确定切割位置。待切割的切片仅用苏木素染色,注意需要在 4℃ 条件下染 1~2 分钟,再用 4℃ 去离子水返蓝 2 分钟。吸干水分,−80℃ 保存。已证实普通的去离子水并不降低 RNA 的提取效率。切割时,在显微镜下将 HE 染色的切片相应区域的组织用针头与周围组织划开并挑进 1.5ml 离心管中 −80℃ 保存[3]。

(三)循环游离肿瘤细胞和 DNA 的富集

实体肿瘤在血中的循环肿瘤细胞(circulating tumor cell,CTC)或循环肿瘤 DNA(circulating tumor DNA,ctDNA)是监测肿瘤手术切除后是否复发的敏感的方法,有助于对患者及时地进行治疗和分期。分离出的肿瘤细胞也可以用于其他的分子遗传学检测。如何富集血标本中的微量的肿瘤细胞是关键步骤,目前最常用的,也是美国食品药品监督管理局(FDA)通过的 Cell Search 捕获仪(Janssen Diagnositics,Raritan,NJ),是基于抗体捕获的原理,即用包被有上皮抗体(如:EpCAM)的磁珠吸附全血中的上皮性肿瘤细胞,再用磁场将这些磁珠吸附于管壁上以去除其他血细胞成分。这些富集的细胞再用免疫荧光的方法标记肿瘤特异性的抗体进行进一步证实,同时可以用血细胞特异标志物 CD45 染色进行阴性筛选。最终可以通过荧光显微镜计数 EpCAM$^+$/CD45$^-$ 的肿瘤细胞,这些细胞可以用于其他的分子遗传学检测。需要注意,在特定情况下血液中可以出现非肿瘤性的上皮成分,如肠憩室病、Crohn 病、溃疡性结肠炎、子宫内膜异位症、良性息肉等。结合肿瘤特异性抗体的筛选和 DAPI 核染色等形态学的检查,可降低假阳性的风险。

肿瘤患者的外周血中常常游离核酸的含量上升,且肿瘤细胞特定的突变 DNA 可释放入血,即 ctDNA,因此可以通过 ctDNA 的存在和浓度来监测肿瘤的复发。ctDNA 的富集可以使用 QIAamp Circulating Nucleic Acid Kit(Qiagen,Hilden,North Rhine-Westphalia,Germany)手工提取或是使用 QIAsymphony SP Circulating DNA Kit 全自动提取[1]。

(四) 特殊情况下的样本选择

用于胚系突变检测的 DNA 样品可以选取血标本或唾液标本,但对于接受过输血或骨髓移植的人群,则因为血标本或唾液标本存在供体 DNA 的污染而受到影响。最为准确的方法是提取患者的成纤维细胞进行体外培养,用培养所得的细胞进行 DNA 提取,如果在不满足培养条件的实验室,可考虑使用有毛囊的头发作为标本,这一方法被证实不易受供体的干扰[4]。

二、生物样本的制备

(一) DNA 提取

DNA:5ng 的 DNA 可以满足一般的 PCR 需求。Qiagen 公司的各种类型的试剂盒可以针对血标本、冷冻组织或 FFPE 组织进行提取和纯化 DNA。纯化的方法主要有硅胶颗粒吸附、离子柱吸附等。具体方法(以 QIAamp DNA Mini Kit 和 FFPE Tissue Kit,Qiagen,Hilden,Germany 为例):

1. 血、体液或细胞样本(QIAamp DNA Mini Kit)

(1) 吸取 20μl 蛋白酶 K 于 1.5ml 离心管中。

(2) 加入 200μl 的全血或相当于最多 $5×10^6$ 个细胞(用 PBS 稀释)的样本。

(3) 加入 200μl 的 AL 缓冲液,振荡 15 秒,56℃ 孵育 10 分钟。

(4) 离下管壁的液体后,加入 200μl 无水乙醇,振荡 15 秒,再离下管壁的液体。

(5) 将液体加在 QIAamp 离心柱中央,离心柱套在 2ml 收集管内,盖好盖子,8 000r/min 离心 1 分钟,弃去收集管,将离心柱放在新的收集管内。

(6) 离心柱上加入 500μl AW1 缓冲液,8 000r/min 离心 1 分钟,再换新收集管。

(7) 离心柱上加入 500μl AW2 缓冲液,14 000r/min 离心 3 分钟。

(8) 离心柱置于 1.5ml 离心管内,柱上加 AE 缓冲液 200μl,室温放置 1 分钟,8 000r/min 离心 1 分钟即可得到 DNA 样本。

2. 新鲜组织样本(QIAamp DNA Mini Kit)

(1) 将 25mg 组织恢复室温后切成碎片,放置于 1.5ml 离心管中,加入 180μl ATL 缓冲液。

(2) 加入 20μl 蛋白酶 K,振荡 15 秒,56℃ 孵育,直至组织全部溶解,可以在孵育期间反复多次震荡以加速溶解。

(3) 离下管壁的液体后,加入 200μl 的 AL 缓冲液,振荡 15 秒,70℃ 孵育 10 分钟。

以下步骤接上述血液样本的步骤 4,重复一次第 8 步。

3. FFPE 样本（QIAamp FFPE Tissue Kit）

（1）切去蜡块上组织边缘多余的石蜡，切取 5~10μm 厚度的蜡片 8 张，放入 1.5ml 离心管中。

（2）加入 1ml 二甲苯，剧烈振荡 10 秒，14 000r/min 常温离心 2 分钟。

（3）吸去上清液，加入 1ml 无水乙醇，振荡 10 秒，14 000r/min 常温离心 2 分钟。

（4）吸去上清液，开盖室温放置至少 10 分钟，直至乙醇全部挥发。

（5）用 180μl ATL 缓冲液重悬，加入 20μl 蛋白酶 K，混匀，56℃孵育 1 小时或直至组织全部溶解。

（6）90℃孵育 1 小时。

（7）离下管壁的液体后，加入 200μl 的 AL 缓冲液，振荡 15 秒，加入 200μl 无水乙醇，再振荡混匀，再离下管壁的液体。

（8）将液体加在 QIAamp MinElute 离心柱中央，离心柱套在 2ml 收集管内，盖好盖子，8 000r/min 离心 1 分钟，弃去收集管，将离心柱放在新的收集管内。

（9）离心柱上加入 500μl AW1 缓冲液，8 000r/min 离心 1 分钟，再换新收集管。

（10）离心柱上加入 500μl AW2 缓冲液，8 000r/min 离心 1 分钟，再换新收集管。

（11）14 000r/min 离心 3 分钟。

（12）离心柱置于 1.5ml 离心管内，柱上加 ATE 缓冲液 20~100μl，室温放置 1 分钟，8 000r/min 离心 1 分钟即可得到 DNA 样本。

（二）RNA 提取

RNA 的处理需要严格地防止 RNA 酶的降解。可以在组织匀浆后加入高离液序列的盐如硫氰酸胍，或使用无害的 RNAlater（ThermoFisher，Waltham，MA）来保存完整的细胞或组织样本，组织需要切成 <5mm 的薄片以利于快速渗透，室温下可以保存 1 周，−20℃可以长期保存。RNA 的纯化分为总 RNA 的提取和 mRNA 的提取，mRNA 一般占总细胞 RNA 的 1%~5%，是最有生物学意义的分子。可以采用 Poly（A）Purist 试剂盒（Ambion，Life Technologies）或 Oligotex Direct mRNA 试剂盒（Qiagen）等提取。以下步骤以 Oligotex Direct mRNA 试剂盒为例：

（1）组织放置于合适的容器内，加入一定比例的 OL1 缓冲液（OL1 使用前要加入 β- 巯基乙醇）匀浆。

（2）加入一定比例的 ODB 缓冲液，用加样枪吸打混匀，14 000r/min 离心 3 分钟，将上清液移入新的无 RNase 的离心管。

（3）加入一定比例的 Oligotex Suspension，用加样枪吸打混匀，室温放置 10 分钟，14 000r/min 离心 5 分钟。

（4）用 100μl OL1 缓冲液重悬，加入 400μl ODB，70℃孵育 3 分钟，室温放置 10 分钟。

（5）14 000r/min 离心 5 分钟，弃上清液。

（6）用 350μl OL1 缓冲液重悬，加在离心柱上，套在 1.5ml 离心管内，14 000r/min 离心 1 分钟，弃去收集液。

（7）离心柱套在新的 1.5ml 无 RNase 的离心管内，吸取 350μl OW2 缓冲液加在离心柱上，14 000r/min 离心 1 分钟，弃去收集液。

（8）重复步骤（7），不用换收集管。

（9）离心柱套在新的 1.5ml 无 RNase 的离心管内，吸取 20~100μl OEB 缓冲液（预热至 70℃）加在离心柱上，反复吹打 3~4 次，14 000r/min 离心 1 分钟，即可得到 mRNA 样本。

（10）如需提高 mRNA 量，可以重复加入等量 OEB 并再次离心。

（三）蛋白质提取

可以使用 AllPrep DNA/RNA/Protein Mini Kit（Qiagen）同时提取组织中的 DNA、RNA 和蛋白成分。步骤如下：

（1）将最多 30mg 的组织放置于合适的容器内，加入一定比例的 RLT 缓冲液（RLT 使用前要加入 β- 巯基乙醇）匀浆。

（2）14 000r/min 离心 3 分钟，将上清液加在 AllPrep DNA 离心柱上，套在 2ml 收集管内，10 000r/min 离心 30 秒，收集柱放置于 4℃用于 DNA 提取，收集液用于 RNA 和蛋白质提取。

（3）收集液中加 250μl 无水乙醇，吹打混匀，加在 RNeasy 离心柱上，套在 2ml 收集管内，10 000r/min 离心 30 秒，收集柱放置于 4℃用于 RNA 提取，收集液用于蛋白质提取。

（4）加入与收集液等量的 APP 缓冲液，剧烈振荡，室温放置 10 分钟，14 000r/min 离心 10 分钟，弃上清液。

（5）加入 500μl 70% 乙醇，14 000r/min 离心 1 分钟，弃上清液。

（6）室温放置 10 分钟待乙醇挥发。

（7）加入 100μl ALO 缓冲液，剧烈振荡至沉淀溶解。

（8）95℃孵育 5 分钟变性蛋白，恢复至室温。

（9）14 000r/min 离心 1 分钟以去除不溶物，则得到总蛋白。

三、核酸分子的定量和质量评估

提取的核酸分子在上机进行各类分子遗传检测前，需要进行定量和质量的评估。方法包括色谱法、荧光染色法和电泳法。这里介绍最为常用的色谱法。它的原理是 DNA 和 RNA 的吸收峰为 260nm，蛋白的吸收峰为 280nm，另外 OD_{320} 用于背景评估。DNA 和 RNA 的质量和纯度用公式 $(OD_{260}-OD_{320})/(OD_{280}-OD_{320})$ 来表示。比值在 1.7~2.0 之间时，反映核酸纯度较高；<1.7 提示有蛋白质或有机溶剂混入。定量公式为[5]：

$$dsDNA\,(\mu g/ml) = (OD_{260}-OD_{320}) \times 50\mu g/ml \times 稀释比$$
$$ssRNA\,(\mu g/ml) = (OD_{260}-OD_{320}) \times 40\mu g/ml \times 稀释比$$
$$ssDNA\,(\mu g/ml) = (OD_{260}-OD_{320}) \times 35\mu g/ml \times 稀释比$$

（陶 祥）

参考文献

［1］Cheng L，Zhang DY，Eble JN. Molecular Genetic Pathology.2nd ed. New York：Springer，2013：211-219.

［2］Hewitt SM，Lewis FA，Cao Y，et al. Tissue handling and specimen preparation in surgical pathology：Issues concerning the recovery of nucleic acids from formalin-fixed，paraffin-embedded tissue. Arch Pathol Lab Med，2008，132（12）：1929-1935.

［3］Grützmann R，Pilarsky C. Cancer Gene Profiling，Methods and Protocols.New York：Humana Press，2010：39-52.

［4］Škerl P，Krajc M，Blatnik A，et al. Genetic testing and counseling of a recipient after bone marrow transplant from a sibling harboring a germline BRCA1 pathogenic mutation. Oncol Rep,2017,38(1):279-282.

[5] Leonard DGB. Molecular Pathology in Clinical Practice.2nd ed. Switzerland:Springer,2016:20-22.

第五节　药物基因组学对精准用药的指导作用

一、传统用药方式的弊端

临床疾病治疗过程中常常面临药物治疗失当和药物不良反应(adverse drug reaction,ADR),传统用药方式是针对群体的、经验性的治疗模式,忽略了患者的个体差异,不能最大限度地发挥药物的疗效及规避毒副作用[1]。根据世界卫生组织(World Health Organization,WHO)报告,全球死亡人数中近 1/3 的患者与不合理用药密切相关[2]。我国国家药品监督管理局(National Medical Products Administration,NMPA)数据显示,中国每年有 5 000 万的住院患者,其中至少 250 万人与药物不良反应有关,20 多万人因此死亡。此外,与药物不良反应相关额外损失费用甚至超出药物治疗本身的费用,给患者家庭、医疗资源、整个社会带来严重的浪费与经济负担。因此,如何减少不合理用药、降低药物不良反应、实现精准医疗已成为公共医疗卫生领域亟待解决的问题。

二、药物基因组学的概念

药物基因组学(pharmacogenomics,PGx)是在药物遗传学基础上发展起来的、建立于分子药理学和功能基因组学基础上的、研究机体基因型(包括携带的先天遗传或后天获得的遗传变异)或单核苷酸多态性(single nucleotide polymorphism,SNP)与药物反应相互关系的一门新兴学科[3]。它以提高药物的疗效及安全性为目标,研究影响药物吸收、转运、代谢、排泄等个体差异的基因特性,以及基因变异所致的不同人群或患者对药物的不同反应,并由此指导药物治疗和新药开发的科学[4]。药物在体内从吸收到排泄整个过程涉及一系列的酶、受体和转运蛋白等,研究已发现编码这些酶和蛋白质的基因广泛存在着多态性,且能不同程度地影响药物的作用,药物基因组学通过关注与药代动力学、疗效、毒副作用、疾病易感性或进展等相关的基因,统计不同基因型与药物反应的相关性,研究遗传因素对药物效应的影响,明确药物的作用靶点,通过药理作用和毒性机制预测药物疗效与不良反应,从而帮助医师和药师估算、调整药物剂量,为患者制订个体化给药方案,以期获得最佳的疗效和最低的毒副作用,也为研究者开发个体化新药或疾病诊断试剂盒提供理论依据。

三、与抗妇科肿瘤药物相关的基因多态性

药物进入机体后需要多种转运体蛋白、代谢酶等物质的参与,编码这些蛋白的基因差异决定了药物不同的代谢型,包括慢代谢型(PM)、中间代谢型(IM)、快代谢型(EM)、超快代谢型(UM)。其中超快代谢型以及慢代谢型的患者药物代谢速度与一般患者差异较大,在应用标准剂量的药物时,容易出现血药浓度过高(发生毒性反应)或过低(治疗无效)的现象[5]。因此,对于治疗窗窄或个体差异大的药物,药物基因检测能够有效地指导合理用药。下文将以常见的抗妇科肿瘤药物为例,介绍药物基因组学对精准用药的指导作用。

（一）他莫昔芬

他莫昔芬（tamoxifen，TAM）是一种雌激素受体（estorgen receptor，ER）拮抗剂，其结构与雌激素相似，作用机制主要是与人体内的雌激素竞争，阻止雌激素与受体结合，从而抑制乳腺癌细胞的增殖。TAM 是一种前体药，在体内与雌激素受体亲和力低，主要经 CYP2D6 酶代谢转化为 4- 羟基 -N- 去甲基他莫昔芬（endoxifen）。Endoxifen 与 TAM 相比有更强的抗雌激素作用，与雌激素受体的亲和力提高了 100 倍，抑制激素依赖性的乳腺癌细胞扩增的能力提高了 3~100 倍。

1. *CYP2D6*　研究显示 *CYP2D6* 基因多态性会影响 CYP2D6 酶活性，进而影响机体对 TAM 的代谢速率。某些 *CYP2D6* 基因多态性的患者和服用强 CYP2D6 抑制剂的患者体内活性代谢物的浓度较低，并且疾病复发风险更高[6]。在中国人群中常见的多态性为 *CYP2D6*10*（100C>T），*10 为功能降低的等位基因，在中国人群中频率约 50%。CPIC 指南提示临床进行 *CYP2D6* 基因型检测有助于指导 TAM 合理使用。CC 型基因疗效好，CT 型基因疗效中等，TT 型基因疗效差[7]。

2. *CYP19A1*　芳香化酶（CYP19）是雌激素合成的限速酶，由位于 15q21.2 染色体上的 *CYP19A1* 基因编码，*CYP19A1* 的突变可使芳香化酶的蛋白质结构破坏，降低芳香化酶活性。研究表明，*CYP19A1* 的多态性与乳腺癌患者应用激素辅助治疗的无病生存期相关，其基因多态性对女性使用他莫昔芬的疗效有预测作用。绝经前 AA 型基因疗效好，AC 型基因疗效中等，CC 型基因疗效差；绝经后 AC 型基因疗效好，CC 型基因疗效中等，AA 型基因疗效差[8]。

（二）铂类药物

铂类药物是临床上妇科恶性肿瘤最常用的一类化疗药物，包含顺铂、卡铂、奥沙利铂等，它可与细胞内的 DNA 结合形成 Pt-DNA 加合物，从而导致 DNA 复制障碍，抑制肿瘤细胞分裂。铂类药物毒性反应的发生与其在细胞内药物蓄积增多、生物转化能力减弱和 DNA 修复能力降低密切相关[9]。铂类药物的抵抗可以通过以下机制发生：减少药物积聚；通过共轭结合去除药物毒性；提高对铂类药物诱导产生的 DNA 加合物的耐受性；提高 DNA 修复能力[10,11]。其中，DNA 修复能力是影响疗效和毒性反应的重要因素。与铂类药物耐药及毒性反应相关的基因主要有：*ERCC1*、*GSTP1*、*MTHFR*、*XPC*、*TP53* 等[12,13]。

1. *ERCC1*　核苷酸切除修复（nucleotide excision repair，NER）是针对 DNA 加合物、紫外线导致的嘧啶二聚体等 DNA 链上较大损伤的修复过程，与铂类抵抗有很强的相关性。切除修复交叉互补组 1（*ERCC1*）作为 NER 途径中的关键因子之一，是目前研究最多、临床证据最为充分的铂类疗效相关预测分子生物标志。*ERCC1* 基因表达量的增加可以使 NER 通路活性增强，最终使肿瘤细胞 DNA 修复增加，细胞产生耐药。CC 基因型患者对铂类化疗敏感性高；CT 型居中；TT 型对铂类化疗敏感性低[14]。

2. *GSTP1*　谷胱甘肽 S- 转移酶（glutathione S-transferase，GST）是一组多功能的药物代谢酶，其中 GSTP1 广泛存在于人体组织中，是重要的细胞修复与药物代谢酶。该酶能催化亲电子物质与谷胱甘肽（GSH）结合，并可与亲脂性细胞毒药物结合增强其水溶性，促进药物排泄而降低抗癌药的作用。该酶失活会造成应答率减弱，不良反应增加。AA 基因型，血液毒性风险最高，铂类治疗应答最差（应答差、总体生存时间短、死亡风险高）；AG 型居中；GG 型血液毒性风险最低、疗效最好[15]。

3. *MTHFR*　亚甲基四氢叶酸还原酶（5,10-methylenetetrahydrofolate reductase，MTHFR）

在叶酸代谢过程中起着重要的作用,它可以不可逆地将 5,10- 亚甲基四氢叶酸转化为具有生物学功能的 5- 甲基四氢叶酸,细胞和临床研究均证明铂类药物要体现出最佳细胞毒性必须升高 5- 甲基四氢叶酸在肿瘤组织中的浓度。68 *MTHFR*(677C>T)为亚甲基四氢叶酸还原酶 677 位点,TT 基因型,治疗应答和黏膜毒性等 ADR 比 CT 和 CC 型高;CT 型应答和毒副作用较低;CC 型,治疗应答和副作用风险均最低[16]。

4. *XPC*　　核酸剪切修复(NER)是肿瘤细胞修复铂类造成 DNA 破坏的主要途径,而 XPC 与 ERCC1 是 NER 复合物的主要成分。其中 *XPC*(着色性干皮病基因组 C)基因编码一种由 940 个氨基酸组成的蛋白,该蛋白参与 DNA 损伤识别,若该蛋白活性发生改变,则会影响 NER 对 DNA 损伤的识别与修复能力。*XPC*(rs2228001)C 等位基因携带者 XPC 活性降低,对损伤 DNA 的识别与修复能力降低,在使用顺铂治疗时,可增加肿瘤的化疗敏感性,但同时发生耳毒性、中性粒细胞减少症的风险也会显著增加。

5. *TP53*　　人类 *TP53* 基因定位于 17 号染色体的短臂上(17p13.1),全长 16~20kb,含有 11 个外显子和 10 个内含子,编码 393 个氨基酸。*TP53* 基因是至今发现与人类肿瘤发生、生长、消亡有关的基因,特别是抑制肿瘤的生长及促使其消亡,故又称抑癌基因。研究发现,人类恶性肿瘤中至少有 50% 发生了 *TP53* 基因突变,野生型 *TP53* 基因与细胞周期生长的调节、细胞转化的调节、DNA 复制以及诱导细胞程序性凋亡有密切关系。研究表明 *TP53*(215C>G)G 等位基因携带者使用顺铂化疗时,毒副作用发生风险高。

（三）甲氨蝶呤

甲氨蝶呤(methotrexate,MTX)是一种抗叶酸类的化疗药物,在妇科滋养细胞肿瘤方面被大规模应用。其可选择性地作用于细胞 DNA 合成 S 期及 G1/S 转换期,通过竞争性抑制二氢叶酸还原酶、腺苷合成酶及其他嘌呤、嘧啶合成必需酶来阻断 DNA 合成,抑制细胞的分裂增殖。但由于 MTX 具有治疗窗窄以及个体差异大等特点,且其毒性与血药浓度密切相关,部分患者在使用 MTX 后出现严重的胃肠道反应、骨髓抑制、口腔溃疡和肝肾功能异常等不良反应。因此,提早进行监测能有效提高药物的疗效和安全性。目前研究发现,与 MTX 发生毒副作用相关的基因主要有:*SLCO1B1*、*MTRR*、*MTHFR* 等[17-19]。

1. *SLCO1B1*　　该基因长约 109kb,位于 12 号染色体短臂上,由 14 个外显子和 1 个非编码外显子组成,由其编码的特异性分布于肝细胞基底膜外侧的有机阴离子转运蛋白 OATP1B1 参与多种内源性和外源性物质转入细胞的过程。因此,*SLCO1B1* 的基因多态性与肝清除率有关。TT 基因型患者对 MTX 的转运能力高;CT 型居中;CC 型对 MTX 的清除发生延迟。

2. *MTRR*　　蛋氨酸合成酶(MTR)是叶酸代谢途径中的关键酶,参与一碳单位的代谢,影响核酸的合成,其参与的蛋氨酸循环是体内腺苷来源之一。MTRR 是 MTR 的辅助因子,可催化甲基钴胺再生,间接参与体内甲基化过程。*MTRR* A66G 基因变异能影响代谢酶的活性,与 MTX 不良反应相关。GG 基因型患者在使用 MTX 药物时更易出现不良反应;AG 型居中;AA 型患者出现不良反应少。

3. *MTHFR*　　该基因介绍见上。*MTHFR* 基因多态性与 MTX 的不良反应密切相关。TT 基因型患者对 MTX 化疗后肝脏、血液、肠胃和中枢神经系统毒性增加;CT 型居中;CC 型属于正常。

（四）氟尿嘧啶

5- 氟尿嘧啶(5-fluorouracil,5-FU),是尿嘧啶 5 位上的氢被氟取代后的衍生物,其在体内被代谢为 5- 氟尿嘧啶脱氧核苷酸,从而抑制脱氧胸苷酸合成酶,阻止脱氧尿苷酸甲基化为脱氧胸苷酸,影响 DNA 的合成;另外,也能掺入 RNA 中干扰蛋白质合成,最终起到抑制肿瘤细胞生长的作用,对多种实体瘤,如乳腺癌、宫颈癌等具有很好的治疗效果。但有研究显示,使用氟尿嘧啶类药物后,约 15%~30% 的患者会出现严重的毒副作用,且约 50%~80% 的二氢嘧啶脱氢酶(DPD)缺陷的患者发生Ⅲ级或Ⅲ级以上的毒副作用。

1. **DPD**　二氢嘧啶脱氢酶(dihydropyrimidine dehydrogenase,DPD)是氟尿嘧啶分解代谢过程中的限速酶,氟尿嘧啶进入体内后,80%~90% 经该酶代谢成无活性产物,若其活性不足,可导致氟尿嘧啶在体内蓄积从而发生严重的药物不良反应,如引起严重黏膜炎、粒细胞减少症、神经系统症状甚至死亡。DPD 由 *DPYD* 基因编码,该基因位于染色体 1p22,有 23 个外显子,全长 950kb。*DPYD* 存在基因多态性,其中研究较多、证据较充分的是 *DPYD*2A* (rs3918290)、*DPYD*13*(rs55886062)、*DPYD* 2846 A>T(rs67376798),研究表明突变等位基因携带者的 DPD 酶活性部分缺失或完全缺失,这些患者接受氟尿嘧啶化疗后发生毒副作用的风险增加,甚至导致死亡。鉴于此,FDA 已批准在 5-FU 说明书中增加在用药前对 *DPYD* 多态性进行检测的建议,CPIC 指南也建议在应用 5-FU 前对 *DPYD* 多态性进行检测。携带 *DPYD*2A* (rs3918290)、*DPYD*13*(rs55886062)、*DPYD*(rs67376798 A>T)A 等位基因的患者慎用 5-FU,或降低用药剂量,以避免严重不良反应或毒性的发生[20]。

2. **TP53**　该基因介绍见上。研究显示 *TP53*(215 C>G)基因突变可能通过影响细胞凋亡的能力,从而影响化疗药物的疗效,携带 *TP53*(215 C>G)G 等位基因的患者对氟尿嘧啶不敏感,生存率降低。

(五)环磷酰胺

环磷酰胺(cyclophosphamide,CTX)是最常用的烷化剂类抗肿瘤药物之一,是一种无活性的前药,须在体内代谢活化发挥细胞毒性作用。在临床上主要用于乳腺癌、恶性淋巴瘤、多发性骨髓瘤、白血病等的治疗。CTX 的治疗窗较窄,其不良反应包括心脏毒性、肝毒性、神经毒性、性腺抑制、膀胱毒性、骨髓抑制等,且其疗效和不良反应的个体差异大。药物基因组学的研究进展提示,与 CTX 体内过程有关的代谢酶和转运体等的基因多态性,可能与 CTX 疗效及不良反应的个体差异密切相关[21]。

1. **GSTP1313**　谷胱甘肽 S- 转移酶(GST)是一种Ⅱ相代谢酶,通过与谷胱甘肽结合从而对 CTX 及其代谢产物进行解毒。参与该过程的 GSTs 包括 *GSTM1*、*GSTT1*、*GSTA1* 以及 *GSTP1*。目前研究表明,*GST* 的基因多态性可影响该酶的表达及活性,从而影响 CTX 及其产物的暴露量,导致药物的疗效及不良反应发生改变。*GSTP1* A313G(Ile>Val)是临床上研究较为广泛的 SNP,已有研究显示 *GSTP1* c.313A>G 基因多态性使乳腺癌女性复发性降低,生存率更高。即基因型为 GG 的患者应用 CTX 治疗可降低药物反应,且与 AG 和 AA 基因型患者相比毒性严重性增加。

2. **SOD2**　CTX 的活性代谢产物磷酰胺氮芥作为烷化剂,可与 DNA 发生交叉联结,抑制 DNA 合成,从而抑制肿瘤细胞或免疫细胞的增殖。因此,与 DNA 修复和细胞解毒相关的酶的基因多态性可能影响 CTX 的疗效 / 毒性。锰超氧化物歧化酶(manganese superoxide dismutase,MnSOD),由 *SOD2* 基因编码,位于线粒体,是重要的抗氧化酶。目前研究表明突变型 16Val>Ala 可能降低乳腺癌患者的存活率。当 *SOD2*(47 T>C)突变时,使用 CTX 进行治疗的 CC 基因型患者,与 TT 基因型的患者相比,存活率降低。

3. *MTHFR*　该基因介绍见上。已有研究表明,不良反应的出现与多态性 *MTHFR* C677T 显著相关。与基因型为 TT 的患者相比,CC 基因型的患者在使用 CTX 进行治疗时可降低药物毒性。

(六) 长春新碱

长春新碱注射剂是从夹竹桃科植物长春花中提取的一种生物碱,经现代科技精制而成的无菌中药制剂,为常用植物抗肿瘤药。长春新碱注射剂抗肿瘤作用靶点是微管,主要抑制微管蛋白的聚合而影响纺锤体微管的形成,使有丝分裂停止于中期,临床上主要用于乳腺癌、白血病、恶性淋巴瘤、肺癌等恶性肿瘤的治疗,也常用于免疫抑制剂治疗血小板减少性紫癜。

CEP72:已有全基因组关联研究发现,*CEP72* 启动子区域的遗传多态性与长春新碱相关的周围神经病变的风险和严重程度有关。*CEP72* 基因编码微管形成的核心蛋白,长春新碱通过抑制微管形成发挥其药理作用。研究发现与长春新碱神经病变相关的 *CEP72* 基因变体(rs924607 上的 T 等位基因)为转录抑制因子创造了一个结合位点,导致了更低的 *CEP72* mRNA 表达,减少 *CEP72* 在人诱导性多能干细胞神经元或白血病细胞中的表达会增加他们对长春新碱的敏感性。使用长春新碱治疗时,基因型为 TT 的患者,与基因型 CC 和 CT 相比,周围神经系统疾病的风险增加[22]。

四、总结与展望

药物基因组学可帮助临床医师、药师预测药物疗效、估算药物剂量、指导调整给药方案以及预防药物不良反应的发生,进而在一定程度上优化了药物治疗的格局,药物基因组学指导精准用药是未来药物治疗模式的必然发展方向。但我们在探索实践中发现,药物基因组学在临床运用中尚存在一些亟待解决的问题。

1. 提高基因型与药物反应之间联系的准确性　目前药物基因组学研究仍大多集中于单基因或单位点的多态性研究,但是由于药物最终的总体效应是由以上多个阶段涉及的蛋白质的多个基因相互影响的综合结果决定的,要想将这些基因的多态性位点的基因型作为临床治疗决策的依据尚有一定距离,并且药物效应的差异还受到很多非基因因素的影响,诸如药物间相互作用、环境因素以及患者的生理病理特征等,因此,我们需要排除混杂因素,并将表观遗传学、代谢组学、肠道微生物宏基因组学等其他组学手段一同融入研究,确保基因型与药物反应之间联系的准确性。

2. 健全相关政策与法规　目前与药物基因组学临床应用配套的法规尚未完善,与行业相关的技术指导原则也尚未健全,这种情况下,可能出现基因检测机构资质鱼龙混杂、收费不合理、检测结果不可信、患者隐私泄露等风险。因此,药物基因组学知识库的搭建,包括整合和纳入药物相关的表型数据、药物 - 基因的数据、临床数据等都需要在政策法规的规范下进行,相关制度的完善迫在眉睫。

3. 提高患者对基因检测的接受度　由于我国人口基数大,各地发展水平不同,地区间人口受教育水平及经济能力也不同,受传统医疗观念或个人经济实力的影响,部分患者可能由于对基因检测认识不足或因费用问题而抵触、拒绝基因检测。因此,加强医患教育、健全医保、社保等相关政策也需要医护人员和卫生系统专家共同推动和发展。

药物基因组学不仅是精准医疗的重要组成部分,同时还是最终落实个性化医疗的桥梁,只有合理规范地在基础上进行部署,它的价值才能更好地实现。然而药物基因组的发展并不是一蹴而就的,需要政策、技术、医护人员、患者等多方的支持和配合,利用正确的方法论作为指导,遵照一定的规则规范进行。相信在不久的将来,药物基因组学指导精准用药将在临床中得到普遍推广。

(汤　静)

参考文献

［1］Krähenbühl S. Adverse drug reaction-definitions,risk factors and pharmacovigilance. Ther Umsch,2015,72(11-12):669-71.

［2］Drew L. Pharmacogenetics:the right drug for you. Nature,2016,537(7619):S60-62.

［3］Aronson SJ,Rehm HL. Building the foundation for genomics in precision medicine. Nature,2015,526(7573):336-342.

［4］Peer D. Precision medicine—delivering the goods? Cancer Let,2014,352(1):2-3.

［5］Salgado R,Moore H,Martens JWM,et al. Steps forward for cancer precision medicine. Nat Rev Drug Discov,2018,17(1):1-2.

［6］Cronin-Fenton DP,Damkier P. Tamoxifen and CYP2D6:a controversy in pharmacogenetics. Adv Pharmacol,2018,83:65-91.

［7］Lan B,Ma F,Zhai X,et al. The relationship between the CYP2D6 polymorphisms and tamoxifen efficacy in adjuvant endocrine therapy of breast cancer patients in Chinese Han population. Int J Cancer,2018,143(1):184-189.

［8］Magnani L,Frige G,Gadaleta RM,et al. Acquired CYP19A1 amplification is an early specific mechanism of aromatase inhibitor resistance in ERα metastatic breast cancer. Nat Genet,2017,49(3):444-450.

［9］Moreira-Pais A,Ferreira R,Gil da Costa R. Platinum-induced muscle wasting in cancer chemotherapy:Mechanisms and potential targets for therapeutic intervention. Life Sci,2018,208:1-9.

［10］Galluzzi L,Senovilla L,Vitale I,et al. Molecular mechanisms of cisplatin resistance. Oncogene,2012,31(15):1869-1883.

［11］Hu Y,Zhu QN,Deng JL,et al. Emerging role of long non-coding RNAs in cisplatin resistance. Onco Targets Ther,2018,11:3185-3194.

［12］Avan A,Postma TJ,Ceresa C,et al. Platinum-induced neurotoxicity and preventive strategies:past,present,and future. Oncologist,2015,20(4):411-432.

［13］Duan ZY,Liu JQ,Yin P,et al. Impact of aging on the risk of platinum-related renal toxicity:A systematic review and meta-analysis. Cancer Treat Rev,2018,69:243-253.

［14］Tang N,Lyu D,Zhang Y,et al. Association between the ERCC1 polymorphism and platinum-based chemotherapy effectiveness in ovarian cancer:a meta-analysis. BMC Womens Health,2017,17(1):43.

［15］Lin C,Xie L,Lu Y,et al. MiR-133b reverses cisplatin resistance by targeting GSTP1 in cisplatin-resistant lung cancer cells. Int J Mol Med,2018,41(4):2050-2058.

［16］Ott K,Rachakonda PS,Panzram B,et al. DNA repair gene and MTHFR gene polymorphisms as prognostic markers in locally advanced adenocarcinoma of the esophagus or stomach treated with cisplatin and 5-fluorouracil-based neoadjuvant chemotherapy. Ann Surg Oncol,2011,18(9):2688-2698.

［17］Chen Y,Shen Z. Gene polymorphisms in the folate metabolism and their association with MTX-related adverse events in the treatment of ALL. Tumor biology,2015,36(7):4913-4921.

［18］Berkun Y,Atta I A,Orbach H,et al. 2756GG genotype of methionine synthase reductase gene is more prevalent in rheumatoid arthritis patients treated with methotrexate and is associated with methotrexate-induced nodulosis. Journal of Rheumatology, 2007, 34(8): 1664-1669.

[19] Elkhodary NM, Elhaggar SM, Eid MA, et al. Study of the pharmacokinetic and pharmacogenetic contribution to the toxicity of high-dose methotrexate in children with acute lymphoblastic leukemia. Medical Oncology, 2012, 29(3): 2053-2062.

[20] Lunenburg CA, Henricks LM, Guchelaar HJ, et al. Prospective DPYD genotyping to reduce the risk of fluoropyrimidine-induced severe toxicity: Ready for prime time. Eur J Cancer, 2016, 54: 40.

[21] Luis Alberto Henríquez-Hernández, Adolfo Murias-Rosales, Ana González-Hernández, et al. Distribution of TYMS, MTHFR, p53 and MDR1 gene polymorphisms in patients with breast cancer treated with neoadjuvant chemotherapy. Cancer Epidemiology, 2010, 34: 634-638.

[22] Barthelemy Diouf, Kristine R Crews, Glen Lew, et al. Association of an Inherited genetic variant with vincristine-related peripheral neuropathy in children with acute lymphoblastic leukemia. JAMA, 2015, 313(8): 815-823.

第六节　功能性诊断技术在药物有效性评估中的应用

药物治疗(化疗、靶向治疗、免疫治疗)在妇科肿瘤的综合治疗中占有重要地位。目前,临床用药的选择依据主要包括指南、经验性用药、基因检测等。各项依据都存在一定不足:基于循证医学的各类指南,其依据的临床试验可信度等级不同;基于经验的用药往往是一种试错性治疗;基于基因检测结果的选药,如存在多个靶点或"off-label"时,靶向药难以抉择。同时,药物的选择还受到个人经济因素的制约。在临床实践中,药物选择往往综合了以上多方面因素。但真正需要放在首位考虑的最佳个体疗效往往被忽略。

有效药物的使用意味着延长无进展生存期,改善生活质量,甚至有治愈的希望。药物有效性受诸多因素的影响,如肿瘤的异质性:同一组织类型的肿瘤对同一种药物的敏感性不尽相同;即便是同一患者在肿瘤治疗的不同阶段,其药物疗效也存在差异。因此,通过指南、经验或者基因检测筛选出来的可能有效的药物需要进一步明确其在个体中的有效性。

功能性诊断技术(functional diagnostic technologies)可能就是实现肿瘤用药达最佳个体疗效的方式之一。功能性诊断技术是基于患者自体肿瘤细胞的药物有效性检测技术。通过手术、活检等方式获取患者的肿瘤细胞或组织,在体外或动物体内使之直接暴露于化疗药、靶向药等,从而进行药物筛选,为患者提供及时、安全有效的"私人定制"方案。其具体技术可分为两大类:①基于细胞或组织的体外培养,包括体外化疗药敏感性和耐药性检测(chemotherapy sensitivity and resistance assay, CSRA)、条件重编程细胞(conditionally reprogrammed cell, CRC)、循环肿瘤细胞(circulating tumor cell, CTC)、患者肿瘤类器官(patient-derived organoid, PDO);②近年更关注在动物体内的药敏验证,包括患者来源肿瘤异种移植模型(patient derived xenograft model, PDX)、迷你患者来源肿瘤异种移植模型(mini patient-derived xenografts, miniPDX)、人源化免疫重建的患者来源肿瘤异种移植模型(humanized patient-derived xenograft, Hu-PDX)等。功能性诊断技术的发展弥补了基于指南、经验和基因检测对药物敏感性预测的不足,使肿瘤患者的个性化治疗更加精进了一步。

（一）体外化疗药敏感性和耐药性检测

早期的功能性诊断方法是将患者来源的肿瘤细胞进行单细胞培养或者立体微小组织块培养并联合四甲基偶氮唑盐比色法（methylthiazolyl-diphenyl- tetrazolium bromide assay, MTT法）、三磷酸腺苷生物荧光法（adenosine triphosphate assay, ATP 法）等不同原理进行检测的化疗药敏感性和耐药性检测（chemotherapy sensitivity and resistance assay, CSRA）[1]。但研究发现，在铂耐药复发卵巢癌中，基于 ATP 法的化疗药物敏感性和耐药性检测并未使患者的无进展生存期延长[2]。ASCO 指南也指出，除临床试验外，不建议使用 CSRA 为个别患者选择化疗药物[3]。

（二）条件重编程细胞

条件重编程细胞（conditionally reprogrammed cell, CRC）是将原代肿瘤细胞或正常组织细胞在 Rho 相关蛋白激酶（ROCK）抑制剂存在条件下与经辐照的成纤维细胞作为饲养细胞共培养，快速建立高效、稳定的体外长期培养体系。CR 技术可在短时间使部分肿瘤细胞获得部分干细胞特性和在体外无限制扩增的能力，并能保持稳定的核型和基因型，保持肿瘤组织的异质性[4]。Crystal[5] 等人利用对 EGFR 抑制剂和 ALK 酪氨酸激酶抑制剂耐药的非小细胞肺癌（NSCLC）患者的肿瘤活检组织建立了获得性耐药 CRC 模型，并在此模型上进行了药物筛选和基因检测，确立了有效的靶向药组合。值得注意的是，虽然在肿瘤组织测序发现了一些驱动突变，但在 CRC 模型上针对这些突变的靶向药却是无效的，CRC 可能作为基因诊断预测靶向药敏感性的重要补充。然而，由于肿瘤细胞不能完全纯化，混杂的成纤维细胞影响肿瘤细胞的生长、干扰肿瘤细胞迁移和侵袭的能力，条件重编程的机制尚未完全清楚等原因[6]，条件重编程细胞在个性化药物筛选的应用仍需更多研究。

（三）循环肿瘤细胞

循环肿瘤细胞（circulating tumor cell, CTC）是从原发灶或转移灶脱落并释放进入外周血液循环的肿瘤细胞，包含了关于肿瘤异质性、侵袭性、药物敏感性等具有潜在价值的信息，因此 CTC 的富集与体外培养在肿瘤转移机制研究、实时监测肿瘤细胞的药物敏感性有重要意义。Min Yu 等运用 CTC-iChip 技术从乳腺癌患者外周血中分离 CTC，并通过体外培养建立了可致瘤的 CTC 细胞系，通过测序发现了新获得的突变并在 CTC 细胞系中进行了药物筛选，验证了通过 CTC 实时监测肿瘤细胞药敏性的可行性[7]，但是目前 CTC 的体外培养仍面临诸多困难与挑战，随着培养技术的优化，CTC 在指导个性化药物选择上可能发挥重要作用。

（四）患者肿瘤类器官

患者肿瘤类器官（patient-derived organoid, PDO）主要是利用患者的肿瘤组织进行体外3D 培养用于模拟体内肿瘤组织的生物学特征。2009 年，Hans Clevers[8] 等将从小鼠小肠隐窝中分离的 Lgr5+ 干细胞在含有 EGF、Noggin 和 R-Spondin 的三维基质胶中培养，形成肠的隐窝 - 绒毛结构，首次成功培养了 3D 类器官模型，该技术为建立 PDO 奠定了基础。目前，已经能够成功建立多种具有关键生理结构的类器官。Wigard P. Kloosterman[9] 团队建立了在体外具有明确来源、可以长期扩增的卵巢癌类器官品系，几乎涵盖了大部分的卵巢癌亚型，并证实体外培养的卵巢癌细胞类器官能良好反映原肿瘤的形态学、组织学以及基因组学等方面的特征，可以作为研究卵巢癌的良好工具。除此之外，类器官还有能进行连续传代培养并可以冻存、易于进行基因操作的优点，被应用于肿瘤发生机制的研究、肿瘤干细胞研究、免疫治疗研究、抗肿瘤药物研究等方面。Nicola Valeri[10] 团队利用参加临床试验的转移性胃肠道肿瘤患者的转移灶活检组织建立了类器官库,检测类器官对靶向药及化疗药敏感性,并与患者临床试验结果进行比较。结果显示类器官在预测药物敏感性方面达到了100%的灵敏度、93%的特异度、88%的阳性预测值及100%的阴性预测值。由此可见,肿瘤类器官在指导个性化药物选择上将发挥越来越重要的作用。但是PDO缺乏血管、免疫细胞等间质成分,仍然不能完全代表体内的肿瘤发生和发展情况;其次,PDO培养技术复杂,不同肿瘤甚至不同亚型需要不同的培养条件[11],这些不足使得PDO在个性化药物筛选方面仍处于科研阶段。

(五)患者来源的肿瘤异种移植模型

患者来源肿瘤异种移植模型(patient derived xenograft model,PDX)是将患者的新鲜肿瘤细胞或组织原位或异位移植到免疫缺陷小鼠上,依靠小鼠提供肿瘤生长环境的一种动物模型。不同肿瘤类型的PDX小鼠模型制备时的方法不同,但简单来说都是将活检或切除的肿瘤原发灶/转移灶/恶性胸腹水中的肿瘤以组织碎片或单细胞悬液的方式植入小鼠皮下、肾包膜下、肿瘤原位,也可以与基质胶或人成纤维细胞或间充质干细胞一同植入。一般来说,PDX移植瘤的成瘤时间在2~4个月[12],建模的成功率(以获得可以传代的PDX肿瘤为标准)在23%~75%[13]之间,肿瘤类型、恶性程度、移植方式、小鼠品系、肿瘤组织采集以及激素补充剂等都是影响肿瘤异种移植成功率的重要因素。PDX小鼠模型模拟了肿瘤在体生长情况,维持了肿瘤的异质性,与患者的肿瘤分子图谱(包括基因组、转录组、蛋白组、代谢组)有较高一致性并能在传代中保持稳定[14,15],并在早期阶段保持了患者肿瘤的微环境[16],因此在药物研发、肿瘤生物标志物研究、联合临床试验、个性化药物筛选等方面广泛运用。多项研究报道了PDX模型中药物应答与临床反应之间存在显著相关性。D. Sidransky[17]团队建立了129个PDX模型并予以与患者化疗方案相同的化疗药处理,将患者临床反应与PDX模型的反应比较,发现PDX预测药物敏感性的灵敏度为90%,特异度为70%,阳性预测值和阴性预测值分别为85%和91%。Manuel Hidalgo[18]团队的一项前瞻性研究从14名不同肿瘤类型的晚期患者原发灶或转移灶建立了相应PDX模型,并在PDX模型上测试了共232种不同的化疗方案,并为12位患者确立了至少一种有效的化疗方案。其中1人在接受前瞻性药物指导治疗前死亡,剩下11位患者接受了17种前瞻性药物指导化疗方案,其中15个方案达到了持久的部分缓解效果。这些研究表明了PDX模型用于指导个性化药物筛选的可行性。但是PDX建模时间长(约4~8个月),在预计生存期短的患者中的应用有限;由于用于建立PDX模型的小鼠存在免疫缺陷,PDX模型在预测免疫检查点抑制剂方面也有局限性;此外,PDX模型在用药先后顺序上并不能完全模拟临床化疗方案;造模费用高、成功率不稳定、不能进行高通量筛选也限制其在临床上的大量应用。

(六)迷你患者来源肿瘤异种移植模型

迷你患者来源肿瘤异种移植模型(mini patient-derived xenograft model,miniPDX)的建立与PDX类似,但不同的是需将肿瘤细胞悬液转移入特制的微胶囊,再将胶囊植入小鼠体内。miniPDX与PDX有良好的相关性,阳性预测值为92%,阴性预测值为81%,敏感度为80%,特异度为93%;并且能在7天左右完成药物敏感性测试[19]。王坚团队研究表明[20],基于miniPDX的药敏试验筛选的化疗方案能显著延长胆囊癌患者生存期,与传统化疗方案相比,中位总生存期从13.9个月提高到18.6个月,无疾病进展期从12个月提高到17.6个月。miniPDX模型应用于临床伴随诊断时间尚短,是否与临床实际疗效相符还有待于更大样本的临床试验结果。此外可能还有几个问题：

1. 目前，由于技术所限，无论是 PDX 还是 miniPDX，每个药物的试验价格都不菲，因此很难高通量筛选敏感药物。如何初筛几个最有可能敏感的药物来进行功能性验证就成了关键问题。临床医师不仅要熟悉这个疾病的最新临床指南，还要了解这个患者所有用药史和临床反应，再结合新一代测序结果以及患者的经济承受能力，综合来确定进入筛选的方案。

2. 在动物体内的药物剂量很难直接反映特定患者的用药剂量和疗效，临床上对于不同患者按照每千克体重或者体表面积计算个体化剂量，这点无法在 miniPDX 上实现。此外，化疗方案组合涉及前后用药顺序和用药途径，不能很好地模拟这些组合方案在人体内的实际应用效果。

3. 对于免疫治疗，miniPDX 是采用没有免疫能力的裸小鼠来试验，因此难以显示机体免疫系统对药物的反应。

（七）人源化免疫重建的患者来源肿瘤异种移植模型

人源化免疫重建的患者来源肿瘤异种移植模型（humanized patient-derived xenograft，Hu-PDX）是将人的造血干细胞或免疫细胞、胚胎组织移植于重度免疫缺陷小鼠，或者构建转基因小鼠形成免疫人源化小鼠模型，然后再将患者的瘤组织移植于该小鼠获得免疫、肿瘤双重人源化小鼠模型。Hu-PDX 模型的肿瘤基质中包含了人的免疫细胞及细胞因子等成分，可以给肿瘤提供与人体更相似的生长环境，在研究肿瘤免疫治疗方面，是更理想的肿瘤模型[21]。但由于建模困难、周期长、花费大，Hu-PDX 目前较少应用于肿瘤个性化药物筛选。

综合运用基因检测和不同的功能性诊断技术，选择最适合个体的敏感药物，可以提高化疗、靶向治疗的有效率，防止肿瘤多药耐药的产生，减少毒副作用，对肿瘤个体化治疗具有重要意义。虽然目前很多功能性诊断应用于临床尚面临诸多困难与挑战，但随着技术的优化与改良，功能性诊断必将成为实现肿瘤个性化用药的桥梁。

（汪　璟　康　玉）

参考文献

[1] 张贺，陈薛，谭邓旭，等．基于肿瘤个体化治疗药物筛选的异种移植模型评价策略．中国实验动物学报，2018，26（04）：523-527.

[2] Cree IA，Kurbacher CM，Lamont A，et al. A prospective randomized controlled trial of tumour chemosensitivity assay directed chemotherapy versus physician's choice in patients with recurrent platinum-resistant ovarian cancer. Anticancer Drugs，2007，18（9）：1093-1101.

[3] Burstein HJ，Mangu PB，Somerfield MR，et al. American society of clinical oncology clinical practice guideline update on the use of chemotherapy sensitivity and resistance assays. Journal of Clinical Oncology，2011，29（24）：3328-3330.

[4] Suprynowicz FA，Upadhyay G，Krawczyk E，et al. Conditionally reprogrammed cells represent a stem-like state of adult epithelial cells. Proceedings of the National Academy of Sciences，2012，109（49）：20035-20040.

[5] Crystal AS，Shaw AT，Sequist LV，et al. Patient-derived models of acquired resistance can identify effective drug combinations for cancer. Science（New York，N.Y.），2014，346（6216）：1480-1486.

[6] Liu X，Krawczyk E，Suprynowicz FA，et al. Conditional reprogramming and long-term expansion of normal and tumor cells from human biospecimens. Nature Protocols，2017，12（2）：439-451.

[7] Yu M，Bardia A，Aceto N，et al. Cancer therapy. ex vivo culture of circulating breast tumor cells for

individualized testing of drug susceptibility. Science,2014,345(6193):216-220.

[8] Sato T,Vries RG,Snippert HJ,et al. Single lgr5 stem cells build crypt-villus structures in vitro without a mesenchymal niche. Nature,2009,459(7244):262-265.

[9] Kopper O,de Witte CJ,Lõhmussaar K,et al. An organoid platform for ovarian cancer captures intra- and interpatient heterogeneity. Nature Medicine,2019,25:838-849.

[10] Vlachogiannis G. Patient-derived organoids model treatment response of metastatic gastrointestinal cancers. Science,2018,359(6378):920-926.

[11] Drost J,Clevers H. Organoids in cancer research. Nature reviews. Cancer,2018,18(7):407-418.

[12] Morton CL,Houghton PJ. Establishment of human tumor xenografts in immunodeficient mice. Nature Protocols,2007,2(2):247-250.

[13] Siolas D,Hannon GJ. Patient-derived tumor xenografts:transforming clinical samples into mouse models. Cancer research,2013,73(17):5315-5319.

[14] Chapuy B,Cheng H,Watahiki A. Diffuse large b-cell lymphoma patient-derived xenograft models capture the molecular and biological heterogeneity of the disease. Blood,2016,127(18):2203-2213

[15] Nicolle D,Fabre M,Simon-Coma M,et al. Patient-derived mouse xenografts from pediatric liver cancer predict tumor recurrence and advise clinical management. Hepatology,2016,64(4):1121-1135.

[16] Choi SYC,Lin D,Gout P W,et al. Lessons from patient-derived xenografts for better in vitro modeling of human cancer. Advanced Drug Delivery Reviews,2014,79-80:222-237.

[17] Izumchenko E,Paz K,Ciznadija D,et al. Patient-derived xenografts effectively capture responses to oncology therapy in a heterogeneous cohort of patients with solid tumors. Annals of Oncology,2017,28(10):2595-2605.

[18] Hidalgo M,Bruckheimer E,Rajeshkumar NV,et al. A pilot clinical study of treatment guided by personalized tumorgrafts in patients with advanced cancer. Molecular Cancer Therapeutics,2011,10(8):1311-1316.

[19] Zhang F,Wang W,Long Y,et al. Characterization of drug responses of mini patient-derived xenografts in mice for predicting cancer patient clinical therapeutic response. Cancer Communications,2018,38(1):60.

[20] Zhan M,Yang R,Wang H,et al. Guided chemotherapy based on patient-derived mini-xenograft models improves survival of gallbladder carcinoma patients. Cancer Communications,2018,38(1):48.

[21] Morton JJ,Bird G,Keysar SB,et al. XactMice:humanizing mouse bone marrow enables microenvironment reconstitution in a patient-derived xenograft model of head and neck cancer. Oncogene,2016,35(3):290-300.

遗传咨询篇

第三章

肿瘤遗传咨询概述

第一节　肿瘤遗传咨询的发展史和现状

20世纪以来,人们对肿瘤本质的认识经历了漫长而曲折的过程。1914年,Boveri首次提出了癌变染色体异常学说,但不被接受。在随后近40年时间里,免疫缺陷学说、病毒学说、分化失常学说等关于肿瘤本质的学说不断涌现,肿瘤免疫逃逸、分化异常等特征不断被揭露,但关于肿瘤发病机制仍未达成一致意见。1953年,美国科学家James Watson和Francis Crick发现了遗传物质DNA双螺旋结构,这一发现从真正意义上开启了肿瘤分子遗传学的研究。随着分子生物学和基因工程技术迅速发展,肿瘤细胞、分子遗传学和基因组学的不断深入,人们认识到肿瘤发生可能与原癌基因激活或抑癌基因失活有关。20世纪80年代,肿瘤流行病学及遗传流行病学开始研究遗传因素与环境因素在肿瘤发生中的相互作用,揭示了大部分肿瘤发生是遗传因素与环境因素相互作用的结果,且环境因素在肿瘤的发生中起主要作用[1]。同时,代谢组学及基因组学结果揭示了遗传因素中不同代谢酶基因的多态性决定了个体对环境致癌的易感性,而环境因素则决定了什么样的遗传易感个体易患肿瘤[2,3]。目前普遍认为,肿瘤是机体在内外致瘤因素协同作用下其基因水平突变和功能调控异常导致细胞异常增殖而形成的新生物,是遗传因素和环境因素共同作用的结果。

肿瘤的发生与遗传物质改变密不可分。从本质上来说,肿瘤是一种遗传疾病。遗传咨询(genetic counseling)是为遗传性疾病建立的,主要通过应用现代科学技术降低遗传性疾病的发病率,减少家庭和社会负担。肿瘤遗传咨询是遗传咨询学与肿瘤遗传学结合发展起来的一门新兴学科,其主要内容为遗传性肿瘤患者及其家族成员提供遗传咨询,制定个性化遗传性肿瘤监测、管理及预防策略,旨在降低遗传性肿瘤的发病率和死亡率。因此,肿瘤遗传咨询的发展对遗传性肿瘤的管理和防治至关重要。

一、遗传性肿瘤的认识

众所周知,95%的肿瘤是遗传因素与环境因素共同作用的结果,单纯由遗传因素导致的肿瘤约占5%,容易被忽视。遗传性肿瘤虽然不常见,但却通过遗传方式对患者及其家族成员产生巨大影响。遗传性肿瘤往往通过赋予家族中某个成员一个或多个致病性基因突变使其患某种原发性肿瘤风险增加，通过遗传将该致病突变的基因传递给家族中多个成员，导致携带该致病性突变基因的家族成员某种或多种肿瘤的发病风险显著增加，从而使该家族成为癌症易感家族。目前认为，家族性肿瘤遗传的不是肿瘤本身，而是易患性。虽然遗传性肿瘤在群体肿瘤中所占的负荷不大，对于携带这种致病性基因突变的家族来说，其危害极大。

人们对遗传性肿瘤的认识始于 19 世纪，Lynch 综合征（Lynch syndrome，LS）是第一个被发现的遗传性肿瘤综合征。1895 年，美国病理学家 Warthin 首次报道了某个家族中家族成员结直肠癌、胃癌、子宫癌的发病率较高，且呈常染色体显性遗传，该家族成员患癌风险明显高于一般人群，具有癌症易感性，他将该家族命名为 Family G。1966 年，Lynch 在内布拉斯加州发现了两个多发性息肉病易感家族，遗传方式也呈常染色体显性遗传，与 Warthin 报道相同，他分别将其命名为 Family N 和 Family M。随着越来越多癌症家族被报道，1971 年，科学家首次提出了"癌症家族综合征（cancer family syndrome，CFS）"这一概念。1981 年，Muir-Torre 综合征作为一种 CFS 的变种被发现。1984 年，遗传性非息肉病性结直肠癌（hereditary nonpolyposis colorectal cancer，HNPCC）这一术语被广泛应用，后改为 Lynch 综合征。随后的 20 年间，通过对 LS 分子机制及遗传学机制研究，DNA 错配修复基因缺陷、微卫星不稳定（microsatellite instability，MSI）等分子遗传学发现及 LS 的 Amsterdam 诊断标准 I 和 Bethesda 指南相继问世，使得人们对 LS 这一家族性遗传性肿瘤综合征的认识更加全面[3]。

20 世纪 70 年代，遗传性乳腺癌/卵巢癌综合征（hereditary breast/ovarian cancer syndrome，HBOCS）中 *BRCA1/BRCA2* 基因突变被发现。随后，*PTEN* 基因突变的 Cowden 综合征、*TP53/CHEK2* 基因突变的 Li-Fraumeni 综合征、*STK11/FHIT* 基因突变的 Peutz-Jeghers 综合征的的研究不断深入，人们对遗传性妇科肿瘤的认识更加深刻[4]。

迄今为止，我们已发现超过 100 种遗传性癌症易感综合征，它们大多有明确的致病性基因突变。在前期对癌症易感家庭的观察性研究中，临床医师、分子遗传学家及遗传咨询专家对如何筛查癌症易感高危人群及制定肿瘤预防策略已积累了不少理论基础，而探索如何将理论基础应用于遗传性肿瘤高危人群的筛查、监测、管理及预防中正是肿瘤遗传咨询的目的所在。了解遗传性肿瘤的发病机制并结合流行病学、临床数据及最新技术手段，进行风险评估，提供最合理的监测、管理及预防策略以降低遗传性肿瘤发病风险是当代肿瘤遗传咨询工作的重要内容[5]。

二、肿瘤遗传咨询的发展史

遗传咨询的概念最初应用于公共卫生领域，通过对疾病的风险评估、筛查、诊断和治疗来降低人口出生缺陷率。国外遗传咨询最早可追溯至 1910 年，美国纽约优生学家查尔斯·达文波特在二战期间曾进行过遗传咨询的工作。1940 年和 1941 年美国密歇根州和明尼苏达州分别建立了第一批咨询诊所。1946 年英国伦敦儿童诊所建立咨询诊室。至 1955 年北美建立了 10 多个咨询中心[6]。1955 年 Sheldon Reed 首次出版了《医学遗传学咨询》（*Counselling in Medical Genetics*）专著，遗传咨询的概念被人们接受。但以上遗传咨询工作的服务对象主要是先天畸形或出生缺陷及极少数恶性肿瘤的家庭。20 世纪 80 年代，西欧与北美开设了肿瘤遗传咨询门诊，对患者及其家族成员进行风险评估、提供科学的预防及管理策略。目前，美国每 3.5 亿人口中就有大约 4 000 人具有遗传咨询师的执业证书和资格，遗传咨询的范围也从孕、产前咨询扩大到肿瘤遗传咨询、儿科遗传咨询、心血管疾病遗传咨询等。2017 年 1 月 9 日，全球基因检测巨头 Illumina 在 J. P. 摩根健康大会（J.P. Morgan Healthcare Conference）上宣布 100 美元一个人测序的时代即将到来[7]。

我国的遗传咨询工作起步较晚，落后北美或欧洲国家近 1/4 世纪，最早可追溯至 1962 年和 1963 年，北京、哈尔滨及上海等地分别开展了遗传咨询工作。1974 年，哈尔滨医科大学建立了遗传咨询门诊。据不完全统计，截至 20 世纪 90 年代，全国建立了 200 多个遗传咨询门诊。2015 年中国遗传咨询事业进入了快车道，中国遗传学会遗传咨询分会（The Chinese Board of Genetic Counseling，CBGC）在上海成立；2017 年，成功举办了多届遗传咨询师培训班，培训了约 4 000 名遗传咨询工作者，其主要的服务对象还是先天性疾病或出生缺陷患儿及其家族[6]。从 20 世纪 80 年代至今，随着肿瘤遗传学及基因诊断技术迅速发展，遗传咨询工作的重心从早期对先天性疾病的关注也逐渐转移至常见病领域。针对肿瘤的遗传咨询工作不断开展，在妇科肿瘤领域，人们对家族性癌症综合征的认识更加深入，LS 和 HBOCS 致病性基因突变的发现及基因检测技术的不断成熟，为针对患者及家族成员的基因筛查提供了可能性。

肿瘤遗传咨询不同于一般的遗传咨询，其主要服务的对象是患癌风险增加的人及其家族成员，通过对家族史的采集、患癌风险评估、基因诊断、基因筛查等降低遗传性肿瘤的发病风险[8]。目前我国肿瘤遗传咨询工作尚处于起步阶段，肿瘤遗传咨询门诊仅在一小部分医疗单位开展，推动肿瘤遗传咨询的发展已成为临床肿瘤医师工作的重要内容。

三、肿瘤遗传咨询体系及程序

20 世纪 80 年代至今，肿瘤分子遗传学及基因诊断技术不断发展，肿瘤遗传咨询工作不断被推进，肿瘤遗传咨询行业的发展日趋成熟，国外在这一方面已建立了相对完备的遗传咨询体系，由专业机构来制定遗传咨询指南，并拥有专门的遗传咨询委员会和专业的遗传咨询培训机构。以下将简要介绍肿瘤遗传咨询体系的人员构成、服务对象及工作内容。

（一）人员构成

肿瘤遗传咨询是一个多学科协作的过程，需要临床医师、遗传咨询师或具备肿瘤遗传学专业知识的人员共同参与，并要求实施人员具备医学遗传学、分子生物学、基因诊断学等方面的专业知识，能对遗传咨询的结果做出准确的解释，必要时可应用基因检测等技术明确诊断，并对携带致病性基因突变的家族成员制定最合理的监测、管理及预防策略。近年来，不少社会心理学家及心理咨询工作者也陆续参与到肿瘤遗传咨询工作中，对问询者进行心理评估，以减轻心理压力及痛苦，并辅助临床医师提供符合问询者心理状况的个性化肿瘤遗传咨询服务。

（二）服务对象

肿瘤遗传咨询的服务对象主要是患癌风险增加的家族成员或遗传性癌症综合征家族。因此遗传性癌症综合征家族的识别显得至关重要。2004 年国际癌症研究所（National Cancer Institute，NCI）首次提出了遗传性癌症综合征家族的识别标准[9]：①家族成员中有 2 个或以上被诊断为癌症；②有一个家族成员在 50 岁之前被诊断为癌症；③一个家族的多个成员发生同种类型的癌症；④一个成员发生多种类型的癌症；⑤一个家族中一个或多个成员发生某种罕见的癌症。遗传性癌症综合征家族成员其患癌风险较一般人群显著增加，癌症易感性增加,可考虑接受遗传咨询。

（三）肿瘤遗传咨询的工作流程

个人肿瘤病史及家族史的采集是肿瘤遗传咨询的基础,结合详细的家族史记载,通过绘制家系图并进行基因连锁分析确定其遗传方式是遗传咨询的第一步。但小家族、不完全外显、肿瘤的异质性和迟发性等会导致对家族性癌症综合征的识别有所偏差。遗传性肿瘤的诊断主要依赖于临床诊断、分子检测、基因检测及染色体分析等,如针对 LS 的 Amsterdam 诊断标准、错配修复蛋白免疫组化检测 /MSI 检测及基因检测,或针对 HBOCS 的 *BRCA1/BRCA2* 基因突变检测等。遗传风险评估将高风险、中等风险、低风险及风险不确定家族区别开来,根据不同的风险等级给予不同的遗传咨询建议、遗传风险评估,使医师能对有遗传性肿瘤易患风险的患者提供个性化评估,以打造量身定制的筛查和预防策略。基于风险评估结果,针对高风险成员可推荐基因检测以明确其易患风险,同时对测试后的结果进行准确的解释,为基因突变携带者提供切实有效的预防及监测手段[10,11]。

四、我国肿瘤遗传咨询门诊开展现状

我国的肿瘤遗传咨询工作尚处于起步阶段。在过去 1 年多的时间里,我国肿瘤遗传咨询工作实现了从无到有的突破。2017 年 2 月,中国抗癌协会家族遗传性肿瘤协作组工作启动会在北京召开,大会致力于在全国推进肿瘤遗传咨询门诊。2017 年 3 月,南方医科大学南方医院挂牌设立了肿瘤遗传咨询门诊,咨询的肿瘤病种主要包括:实体肿瘤(包括乳腺癌、卵巢癌、肠癌、胃癌、肾癌、前列腺癌、肉瘤)、血液肿瘤(包括白血病和淋巴癌)和癌症综合征(包括 Bloom 综合征、范可尼贫血、毛细血管扩张共济失调症)。2017 年 5 月,复旦大学附属肿瘤医院开设了肿瘤遗传咨询门诊。随后各地陆续设立了多家肿瘤遗传咨询门诊。2018 年 1 月,中国遗传学会举办了第一届肿瘤遗传咨询专项培训班,致力于培养肿瘤遗传咨询专业人员,推动我国遗传咨询事业的发展。总体而言,我国肿瘤遗传咨询工作具有较好的发展趋势及较大的发展潜力。

鉴于肿瘤遗传咨询的特殊性,不同于一般的遗传咨询,其开拓及发展在我国是很有必要的。但就目前看来,我国已开设的肿瘤遗传咨询门诊数量较少,其提供遗传咨询的肿瘤病种也较少,提供遗传咨询的专业人员知识储备不够充分及相应的设备设施不够健全,肿瘤遗传咨询体系尚不完备。同时,我们必须认识到推动肿瘤遗传咨询的发展需要多学科协作,人员构成要求从临床医师、遗传咨询师到心理咨询师等多个领域的人才,专业知识横跨分子遗传学、分子生物学、基因诊断学等多个学科。提供更多肿瘤遗传咨询相关的专业培训,优化遗传咨询门诊体系,打造优质的肿瘤遗传咨询团队将成为推进我国肿瘤遗传咨询工作的首要内容。

五、结语

根据最新中国癌症发病率资料[12]显示,截至 2015 年,我国将有 4 292 000 例新发病例和 2 814 000 例癌症死亡病例。在如此之高的发病人数和死亡人数之下,肿瘤遗传咨询是很有必要的,其对癌症的发生和发展可起到很好的预警作用。

同时,遗传性癌症致病基因靶向治疗是精准医学运动的核心。针对癌症特异性基因突变的基因检测目前已被广泛用于遗传性肿瘤综合征的筛查及预防。基因检测之前的遗传咨询及检测后结果的解释尤为重要。通过遗传咨询，我们可以明确癌症家族中哪些成员应当进行基因检测。基因检测结果的解释，突变基因外显率预测及发病风险的评估，为基因检测有致病性突变的患者制定最合理的监测、管理及预防策略已成为临床肿瘤医师及遗传咨询专家工作的核心内容。

在妇科肿瘤领域，就目前来看，大多数妇科肿瘤医师对遗传性妇科肿瘤的认识不足，且部分疾病本身较罕见，容易被忽视。同时，我们对肿瘤遗传咨询的步骤及工作内容的掌握不够深入，多学科合作的意识还很薄弱，导致我们无法对患者及其家族成员提供最适宜的遗传咨询建议。因此，加强对遗传性妇科肿瘤知识的学习，积极参加肿瘤遗传咨询相关的专业化培训，将遗传咨询的理论应用于临床实践中是我们妇科肿瘤医师工作的重要内容。

肿瘤遗传咨询是一个持续的多学科协作的过程，需要肿瘤医师、遗传学家及遗传咨询家共同参与，需要具备多个学科的专业知识和训练，且肿瘤遗传咨询服务对象不仅包括眼前的就诊者，还包括其整个家族成员。掌握遗传咨询基本知识，为遗传性癌症综合征家族提供切实有效的专业化遗传咨询建议，推动现代肿瘤遗传咨询的发展，是每一个临床肿瘤医师义不容辞的责任。

（周宏宇　程　玺）

参考文献

［1］吴旻. 肿瘤遗传学. 北京：科学出版社，2004.

［2］薛开先. 代谢酶遗传多态与肿瘤易感性的研究. 国外医学遗传学分册，1995，18：246-250.

［3］Lynch HT，Snyder CL，Shaw TG，et al. Milestones ofLynch syndrome：1895-2015. Nat Rev Cancer，2015，15（3）：181-194.

［4］Petrakova K，Palacova M，Schneiderova M，et al. Hereditary breast and ovarian cancer syndrome. Klin Onkol，2016，29（11）：S14-S21.

［5］施奈德. 肿瘤遗传咨询. 张学，季如孚，徐冰河，译. 北京：人民卫生出版社，2016.

［6］刘权章. 遗传咨询. 哈尔滨：黑龙江科技出版社，1999.

［7］贺林. 今日遗传咨询. 北京：人民卫生出版社，2019.

［8］Ponder BA. Cancer genetics. Nature，2001，411（6835）：336-341.

［9］Sifri R，Gangadharappa S，Acheson LS. Identifying and testing for hereditary susceptibility to common cancers. CA Cancer J Clin，2004，54（6）：309-326.

［10］Lynch HT. Family information service and hereditary cancer. Cancer，2001，91（4）：625-628.

［11］Offit K，Brown K. Quantitating familial cancer risk：a resource for clinical oncologists. J Clin Oncol，1994，12（8）：1724-1736.

［12］Chen W，Zheng R，Baade PD，et al. Cancer statistics in China，2015. CA Cancer J Clin，2016，66（2）：115-132.

第二节　肿瘤遗传咨询流程与原则

一、专业基础

肿瘤是一种遗传相关疾病。肿瘤遗传咨询，包含了两个概念，其一是遗传咨询，即具有遗传学基本知识的咨询师，经过系统训练，掌握遗传咨询的基础理论、沟通技巧、基本原则,将晦涩难懂的遗传学概念、遗传检测报告,向咨询者解读,令其了解自身及其家族的遗传信息。其二是肿瘤遗传,即具有肿瘤学专业背景的临床医师,根据咨询者的遗传信息,向其解释和分析肿瘤发病风险、临床治疗方案、预防干预策略。因此,一名合格的肿瘤遗传咨询师,应该通过上述两方面的专业培训,具备专业基础知识,掌握咨询技巧,完成工作目标。

(一)遗传学基础

遗传性疾病是由于遗传物质(染色质、DNA 和基因)突变所致的疾病,其中约 30% 是由父母遗传的,70% 是由父母的精子、卵子形成过程中或受精卵早期分裂中新发生的突变所致。突变分为胚系突变(germline mutation)和体细胞突变(somatic mutation)。胚系突变是在生殖细胞中发生的任何可检测、可遗传的突变,能够导致后代产生组成性突变,即该突变出现在后代的每个细胞中。体细胞突变是发生在正常机体细胞中的突变,比如发生在肿瘤组织中的突变,这样的突变不会传给后代。

(二)肿瘤与遗传

1. 遗传性肿瘤　遗传性肿瘤是与胚系突变密切相关的肿瘤,大约占所有恶性肿瘤的 5%~20%。通常来说,单基因突变不会直接导致肿瘤的发生,而是使肿瘤的累积发病风险增加。肿瘤的遗传易感性往往是多个基因变异共同参与的。例如,妇科肿瘤中最常见的遗传性卵巢癌与 *BRCA1* 和 *BRCA2* 基因突变相关,研究表明 *BRCA1* 基因突变携带者至 80 岁时卵巢癌的发病风险为 44%,*BRCA2* 基因突变携带者至 80 岁时卵巢癌发病风险达 17%[1],因此并非携带该基因突变的女性都一定会患卵巢癌。

2. 与肿瘤发生相关的基因

(1) 抑癌基因(tumor suppressor gene):又称为肿瘤抑制基因,是一类抑制细胞过度生长、增殖从而遏制肿瘤形成的基因,如 *BRCA1*、*BRCA2*、*TP53* 等基因。他们的功能包括:监视迅速生长分裂的细胞、修复错配的 DNA、调控细胞凋亡。当抑癌基因发生突变,细胞生长处于无序失控状态,从而引起肿瘤。

(2) 癌基因(oncogene):亦称为致癌基因,是细胞遗传物质的一部分,它们参与细胞从正常生长状态到肿瘤的过程。这类基因的突变通常不遗传,例如 *HER2*、*RAS* 基因等。

(3) DNA 损伤修复基因(DNA repair gene):是一类在 DNA 复制过程中协助修复错误的基因,绝大多数都是抑癌基因,如 *BRCA1*、*BRCA2*、*TP53* 都是 DNA 损伤修复基因。该类基因的突变可以遗传,Lynch 综合征就是典型的 DNA 错配修复基因缺陷相关肿瘤。

(三)生殖健康管理与咨询

对于肿瘤性疾病,手术、放化疗均可能导致早发性卵巢功能不全(premature ovarian insufficiency,POI)[2]。恶性肿瘤患者的生殖健康问题在全球受到越来越广泛的关注,国际和国内生殖力保护专家强烈呼吁,所有年轻的恶性肿瘤患者,在疾病确诊时就应该得到医师关于生育力保护和保存的建议。目前广泛存在的问题是患者及其家庭不了解生育力保护及相关保存的方法,许多肿瘤专科医师也不太全面了解生育力与内分泌功能保护的概念与方法,甚至存在"先保命,再考虑生育、生理问题"的误区。另一方面,对于携带有遗传性肿瘤易感位点变异的健康女性及家族,生殖健康管理与指导也极为重要。因此,在遗传咨询过程中,肿瘤遗传咨询师除了掌握肿瘤学和遗传学知识外,还必须关注女性的生殖健康需求,给年轻肿瘤患者及遗传性肿瘤家族提供生育力与内分泌功能保护和生殖健康的建议与帮助。

二、肿瘤遗传咨询的原则

（一）肿瘤遗传咨询的原则

1. 知情同意与非指令性原则　又称为咨询者自愿原则，即具有完全民事行为能力的咨询者在不受任何其他人的判断和干扰下，有权利为自己的医疗选择作出决定。任何遗传咨询及基因检测行为前，必须获取本人的知情同意，这是遗传咨询的基本原则。此外，本原则的另一个重要概念是非指向性咨询策略，即在遗传咨询过程中避免给咨询者有倾向性的决策。例如，咨询门诊中笔者经常被问及类似的问题："医师，如果换作是你，你会怎么做？"咨询师应尽可能避免直接回答此类问题，而是通过真实案例等方式，帮助咨询者设想可能的选择结果，从而更容易做出适合自己的选择。

2. 信任与保护隐私原则　本原则在一定程度上受文化背景影响较大，因此在不同国家、地区、民族，甚至不同家庭间、同一家族中的不同年龄层次人群间，都有很大差异。

3. 平等与信息公开原则　这里包含两方面涵义，一是咨询师有责任为咨询者提供尽可能全面、详细的信息；二是咨询者有不隐瞒的义务，告知其家族史、个人史等信息。

4. 咨询者教育与持续支持原则　遗传咨询与科学研究发展及人类对疾病认识的深度和广度密切相关。例如，近年来，大量研究报道不断发现与肿瘤发生、治疗相关的新的遗传变异。因此咨询师需加强学习，不断更新肿瘤遗传的相关知识。

（二）肿瘤遗传咨询的对象

1. 遗传性肿瘤综合征患者。

2. 携带有与遗传性肿瘤发病相关的特定基因变异高危人群。

3. 有保留生育和生理功能需求的所有年轻恶性肿瘤患者及高危人群。

妇科肿瘤遗传咨询的对象：

1. 直系亲属中有患卵巢癌或乳腺癌。

2. 绝经前患卵巢癌或乳腺癌；或患者同时患多个相关的肿瘤，如卵巢癌、乳腺癌；或家族中有男性乳腺癌，甚至前列腺癌等。

3. 直系亲属中有患子宫内膜癌或结、直肠癌。

4. 直系亲属中有两个及两个以上其他肿瘤者。

5. 有保留生育和生理功能需求的年轻恶性肿瘤患者及高危人群。

（三）肿瘤遗传咨询师的职责

1. 获得知情同意　遗传咨询开始之初，必须获取咨询者的知情同意，咨询过程中要时刻遵循自愿非指令性原则。

2. 收集三代家族史信息　家系的采集需要专业遗传咨询师完成，完整的家系图可以让医师对该家族人员的遗传关系、病患数量、发病年龄等有一个准确直观的了解，为临床诊疗、风险评估、预防干预提供重要的辅助信息。

3. 与咨询者讨论临床方案与家庭风险管理计划　咨询师通过与患者及其家人进行有效的沟通，准确且有效地传递信息，与咨询者共同讨论和制订个体化的临床方案及家庭风险管理、随访计划；对于年轻肿瘤患者，尤其要重视女性生育、生理功能保护的咨询，帮助患者及其家庭了解切实有效的保护生育力与内分泌功能的方法。

4. 提供心理疏导与帮助　在咨询师对咨询者进行咨询的过程中，除了帮助咨询者理解复杂的肿瘤遗传学知识、检测方法、风险评估、预防干预策略之外,同样重要的是评估咨询者对各种讨论的反应和心理承受能力,并针对性地提供心理疏导与帮助。

三、肿瘤遗传咨询的流程

(一)遗传检测前咨询

1. 咨询者初访　与咨询者的第一次面谈是遗传咨询的重要组成部分,不仅要获取咨询者相关的肿瘤个人史或家族史信息,更是要让咨询者充分表达自己的需求,促进双方的相互了解和信任,全面获取信息,并达成对咨询目标的共识。

(1)把握面谈的最初几分钟是决定良好沟通和成功咨询的关键:绝大多数咨询者没有临床肿瘤学基本知识,并对遗传学完全不了解,甚至无法理解肿瘤具有遗传性;或者在心理上出现另一个极端,提心吊胆、疑神疑鬼,觉得自己马上就要患癌了。因此,在初次面谈的前几分钟,要尽可能用一些日常闲谈,比如聊聊来自哪里,问问各地的生活习惯等。在妇科肿瘤遗传咨询过程中,咨询者多数是女性,常常是为自己的子女或兄弟姐妹担心而来咨询,话题的打开往往可以从家庭关系、儿孙状况等入手,帮助咨询者放松,获取共同话题,建立初步信任。此后话题再逐步切入咨询者的肿瘤个人信息或家族史信息。

咨询师除了要尽可能全面获取肿瘤相关信息外,也要了解咨询者前来就诊的目的。一个咨询者想要获取什么样的信息因人而异,需要辨别清楚,甚至帮助咨询者梳理自身的需求。在妇科肿瘤遗传咨询过程中,笔者碰到更多的情况是,咨询者自己其实不清楚需要咨询什么。当医师问她们来咨询的目的时,她们往往列举"某某网上说……",或是"听人家说、听朋友说……",或者无端担心自己患上癌症。在专业医师看来,无论咨询者是否了解专业知识,是否能够清晰表达自身需求,是否对肿瘤的遗传存在误解,这些并不重要,相反,我们要感激咨询者能够前来寻求帮助。在肿瘤逐渐成为现代社会的"常见病"后,肿瘤遗传咨询师有义务投入更多的精力到肿瘤科普与宣传活动中,让更多有需求的人知道如何寻求帮助,而不是谈癌色变。

经过最初的沟通,咨询师在力所能及的范围内回答咨询者的问题,并让咨询者意识到很多问题不能立刻得到答案,或者目前还没有明确的答案,需要进行更加全面的拓展性问问。

(2)获取知情同意:在妇科肿瘤遗传咨询门诊,医师会着重询问咨询者本人或直系亲属的肿瘤个人史,尤其针对卵巢癌、子宫内膜癌、乳腺癌、结直肠癌等与妇科恶性肿瘤遗传相关的疾病史;在确认遗传检测方法后,需获得患者或咨询者的人体样本。因此在遗传咨询开始之初,必须获取咨询者的知情同意,咨询过程中要时刻遵循自愿非指令性原则。

知情同意书的内容需包括:获取咨询者及其家族的全面信息,遗传咨询师需遵守保密原则;如咨询者自愿进行遗传基因检测,同意提供如外周血、口腔黏膜等生物样本进行检测;基因检测的有效性,检测潜在的益处和风险,检测的局限性以及其他可替代的方式等。最后咨询者需签署名字和日期。如有委托人,则需被委托人授权、签字。妇科肿瘤遗传咨询门诊的就诊者多数是成年人,NCCN 指南(2019 年第 3 版:遗传性 / 家族性高风险评估指南:乳腺癌和卵巢癌)上也不建议未成年人进行 *BRCA* 基因检测[3]。

(3)采集肿瘤遗传家系,绘制家系图:家系的采集需要专业遗传咨询师完成,家系图的绘制要采用专业符号来记录。肿瘤遗传咨询中较为常用的,有 Dana-Farber 癌症研究所提出的象限系统对癌症类型进行图例标注[4]。

在问询肿瘤家族史时,建议一开始就向咨询者说明可能会问及的内容,如发病年龄、性别、种族、肿瘤分期、治疗效果、不良反应;与其他家族成员的血缘关系,如有其他去世的家庭成员,需问问死亡年龄、原因,家族内成员的临床或基因检测历史等。如可疑为遗传性乳腺癌/卵巢癌综合征的家系,切记不要仅仅关注家族中的女性成员,男性也可能增加乳腺癌、前列腺癌、胰腺癌的患病风险。一般情况下,收集家庭中三代或四代人的信息即可。临床工作中,我们发现要求咨询者准确追述至祖父母以上几代的肿瘤疾病史几乎不太可能。几十年前,由于医疗水平和资源有限,能够准确诊断出因何种恶性肿瘤而去世的情况极少。另一方面,由于近三十年来家庭单位逐渐缩小,使得家系图较难直观反映疾病的遗传模式。

最后,一个完整的家系图还应该包括咨询者的个人识别信息、图谱绘制时间及绘制人签名。

(4)心理评估:咨询师在咨询过程中,需要随时关注并评估咨询者对各种讨论的反应和心理承受能力。咨询师需要让咨询者理解在特定情况和时间限制下咨询师的局限性,即需要让咨询者事先有心理预期,理解咨询师并不是万能的,有些问题可以得到解答,有些问题需要通过检测或许可以得到解答。在妇科肿瘤遗传咨询实践中,我们发现咨询者往往寄希望于医师能够给予确切的答复,例如会不会患病、该不该预防性切除卵巢等。但肿瘤的遗传,不像单基因遗传病,有或无,是或非。即便经过特定的基因检测,如确认存在胚系 *BRCA1* 或 *BRCA2* 基因的致病性突变,也不等于一定会患卵巢癌或乳腺癌。在现有医学水平下,咨询师尽可能告知咨询者目前的研究结果、最新进展,提供尽可能多的选择机会,以帮助咨询者及其家人做出更加符合自身利益的治疗选择。

正如本节前面所提到的,NCCN 指南不建议未成年人进行 *BRCA* 基因检测和遗传咨询,其很大原因是与低年龄段患恶性肿瘤的风险相比,肿瘤遗传咨询可能给未成年人带来更大的心理阴影和压力;尤其对于患妇科肿瘤疾病的担心,甚至会影响一个女性的婚姻观、价值观。因此,作为妇科肿瘤遗传咨询师,务必将心理评估和心理建设贯穿于临床咨询的始终。

2. 临床印象与初步方案

(1)形成基本临床印象:通过有效沟通,在全面掌握咨询者及其家人的肿瘤个人史与家族史信息,并初步了解咨询目的后,肿瘤遗传咨询师要与其讨论初步临床印象及临床建议与方案。在妇科肿瘤咨询中,医师在进一步询问并进行医学检查之前,可以用通俗易懂的语言向患者及家属解释:遗传的是肿瘤本身吗?基因突变一定是不好的吗?妇科肿瘤中我们要关注哪些家族信息?常用的检查方法有哪些?为什么要做检查?以及这些方法有什么局限性等,让咨询者减少因为对肿瘤恐惧以及对遗传门诊不熟悉而产生的不安与焦虑。另一方面,大多数自行预约前来就诊的咨询者本人或其直系亲属患有女性肿瘤,他们或多或少地从各个途径了解到一些关于肿瘤遗传的信息,心中也有疑虑和担心。通过前述的初访沟通技巧,咨询师对咨询者或其亲属的疾病状况有所了解,形成初步的临床判断,并重点结合咨询者的咨询目的,与其讨论可能的临床方案。

笔者碰到比较多的是,身为卵巢癌的患者与成年健康的女儿同时就诊,她们一方面想要了解疾病本身的诊治过程中有哪些新的方法和国际最新进展,另一方面也很担心目前健康的女儿甚至外孙女会不会有患病的风险。这里我们要看到,咨询者有两个咨询目的,针对这两个需求,我们要逐一给予解释和进一步的沟通。其一,针对恶性肿瘤诊疗的研究一直是医学研究的热点,每年 NCCN 指南都会有新的进展更新,同时也会有大量新药和治疗方案的临床试验。正如前面所提到,肿瘤遗传咨询师的基本素质之一,就是要全面掌握和实时更新肿瘤学领域的国际研究热点及最新进展,甚至不仅仅局限于妇科肿瘤或是卵巢癌研究的范围。当患者有这些治疗需求,甚至当他们问到某些前沿的治疗方案(如免疫治疗等)时,我们可以用通俗的语言告诉她们,目前在肿瘤治疗领域的新进展,她们是否适合该治疗方法,如何判断适应证,国内外是否有相应的临床研究可以加入等。其二,初次就诊的咨询者往往混淆遗传性肿瘤的概念。咨询师需要耐心地向他们解释,遗传的不是卵巢癌本身,而是基因,目前的医学研究认识到,携带某些特定基因突变的女性,患卵巢癌或乳腺癌的风险明显增加,如携带 BRCA1 基因致病突变的女性终生(至 80 岁)的卵巢癌患病风险为 44%,携带 BRCA2 基因致病突变的女性终生(至 80 岁)的卵巢癌患病风险为 17%[1]。中国卵巢癌女性中 BRCA1 或 BRCA2 基因的胚系致病性突变比例为 16.7%,但有卵巢癌或乳腺癌家族史的患者突变比例高达 50%[5]。因此,在沟通和讨论的过程中,咨询者可以得到以下信息:①携带基因突变的女性不一定都会患卵巢癌,但风险增加;②部分卵巢癌患者可能存在遗传风险,尤其是有肿瘤家族史的患者;③目前的医学知识可以帮助判断哪些基因突变,患癌风险增加,但并非基因检测做得越全越好,适合自身需求,并且能够用现今的医学知识解释的基因检测方案,才是恰当的选择。

(2)讨论初步临床方案:当咨询师和咨询者完成上述沟通和讨论后,可共同确定初步临床方案,即采用哪些遗传基因检测方法,检测的步骤和顺序,检测需要获取哪一类检测样本。遗传性疾病的诊断常常借助于遗传基因检测的结果,患者和家属对于检测结果的心理接受程度则常常取决于其心理预期。因此,咨询师应尽早协助他们主动参与到整个方案的制订过程中,及早了解为什么和如何选择检测方法,检测的结果可能有哪些,检测有多大可能获得明确有效的诊疗方案或个体化的临床建议。许多研究发现,在检测前就较为充分了解整个咨询过程的患者,在收到无论阴性还是阳性的检测结果后,由于有更好的心理预期,通常能更积极地接受检测结果以及后续的健康管理方案。

目前,基因检测日益复杂,有特定的单个或几个基因检测,有多个成组的基因组合检测,甚至可以进行全基因测序。因此建议患者首先进行专业的遗传咨询,以确定适当的检测方法。检测之后,肿瘤遗传咨询师对结果的解释、建议的治疗及预防管理计划显得更为重要。

(二)遗传检测的流程

1. 遗传基因检测方法的选择　从肿瘤遗传咨询的基本原则来讲,我们建议首先对先证者,通常为初次确诊的恶性肿瘤患者进行基因检测,如检测结果为阳性,存在致病性突变,再根据家庭需求对家族中健康的高危人群进行基因检测及遗传咨询。肿瘤遗传基因检测按其适用临床范畴和咨询目的分为:

(1)诊断性检测:一般针对某些已知高度怀疑的遗传性肿瘤,通常患者及其家族成员有相应的临床表现,遗传检测的目的是为了进一步证实临床诊断,进行亚型分类,并提供针对性预后信息与家族筛查方案。例如,Lynch 综合征的家族成员往往携带有 DNA 错配修复基因的胚系突变,据此我们可以诊断 Lynch 综合征相关的子宫内膜癌或结直肠癌。

(2)预测性检测或高危人群筛查:这类检测多针对一些特定肿瘤的高风险个体,尤其是这些个体有特定的肿瘤家族史或家族中先证者已确诊为遗传性肿瘤者。这类检测主要用于预测咨询者未来的肿瘤风险,帮助其及早制订系统全面的预防干预管理策略。笔者在妇科肿瘤遗传咨询中碰到最多的病例是 BRCA 基因突变的携带者,如确诊为致病性突变,需结合该家族中先证者发病年龄、症状体征、治疗效果等，与咨询者共同讨论针对其肿瘤风险的预防、筛查和干预管理方案。

（3）治疗性检测：这类检测适用于接受药物或新的治疗方案前的患者，帮助临床医师在各类药物中选择疗效最高同时副作用最小的药物来实现个体化的治疗方案。此外，随着分子靶向和免疫治疗研究在肿瘤治疗领域发展的日新月异，不断出现针对特定基因变异或特定分子亚型肿瘤的新药物和新方案。如 2019 年 NCCN 指南定义上皮性卵巢癌Ⅱ期及以上分期的术后一线维持治疗，如患者携带 *BRCA* 基因致病性突变，建议奥拉帕利维持治疗（胚系突变为 1 级证据，体细胞突变为 2A 级证据）[6]。此外，国内外大量临床试验也基于特定基因变异或肿瘤突变负荷状态等，探索新的肿瘤治疗方案和适应证。

2. 遗传检测样本的获取　根据遗传咨询和基因检测目的不同，选择不同类型的人体样本，并综合考虑获得样本的可行性等因素。样本的获取需遵循伦理自愿非指导性原则，获得患者本人或其委托人的书面知情同意。

（1）检测胚系的遗传基因变异：咨询的目的往往确定是否为遗传性肿瘤，针对的人群可以是肿瘤患者，也可以是遗传性家系中的健康高危人群。适用于诊断性检测或预测性检测，样本首选咨询者的血液、毛发、体液等。

（2）检测体细胞的遗传基因变异：通常针对肿瘤患者的治疗性检测，帮助医师明确不同治疗阶段肿瘤组织中的基因变异情况，确定靶向于肿瘤细胞的治疗方案。样本选择肿瘤组织，可以为手术或穿刺的新鲜组织或石蜡包埋组织。值得注意的是，在肿瘤进展和治疗过程中，肿瘤组织本身也有可能再次发生基因突变，因此，在治疗的不同阶段选择恰当的基因检测方法，并采集适合的标本送检至关重要。尤其对于卵巢癌，其诊疗特点即呈现多阶段的特性，患者治疗周期长，肿瘤易复发，基因检测时尽可能选择与当前疾病进展和治疗阶段最为符合的样本。

（三）遗传检测结果的解读与随访

1. 检测结果的解读　肿瘤遗传咨询师和咨询者在收到检测结果后，应尽早安排再次就诊，咨询者及亲属需要理解检测经过、检测结果以及这一结果的临床实际意义。一个优秀的肿瘤遗传咨询师在向咨询者解释结果时，应当同时注意两个方面，一是提供的信息应客观、全面和个性化；二是应恰当把握咨询者的心理变化。考虑到咨询者及其家庭的生活社会背景不同，对检测结果、预防干预策略的心理预期和情绪反应各异，加上肿瘤基因检测结果往往没有统一的临床方案标准，咨询师如何准确且有效地传递信息，并恰当指导咨询者做出适合自身需求的判断与选择，是一门艺术。

妇科肿瘤遗传咨询中，常常会被问及"我该不该做预防性输卵管卵巢切除术？"这类令咨询师和咨询者双方都难以回答的问题。例如，咨询者为健康中青年女性，家族中有明确的遗传性卵巢癌或乳腺癌患者，自身基因检测确认存在 *BRCA* 基因的胚系致病性突变，对自身肿瘤风险有明显担忧，这时作为咨询师该如何与咨询者沟通？如果咨询者心理负担很重，首先需要让咨询者明白，肿瘤不是单基因遗传病，只是患病风险会增加，而且随着医学的发展，可以有很多种预防干预的手段；其次肿瘤的早期检测、早期筛查也在不断取得进展。再次，需要全面解释检测结果的意义，国内外研究共识是什么，各种预防干预策略的优缺点，并结合咨询者家族中肿瘤患者的发病特征、治疗反应等情况，进行个体化的分析。在形成临床决策之前，还需充分考虑咨询者的家庭生活和社会背景，诸如夫妻关系、儿女状况等，鼓励咨询者与家人充分沟通,达成一致的意见,获得家人的支持。肿瘤的遗传咨询不同于一般疾病的遗传咨询,肿瘤专业的咨询师尤其要体现对肿瘤患者及其家庭的人文关怀。

在咨询过程中,还有一种基因检测结果令咨询师解释起来较为棘手,即临床意义不明的基因变异。鉴别一个基因变异是否存在临床意义,即到底是致病性突变还是良性突变,往往需通过国际公认的数据库查询获知。但现今的遗传学认知尚处冰山一角,大量遗传性变异仍无法确认其与疾病的关系。一个优秀的咨询师,除了借助常用数据库资源外,还需尽最大可能查阅国内外文献资料,搜索可能与该遗传变异相关的报道,为咨询者提供最全面、客观的信息,帮助她们做出合理的判断和选择。

2. 治疗方案的确定和干预措施的选择　笔者曾经被日本同行咨询过这样一个病例,患者因 *BRCA1* 基因突变行腹腔镜下预防性双侧输卵管卵巢切除术,术后输卵管连续切片病理提示浆液性输卵管上皮内癌(serous tubal intraepithelial carcinoma,STIC),究竟有没有必要行补充手术或者化疗? 后续的随访该如何处理? 对于这样的情况,没有标准统一的答案。能够确定的是目前尚没有充足的证据表明患者可以从再次手术或化疗中获益,而前提是要评估预防性手术中是否进行了充分的全腹腔探查,确认有无可疑肿瘤病灶的存在。后续更重要的是要与患者及其家人进行有效的沟通,准确且有效地传递信息,与咨询者共同讨论和制订个体化的治疗或随访计划。

另一方面,作为妇科肿瘤遗传咨询师,仅仅了解妇科肿瘤遗传的相关知识是不够的,需要同时了解其他肿瘤的相关发病风险及治疗干预手段,不断更新自己的专业知识和能力;有必要建立肿瘤遗传咨询的多学科团队[7],共同对患者及其家庭成员的治疗、干预计划进行讨论与管理。例如,Lynch 综合征患者及其直系亲属存在 DNA 错配修复基因的胚系突变,但家族中最多见的肿瘤是遗传性结直肠癌,其次是子宫内膜癌、卵巢癌。妇科肿瘤遗传咨询师可以与结直肠肿瘤遗传咨询师合作,给咨询者提供更加全面的信息。

3. 肿瘤患者及健康高危人群的随访　从咨询者初次就诊开始,就需要对其建立风险档案,并仔细记录咨询全过程,包括个人基本信息、个人肿瘤史、家族史、知情同意、临床印象与方案制订、基因检测选择、样本获取、基因检测结果、历次随访(电话或就诊)记录等。无论基因检测结果如何,都应当对咨询者进行随访和宣教。在临床工作中,我们建议携带 *BRCA* 基因突变的女性,或者即便未检测到 *BRCA* 基因突变但明确存在卵巢癌 / 乳腺癌家族史的女性,要进行更为频繁的妇科肿瘤监测,建议从 35 岁开始每 6 个月进行盆腔检查、经阴道超声检查和血清肿瘤标志物 CA125 的检测等。

4. 生殖健康管理与咨询

(1) 女性生育力及内分泌功能的保护:对于年轻恶性肿瘤患者,在疾病确诊或基因检测明确后,有必要给予个体化的生殖健康及生育力、内分泌功能保护的咨询与指导。女性生育力保护的方法主要有胚胎冻存、卵母细胞冻存、卵巢组织冻存、卵巢移位手术、药物抑制卵巢的卵泡发育等。卵巢组织冻存与移植是一种运用低温生物学原理冷冻保存卵巢组织的生育力保护方法,在评估和明确恶性肿瘤卵巢转移风险的前提下,是青春期前女性和放化疗无法延迟女性肿瘤患者的唯一保存保护生育力的选择[8]。在欧洲生育力保护网络冻存卵巢的超过 5 000 例的患者中,乳腺癌患者比例占 41%[9]。目前国内该类技术尚在逐步完善和推广中,必须在经过规范培训的临床中心进行。

(2) 基于基因检测的生育计划管理:高危年轻女性,经基因检测确认携带有遗传性肿瘤相关基因变异后,有必要对其进行生育计划指导。在妇科肿瘤遗传咨询中,最常见的是 *BRCA* 基因突变,尤其是致病性突变携带者,她们关注自身肿瘤患病风险,在是否需要以及何时实施预防与干预措施等方面有诸多困惑。预防性输卵管卵巢切除术尽管能够有效降低遗传性卵巢癌的患病风险,但同时带来的内分泌功能与生育力丧失的危害异常显著。因此,咨询师和咨询者在有效沟通的基础上,有必要共同制订个体化的生育力保护和生殖计划方案。

5. 遗传性肿瘤患者的人文和家庭关怀　在整个肿瘤的治疗随访期间,患者的家庭关怀非常重要。尤其是确认为遗传性肿瘤的患者家庭,由于患者及其直系亲属受到的心理压力、情绪反应各异,家庭生活和社会关系不同,需要从家庭内部和治疗医师团队得到更多的人文关怀。咨询师应鼓励家人间的亲密交流,相互给予全程情感支持,减轻焦虑,积极治疗,鼓励患者保持良好的心态、规律的生活、适当的运动,才有利于机体免疫力的恢复,以达到延缓肿瘤复发、改善生存质量的目的。此外,帮助患者及其家属积极了解疾病相关知识、遗传风险信息,协助整理记录治疗、随访情况;合理指导家庭中其他高危人群的风险管理。

(四)肿瘤遗传咨询的流程简图

在妇科肿瘤遗传咨询的临床实践中,咨询师要在有限的时间内,完成有效沟通、获取信息、制订基因检测方案、心理评估等。我们以妇科肿瘤遗传咨询门诊的工作流程为例,简要回顾肿瘤遗传咨询的要点(图 3-1)。

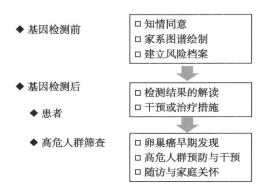

图 3-1　妇科肿瘤遗传咨询流程简图

（史庭燕　臧荣余）

参考文献

[1] American cancer society. Cancer facts & figures 2018. Atlanta:American Cancer Society,2018.

[2] Donnez J,Dolmans MM. Fertility preservation in women. N Engl J Med,2017,377(17):1657-1665.

[3] National Comprehensive Cancer Network.NCCN clinical practice guidelines in oncology:genetic/familial high-risk assessment:breast and ovarian,version 3.2019. https://www.nccn.org/professionals/physician_gls/default.aspx

[4] Schneider KA. Counseling about cancer:strategies for genetic counseling,third edition. New Jersey:John Wiley & Sons,2011:221-266.

[5] Shi T,Wang P,Xie C,et al. BRCA1 and BRCA2 mutations in ovarian cancer patients from China:ethnic-related mutations in BRCA1 associated with an increased risk of ovarian cancer. Int J Cancer,2017,140(9):

2051-2059.

［6］National Comprehensive Cancer Network.NCCN Clinical Practice Guidelines in Oncology：Ovarian Cancer Including Fallopian Tube Cancer and Primary Peritoneal Cancer，Version 1.2019. https://www.nccn.org/professionals/physician_gls/default.aspx

［7］Randall LM，Pothuri B，Swisher EM，et al. Multi-disciplinary summit on genetics services for women with gynecologic cancers：A Society of Gynecologic Oncology White Paper. Gynecol Oncol，2017，146（2）：217-224.

［8］国际妇科内分泌学会中国妇科内分泌学分会及共识专家 . 卵巢组织冻存与移植中国专家共识 . 中国临床医生杂志，2018，46（4）：496-500.

［9］von Wolff M，Dittrich R，Liebenthron J，et al. Fertility-preservation counselling and treatment for medical reasons：data from a multinational network of over 5 000 women. Reprod Biomed Online，2015，31（5）：605-612.

第三节　妇科肿瘤遗传咨询沟通技巧及注意事项

遗传咨询师在整个遗传咨询的过程中都在与咨询者评估、解释和讨论患病的风险。而风险沟通不仅仅是对罹患遗传疾病的统计概率做出估计，还涉及咨询者的感受、信仰，以及对风险总体观念的理解和应对[1]。简言之，我们可以认为遗传咨询（genetic counseling）就是风险沟通（risk communication）的过程，肿瘤遗传咨询师需要在整个咨询和检测过程中应对风险沟通的各个方面。

一、肿瘤遗传咨询沟通技巧

（一）肿瘤遗传咨询的主要内容和主要类型

1. 肿瘤遗传咨询主要内容　要做好肿瘤遗传咨询，咨询师需要清楚肿瘤遗传咨询有哪些主要内容。肿瘤遗传咨询的主要内容包括：①为肿瘤遗传咨询设定目标；②采集肿瘤家族史；③进行咨询者个人及其亲属的遗传肿瘤风险评估；④沟通遗传肿瘤风险信息，包括肿瘤遗传最新进展；⑤讨论基因检测风险、获益、局限性，安排相应的基因检测；⑥讨论后续医疗处理措施选择，给予个体化肿瘤筛查与治疗、随访策略建议；⑦基于基因检测的生育计划管理（management of fertility plans），考虑生育力与内分泌功能的保护；⑧注意社会心理问题，必要时给予适当的转诊建议；⑨国际国内正在开展的相关临床试验及研究进展[2]。

2. 肿瘤遗传咨询主要类型　肿瘤遗传咨询通常不能在一次咨询完成以上全部内容的沟通讨论，咨询者通常需要被安排多次咨询。而根据肿瘤遗传咨询的目的和讨论内容不同，可以将肿瘤遗传咨询分为三类。

（1）肿瘤风险评估咨询（counseling of tumor risk assessment）：这通常是初次的肿瘤遗传风险咨询，主要目的是收集详细的家族史，评估咨询者是否有某个遗传性肿瘤综合征的家族风险，进而与其讨论和安排必要的基因检测。例如：一位卵巢癌的患者和其丈夫在取得卵巢癌病理诊断后到肿瘤遗传咨询门诊就诊，希望了解他们的女儿是否以后也会患卵巢癌。

（2）基因检测前咨询（pre-test genetic counseling）：此类咨询的主要目的是基因检测的知情同意和留取基因检测样本。在临床工作中，检测和风险评估常常会在一次咨询中完成。在取得咨询者知情同意的过程中，需要详细告知咨询者可能的检测结果、检测局限性、检测风险、益处、检测准备工作以及相关费用。还应该跟咨询者沟通检测结果的告知方式，是安排下一次咨询时当面告知结果,还是将结果直接邮寄给咨询者,或者采用其他方式。例如:一位高级别浆液性卵巢癌患者,在妇科肿瘤遗传咨询门诊就诊后,咨询师建议其进行 *BRCA1/BRCA2* 的基因检测,在检测前咨询师应当把 *BRCA* 基因可能检测结果、益处、费用等详细告知患者,并让患者考虑后再签署基因检测知情同意书。

(3) 基因检测后咨询(post-test genetic counseling):完成了基因检测的咨询者,取到检测报告后,需要再次安排肿瘤遗传咨询门诊,对报告进行解释,并对后续的医疗处理措施、预防措施以及家族成员的肿瘤风险进行详细告知和讨论。例如:一位浆液性卵巢癌患者,基因检测后发现其为 *BRCA1* 致病突变,那么肿瘤遗传咨询师应该向患者详细说明 *BRCA1* 致病突变的临床意义和后续治疗建议,及其兄弟姐妹、子女可能携带该突变基因的可能性,推荐后续的筛查建议等。

(二)风险沟通与遗传咨询技巧

风险可以理解为某个特定事件的发生概率,而这一特定事件具有不确定性,并且其可能的结果至少有一个是不好的或者不希望发生的。肿瘤遗传咨询的风险沟通是为咨询者提供充分的、可靠的信息,帮助咨询者做出有关遗传基因检测和医疗干预措施的决定。成功的遗传肿瘤风险沟通应该达到增加咨询者自我掌控或提高安全感、减少焦虑或能够更好地应对焦虑的目的,对遗传肿瘤风险有更精确、更客观的预估。

1. 咨询者的风险感知 每个咨询者对其个人肿瘤遗传风险的反应和理解是完全不同的。遗传咨询师需要注意咨询者会借助自己的个人经验和知识来理解所获得的遗传肿瘤风险信息;同时咨询者对某一特定遗传肿瘤风险的看法和态度可能在经过一段时间或某个重大事件后发生改变。在肿瘤遗传咨询过程中,咨询师需要注意咨询者对获知风险信息的感知和理解,并由此对咨询沟通做出相应的调整。

影响咨询者风险感知的因素主要包括:①咨询者的认知能力;②咨询者的文化或民族身份;③咨询者的情绪和应对方式;④家庭影响;⑤类比和其他来源的肿瘤风险信息;⑥咨询者对肿瘤的预期负担;⑦咨询者个人特质和健康状况;⑧咨询者与疾病有关的个人经历;⑨咨询者的人格类型;⑩咨询者的宗教信仰[3,4]。

2. 告知肿瘤风险信息的沟通技巧 告知咨询者肿瘤遗传的风险信息是肿瘤遗传咨询的一个重要内容。在遗传咨询过程中,除了需要告知咨询者肿瘤患病风险的具体数值外,咨询师还应该与咨询者讨论肿瘤风险信息的准确性、局限性及其他相关问题,并注意患病风险数字对咨询者的社会心理影响。而后者恰恰对遗传咨询的效果起着决定性的作用。

(1) 告知咨询者肿瘤风险数据的方式:对遗传肿瘤风险的描述常会涉及复杂的统计学概念,咨询者对于这些概念常难以理解。在告知咨询者定量和定性数据时,咨询师可以用多种表达方式去呈现这些有关肿瘤患病风险的统计学数据。对于不同的咨询者,针对性地用不同的方式去讲述数据,可以使咨询者更客观地理解风险。常用的告知肿瘤风险信息的方式包括:①数值;②百分比;③范围;④比例;⑤赔率;⑥比率;⑦定性描述;⑧与其他疾病或事件比较;⑨与一般人群肿瘤风险比较;⑩个体化或结构[2]。

(2) 告知咨询者肿瘤风险信息的沟通技巧:在遗传咨询中与咨询者讨论风险数字准确性、局限性及相关问题时,需要咨询师根据每个咨询者的具体情况采用不同的沟通方法,以便有效地将风险信息传递给咨询者。常用的告知肿瘤风险信息的沟通技巧包括:从咨询者知道的内容开始;提供定量和定性数据;聚焦最相关的事实和数据;从正反面描述风险数字;

提供绝对风险而不是相对风险数据;解释肿瘤风险数据的局限性;强调风险并不代表结果一定发生;描述肿瘤综合征的特征;讨论肿瘤诊断的确定性;使用简洁的语言;使用可视化图像;保持灵活性;沟通方式适应咨询者的偏好等[3-6]。

1）从咨询者知道的内容开始:在肿瘤遗传咨询中,可以让咨询者自己来描述已知的肿瘤患病风险信息,然后咨询师以此作为讨论的起点。由于不同的咨询者对肿瘤的理解和对自己患病风险的了解不同,比如有的咨询者知道 BRCA 基因突变会导致患卵巢癌和乳腺癌概率升高,有的咨询者可能完全不知道肿瘤的遗传易感性(genetic susceptibility)。让咨询者自己描述,不但可以评估咨询者对自身肿瘤风险的认识,也可以借此了解咨询者以往肿瘤知识的来源。

2）从正反面描述风险数字:告知咨询者肿瘤患病风险时,咨询师应该养成从正反面叙述的习惯。描述一个事件可能发生的概率,同时描述该事件可能不会发生的概率似乎多余,但这是一个客观地呈现风险信息的有效而重要的方式。遗传咨询师应该养成一种习惯,告诉咨询者:"你有 50% 的概率带有突变基因,还有 50% 的概率不带有突变基因"。

3）提供绝对风险而不是相对风险数据:媒体在报道疾病发病率时经常喜欢使用相对风险,因为相对风险的说法更加惊人,但却容易给受众带来错误的风险感知。例如:如果在遗传咨询中告诉咨询者"患肿瘤的风险比普通人群增加了 300 倍!",而实际上患病风险却不到 1%,这样的相对风险描述可能让咨询者产生误解和过分的焦虑,而使用绝对风险的描述则更加客观。

4）解释肿瘤风险数据的局限性:对于罕见的或者新发现的肿瘤综合征,由于其极低的发病率或目前发现的病例很少,其患病风险可能被夸大。随着时间的推移,这类遗传肿瘤的患病风险可能会发生变化。同时还有许多肿瘤的遗传易感性没有被发现。在肿瘤遗传咨询中,在告知咨询者肿瘤患病风险时应留有余地。

5）强调风险并不代表结果一定发生:通过遗传咨询中的风险沟通,让咨询者全面地了解肿瘤的患病风险,从而对遗传基因检测和医疗干预措施做出知情选择。同时咨询师也应该提醒咨询者,有风险不意味着一定会发生,比如:BRCA1 基因致病突变的人群,患卵巢癌和乳腺癌的风险比普通人群高很多,但并不是一定会发生卵巢癌或者乳腺癌。

6）使用简洁的语言:肿瘤遗传咨询师在咨询中将复杂的肿瘤学和统计学信息用日常语言转述给咨询者,使其充分理解这些信息的原意,是肿瘤遗传咨询的重要内容之一。故咨询师解释风险信息的语言应该简洁、明了,使咨询者容易理解和接受。

7）沟通方式适应咨询者的偏好:不同的咨询者对各种信息传递方式的敏感度、理解度是各不相同的。咨询师应尽量将风险信息的告知方式与咨询者的偏好相匹配。如果咨询者对于数字信息不敏感,那么罗列许多数字给这类咨询者,则可能使其不知所措;相反,有的咨询者喜欢各种数字信息的表达,如果咨询师不使用确凿的数据,则这类咨询者可能会对咨询师产生不信任感。当然,分辨咨询者属于哪种类型并不是特别容易,需要在遗传咨询过程中注意观察和鉴别。

二、遗传咨询风险沟通的注意事项

肿瘤遗传咨询并不仅仅是告知相关事实和风险数字。它是一个风险沟通的过程,还包括咨询者对肿瘤患病风险的感知和咨询者根据所获信息做出相应医疗干预措施的决定。下面一些事项也是咨询师在肿瘤遗传咨询过程中需要注意的:

1. **为每一次的肿瘤遗传咨询讨论做好充分准备** 咨询师应该在咨询讨论前准备好本次遗传咨询所必需的资料和相关数据。包括了解咨询者此次咨询的目的、相关遗传性肿瘤的遗传学特征、相关遗传性肿瘤基因检测的选择、检测价格、检测风险、益处以及后续的医疗干预措施等。

2. **语言和肢体语言信号保持一致** 在遗传咨询过程中,咨询师的语言和肢体语言信号应该与当前讨论的话题保持一致。如果咨询师的语言与肢体语言信号不一致,则可能使咨询者产生误解。比如在告知肿瘤遗传高风险的信息时,咨询师的举止过分乐观,则可能让咨询者错误地认为风险并不是那么高,而产生过于乐观的估计。相反,在告知肿瘤遗传低风险时,咨询师的态度如果过于严肃,则可能使咨询者产生误解而过分焦虑。

3. **注意措辞** 肿瘤遗传咨询中风险沟通的目的是为咨询者提供客观的数据信息,因此咨询师告知肿瘤风险的表述应该是非指令性的、没有偏见的。如果发现咨询者在咨询讨论时对某些语言感到敏感或过分焦虑,咨询师则应该注意澄清这些语言的含义或者换用一些咨询者容易接受的语言来表达,以确保咨询者的理解是正确的。

4. **避免过分安慰** 在妇科肿瘤遗传咨询中咨询者多数是女性,讨论家族遗传风险时容易引起咨询者悲伤和自责的情绪,甚至有些咨询者会出现情绪失控的情况。咨询师想安慰这样的咨询者是非常自然的反应。但是,咨询师应该清楚地认识到,肿瘤患病风险信息带来的情感冲击不是咨询师可以或者应该去清除的,给予咨询者足够的时间和空间来表达其情绪反应非常重要。同时,过度地向咨询者表述“不要担心”也可能引起咨询者的反感。咨询师应该客观地表达“这个信息确实让人难以接受”,并提供必要的医学支持,以帮助咨询者接受这一信息。

5. **警惕个人偏见** 有些咨询者的悲伤情绪或家族情况可能引起咨询师的共鸣,妨碍咨询师站在客观的角度进行风险告知;遇到一些难缠的、好争辩的、苛刻的咨询者,会给咨询师带来压力,妨碍咨询师进行客观的信息告知。咨询师应当清楚意识到自己的情绪或可能存在的偏见,以便在肿瘤遗传咨询讨论中能够排除自己的情绪或偏见的影响。

6. **核实咨询者对风险信息的理解** 在肿瘤遗传咨询的风险沟通中,咨询师除了需要注意咨询者对某些信息的理解是不是有困难外,还应该在讨论中经常询问咨询者对相关数据、信息的理解是否清楚。如果咨询者理解有偏差,那么可以暂停讨论,让咨询者说明问题,然后咨询师就这一问题进行再次说明,以确保咨询者对相关的信息有准确的理解。

7. **留意咨询者如何看待风险** 肿瘤遗传咨询风险沟通中的风险信息数字化,使咨询师能给出确凿的患病风险,但同时也给咨询沟通带来了挑战。同样的数字信息,对于不同的咨询者可能有不同的风险感知。例如,同样是 25% 的风险携带 *BRCA1* 致病突变基因,有些咨询者会认为风险不高,而有些咨询者则会认为风险很高。咨询师应该明白每个咨询者对于风险的感知是受到生活经历、文化背景等因素的影响,并且要认识到风险感知是主观的,并不能苛求什么是正确认知。

8. **对文化差异保持敏感** 在面对不同国家或者不同文化背景的咨询者时,咨询师要清楚地意识到文化背景会对咨询过程产生影响。非母语的应用、肢体语言、友好的态度以及提问的方式等都会受到文化背景的影响。而咨询者对于风险信息的理解同样会受到文化背景的影响。如果咨询过程中借助翻译,可能使风险沟通和医患关系变得更为复杂。

9. **接受咨询者的以往经验** 咨询者以往的经验,特别是肿瘤性疾病的经验在咨询者对风险的感知中有着相当重要的作用,尽管这些经验有时可能是错误的;但咨询师应当理解并考虑这一因素,而不应该试图去"纠正"咨询者可能错误的经验。在遗传咨询沟通中接受这些"经验",并在后续的讨论中纳入考虑,会让咨询者更容易理解肿瘤遗传的信息。例如:笔者曾有一位门诊咨询者,其母亲患有内膜癌,外婆因卵巢癌去世,这位咨询者通过类比推测认为自己一定会得妇科肿瘤,反复在妇科门诊要求检查。这种以直系近亲患有妇科肿瘤而得出自己一定会得妇科肿瘤的经验判断在门诊咨询时经常会遇到,咨询师应当充分理解和接受咨询者的这种想法,并进行进一步的讨论,而不能持轻易否定的态度。

10. **鼓励咨询者提出问题**　在遗传咨询中有些咨询者不敢或者碍于情面不愿意打断咨询师。咨询师意识到这类情况时应该鼓励咨询者提出问题,使其成为主动的参与者,而不是被动的听众,让咨询讨论成为一次真正的对话。同时也需要衡量咨询者是出于理解困难而提问,还是出于恐惧或焦虑而不断地询问咨询师。不停地纠缠于统计数字或者有不合逻辑的问题往往提示咨询者存在潜在的恐惧和焦虑,在咨询中要注意咨询者这些潜在的感受。

11. **不知道答案时要承认**　如果不知道某个特定问题的答案,咨询师应该坦诚地告诉咨询者。有研究表明,坦诚地承认自己不知道的问题,不但不会降低咨询师在咨询者心目中的可信度,反而会得到咨询者的肯定和欣赏,从而得到信任和尊重。

12. **明智地管理时间**　肿瘤遗传咨询需要有充足的时间向咨询者解释和讨论肿瘤风险信息的含义。如果为了限定时间而仓促地结束咨询,对咨询师和咨询者都是不好的体验。这样不仅是一种有压力的咨询方式,而且咨询师关注的重点由咨询者转向时间控制,会使医患间很难建立相互的信任。如果时间有限,在咨询开始时可以告知咨询者时间的限制,共同讨论决定需要优先沟通和讨论的问题,对于本次咨询不能完成的内容,可以再安排一次遗传咨询讨论。而对于某些特别健谈或容易发散谈话内容的咨询者,咨询师应该注意掌握时间,掌控咨询讨论的节奏和话题。

咨询的过程即为沟通的过程。妇科肿瘤遗传咨询师面对的是女性肿瘤患者及家属,其感情反应较为强烈,思想负担较重,对咨询师沟通技巧,特别是心理沟通技巧的要求更高。通过有效的沟通,全面详实地了解咨询者的病史和家族史,对咨询者妇科肿瘤家族风险做出较为准确的判断,对咨询者的基因检测做出合理的建议,对检测结果做出专业的解读,使咨询者清楚地知道其妇科肿瘤家族遗传风险的情况,使妇科肿瘤患者清楚地知道其相关遗传基因状态及适宜的治疗和监测手段,这才是妇科肿瘤遗传咨询的最终目的。

(宋　亮　尹如铁　李清丽)

参考文献

[1] Dixon SD, Konheim-Kalkstein YL. Risk communication: a complex process. New Jersey: Wiley-Blackwell, 2010.

[2] Katherine AS. Counseling about Cancer Strategies for genetic counseling. New Jersey: Wiley-Blackwell, 2012.

[3] Baty BJ. Risk communication and decision-making. New Jersey: Wiley-Blackwell, 2009.

[4] Veach PM, LeRoy BS, Bartels DM. Collaborating with clients: providing information and assisting in client decision making. New York: Springer, 2003.

[5] Weil J. Nondirective counseling, risk perception, and decision-making. New York: Oxford University Press, 2000.

[6] Uhlmamm WR. Thinking it all through:case preparation and management. New Jersey:Wiley-Blackwell,2009.

第四节　肿瘤遗传咨询的相关伦理和法律问题

　　肿瘤遗传咨询的目的是为咨询者分析评估肿瘤遗传风险,普及肿瘤遗传相关知识,提供肿瘤预防、筛查方案及遗传学检测等服务。为了有利于提高和改善咨询者的健康、尊重咨询者及其家属的自主权,不给咨询者带来不必要的伤害,维护医患双方的合法权益,遗传咨询师在对咨询者进行肿瘤遗传咨询的过程中,应当严格遵循医学伦理的基本原则和相关法律法规的规定,以便为咨询者提供更好的服务,构建和谐的医患关系。

一、相关伦理问题

　　肿瘤遗传咨询虽然是一门新兴的医学分支,当前也仅是在少数医院开展门诊咨询服务,但其在帮助肿瘤患者及其家属理解和适应肿瘤遗传因素对疾病的作用及其对医学、心理和家庭的影响越来越重要。遗传咨询师在整个咨询过程中,必须遵守基本的医学伦理规范。1997 年 12 月世界卫生组织通过的《医学遗传和遗传服务中伦理问题的国际准则》(*Proposed International Guidelines on Ethical Issues in Medical Genetics and Genetics Services*),集中体现的就是医学伦理(medical ethics)的四条基本原则,即不受伤害、行善、自主和公平的原则。2016 年我国新修订的《涉及人的生物医学研究伦理审查办法》第四条也明确了在涉及人的生物医学研究中应当符合的伦理原则,即伦理审查应当遵守国家法律法规规定,在研究中尊重受试者的自主意愿,同时遵守有益、不伤害及公正的原则。可见,我国医学研究和临床实践所必须遵守的这些原则与国际公认的伦理准则是一致的。因此,在肿瘤遗传咨询中,遗传咨询师要具有基本的医疗良知和医疗伦理,必须遵守以下伦理原则[1,2]:

(一) 尊重原则

　　尊重原则是遗传咨询师要充分认可咨询者依法享有作为人的基本尊严和权利。对于任何一名咨询者,凡是涉及其利益的诊疗行为,都应事先获得咨询者的许可才可以进行。基于该原则,在肿瘤遗传咨询中,咨询师首先要尊重和保障咨询者是否愿意接受咨询的自主决定权,这不仅仅是事关咨询者健康利益的问题,而且是一种自我决定的人格利益和人性尊严,这就要求咨询师要充分履行说明、告知和解释的义务。对于在咨询过程中,需要涉及一些遗传学检查如 DNA 测定等基因检测的,需要严格履行知情同意的程序。在此过程中,不得采取任何诱导、欺骗、胁迫等手段使咨询者接受咨询,同时,允许咨询者在咨询的任何阶段无条件地终止咨询。

(二) 遵守有益的原则

　　医学伦理中有益原则是指对患者所采取的医疗行为是能够防止伤害、消除伤害并且确实能够促进患者的健康和福利的行为。有益原则始终将有利于患者的健康放在首位,并且是切实为患者谋取利益的伦理原则。在肿瘤遗传咨询过程中,咨询师应本着以增进和改善咨询者的健康作为咨询服务的唯一目的,咨询师必须重视咨询者对于肿瘤高风险发生的极度恐惧、悲伤、自我失控等心理状况,在咨询过程中,不仅仅是提供医疗救治方案,还有更多的心理帮助和精神安慰。同时咨询师必须精准地掌握肿瘤发生、诊断、治疗、预后及其相互之间关系的医学基础和临床知识,努力预防和减少难以避免的医疗伤害,在提供医疗方案时,应当选择受益最大、伤害最小的医疗决策,这样才可以为咨询者提供准确、全面的肿瘤遗传咨询,满足咨询者对生命和健康的渴望需求。

(三)遵守不受伤害原则

医疗行为本身具有双重性,在起到治疗作用的同时有可能会对患者健康造成一定的破坏,对于患者实施的任何治疗措施,健康利益与医疗伤害都可能相伴而来。医学伦理中的不伤害原则,不是要消除任何医疗伤害。如果是这样的话,那是对医疗行为的苛求,当前的医疗技术水平无法做到彻底消除医疗伤害。不伤害原则,是强调医务人员要培养和具有为患者高度负责、以患者健康生命至上的医学伦理理念和工作作风。同时,也是要求医务人员在平时医疗活动中,应当遵守卫生法律法规,部门规章和诊疗护理规范、常规,尽最大努力避免可控性医疗伤害的发生,杜绝医疗事故的出现。因此,在肿瘤遗传咨询中,咨询师更应当遵守不伤害原则,强化以咨询者为中心的动机和意识,要本着坚守底线、健康所系、性命所托的医学人文精神,为其提供正确的肿瘤遗传咨询方案,以达到对疾病有更加准确的判断,避免因咨询师的各种过失造成咨询者的伤害,并将医学伤害控制在最低限度内。

(四)遵循公正的原则

医学伦理的公正原则,要求临床医务人员在给患者实施医疗行为时具有社会公平性和个人公平性。要公平平等地对待每一位患者,不因为其经济状况、种族、社会地位、性别、年龄、是否具有民事行为等而差别化对待。因此,肿瘤遗传咨询师面对各种咨询者时,应公平平等地将肿瘤遗传因素对疾病的发生或者再发风险的可能性等情况告知需要此项服务的咨询者,特别是对于儿童、孕妇、智力低下者、精神障碍患者等特殊人群,应当特别给予更好的保护。

二、相关的法律问题

2017年2月15日中国首个"肿瘤遗传咨询门诊"在广州南方医院挂牌,正式开启了国内肿瘤遗传咨询发展的历史篇章。肿瘤遗传咨询是帮助肿瘤患者及其家属理解并使之接受遗传因素在肿瘤发生过程中的作用,及其对医学、心理和家庭的影响,通过对家庭史的分析,评估家族成员遗传性肿瘤发生在不同年龄段的风险率,并对准确选用肿瘤基因检测及其结果解读等给予指导。由此可见,肿瘤遗传咨询门诊对咨询者提供的咨询等服务,如同其他门诊行为一样,都属于法律上的诊疗行为,但肿瘤遗传咨询因其服务内容及技术的特殊性,因而会涉及一些特定的法律问题,同时,对于利用人类遗传资源开展科研、临床诊疗活动的科研、临床工作者,应当严格遵守《中华人民共和国人类遗传资源管理条例》的相关规定。

(一)有关告知义务的法律问题

在司法实践中,医院因为未尽告知义务(obligation to inform)而被法院判决败诉的,已成为医院败诉的主要因素。《侵权责任法》第55条规定,医务人员在诊疗活动中应当向患者说明病情和医疗措施。需要实施手术、特殊检查、特殊治疗的,医务人员应当及时向患者说明医疗风险、替代医疗方案等情况,并取得书面同意;不宜向患者说明的,应当向患者的近亲属说明,并取得其书面同意。医务人员未尽到前款义务、造成患者损害的,医疗机构应当承担法律责任。

从该条法律规定上可以看出,告知义务是医务人员的法定义务,而该项法定义务源自患者享有的知情权(right to know)和自我决定权。

在肿瘤遗传咨询中,咨询师通过肿瘤遗传咨询和肿瘤基因检测结果以及分析家族史,对个体和家族成员进行肿瘤风险评估。而在实施这些行为前后,咨询师应履行法定的告知义务,对咨询者进行充分告知,详细说明病情及检测结果,并最终提供有效的医疗建议包括有效的治疗和预防性的措施。如果咨询师未尽上述应尽的告知义务、说明义务、提出有效的医疗建议,而造成咨询者损害的,应由咨询师所在的医疗机构承担相应的法律责任。

(二) 有关知情同意义务的法律问题

《侵权责任法》第 55 条明确了患者享有知情同意的权利。患者知情同意权(right to know and consent)包括如下两部分内容:①充分知情权:这要求医务人员应当用通俗易懂的语言将比较专业的医疗知识和医疗行为向患者做详细介绍,使患者能够充分了解自己的病情、可供选择的诊疗方案以及治疗效果,特别是可能存在的并发症和医疗风险等,以达到最终使患者能够准确理解的目的。而根据第 55 条规定,医师告知义务的形式一般以口头为主,但对于一些特殊医疗行为如实施手术、特殊检查、特殊治疗以及涉及高额费用的必须是书面告知。②自我决定权:医师将病情及诊疗行为告知患者后,对于实施手术、特殊检查、特殊治疗的,必须事先征得患者的书面同意。这时患者就面临着自我决定,是同意还是拒绝[3]。

在肿瘤遗传咨询中,需要进行相关遗传检测如肿瘤 DNA 检测的,必须在咨询者充分知情的前提下,由咨询者自主行使同意或是不同意接受相关检测的决定权。但不论出于何种目的,如果未经咨询者书面同意,咨询师擅自对咨询者进行肿瘤遗传检测的,就构成了侵权行为。

(三) 有关保密义务的法律问题

《侵权责任法》第 62 条规定,医疗机构及其医务人员应当对患者的隐私(privacy)保密。泄露患者隐私或者未经患者同意公开其病历资料,造成患者损害的,应当承担侵权责任。该条规定是基于医患关系的特殊性,医师掌握着患者的病情情况和其个人重要信息数据资料,这些都属于患者的重要隐私信息。第 62 条就是要求医疗机构及其医务人员对于患者应保持忠实、勤勉的义务,对于在工作中接触到患者的相关信息具有保密义务。

在肿瘤遗传咨询中,出于咨询的需要,咨询师掌握了咨询者本人以及亲属的健康信息、生理特点、生殖缺陷、家族史、遗传信息等数据资料以及在诊疗过程中有关病历、化验单(检验报告)、医学影像检查资料、病理资料等,依据法律的规定,这些属于咨询者的隐私信息,未经咨询者同意,不得将其公开或者另做他用,否则因此给咨询者造成损害的,医疗机构应当承担侵权的法律责任。

(四) 有关违反诊疗规范的法律问题

违反诊疗规范的法律责任,是指医疗机构违反卫生管理法律,行政法规,部门规章和诊疗护理规范、常规,造成患者人身损害而需要承担的法律责任。《医疗事故处理条例》第 2 条就是这样定义"医疗事故(medical accident)"的。在《医疗纠纷预防与处理条例》中明确要求医疗机构和医务人员在诊疗活动中,严格遵守诊疗相关规范、常规,加强对诊断、治疗、护理、药事、检查等工作的规范化管理。这些法律规定,都要求医务人员在医疗活动中,应当具有高度的注意义务,严格按照规范实施相应的诊疗行为,切实做到以患者安全为中心。如果违反诊疗规范造成患者损害的,由医疗机构承担法律责任。

这一法律原则,要求在肿瘤遗传咨询中,作为咨询师必须按照精确掌握肿瘤的遗传学、临床特征、诊断和治疗的相关医学基础和临床知识,按照诊疗规范和常规给咨询者制定正确的肿瘤防治措施。如果咨询师违反诊疗规范、常规,给咨询者提供了错误的肿瘤防治措施,咨询者因此而遭受了损害的,则医疗机构应承担法律责任。

(五)有关采集、保藏、利用、对外提供人类遗传资源的相关法律问题

为了有效保护和合理利用我国人类遗传资源(human genetic resources),维护公众健康、国家安全和社会公共利益,2019年5月28日我国颁布了《中华人民共和国人类遗传资源管理条例》(以下简称"《条例》"),该部行政法规全面加强对采集、保藏、利用、对外提供中国人类遗传资源各环节的管理,明确管理责任和要求,健全管理体系,加大对违法违规行为的处罚力度。因此从事遗传工作的临床医务人员,在平时的工作中,应当严格遵守《条例》的有关规定。

1. 关于采集和保藏的法律规定　《条例》明确规定了,采集我国重要遗传家系、特定地区人类遗传资源或者采集国务院科学技术行政部门规定种类、数量的人类遗传资源的;保藏我国人类遗传资源、为科学研究提供基础平台的,都应当符合《条例》规定的法定条件,同时需要经国务院科学技术行政部门批准。

2. 关于利用和对外提供的法律规定　《条例》对于利用和对外提供人类遗传资源做了明确的规定,利用我国人类遗传资源开展生物技术研究开发活动或者开展临床试验的,应当遵守有关生物技术研究、临床应用管理法律、行政法规和国家有关规定。

对于外国机构以及国际合作科研研究,《条例》规定,外国组织、个人设立或者实际控制的机构,需要利用我国人类遗传资源开展科学研究活动的,应当遵守我国法律、行政法规和国家有关规定,并采取与中方单位合作的方式进行。

对于利用我国人类遗传资源开展国际合作科学研究的,《条例》规定了需要满足的法定条件,以及在合作过程中重大事项发生变更的,应当办理变更审批手续。同时规定了合作研究中产生的知识产权的分配机制。

此外,《条例》规定,在利用我国人类遗传资源开展国际合作科学研究过程中,应当保证中方单位及其研究人员在合作期间全过程、实质性地参与研究,研究过程中的所有记录以及数据信息等完全向中方单位开放并向中方单位提供备份。

3. 关于违反规定的法律责任　《条例》加大对违法违规行为的处罚力度,除大幅提高罚款金额(在50万元以上1 000万元以下)以外,对情节严重或特别严重的,采取一定期限或永久禁止从事涉及我国人类遗传资源的活动,并对相关责任人予以处分和处罚、记入信用记录等处理。《条例》明确规定,外国组织、个人及其设立或者实际控制的机构违反本条例规定,在我国境内采集、保藏我国人类遗传资源,利用我国人类遗传资源开展科学研究,或者向境外提供我国人类遗传资源的,由国务院科学技术行政部门责令停止违法行为,没收违法采集、保藏的人类遗传资源和违法所得,处100万元以上1 000万元以下罚款,违法所得在100万元以上的,处违法所得5倍以上10倍以下罚款。

三、违反伦理原则和法律法规所需要承担的法律责任

如同其他诊疗行为一样,在肿瘤遗传咨询中,如果医疗机构和遗传咨询师违反基本的医学伦理原则和法律法规,由此给咨询者造成伤害的,要承担相应的法律责任。根据我国法律法规的规定,医疗机构和医务人员在诊疗活动中,应严格遵守医疗卫生管理法律、行政法规、部门规章和诊疗相关规范、常规,恪守医疗伦理的基本原则,对患者尽到高度的谨慎注意义

务,如果违反这些注意义务,给患者造成身体上或者精神上的损害后果的,就要承担相应的法律责任。

(一) 民事责任

医务人员的民事责任(civil liability)是指医务人员在诊疗过程中违反了法律法规规定的应尽的民事义务所应承担的法律责任。国家针对这些年在处理医患纠纷案件中所遇到的鉴定和赔偿的二元化问题,为了平衡医患关系利益,实现医疗法律法规的统一性,2009 年 12 月 26 日全国人民代表大会常务委员会通过了《中华人民共和国侵权责任法》,在该部法律中对医疗损害责任单独做专章规定。在医疗损害责任这一章节中,规定对于医务人员在执业过程中有违法行为造成患者损害的要承担民事赔偿责任。

根据《侵权责任法》第七章医疗损害责任的有关规定,可以看出医疗损害侵权责任构成要件与一般侵权责任构成要件是一致的,必须具备包括侵权行为、过错、损害事实和因果关系等四个方面的构成要件[4]。

1. **诊疗行为存在违法性** 医务人员的诊疗行为构成医疗损害侵权责任的前提是诊疗行为侵犯了患者的人身权、财产权以及法律保护的利益。《执业医师法》和《侵权责任法》指出了医师在诊疗行为中的违法行为,如违反诊疗操作规范,违反说明的义务,侵犯患者知情同意权,严重不负责任延误危急患者抢救和诊治,隐匿、伪造、擅自销毁医学文书及有关资料,侵犯患者隐私权等违法行为。例如,某女性患者 62 岁诊断为"宫颈高级别上皮内瘤变",医院在全麻下行次广泛子宫切除 + 双附件切除术,术后因急性肺栓塞死亡。该起事件被认定为医院在给患者实施诊疗活动中存在扩大手术范围、术前未进行凝血功能检查、不符合大手术常规等医疗过错,与患者的死亡之间存在因果关系,诊疗行为存在违法性。该起医疗事件被定性为一级医疗事故,医院负主要责任。

2. **患者的损害事实** 患者的损害事实是医疗损害侵权责任的构成要件之一,只有发生损害后果才可能赔偿,没有损害就没有赔偿。患者损害事实包括:因诊疗行为违法造成患者人身损害、精神损害以及患者为治疗人身损害所发生经济损失等。例如,某 33 岁女性患者,因盆腔肿块来医院就诊,主刀医师在没有找到恶性病变证据,又没有与患方充分沟通的情况下,擅自实施了"子宫次全切除 + 双附件切除术",术后病理显示属良性改变,因错误的医疗行为造成患者子宫及附件切除,导致患者过早出现更年期症状的损害后果,该起医疗事件被定性为二级医疗事故。

3. **诊疗行为与患者损害事实之间的因果关系** 医疗损害侵权责任构成要件中的因果关系是指医师的诊疗行为与患者的损害事实之间的引起和被引起的关系,只有因果关系存在医疗侵权责任才能成立,无因果关系就可以排除医疗侵权责任的承担。例如:某产妇在做剖宫产手术后不久出现了大出血,经抢救无效死亡。在该起事件中,医师对其实施了诊疗行为,损害事实是产妇死亡。在判断该起医疗事件是否构成医疗侵权责任时,重要的是要看两者之间是否有因果关系。经过司法鉴定,认为产妇死亡原因符合肺羊水栓塞所致的全身多器官功能衰竭,医务人员的医疗行为没有违反诊疗规范,不构成医疗损害。本案中患者死亡的损害后果与医务人员的医疗行为之间无因果关系,因此,该事件不构成医疗侵权。

4. **过错** 医疗损害侵权责任的构成必须具备医疗机构或者医务人员存在过错,过错表现为故意和过失两种形式,一般在医疗损害侵权责任中过错表现为过失,如果是故意的,则构成了刑事犯罪。判断医务人员的行为是否构成过失,应当根据《侵权责任法》第 57 条的规定:医务人员在诊疗活动中是否尽到与当时的医疗水平相应的诊疗义务,即医务人员的注意义务。具体是指:医务人员在医疗活动中,应该具有高度的注意,对患者尽到谨慎和关心,以避免患者遭受不应有的危险或损害的责任。例如,某医院妇产科护士误将超强消毒液当作医用酒精给新生儿清洗身体导致皮肤被灼伤,这就是医务人员没有达到应当达到的注意程度,就构成过错。

以上是构成医疗侵权损害责任应当具备的四个构成要件,在医疗侵权责任中实施具体侵权行为的主体往往是医务人员,但在针对受侵权一方的患者承担赔偿责任的主体应为该医务人员所属的医疗机构,这就是医疗机构的替代责任,即受侵权的患者直接向医疗机构请求赔偿,医疗机构承担损害赔偿责任后可以向直接造成医疗损害的当事医务人员进行追偿。

(二)行政责任

医务人员的行政责任(administrative responsibility)是指医务人员在诊疗活动中违反有关卫生行政管理方面的法律法规,应承担的法律责任。在有些医疗纠纷案件中,虽然医疗机构的医疗行为未造成患者的人身损害,不需要承担民事责任,但是由于该医疗行为违反了有关卫生行政管理方面的法律法规,仍然需要承担行政责任。依据《执业医师法》《医疗事故处理条例》和《医疗纠纷预防和处理条例》的有关规定,医务人员承担的行政责任主要包括:

1. 行政处分 对责任程度为次要和轻微责任医疗事故的主要责任人给予行政警告处分。

2. 行政处罚 对发生医疗事故的主要责任人根据责任程度的不同责令暂停 6 个月以上 1 年以下执业活动,情节严重的吊销其执业证书。

在临床实践中,特别是因发生发错药,打错针,输错血,拍错片,错报或漏报辅助检查结果,开错手术部位,将手术器械或纱布等异物遗留在患者体内,擅离职守,不严格执行消毒、隔离制度和无菌操作规程,造成医院感染暴发等医疗过失行为,造成二级以上医疗事故的医务人员主要责任人,卫生行政部门将给予吊销执业证书的加重处罚。

2018 年 10 月 1 日施行的《医疗纠纷预防和处理条例》对于医疗机构和医务人员违反相关规定,所承担的行政责任较以往的规定处罚人员的范围和处罚力度都扩大了。具体的针对涂改、篡改、伪造、隐匿、毁灭病历资料的行为,加重了其对应的法律责任,对于直接负责的主管人员和其他直接责任人员,给予降低岗位等级或者撤职,对有关医务人员责令暂停 6 个月以上 1 年以下执业活动;造成严重后果的,对直接负责的主管人员和其他直接责任人员给予开除处分,对有关医务人员吊销执业证书;构成犯罪的,依法追究刑事责任。这样的处罚规定,较之前的法律规定不论是在处罚范围上还是在处罚力度上都很严厉,可见国家立法对于篡改、伪造病历资料的严重性进行了强调,为进一步保障患者的合法权益提供了有力保障。

(三)刑事责任

医务人员由于严重不负责任发生了医疗事故造成患者人身损害的,如果损害程度达到了就诊人员死亡或者严重损害身体健康的后果,除了要承担上述民事和行政责任之外,还有承担刑事责任(criminal responsibility)。《刑法》第 335 条规定:医务人员由于严重不负责任,造成就诊人死亡或者严重损害就诊人身体健康的,处 3 年以下有期徒刑或者拘役。这也就是所谓的医疗事故罪,根据最高人民检察院、公安部等相关部门针对医疗事故罪立案的追诉标准有如下规定:具有如下情节之一的属于严重不负责任:①擅离职守的;②无正当理由拒绝对危急就诊人实施必要的医疗救治的;③未经批准擅自进行实验性医疗的;④严重违反查对、复核制度的;⑤使用未经批准使用的药品、消毒药剂、医疗器械的;⑥严重违反国家法律法规及有明确规定的诊疗技术规范、常规的;⑦其他严重不负责任的情形。

《刑法》第 335 条中严重损害就诊人身体健康的,是指造成就诊人严重残疾、重伤、感染艾滋病、病毒性肝炎等难以治愈的疾病或者其他严重损害就诊人身体健康的后果。因此,在判断是否构成医疗事故罪中,其中"严重不负责任"是必要的条件之一,对于不属于严重不负责,而是由于其他原因的不构成犯罪。例如某医院在对一名肺癌患者实施手术中由于操作失误,误切肺动脉导致患者出现大量出血最终死亡,该案虽然也构成了医疗事故,但是并不属于法律规定的"严重不负责任"的情形,因此不构成本罪。另外,即使有严重不负责任的行为,也必须同时具备就诊人死亡或者严重损害就诊人身体健康的后果,只有满足上述全部条件,才构成医疗事故罪。例如,某村卫生室医师在对一名患者诊疗开药后,实习护士没有进行皮试就直接给患者静脉滴注青霉素药物,导致该患者出现药物过敏反应死亡,法院最终判处该医师及实习护士行为构成了医疗事故罪。

(薛安军)

参考文献

［1］王明旭,尹梅 . 医学伦理学 . 北京:人民卫生出版社,2015
［2］陆国辉,徐湘民 . 临床遗传咨询 . 北京:北京大学医学出版社,2007.
［3］杨立新 .《中华人民共和国侵权责任法》条文释解与司法适用 . 北京:人民法院出版社,2010.
［4］奚晓明 .《中华人民共和国侵权责任法》条文理解与适用 . 北京:人民法院出版社,2010.

第五节　遗传咨询的社会心理学评估与指导

随着遗传学的发展,遗传咨询受到人们的普遍关注。遗传咨询的实施过程包括初诊面谈、基因检测、检测后向患者解释检测结果并提供合适的临床治疗方案或家庭计划[1]。在这一系列的过程中,每个步骤都可能成为一个应激源,咨询者可能有意识或无意识产生不同的情绪,或引发一系列如抑郁、焦虑、恐惧、自卑等心理问题。遗传咨询不是单纯的诊断过程,是融合了诊断、教育、社会支持和心理支持的一门艺术。遗传咨询的社会心理学评估与指导着重阐述社会心理学与遗传咨询的结合。利用心理咨询技巧帮助咨询者以最佳的心理状态面对妇科肿瘤疾病及遗传咨询。现围绕社会心理学评估、支持、咨询配合要点及对咨询师的影响四个方面,阐述如何在遗传咨询的过程中融合社会心理学技巧。

一、社会心理学评估

心理评估是一种鉴定行为,可通过面对面接触或用量表测量的方法对咨询者进行心理状态的鉴定。了解遗传咨询过程中常见的心理症状并评估咨询者的心理状态,有助于咨询师及时发现并疏导有心理问题的咨询者。以下介绍在肿瘤遗传咨询过程中常见的心理症状、评估内容以及常用量表。

（一）常见心理症状

在遗传咨询的过程中常见的心理症状有焦虑、抑郁、羞耻、内疚、气愤、伤心、无助、困惑、冷漠、无价值、不公平想法以及对决定的无能为力感等[2]。在不同阶段、不同情况下均会引发不同的心理反应。

1. 初诊阶段 肿瘤患者及其家人在进行初诊的时候往往处于紧张的状态。甚至在初诊开始前已建立对不良检测结果的恐惧情绪。过往的诊断、治疗过程、家人病情、社会支持程度及心理承受能力均在一定程度上影响着咨询者初诊时的状态[3]。咨询者短期紧张的情绪在初诊面谈时可表现为：紧张、烦躁、担心、易怒、坐立不安及注意力不集中；严重的情况还会引起如心悸、冷汗、血压升高、头疼、尿频等躯体症状。

2. 检测结果等待阶段 在等待结果期间，咨询者出于对检测结果的担忧常会出现焦虑及恐惧的心理症状。根据现有研究表明，约有 1/4 的患者在接受遗传咨询初诊时会因担心基因检测结果而产生明显的焦虑情绪[4]。因担心结果而产生的焦虑情绪症状可表现为：注意力不集中、对曾经感兴趣的事物兴趣减退、烦躁、无故落泪等，还会引起浑身乏力、难以入眠、易醒、噩梦、食欲不佳及暴饮暴食等症状。

3. 报告解读阶段 在面对检测结果时，咨询者的心理症状因人而异。面对负面检测结果，情绪激动的咨询者可能会出现哭泣、呼吸困难、眩晕、晕厥等症状，甚至会产生轻生的念头。该阶段可诱发的心理症状有焦虑、恐惧、愤怒、悲伤、自我封闭、抑郁和无助等，这些负面情绪会随着时间推移有所缓解但却不会消失。严重的会对咨询者造成长期的心理影响，发展为心理疾病。

（二）心理评估内容

在咨询过程中咨询者的心理变化与多种因素相关，及时评估咨询者的心理状态有利于遗传咨询师提前采取干预措施。心理评估的内容不仅局限于各个阶段的心理症状，还应包括以下评估内容：

1. 认知程度 认知程度是影响心理状态的重要因素，认知错误或认知水平低下皆会导致咨询者对肿瘤遗传咨询产生误解。通常咨询者在进行肿瘤遗传咨询之前对基因检测的认知相对局限会引起负面的情绪，例如咨询者会认为基因检测结果"阳性"即代表了不治之症，因此产生恐惧死亡的心理。从而表现出烦躁、抑郁、丧失信心、丧失人生乐趣等状况，甚至拒绝治疗。咨询师应评估咨询者对妇科肿瘤疾病以及遗传咨询服务的认知程度，并及时纠正错误的认知或帮助咨询者提高认知程度，从而缓解因认知错误而导致的负面情绪。

2. 心理应激反应 评估心理应激反应的目的在于提前发现应激反应的初期症状并最大化防止咨询者产生更进一步的强烈心理反应。当心理应激反应发生时，咨询者会出现激烈的情绪反应，并难以自控。咨询师在无法改变客观存在的应激源的情况下，可以通过评估咨询者的初期心理应激反应症状从而及时展开心理干预。例如发现敏感、情绪不稳定的咨询者可给予适当的心理疏导后再继续进行遗传咨询。

3. 心理承受能力 良好的心理承受能力能帮助咨询者以更好的心态面对负面的检测结果。咨询师需要通过心理评估了解咨询者对于遗传咨询结果的承受能力以及适应能力。如发现咨询者心理承受能力较差或对遗传咨询的过程较为敏感，可以邀请其他人员如家人、医务人员或心理咨询师介入此次咨询。

4. 社会因素 咨询者所产生的负面心理症状往往与咨询者家庭支持、经济条件、知识水平、社会支持、个人经历、压力管理能力、情绪管理能力、文化背景、医护人员的帮助程度等各方面因素有关。生活中负性事件均可增加咨询者发生不良心理反应的易感性。因此评估咨询者的社会因素对了解咨询者的心理状态极为重要。

（三）心理评估常用筛查量表

利用量表作为评估工具，可以准确帮助咨询师或相关医务人员识别咨询者所经历的不良情绪，发现并及时给予针对性的干预措施，可以在一定程度上预防严重心理症状的发生。医疗场景常用的筛查量表有医院焦虑抑郁量表（hospital anxiety and depression scale，HADS），共由 14 个评分项目组成，主要用于医院场景内的焦虑或抑郁情绪的筛查。其他常用的心理状态筛查量表有抑郁症筛查量表（patient health questionnaire-9，PHQ-9），主要评估咨询者的低落情绪、疲倦感、专注度、睡眠障碍以及是否有自杀想法。筛查焦虑程度的量表有广泛性焦虑量表（generalized anxiety disorder scale-7，GAD-7），主要评估咨询者焦虑程度。其次有贝克抑郁量表（Beck depression inventory，BDI）、汉密尔顿抑郁量表（Hamilton depression rating scale，HAM-D）等，可由经过相关培训的遗传咨询师及医护人员完成评估。对于筛查出的高风险人群，可以由专业人员进行心理干预或及时提供心理咨询资源渠道。有严重心理问题甚至有自杀倾向的咨询者，应立即将其转诊至心理咨询师或精神科医师处进行诊治。

二、心理支持

当咨询者产生了负面情绪时，目前应用最广泛的方法是实施心理干预，即通过心理干预帮助咨询者建立有效的心理防御机制。最常用的心理支持方法包括认知疗法、传递共情、放松疗法以及社会支持。这些心理支持的方法可以单独使用，也可以融入到遗传咨询的过程中进行。以下列举四项在遗传咨询中方便实用的心理干预方法：

1. **认知疗法**（cognitive therapy） 通过改变错误的认知引导咨询者建立有效心理防御机制。认知程度来自多方面的影响，比如文化程度、就医经验、经济水平等各个方面，且不同的认知会导致不同的行为及心理反应。建立客观正确的妇科肿瘤疾病认知系统及知识体系是面对该类疾病的一种有效心理防御方式，咨询师可通过认知疗法或认知行为疗法（cognitive behavioral therapy，CBT）来帮助咨询者建立有效心理防御机制。通过背景知识科普、问题解答、科普宣教、风险评估指导等方式改变咨询者的思维方式。通过改变原有的错误或局限的认知，从而建立强大的心理防御机制。

2. **共情**（empathy） 也称作同理心，是咨询师理解以及体验咨询者情感、思维以及情绪并作出反应的一种能力。在面对肿瘤疾病的诊断或具有患病高风险时，咨询者产生负面情绪是常见的心理反应。当咨询师向咨询者传达共情时，可以降低咨询者的无助感并建立双方之间的信任。因此，在咨询过程中，适当使用共情技能可以帮助咨询者降低对肿瘤疾病诊断的焦虑与恐惧。

3. **放松疗法**（relaxation therapy） 放松疗法指的是通过放松训练帮助咨询者身体以及心理的放松。当咨询者产生悲痛的情绪，并发生大声哭泣等情绪激动的情况时，为避免咨询者因情绪激动而引起不自主的快速呼吸导致大脑血流减少、心跳加速及手脚麻痹的情况，咨询师可以以口令的形式给出呼吸放松指示。例如使用"放松，跟着我的指挥一起来呼吸"的口令引导其正确的呼吸方法来调节呼吸，从而帮助其缓解肌肉紧张以及心理紧张。同时利用一些简单操作的道具，例如纸袋、气球、橡胶手套和手握减压球，可以帮助咨询者缓解紧张的情绪。

4. 社会支持（social therapy）　社会支持是指咨询者从周围人群身上感受到关心、支持与理解。社会支持分为两类：第一类为实际行为支持，比如家人或朋友提供的实际照顾；第二类为情感支持，是指在面临压力或情绪不良时，咨询者可以从家人、朋友、同事、机构或其他有意义的人群中获得理解、尊重与支持。无论是实际行为支持或情感支持，个体通过接受社会支持，可以缓和对肿瘤疾病的消极态度，减轻咨询者的压力[5]。良好的社会支持包括家庭支持、夫妻关系、亲子关系等均可以增强肿瘤患者求生的欲望。因此，应鼓励咨询者整合身边的有效社会资源，为自己建立起强大的社会支持系统。

三、遗传咨询的社会心理学咨询要点

咨询师在咨询的过程中不应局限于提供专业的意见与建议，还应向来访的咨询者提供更多的心理支持。以下将围绕遗传咨询的社会心理学咨询要点阐述心理咨询技巧在遗传咨询的每个步骤中的配合内容。

（一）初诊前准备阶段

1. 提供舒适环境　咨询室的舒适感、隐私程度以及咨询者是否有家人朋友陪伴等因素均能影响咨询者在咨询期间的情绪及心理状态。安静隔音、整洁舒适和隐私性较强的咨询室可以使咨询者在咨询开始前感受到安全感，从而降低其紧张的程度。

2. 浏览病史　充足的准备工作可以使咨询师以更自信、开放的心态面对来访的咨询者。提前了解咨询者的来访目的、既往病史以及过往情绪信息可以帮助咨询师提高此次遗传咨询的掌控感。除了了解咨询者的病史，咨询师还应从社会心理学的角度更进一步地了解咨询者的过往心理状态，例如是否经历过痛苦的治疗阶段、该疾病是否造成其亲人离世、心理承受能力等各方面信息。

（二）初诊阶段

1. 建立良好咨询关系　良好的咨询关系是沟通的必要前提，可以减轻咨询者对咨询过程的抵触。建立良好的咨询关系就像是搭建一条咨询师与咨询者之间用于传递信息的"高速公路"。这条"高速公路"一方面能帮助信息准确地传递以及反馈，另一方面可以建立咨询者与咨询师之间的信任。良好的咨询关系对整个咨询过程都有积极的影响，不仅可以帮助咨询者获得安全感、信任感，同时还可以提升沟通的效率。建立良好咨询关系的方式有以下三点要素：

（1）态度端正：咨询师的态度是影响咨询关系的第一步。首次接触时咨询师以真诚、尊重、热心的态度面对咨询者将会在很大程度上缓解咨询者的紧张情绪。开始咨询时，咨询师应主动向咨询者介绍自己以及身边其他医务人员的身份。在简单地认识双方后，咨询师可向咨询者介绍此次遗传咨询的流程以消除其陌生感。

（2）知情同意及保密：开展任何肿瘤遗传咨询之前，知情同意及保密的原则必须向咨询者说明。在此基础上，咨询师与咨询者可以快速建立互信的关系，有利于后续遗传咨询的开展[6]。

（3）交流顺畅：保持顺畅的交流是达到理想咨询效果的重要条件，更是建立良好咨询关系的重要因素之一。一名优秀的遗传咨询师不应局限于咨询师向咨询者单向传递信息的模式，而是建立"咨询师-咨询者-其他相关医务人员"之间的多向交流模式。在此过程中，遗传咨询师起到沟通患者与其他各类不同的医学遗传专业人员之间的桥梁作用。双方交流的语速、坐姿、咨询环境舒适程度、咨询师的专业程度、咨询者的合作态度以及咨询者的心理承受能力等,均能影响咨询的顺畅程度。咨询师应尽可能地把控咨询进程,发现并减少影响咨询的各方面因素,并分担咨询者的感受。

2. **收集情绪信息** 在咨询者产生强烈的情绪波动之前首先捕捉到咨询者的负面情绪信号有助于咨询师提前实施干预。以下介绍几种捕捉情绪信息的方法,以帮助咨询师进一步了解咨询者的心理状态。

(1)有效倾听:有效倾听是咨询过程中收集信息的一项实用心理咨询技巧。有效倾听不仅可以帮助咨询师获取咨询者的个人期望、来访目的以及心理状况,同时倾听也在一定程度上帮助咨询者及家属充分地表达自己生理以及心理的困扰。在认真倾听的过程中,即使不对咨询者实施任何干预便可缓解咨询者的焦虑程度。在进行肿瘤疾病相关的遗传咨询时,咨询者在表达过程中会夹杂许多个人情感,因此在倾听时咨询师需要保持良好的倾听能力,冷静并具有逻辑性地分析有效清晰信息,不要被咨询者表达的无序信息以及负面情绪所干扰。

(2)观察:观察是通过直接观察咨询者的外部状态,包括行为动作、面部表情、姿势和语速语调等来了解咨询者当下心理状态的一种方式。咨询者在面谈的过程中会有意识或无意识地流露出多种形式的情绪信号,其中肢体语言以及面部表情都属于非语言类信号。通过观察咨询者的面部表情以及肢体语言可以了解咨询者是否产生如紧张、气愤、害怕、无助、期待等负面情绪。例如焦虑的咨询者会表现为坐立不安、眼神游离以及双手紧握的状态。

(3)引导表达:为了使沟通的过程更高效,咨询师可以主动引导咨询者表达自己的情绪状态。在面对不同性格的咨询者时可采用不一样的提问技巧,例如面对性格内向的咨询者,适当使用引导、鼓励、开放式问句等提问方法能引导其最大程度地表达自己的需求。面对外向健谈的咨询者,可使用总结重点的方式找到咨询者的核心需求。每个咨询者都有自身的独特性以及表达情绪的方式,无论是否愿意分享自己的情绪,咨询师都必须保持专业的态度进行咨询,绝不能带着批判的态度以及个人情绪面对来访的咨询者。

(三)检测结果等待阶段

遗传咨询检测后,按照正常的流程,咨询者会经历一段等待结果的时期。出于对检测结果的担忧,咨询者常会出现焦虑的心理症状。咨询者如何自行疏导或处理这些负面情绪将在很大程度上影响着遗传咨询后续的进程。在等待检测结果的期间,为了帮助咨询者缓解该阶段的负面情绪,咨询师可以给予相应的心理干预措施。以下介绍几种缓解负面情绪的心理学技巧。

1. **注意力转移法** 注意力转移法是社会心理学上常见的情绪管理方法。该方法是指把注意力从关注负面的情绪转移到其他方面上,分散注意力以减轻该负面情绪所带来的症状[7]。例如指导咨询者在感到焦虑的时候可以通过绘画、看书、运动、社交等方式进行注意力转移。

2. **信息管理** 在等待结果的期间,有效管理信息的来源途径可以帮助咨询者减少负面情绪的产生。部分咨询者在等待结果期间经常会通过多种途径了解遗传咨询可能的结果,例如通过咨询病友、网络搜索以及阅读公众号等方式来增加自己对基因检测的了解程度。但往往因个体差异以及网络信息的泛滥,咨询者通过多种渠道获得的信息会导致咨询者产生更多的负面情绪。咨询师应给予咨询者相应的信息管理建议,告知其最佳获取信息资源的途径,帮助咨询者少走弯路,以免造成不必要的心理负担。

(四)报告解读阶段

告知以及解读检测结果是遗传咨询中最核心的一个阶段。在此阶段中,为了使咨询者达到理解最大化的同时保持负面情绪最小化,不仅需要咨询师提供专业的解读,同时还需要咨询师关注咨询者的心理状态。下面将展开阐述在报告解读阶段的心理技巧。

1. 如何传递坏消息 面对妇科肿瘤疾病相关的咨询者,咨询师在报告解读的过程中不可避免需要告知一些负面结果给咨询者。由于每个咨询者的实际情况和心理承受能力都不相同,所以传递坏消息并非一个很简单的过程。参考北美遗传咨询的经验,在进行负面遗传检测结果时常使用六步告知法作为传递坏消息时的辅助方法。六步告知法包括面谈前准备、评估、了解解读需求、传递结果、心理支持以及总结规划六大步骤[8]。使用六步告知法的目的在于帮助医务人员及遗传咨询师利用科学的技巧准确地传达负面消息给咨询者及其家人,并帮助咨询者及其家人在了解负面消息的同时能感受到心理上的支持。

(1)面谈前准备:在咨询者来访前,咨询师可事先充分了解遗传检测报告的内容、初诊时收集的各方面信息,包括咨询者的背景、负面情绪信号。为确保在解读报告的阶段不被打断,可事先确认是否有家属或其他医务人员在场。营造良好的咨询环境,并准备减压球、纸巾等辅助道具。

(2)评估:在开始告知检测结果之前,应先评估咨询者的情绪状态以及认知程度,确保咨询者的情绪状况稳定并能进一步理解解读内容。

(3)了解解读需求:该步骤是为了帮助咨询师了解咨询者关于结果报告解读程度的个人意愿。关于坏消息解读,不是询问咨询者"您是否想知道结果"而是"您想在多大程度上了解您的结果"。知情同意书在一定程度上已事先决定了咨询者的知晓意愿,但部分咨询者会担心知晓过多关于结果的细节会让他们感到更焦虑。因此在得知结果后部分咨询者表示相比解读结果的细节,他们更愿意关心后续的治疗方案[9]。了解并尊重咨询者愿意,不过多透露咨询者不愿意知晓的内容。常用的话术可以参考如"如果您不想了解细节,我们可以直接进入到疾病治疗方案或后续管理建议阶段"。

(4)传递信息:在解读的过程中,以咨询者理解为目的且情绪稳定的解读过程是咨询师所努力的方向。提前预告或暗示有坏消息的存在一定程度上可以减缓咨询者震惊的程度。在传递负面消息之前可口头预告咨询者,例如"很抱歉,我有个不太理想的检测结果需要告知您,请问您准备好了吗?"待咨询者准备好接受结果时,利用简洁直接的方式给出检测结果,避免使用模糊不清的表达方式。在传递负面消息的过程中,尽量使用非专业术语进行沟通,使用通俗易懂的用语向咨询者及其家人告知结果;如果必须使用专业学术用词时,可给予该词汇相应的解释,并确保咨询者正确理解该词汇所表达的意思。

(5)心理支持:在这一步骤中咨询师可以对咨询者的情绪进行回应。咨询者的情绪表达可以是沉默、烦躁不安、否认、震惊或是气愤,每个咨询者都会有不同的表达。咨询师首先应观察咨询者的情绪,并给予适当的心理疏导、干预以及支持。

(6)规划总结:告知结果的最后一步为帮助咨询者规划总结,给出专业的意见以及指导。帮助咨询者罗列疑惑的问题、提供后续治疗建议、告知下一步即将可能发生的风险以及教育、科普等都可以在一定程度上帮助咨询者缓解负面结果所产生的不良情绪。如果遇见预后极差的情况,避免使用消极性言语与患者沟通,例如"对于这个结果,我们也无能为力"等语句。

2. **个性化解读流程**　每个咨询者的来访目的、治疗需求、生活背景、文化程度等都各不相同,因此解读报告的流程可以因人而异。根据每个咨询者的咨询重点和节奏适当调整流程,尊重并配合咨询者合理的咨询需求。

(1) 咨询重点:在解读过程中,每个咨询者会根据自身的认知程度以及实际情况发展出不一样的侧重点。通常首先被咨询者提出的疑惑、需求或担忧代表着咨询者最重视的内容,咨询师可以优先解读咨询者感兴趣的内容。例如部分女性肿瘤患者在咨询的过程中,会提出关于自身最注重的问题如治疗后是否影响正常性生活、肿瘤疾病是否会影响到生育、该疾病是否会具有遗传性及是否影响到下一代等问题。如果咨询者提出了与生活质量、婚姻、生育等相关问题,咨询师可以进一步与咨询者讨论相关问题或在需要的情况下推荐其亲人进行遗传咨询[10]。同样,如果咨询者的侧重点集中于预后阶段,咨询师应在告知其结果后优先讨论预后方面的内容。关注咨询者的咨询重点这一行为可以让他们感觉到被理解、被关注以及被重视,从而减少负面情绪的产生。

(2) 咨询节奏:咨询者不同于咨询师具有非常强大的专业知识背景,在检测结果的讨论过程中会产生各种问题。在解读过程中,应按照咨询者的节奏展开详细内容的分析。首先根据初诊咨询者认知程度的评估结果,咨询师可以同步配合从咨询者的认知程度展开解读。其次可使用阶段性沟通技巧,即每次给予咨询者少量信息,待其确认理解后继续下一阶段信息交流。

(五)结束咨询

结束咨询的这一过程和开始咨询同样重要。咨询的结束可能会在一定程度引起咨询者的焦虑情绪,部分咨询者会担心咨询过程中有遗漏的问题或因记忆力有限无法记住全部信息从而造成自责和内疚的情绪。咨询师应使咨询者感受到持续的身心支持,而不是让咨询者感受到咨询结束就不再被支持的感觉。以下介绍结束咨询的流程及内容:

1. **提出结束**　为了让咨询者在咨询的过程中更有掌控感,咨询师应主动提醒咨询者本次咨询即将结束。同时,如果发现在确认内容的过程中咨询者就某一问题发生回避状态时,即代表咨询者对于该问题处于纠结、挣扎甚至害怕的状况。反复被咨询的同一问题代表咨询者还未能理解并需要借助咨询师帮助其更进一步地了解详细信息。最终确认重要的信息传递无误、重要的环节已展开讨论、心理状态良好以及咨询者没有未解决的疑问时方可结束咨询。

2. **心理转介资源**　在咨询的过程中,遗传咨询师如发现咨询者产生已超出其干预范围内的心理问题,或咨询者提出需要进一步的心理指导时,应及时提供相应的心理援助资源。例如提供心理咨询师、精神科医师以及心理相关的专业机构联系方式。或在征得咨询者同意的情况下转介到相应的医疗机构进行进一步心理干预。

3. **随访以及后续心理支持**　提出随访方案,并通过提供健康教育参考资料等方式传授咨询者关于心理支持的健康知识。如所在区域有相应的辅助资源如社区支持小组、线上问答平台等,可以推荐给咨询者获取相应的支持[11]。

四、对咨询师的影响

遗传咨询师帮助咨询者理解遗传因素对疾病的作用,解释遗传检测结果,告知疾病发生或再发生风险,并结合医务人员指导咨询者进行下一步风险管理以及治疗的建议。在这一咨询过程中,咨询师也同样面临着心理压力。咨询师需要直面咨询者的检测数据报告、疾病风险、家庭成员以及咨询者个人的负面情绪,不仅需要咨询师具备基因以及临床方面的经验,更需要咨询师有强大的心理素质。若受到咨询者负面情绪的影响,也会对咨询师的心理健康以及工作生活带来一定的影响。因此,了解医务人员在妇科肿瘤遗传咨询过程当中的心理状态,并给予相应的疏导与放松是十分重要的。

（一）干扰因素

1. **诊断结果**　诊断结果不仅影响着咨询者的情绪,同时也间接影响着咨询师的心理状态。解读报告时咨询师需要直面咨询者的检测数据及疾病风险。如检测结果在可控范围之内,医务人员将会安排尽早体检以及后续病情的管理。如检测结果不在可控范围内,没有对应有效的治疗方式时,咨询师自身也同样面临着心理压力。

2. **咨询者负面情绪**　除检测结果带来的专业压力外,咨询师还需要面对咨询者及其家庭成员的负面情绪。面对因负面检测结果情绪崩溃的咨询者时,直接开始谈论预后以及治疗方案对于医务人员来说是一种额外的压力。这种压力来源于对咨询者期望的未知、害怕打破咨询者最后的希望、担心预后的情况和不知从何开始安慰情绪波动的患者等情况。

3. **敏感话题**　咨询师有时不可避免需要与咨询者讨论一些敏感话题或造成咨询师心理压力。例如咨询者的父母通过捐精的方式怀孕、不愿提及家人或想隐瞒某些方面的问题的情况。咨询师也同样会遇见各种与社会伦理以及咨询师自身认知不相符的情况,例如咨询者拒绝接受咨询师的指导或因咨询者社会支持系统不健全拒绝后续治疗等情况。如果咨询者所作的决定与咨询师的认知之间产生了巨大的分歧,咨询师可能会产生内疚、矛盾甚至焦虑的情绪。

（二）疏导方式

咨询师在工作中也面临着负面情绪,因此咨询师也存在心理疏导的需求,特别是面对肿瘤疾病患者的遗传咨询师。针对咨询师的心理状况,介绍几种放松心情的方法,以减轻咨询师在工作中产生的负面情绪。

1. **工作支持**　邀请其他医务人员如临床医师、心理咨询师一同面对情况复杂的咨询者。同时注重专业知识和经验的积累,提升自我,建立强大的知识基础以帮助自身今后面对更复杂的案例。

2. **放松疗法**　利用正念冥想、身心放松、音乐疗法和认知疗法等方式,缓和焦虑、紧张或其他因工作产生的负面情绪。可以每天对自己一天的情绪进行总结,做一些松弛身心的放松方法,吸收积极的情绪,摒弃负面情绪,重新调整自己的状态。

3. **生活调整**　规律作息、适当健身运动及合理饮食可以帮助调节不良情绪。

4. **寻求帮助**　必要时,可寻求心理咨询师或其他专业人员的帮助,在专业的指导下进行心理疏导。

五、展望

随着基因检测技术的飞速发展,遗传检测和咨询的需求量也迅速攀升,作为检测报告的解读人,遗传咨询师的工作显得尤为重要。社会心理学与遗传咨询相融合可以帮助遗传咨询师、临床医师更好地进行信息的传递与交流。如何在专业分析解读报告的同时关注咨询者的心理状态,是遗传咨询师所需面对的新挑战。

(王 霄)

参考文献

[1] 贺林. 今日遗传咨询. 北京:人民卫生出版社,2019.

[2] Farina S,Crimi M. Genetic counseling:recommendations for the psychological support within an integrated model. J Psychol Cognition,2017,2(3):198-208.

[3] Weil J,Ebrary I. Psychosocial genetic counseling. Human Genetics,2000,111(2):226-226.

[4] Ramírez G,Patricia L,Arriaga M,et al. Evaluation of psychosocial aspects in participants of cancer genetic counseling. Hereditary Cancer in Clinical Practice,2017,15(1):13.

[5] Vévoda J,Ježorská Š,Merz L. The importance of social support in oncology patients. International multidisciplinary scientific conference on social sciences &arts. SGEM,2014:987-993.

[6] Dang BN,Westbrook RA,Njue SM,et al. Building trust and rapport early in the new doctor-patient relationship:a longitudinal qualitative study. BMC Medical Education,2017,17(1):32.

[7] Bennett P,Phelps C,Hilgart J,et al. Concerns and coping during cancer genetic risk assessment. Psycho-Oncology,2012,21(6):611-617

[8] Baile WF,Buckman R,Lenzi R,et al. SPIKES-a six-step protocol for delivering bad news:Application to the patient with cancer. The Oncologist,2000,5(4):302-311.

[9] Russell BJ,Ward AM. Deciding what information is necessary:do patients with advanced cancer want to know all the details? Cancer Management and Research,2011,3:191-199.

[10] Eujzenga W,Bleiker E,Hahn,D et al. Prevalence and detection of psychosocial problems in cancer genetic counseling. Familial Cancer,2015,14(4):629-636.

[11] Riley,BD,Culver,JO,Skrzynia,C,et al. Essential elements of genetic cancer risk assessment,counseling,and testing:updated recommendations of the national society of genetic counselors. Journal of Genetic Counseling,2012,21:151-161.

第四章

妇科肿瘤遗传咨询技巧

第一节 家系图的绘制

收集完整的家族史（family history）是肿瘤遗传咨询的第一步，也是最重要的一步，是进行肿瘤遗传咨询的基础。通过使用标准通用的系谱符号，将收集的家族史信息绘制到一幅家系图（family tree）中，可以更清楚方便地记录家庭成员的遗传信息，并可以永久保存。

一、肿瘤家族史的收集

（一）家系图的定义和目的

首先要向咨询者解释为什么要问清楚她（他）的家族史。对肿瘤患者或有肿瘤家族史的咨询者来说，一个准确完整的家系图有助于判断她（他）是否有某种遗传性肿瘤的风险，从而可能会影响后续的肿瘤防治工作以及可能会对该家庭中其他成员在肿瘤筛查和防治方面有一定的提示意义。

（二）家族史询问技巧

询问之初可以泛泛地询问咨询者的家庭情况，如"家里亲戚健康情况都怎么样？"让咨询者自己叙述一下。然后再针对遗传性肿瘤的特点进行有针对性的提问。询问3~4代以内健在的、去世的亲属情况，询问亲属是否有患病的人，尽量使用开放式的提问方式，如"是健在还是去世？多大年龄去世的？什么原因去世？"尽量使提出的问题简单化、具体化，避免使用医学术语。咨询师需要把握每个问题的询问目的，让咨询者明白为什么要这样问。

整个询问过程需要注意表情等非语言线索，看看是否有难言之隐等。更重要的是以尊重和友好的方式对待咨询者。

（三）针对性的提问

根据遗传性肿瘤综合征的家系特征进行针对性的提问，从而获得有效的家族史信息。一般询问3~4代以内亲属的情况，通过准确绘制家系图，可初步判断在该家庭中肿瘤的遗传性风险。

遗传性肿瘤综合征的家系特征[1]有：

1. **有几个亲属患同一或相关肿瘤**（询问家庭中患肿瘤的人数） 遗传性肿瘤家系图中最重要的特征是一个家族中有多位肿瘤患者。一般≥3位肿瘤患者，且这些肿瘤患者的亲缘关系越密切，则遗传性肿瘤可能性越大。此外，一个家族中肿瘤患者的癌种相关或相同，则遗传性肿瘤可能性越大。因为特定的肿瘤易感基因所导致的遗传性肿瘤通常与特定类型的癌种相关。在同一家族中肿瘤患者的癌种越相关，表示越可能是同一个致病基因所致。因此，对于肿瘤遗传咨询师来说，熟悉每种遗传性肿瘤综合征相关癌种是非常重要的。

例如，遗传性乳腺癌患者的家系图中可能出现：

（1）乳腺癌、输卵管癌、原发性腹膜癌、前列腺癌、胰腺癌、眼或皮肤黑色素瘤等（遗传性乳腺癌/卵巢癌综合征）。

（2）乳腺癌、胃癌、结肠癌、胰腺癌等（遗传性弥漫性胃癌综合征）。

（3）乳腺癌、肾上腺皮质瘤、脑肿瘤、肉瘤、大肠癌、淋巴瘤、肺癌、黑色素瘤、甲状腺瘤等几乎"所有器官"都可能出现肿瘤（Li-Fraumeni综合征）。

（4）结肠癌、直肠癌、胰腺癌、胃癌、食管癌、肾癌、肺癌、甲状腺癌、乳腺癌、卵巢癌、输卵管癌、子宫癌、前列腺癌等（Peutz-Jephers综合征）。

（5）乳腺癌、子宫内膜癌、结肠癌、直肠癌、甲状腺癌、肾癌等，此外还可能有皮肤角化病、发育迟缓、智力障碍、自闭症、纤维瘤、子宫肌瘤等非肿瘤特征（PTEN错构瘤综合征）

2. **发病年龄比该肿瘤典型发病的年龄小**（询问肿瘤患者的发病年龄） 遗传性肿瘤的发病年龄通常比散发性肿瘤的发病年龄早几年或几十年，因此一个或几个家庭成员早发肿瘤能强烈提示遗传性肿瘤的可能性。但是，迟发性肿瘤并不能否定家族遗传的可能。

3. **常染色体显性遗传模式的家系图**（询问3~4代以内的亲属情况） 遗传性肿瘤通常呈常染色体显性遗传模式，在家系图中通常表现为达到发病年龄后的每一代都有相关肿瘤患者出现。但有些与性别相关的癌种可能不会表现出明显的上述表现，如卵巢癌、乳腺癌和前列腺癌等。

4. **存在罕见肿瘤**（询问原发癌种） 某些癌种，如男性乳腺癌，在一般人群中非常罕见，则强烈提示可能与遗传因素相关。

5. **多发性或双侧性肿瘤**（询问原发癌种发病部位） 遗传性肿瘤患者可能出现多个肿瘤在同一器官（多发性）或可能在双侧器官（如乳腺等）均发生肿瘤（双侧性）。

6. **多原发性肿瘤**（询问患病个体的原发癌种个数） 一般的肿瘤患者通常只有一种原发癌，但遗传性肿瘤患者个体可能出现≥2种的原发性肿瘤。

7. **不存在环境危险因素**（询问生活习惯和工作环境） 环境因素是除遗传因素外，导致肿瘤的另一重要的危险因素。目前已知与接触致癌物高度相关的癌种有肺癌（烟草）、间皮瘤（石棉）、宫颈癌（人乳头瘤病毒）等，此外长期工作或生活在制造业工厂、装修行业等特殊行业环境下，也可能导致肿瘤发病率高的现象。因此在进行肿瘤家族史收集时，需要询问咨询者家庭成员中肿瘤患者的生活习惯和工作环境等，从而了解有无环境致癌物的风险因素参与其中。

8. **除肿瘤外其他类型的疾病或异常**（询问其他非肿瘤疾病） 一些遗传性肿瘤综合征的患者除了患有肿瘤外，还可能有其他类型的疾病。因此在进行肿瘤家族史收集时，除了询问咨询者家庭成员中肿瘤患者的癌种、人数、发病年龄、生活习惯和工作环境等肿瘤相关信息，还需要询问家庭成员中有无肿瘤以外其他类型的疾病或异常。如出生缺陷、智力障碍、心脏或呼吸系统问题、皮肤或骨骼系统问题、视力或面容等异常,以及一些良性病变,如皮脂腺囊肿、纤维瘤等相关信息。肿瘤及其他系统相关病史均需要询问和记录,才是完整的肿瘤家族史信息采集。

二、家系图的绘制

将获得的家族史信息通过家系图的形式清晰记录下来。使用标准、通用的系谱符号可以做到一目了然,不需要文字写很多就能够对每个家庭成员的亲缘关系、病史信息和健康状况进行清晰的表示,并能够广泛应用于所有的医务人员之间进行有效的交流。所以完整、准确、标准的家系图对于临床医师来讲是非常重要的。下文介绍了肿瘤遗传咨询中常用到的系谱符号和关系线[2],推荐临床医师使用。

(一)标准系谱符号

1. 健康个体(individual)

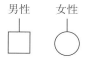

2. 多个个体(multiple individuals)

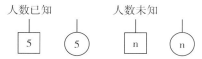

3. 已去世个体

4. 患者　"实心"表示患病个体。若采用本节后文介绍的四象限系统画图时,"实心"的位置与肿瘤种类相关,详见后文介绍。

5. 咨询者(consultant)　"箭头"表示前来进行遗传咨询的个体,可以为患者(先证者),也可以为健康人(先询者)。"箭头"通常在左下方。

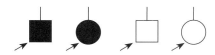

6. 杂合子(heterozygote)**或携带者**(carrier)

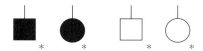

由于遗传性肿瘤综合征患者的发病年龄跨度较大且存在外显不全的现象,在做遗传咨询时,部分杂合子未患病,这里称为携带者。需要注意,这里的携带者不同于隐性遗传病中的携带者。遗传性肿瘤综合征中的携带者是有发病风险的,而隐性遗传病中的携带者是没有发病风险的。在画家系图时,如果已知家庭成员中某个个体已经做了基因检测,并且已知基因检测结果为杂合子,推荐用"*"号画在该个体符号的右下角(或附近),即为肿瘤遗传咨询中杂合子或携带者的表示方法。

(二) 标准系谱关系线

关系线(relationship definitions)将每个家庭成员的信息整合在一张图里(图 4-1),可清晰地看到各个家庭成员之间的亲缘关系情况和患病情况,从而形成完整的家系图。

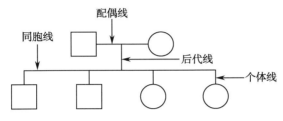

图 4-1　标准系谱关系线

1. 配偶关系　一般男左女右,有时候为了整体家系图的美观性等,也可以出现女左男右的情况。

2. 婚外夫妻关系

3. 近亲婚配(consanguinity)

4. 离婚关系

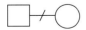

5. 不育(infertility)

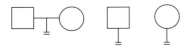

6. 未育

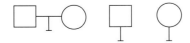

7. 同卵双生（monozygotic twins）　性别相同,同为男性或同为女性,用不同的符号表示男性或女性个体,下图以男性个体举例。

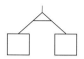

8. 异卵双生（dizygotic twins）　性别相同或不同,每个个体可为男性或女性,分别用不同的符号表示男性或女性个体,下图以男性个体举例。

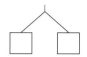

（三）肿瘤家系四象限系统

由波士顿 Dana-Farber 癌症研究院提出的四象限系统[3]进行肿瘤遗传咨询谱系分析,对患者的肿瘤类型通过四象限进行图例标注(图 4-2):

左上角:乳腺癌。

左下角:泌尿生殖系统肿瘤,如前列腺癌、卵巢癌、子宫内膜癌、肾癌等。

右下角:胃肠道系统肿瘤。

右上角:其他任何系统肿瘤,如皮肤癌、肺癌、中枢神经系统肿瘤等。

在对咨询者进行肿瘤遗传咨询绘制家系图时,对家族中肿瘤患者推荐使用上文介绍的四象限系统表示,这样可以在个体符号上更直观地表示出患者所患癌种。当然,咨询师也可以使用上文介绍的标准系谱符号的"实心"表示肿瘤患者。如图 4-3 两种画法目前均可通用,可根据个人习惯选择任一种画法即可。只要基本画图原则

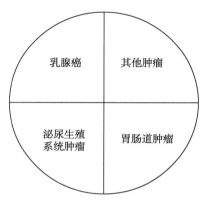

图 4-2　肿瘤家系四象限系统

是参照前文所述标准系谱符号和关系线画图即可,这样无需多余的文字描述,其他的临床医师或遗传咨询师亦能看懂。

（四）家族史信息记录关键点

在进行家族史信息的记录时,需要注意的关键点如下:

1. 不确定的信息加"?"号或用"疑似"等不确定的词表示,使记录的信息更能准确表示咨询者提供的实际情况:例如图 4-3 咨询者的奶奶,由于奶奶去世年龄比较早,咨询者只是听说"奶奶去世时肚子很大"。我们判断咨询者奶奶有可能是腹水造成的肚子很大,有可能是卵巢癌等。但由于无法再进一步确诊,得到的信息不够准确,因此在图 4-3 家系图中记录咨询者奶奶的信息为疑似卵巢癌且发病年龄未知。

2. 尽可能地记录每位家庭成员现在的年龄,若已去世,则记录去世时年龄。记录肿瘤患者的原发癌种、个数、单/双侧以及发病年龄。若咨询者因为各种原因(如年代久远、没有来往等)不能提供某个家庭成员的相关信息,可以写"无信息"或"?"等表示。

3. 若某个家庭成员有环境影响,如吸烟、喝酒、工厂工作等,该信息亦记录在该个体符

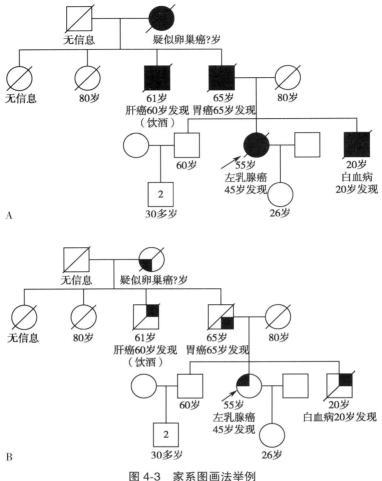

图 4-3　家系图画法举例
A. 标准系谱符号；B. 四象限系统

号的旁边。

4. 若某个家庭成员是其他非肿瘤疾病患者,该信息亦记录在该个体符号的旁边。

5. 记录 3~4 代亲属的信息,重点询问和记录有病史的相关亲属。若在遗传咨询时得知咨询者的母系(或父系)亲属中无任何肿瘤相关患者,在画家系图时,则没有必要一一记录母系(或父系)亲属的信息。如图 4-3 中,咨询者母系亲属并未一一画出,一般表示母系亲属无肿瘤相关患者。

（刘　浏）

参考文献

[1] 贺林 . 今日遗传咨询 . 北京:人民卫生出版社,2019:540-546.

[2] 陆国辉,徐湘民 . 临床遗传咨询 . 北京:北京大学医学出版社,2007:25.

[3] Schneider KA. 肿瘤遗传咨询 . 第 3 版 . 张学,季加孚,徐兵河 . 北京:人民卫生出版社,2016:194-231.

第二节　基因检测项目选择和报告解读

一、如何选择基因检测项目

基因检测项目的选择和检测报告的解读是肿瘤遗传咨询的核心内容。患者或其亲属在检测前咨询时最常提到的疑问是：该做哪些基因检测呢？是选择检测特定的基因，如 BRCA；或是几十到几百个基因的"基因包（panel）"；还是全外显子或全基因组检测？临床医师或遗传咨询师需要将各种选择的利弊告知咨询者，并根据检测目的和个人的实际情况协助他们做出恰当的选择。目前对于基因检测项目的选择，尚缺乏既定的指南或专家共识，以下几点可以在选择时综合考量：

（一）根据 NCCN 等各类临床指南、共识的推荐

临床指南所推荐的检测项目，通常是基于强或比较强的临床证据，在选择时是非常重要的参考依据。常用的指南包括 NCCN、SGO 指南等。例如：对于上皮性卵巢癌、输卵管癌或者原发性的腹膜癌，NCCN 卵巢癌临床实践指南提出针对 BRCA1/BRCA2 有害变异的患者可以用奥拉帕利（olaparib）作为初治完全临床缓解后的一线维持治疗，其中胚系有害变异为 1 类证据，体系有害变异为 2A 类证据[1]。因此，现阶段（截至 2019 年）在奥拉帕利等 PARP 抑制剂用于卵巢癌一线维持治疗前，需检测 BRCA1/BRCA2 基因的状态，而这一点也将随着新的临床试验结果的不断公布而更新。上皮性卵巢癌（非黏液性）的基因检测应使用外周血或最近一次的肿瘤组织在临床实验室改进修正案（CLIA）认证的实验室中进行检测。检测内容应至少包括 BRCA1/BRCA2，及其他参与同源重组修复或 DNA 损伤修复相关基因（如 ATRX、ATM、ATR、BARD1、BLM、BRIP1、CHEK1、CHEK2、EME1、EME2、GEN1、DMC1、MRE11A、MUS81、NBN、PALB2、RAD50、RAD51B、RAD51C、RAD51D、RAD52、RBBP8、SLX1A、SLX4、TP53BP1、XRCC2、XRCC3、FAM175A、CDK12、FANCL、PPP2R2A、FANCI、RAD54L 等），微卫星不稳定（或错配修复基因）。

对于卵巢癌（包括输卵管癌和原发性的腹膜癌）患者、一级或者二级亲属有卵巢癌（包括输卵管癌和原发性的腹膜癌）的个体，NCCN 指南（2019 年第 3 版：遗传性/家族性高风险评估指南：乳腺和卵巢）推荐进行遗传咨询，探讨遗传性肿瘤基因检测。BRCA 基因有害变异的卵巢癌与上皮性、非黏液性的组织学类型相关；而 Lynch 综合征与黏液性和非黏液性的上皮性肿瘤均可相关；特定类型的非上皮性卵巢肿瘤也可能与其他罕见综合征相关，如卵巢环状小管性索肿瘤与 Peutz-Jeghers 综合征相关，卵巢 Sertoli-Leydig 细胞瘤与 DICER1 相关疾病有关[2]。

对于复发性的子宫内膜癌，NCCN 指南（2019 年第 3 版）建议，之前未进行过微卫星不稳定（microsatellite instability，MSI）或错配修复（mismatch repair，MMR）检测的患者，可以考虑 MSI 或 MMR 的检测。帕博利珠单抗（pembrolizumab）适用于之前细胞毒性药物化疗后疾病进展的 MSI-H 或 MMR 基因有缺陷的肿瘤患者[3]。

对于诊断年龄 <50 岁的子宫内膜癌或有其他 Lynch 综合征相关癌种家族史的子宫内膜癌患者，NCCN 指南推荐进行遗传咨询，探讨遗传性肿瘤基因检测[4]。

（二）根据不同检测目的

应向受检者/咨询者充分解释不同基因检测项目的作用，并协助其分析基于当前的病情和后续临床管理的检测需求，包括亲属的需求，以便受检者/咨询者了解并选择。

肿瘤相关基因检测的临床意义，可分为遗传性肿瘤风险评估（基于胚系变异的检测数据）、靶向药物的指导（基于胚系变异和体系变异的检测数据）、化疗药物敏感性或者毒副作用的分析（基于胚系变异的检测数据）、免疫治疗疗效评估相关的生物标志物检测等。

在临床应用中，如果仅用于评估受检者是否携带遗传性肿瘤基因的有害变异，可以选择针对性的遗传性肿瘤检测项目；对于特定肿瘤患者，既需要评估是否有遗传性肿瘤基因的有害变异，又需要评估体系变异、MSI 及肿瘤突变负荷（tumor mutation burden，TMB）等指标，此时可以选择多种检测组合的项目。

（三）根据不同来源的检测样本

肿瘤相关的基因变异可分为胚系变异和体系变异。胚系变异可通过精子或卵子遗传给后代，而体系变异通常仅存在于病变的部位，一般不会通过精子或卵子遗传给后代。外周血中的白细胞样本或者唾液样本通常用于胚系变异的检测和分析；而肿瘤组织或血浆游离 DNA 样本通常用于体系变异的检测和分析。仅用肿瘤组织检出的可疑胚系有害变异，需进一步验证其来源以判断是否具有遗传性。

（四）参考肿瘤家族史

仔细考量肿瘤家族史对遗传性肿瘤项目的选择非常重要。患者可能因为不了解、不重视或不愿提起等各种原因而没有提供完整或正确的信息，由此误导或不利于正确选择相应的基因检测项目。如有乳腺癌、卵巢癌、前列腺癌家族史的家系一般优先考虑 BRCA 基因的检测；而有卵巢癌、子宫内膜癌、肠癌家族史的家系一般优先考虑 Lynch 综合征的检测；家族史较为复杂或者不典型的家系，通常优先考虑多基因的遗传性肿瘤检测项目。

（五）基因检测报告使用的维度

研究型医院更偏向于多基因 panel 或全外显子等相对较为全面的检测项目，以便收集更多信息用于创新性靶向治疗的研发和临床探索。

（六）个人经济因素等

随着二代测序技术的发展，单个碱基测序成本在逐渐下降，多基因的检测相较于特定基因的检测性价比更高，检测项目的选择应结合受检者的经济条件和意愿。

肿瘤相关的基因检测较为复杂，且目前市面上的选择较多。总体而言，可结合特定受检者的检测目的、临床需求和意愿等综合选择。

二、遗传性肿瘤风险评估和个体化用药

下面具体从遗传性肿瘤风险评估和个体化用药指导两个方面来阐述如何选择基因检测内容。

（一）遗传性肿瘤风险评估基因检测内容的选择

多种基因的胚系有害变异会导致遗传性乳腺癌或/和遗传性卵巢癌等患病风险不同程度的增加（表 4-1）[2]。如 BRCA 基因相关遗传性乳腺癌/卵巢癌综合征（hereditary breast/ovarian cancer syndrome，HBOCS）、TP53 基因胚系有害变异导致的 Li-Fraumeni 综合征（Li-Fraumeni syndrome，LFS）、PTEN 基因胚系有害变异导致的 Cowden 综合征（Cowden syndrome，CS）等。

表 4-1　胚系基因变异与遗传性乳腺癌/卵巢癌风险相关性

基因	乳腺癌风险	卵巢癌风险
ATM	风险增加	潜在风险增加
BARD1	潜在风险增加	证据不充分或未知
BRCA1	风险增加	风险增加
BRCA2	风险增加	风险增加
BRIP1	证据不充分或未知	风险增加
CDH1	风险增加	不增加风险
CHEK2	风险增加	不增加风险
MSH2,MLH1,MSH6,PMS2,EPCAM	证据不充分或未知	风险增加
NBN	风险增加	证据不充分或未知
NF1	风险增加	不增加风险
PALB2	风险增加	证据不充分或未知
PTEN	风险增加	不增加风险
RAD51C	证据不充分或未知	风险增加
RAD51D	证据不充分或未知	风险增加
STK11	风险增加	非上皮性卵巢癌风险增加
TP53	风险增加	不增加风险

注:本表来源于 NCCN 指南 2019 年第 3 版:遗传性/家族性高风险评估指南:乳腺和卵巢。考虑到该指南会根据最新研究进展不断更新,且指南中的数据主要参考国外的研究数据,因此不排除后续更新版本与上表信息有差异,或者由于人种的差异,国内的研究数据可能会跟上述数据有所不同。建议临床应用中,不断跟进最新研究进展

　　新近的国内外权威指南和专家共识均推荐符合一定条件的肿瘤患者及癌症高风险人群进行遗传性肿瘤基因的检测。基因检测的项目可以根据临床诊断选择单一综合征相关的基因,如与遗传性乳腺癌/卵巢癌综合征相关的 BRCA1/BRCA2 基因,或者与 Li-Fraumeni 综合征相关的 TP53 基因,或者是与 Lynch 综合征相关的错配修复基因和 EPCAM 等;也可以选择多基因的检测项目。多基因检测可以同时分析一组与特定遗传性肿瘤或者多种遗传性肿瘤相关的基因。二代测序技术(next-generation sequencing,NGS)可以实现多基因打包同时检测,这种"基因包"的检测方法被称为多基因检测。

　　遗传性肿瘤多基因检测发现未知重要变异的可能性增加。多项研究表明,多基因的检测可以检测单基因检测中未发现的致病性或可能致病性变异。对接受多基因和 BRCA1/BRCA2 检测的 198 名女性进行的研究发现,141 名 BRCA1/BRCA2 阴性的女性中有 16 名携带了其他基因的有害变异,这些变异的发现导致了临床进一步筛查的建议。因此,多基因检测的结果有可能改变临床管理和筛查的方案。对于家族史或者疾病史提示为单一遗传性肿瘤综合征的患者,更适合选择针对该特定综合征的基因检测方法。但是当不止一种基因可以解释某类遗传性肿瘤时,多基因检测可能更为有效和更具成本效益。另外,对于家族史提示可能为遗传性肿瘤的家系,如果单一综合征的基因检测结果为阴性(或者不确定),那么多基因的检测也会有一定的作用[2]。

多基因包含一些高风险的遗传性肿瘤致病基因,也可能会包含一些中度风险的致病基因,但目前临床对于那些还没有标准筛查方案或者缺乏风险数据的致病变异个体,尚无法明确给出后续管理方案。部分基因的临床决策有待后续证据的积累。

由于多基因的检测扩大了特定基因的检测范围,在发现一些已知有害变异的同时,也产生大量的临床意义未明的变异(variants of uncertain clinical significance,VUS)。对乳腺癌的患者进行多基因检测发现,VUS 的检出率在 33%~40%。对 1 191 名接受检测并参加 PROMPT 临床试验的人进行的分析显示,37% 的变异被归类为 VUS。VUS 的检出,也会给临床的决策带来很大的困扰[2]。

除了考虑基因的数目以外,在选择基因检测项目时,检测技术也是需要考虑的。遗传基因变异的形式多种多样,包括:点突变,小片段缺失或插入,以及大片段重排(large rearrangement)等。就检测技术来说,NGS 可以较为准确地检出点突变,小片段缺失或插入,而对于大片段重排,经过特殊设计并严格验证的 NGS 方法可以部分检出,但 NGS 还不能承诺 100% 检出此类变异。因此,对于存在大片段重排变异的基因,如 BRCA(据已有报道,大片段重排占致病突变的比例在不同人群中会有所不同,约为 0~40%),可以考虑 NGS 和 / 或多重连接探针扩增(multiplex ligation-dependent probe amplification,MLPA)技术的组合检测。MLPA 是目前应用最广泛的大片段重排检测方法,在 NGS 未检测到有害变异或者结果不明确时,一般需要检测是否存在大片段基因重排;如果 NGS 检出有害变异,那么一般不需要再针对特定基因进行 MLPA 的检测[5]。

国内外指南或者专家共识推荐卵巢癌患者或具有卵巢癌家族史的个体,考虑胚系 BRCA1/BRCA2 基因的检测(肿瘤患者也可以增加体系变异的检测),就检测技术方面,可以优先考虑 NGS。若 NGS 为阴性,则进行 MLPA 的补充检测;若 BRCA1/BRCA2 基因的 NGS+MLPA 均为阴性或意义未明,仍不能排除其他基因变异的可能性,亦可以考虑除 BRCA1/BRCA2 以外的其他多基因的检测。抑或是卵巢癌患者或具有卵巢癌家族史的个体直接进行多基因的检测,必要时进行 BRCA1/BRCA2 基因 MLPA 的补充检测(多基因检测以及 BRCA 基因以外其他基因的 MLPA 检测目前尚缺乏专家共识)。早在 2014 年,FDA 就批准了 BRACAnalysis CDx 试剂盒,用于检测 BRCA1 和 BRCA2 基因的蛋白编码区和内含子 / 外显子边界的变异。它通过 PCR 和 Sanger 测序鉴定单核苷酸变异和小的插入缺失,并利用多重 PCR 检测大的插入缺失。2016 年,FDA 批准了 FoundationFocus CDx 用于检测 BRCA1/BRCA2 的突变情况。图 4-4 是基于二代测序技术的 BRCA 基因检测流程中国专家共识[5]。

对于诊断年龄 <50 岁的子宫内膜癌患者、有其他 Lynch 综合征相关肿瘤(同时或异时)的子宫内膜癌患者,或一级二级亲属中有 Lynch 综合征相关肿瘤的子宫内膜癌患者,指南推荐进行 Lynch 综合征的筛查。临床上可以先考虑对肿瘤组织进行 MSI 或 MLH1、MSH2、MSH6、PMS2 蛋白的初筛,MSI-H 或者蛋白表达有缺失的个体进行 Lynch 综合征相关基因的检测[4]。若觉得上述流程周期较长,在充分进行检测前遗传咨询以后,可以直接进行 Lynch 综合征或者包含 Lynch 综合征相关基因的多基因的检测。基于现有研究,Lynch 综合征相关的基因也有不同比例的致病变异为大片段重排。当 NGS 为阴性时,可根据特定蛋白缺失情况,有针对性地进行相关基因的 MLPA 的补充检测(目前尚缺乏共识)。

综上,特定基因的检测和多基因的检测各有优缺点,不同的技术平台有时需要联合使

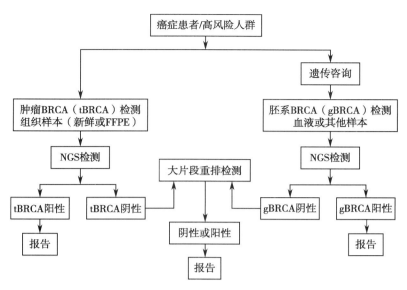

图 4-4 *BRCA* 基因检测流程

用。对于已经有成员检出遗传性肿瘤基因的致病/疑似致病突变的家系,则根据家系图谱对有风险的个体依次进行验证。点突变或小片段缺失插入,一般选择 Sanger 验证,而大片段重排一般选择 MLPA 或 QPCR 进行验证。对于未进行过基因检测的患者或者家系,方案可能有多种。下面以 3 个妇科肿瘤的实际病例为例,模拟不同情形下基因检测方案的选择过程。

 【举例 1】

　　家系中已有成员检出胚系基因的有害变异,为了评估其他家系成员的风险,一般用 Sanger 法或者 MLPA 等方法进行验证即可,家系图谱如图 4-5 所示。

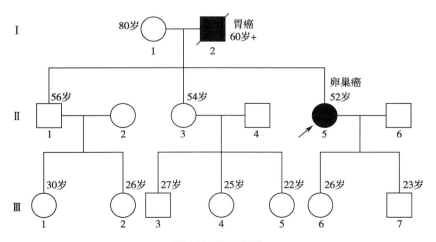

图 4-5 家系图谱

注:Ⅰ-2:60 多岁因胃癌去世;Ⅱ-5:在 52 岁时临床诊断为高级别浆液性卵巢癌,其余家系成员目前表型正常

分析：

（1）若：Ⅱ-5通过遗传性肿瘤的基因检测，检出 *BRCA1* 基因的致病变异（c.1299_1300insC p.Ser434Glnfs*2 已知致病突变，NM_007294.3），由于上述变异为1 299和1 300位核苷酸之间插入了一个C，属于小片段的插入，那么家系中可能携带变异的个体可以考虑用 Sanger 的方法进行家系验证。考虑到Ⅰ-2已经去世无法取到样本，即使Ⅰ-1无此致病变异，也不能排除Ⅱ-1和Ⅱ-2有此致病变异。因此后续家系验证的顺序可以是Ⅰ-1、Ⅱ-1、Ⅱ-3先进行验证，携带相同致病变异的个体（包括Ⅱ-5）其18岁以上的后代，需要进行家系验证。

（2）若：Ⅱ-5通过遗传性肿瘤的基因检测，检出 *BRCA1* 基因的致病变异（EX1_2 DEL 已知致病突变 NM_007294.3），由于上述变异为大片段重排（1-2号外显子的缺失），那么家系中可能携带变异的个体可以考虑用 MLPA 或者 QPCR 的方法进行验证，家系验证顺序同上。若Ⅲ-6除了想排查是否遗传到其母亲携带的有害变异之外，还希望检测是否有其他遗传性肿瘤的致病变异，可以选择在 MLPA 的验证之后，再进行与遗传性肿瘤相关的多基因 NGS 方法的检测，不过1个家系存在2种或者2种以上遗传性肿瘤致病变异的概率较低。

【举例2】

家系中有相关肿瘤的患者，应该综合评估家族史，优先选择疑似遗传性肿瘤的个体进行基因检测，家系图谱如图 4-6 所示。

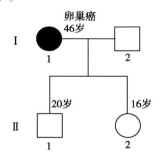

图 4-6　家系图谱
注：Ⅰ-1 在 46 岁时确诊为卵巢癌，希望排查遗传基因是否有致病变异

分析：

（1）按照基于下一代测序技术的 *BRCA* 基因检测流程中国专家共识，可以对Ⅰ-1进行 *BRCA1/BRCA2* 基因 NGS 的检测，若检测为已知致病突变或者疑似致病突变，则对其他有风险携带有害变异的个体进行家系验证；若Ⅰ-1的检测结果为阴性或者临床意义未明，则考虑用 MLPA 的方法对 *BRCA1/BRCA2* 基因进行大片段重排的补充检测；若 NGS+MLPA 的检测均未提示已知致病突变或者疑似致病突变，那么可以综合评估是否送检与遗传性卵巢癌相关的多基因的检测。

（2）Ⅰ-1也可以选择在一开始就进行与遗传性卵巢癌相关的多基因检测。根据检测结果，再考虑是否针对特定基因进行 MLPA 的补充检测。该方法相比上一方法，可以缩短检测周期，但检测费用可能会增加。

（3）若Ⅰ-1拒绝进行基因检测，或者很难获取到检测样本，Ⅱ-1担心其母亲有遗传性肿瘤的致病变异,强烈要求进行基因检测,可以考虑对Ⅱ-1进行多基因+特定基因MLPA的检测。但是,若Ⅱ-1的检测结果为阴性,仍不能排除其母亲存在遗传性肿瘤致病基因的可能性,亦不能排除Ⅱ-2携带致病变异的可能性,因此这一局限性需在检测前沟通清楚。

【举例3】

家族史较为复杂的家系,家系图谱如图4-7所示。

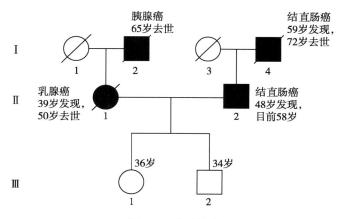

图4-7　家系图谱

注:Ⅰ-2:65岁因胰腺癌去世;Ⅰ-4:59岁发现结直肠癌,72岁去世;Ⅱ-1:39岁确诊乳腺癌,50岁去世;Ⅱ-2:48岁确诊结直肠癌,免疫组化结果显示MSH2蛋白表达有缺失。Ⅲ-1担心家族有遗传性肿瘤的致病基因,希望进行基因检测

分析:

(1) 考虑到Ⅱ-1和Ⅱ-2均有较为典型的癌症史和家族史,均不能排除遗传性肿瘤致病变异的可能性,理想状态,应该分别对Ⅰ-1和Ⅰ-2进行针对性的遗传性肿瘤综合征或多基因的检测,若分别检出致病变异,则Ⅲ-1和Ⅲ-2均应该针对其母亲和父亲检出的致病变异进行验证。但是Ⅱ-1已经去世,因此,可以考虑先对Ⅱ-2进行Lynch综合征相关基因的检测或者多基因的检测,在检出致病变异的情况下,对Ⅲ-1和Ⅲ-2进行家系验证。但除此之外,仍不能排除Ⅲ-1和Ⅲ-2携带其他遗传性肿瘤相关的变异基因,后续可考虑再进行特定基因或者多基因的检测。

(2) 若Ⅱ-2拒绝进行基因检测,那么可以考虑对Ⅲ-1和Ⅲ-2进行多基因的检测,必要时,需进行特定基因的MLPA的补充检测。

多基因检测是一个新兴且快速发展的领域,但目前尚缺乏应遵循的检测流程和多基因(包括中等风险的致病基因)相关的风险管理方案。因此,NCCN指南建议,在提供多基因检测时,应由专业的遗传学专家等提供充分的检测前和检测后咨询。由于市面上的基因检测项目在检测和变异解读等方面存在很大的差异,因此对检测实验室或者检测机构的选择也非常重要。鼓励检出已知致病变异和疑似致病变异的个体参与临床研究和遗传信息的登记。

（二）个体化用药指导

对于实体瘤来说,靶向药物的选择大多是依据体系变异分析的结果。然而,*BRCA1/*

BRCA2 基因比较特殊,在特定卵巢肿瘤中,胚系和体系有害变异均可以指导临床对 PARP 抑制剂的选择。另外,对于 MMR 基因的胚系或者体系有害变异,亦可以指导卵巢肿瘤和子宫肿瘤患者使用免疫治疗。因此,在妇科肿瘤中,体系变异分析和胚系变异分析均在个体化用药指导中起着重要的作用。

对于以个体化用药指导为目的的基因检测,选择特定基因或者几十个基因的小 panel 往往不能满足临床的需求。这时,大中型 panel、全外显子组检测乃至全基因组检测,可以寻找肿瘤相关的驱动变异作为潜在靶向治疗或者预后判断的靶点(actionable mutation),或为免疫治疗的有效性提供参考依据。随着基因检测成本的下降和科学研究的不断深入,全外显子组的检测乃至全基因组甚至多基因组学的检测,可能是未来的发展趋势。

2017 年 FDA 相继批准基于 NGS 平台的 MSK(Memorial Sloan Kettering Cancer Center)的多基因检测 panel 用于泛癌症临床伴随诊断。而目前国内基于 NGS 的多基因检测 panel 主要用于非小细胞肺癌、结直肠癌等。对于妇科肿瘤患者来说,结合疾病史和家族史,选择适合的遗传性肿瘤项目、体系变异检测项目和免疫治疗检测项目,可以帮助患者实现更加个体化的治疗和管理。在特定情况下,胚系、体系、MSI、TMB 等打包的检测项目,也是一种选择,可以节约检测样本、缩短检测周期。

三、如何读懂基因检测报告

向受检者解释基因检测的报告结果是检测后咨询的核心环节。如何读懂和运用一份基因检测报告,对于临床医师和遗传咨询师等来说,都是非常重要的。

解读报告时,首先需要读懂报告里所罗列信息的意义;其次根据不同的检测内容,结合咨询目的给予重点解读。

胚系变异报告能提示两类临床问题:①肿瘤的遗传性判断;②化疗药物的治疗效果判断。前者重点是看变异基因、变异解读(是否为致病/疑似致病变异)、遗传方式等;后者为化疗药有效性和毒副作用的判断提供一定依据。

体系变异报告能提示另外两类临床问题:①是否有个体化的靶向药作用靶点;②是否可能从免疫治疗中获益。在利用这些报告结果指导个体化用药时,不仅需要考虑变异的致病性、丰度,还需要综合患者治疗史和对药物的反应情况(包括有效性和毒副作用等),并结合患者的经济承受能力,必要时推荐合适的临床试验。

(一)基因检测报告常见的信息及意义

一份完整的基因检测报告至少包括以下内容:患者基本信息、样本类型(外周血白细胞、唾液或者其他)、受检者临床诊断(包括具体的疾病亚型)、详细的家族史、样本编号,以及检测结果、基因变异分类的详细解释、检测方法、技术局限性和覆盖区域、签名和联系信息等。

下面罗列一些基因检测报告中常涉及的具体术语及意义。包括基因变异的命名、位置和类型等信息。此外,对于胚系变异,需要了解等位基因变异类型和遗传方式;对于体系变异,还应了解变异的丰度(或称为频率)。

1. **变异的命名** 目前通用的规则参考人类基因组变异协会(Human Genome Variation Society,HGVS)命名规则。

NM 号:参考序列,变异的描述通常是指与选定的参考序列相比。

通用的参考序列分为多个层面:

基因组参考序列层面：以"g."为前缀来表示。

cDNA 参考序列层面：以"c."为前缀来表示。

非编码 DNA 参考序列层面：以"n."为前缀来表示。

RNA 参考序列层面：以"r."为前缀来表示。

蛋白质参考序列层面：以"p."为前缀来表示。

基因变异常常以 cDNA 层面和蛋白层面的变化进行描述。cDNA 方式的描述可以清楚地知道突变在基因组上的位置、涉及的碱基数等；氨基酸方式的描述可以评估出可能造成的功能改变，两种描述方式是等价的，但是因为可以提供不同的信息，一般在报告中会同时提供两种描述方式的内容。

（1）cDNA 层面常见变异描述举例：

1）替换（substitution）：c.145C>T 表示与参考序列相比，145 位的核苷酸由 C 替换为 T。

2）缺失（deletion）：c.1458delT 表示与参考序列相比，1 458 位的核苷酸缺失了 T。

3）重复（duplication）：c.171_173dupGCA 表示与参考序列相比，171~173 位的 3 个核苷酸 GCA 发生了重复。

4）插入（insertion）：c.1925_1926insG 表示与参考序列相比，1 925~1 926 位核苷酸之间插入一个 G。

（2）蛋白质参考序列层面常见变异描述举例：

1）置换（substitution）：p.Phe1662Ser 表示与参考序列相比，1 662 位的氨基酸由苯丙氨酸替换为了丝氨酸。

2）缺失（deletion）：p.Gly2274del 表示与参考序列相比，2 274 位的甘氨酸发生缺失。

3）重复（duplication）：p.Glu357_Ile360dup 表示与参考序列相比，357 位的谷氨酸和 360 位的异亮氨酸发生重复。

4）框移（frame shift）：p.Gln151Thrfs*9 表示第 151 位的氨基酸由谷氨酰胺变为苏氨酸，以 151 位氨基酸的改变为第一个变体，继续编码到第 9 位发生终止。

2. 变异的类型　基因突变的类型很多，在临床中一般会通过判断突变是否引起氨基酸改变进而影响功能有关，常见功能改变类型：

（1）无义（nonsense）：指由于某个核苷酸的改变使编码某种氨基酸的密码子变为终止密码子，从而导致肽链的合成提前终止。对于某些基因来说，如常见的 *BRCA1/BRCA2* 等抑癌基因，无义突变一般会导致基因功能的缺失，对基因功能的影响较大。

（2）移码（frameshift）：指由于核苷酸发生了一个或者几个（非 3 的整数倍）的插入或缺失，从而导致编码氨基酸的阅读框发生改变。移码突变往往导致氨基酸编码的异常，从而影响基因的功能。

（3）整码（in-frame）：由于核苷酸插入或者缺失 3 的整倍数，从而导致多肽链增加或者减少一个或者多个氨基酸。

（4）剪切（splicing）：核苷酸的改变发生在 DNA 序列内含子和外显子的交界区域（剪切位点），一般会影响 RNA 的剪切，可能引起蛋白质编码序列异常从而导致产生的蛋白质失去功能。

（5）错义（missense）：核苷酸的替换导致编码某种氨基酸的密码子发生改变，变成编码另一种氨基酸的密码子，从而使多肽链的氨基酸种类和序列发生改变。某些错义突变可能会使多肽链丧失原有功能，造成蛋白质的异常；但是，相较于无义突变、移码突变等来说，错义突变对于蛋白质的影响可能较小,因此在检测报告中常常会看到意义未明的错义突变。

3. 等位基因变异类型和遗传方式

(1) 杂合变异:等位基因中的 1 个发生变异。

(2) 纯合变异:等位基因中的 2 个均发生变异。

(3) 常染色体显性遗传(AD):指等位基因中 1 个发生有害变异时即可能导致疾病发生的遗传模式,绝大多数的遗传性肿瘤均属于常染色体显性遗传模式,如 *BRCA1* 基因,杂合有害变异即可增加相关肿瘤患病风险。

(4) 常染色体隐性遗传(AR):指等位基因中 2 个均发生有害变异时,才会导致疾病发生的遗传模式,少数遗传性肿瘤相关的基因既可发生杂合有害变异导致某些肿瘤风险的增加,又可发生纯合或复合杂合变异导致另一种疾病的发生,如 *BRCA2* 基因的杂合有害变异与 HBOCS 相关,而纯合或复合杂合有害变异与范可尼贫血相关;*ATM* 基因的杂合有害变异增加乳腺癌的患病风险,而 *ATM* 基因的纯合或复合杂合有害变异与共济失调毛细血管扩张症(ataxia telangiectasia,A-T)相关;MMR 基因的杂合有害变异与 Lynch 综合征相关,而 MMR 基因的纯合或复合杂合有害变异与结构性错配修复缺陷综合征(constitutional mismatch repair-deficiency syndrome,CMMRD)相关,上述隐性遗传模式疾病在进行遗传咨询时,需提示风险。

X 连锁遗传(X-linked)和 Y 连锁遗传(Y-linked):遗传性肿瘤报告中较为少见,如 *FANCB* 基因位于 X 染色体,其导致的范可尼贫血为 X 连锁隐性遗传模式(X-linked recessive)。

4. 等位基因变异频率(丰度)(variant allele frequency,VAF)

频率(丰度)常常在体系变异报告中出现,是指在该位点所有的等位基因中,变异的等位基因的占比(相对野生型等位基因)。如变异丰度 10% 意为该位点含有 10% 的变异等位基因和 90% 的野生型等位基因。检测出的等位基因变异丰度在一定程度上能够代表肿瘤细胞中该基因变异的分子丰度,具有一定的临床意义。变异丰度与靶向治疗效果有一定关系。但变异丰度还受到肿瘤细胞占比、肿瘤异质性等因素的影响。因此,变异丰度的临床应用还有待于更多的探索。

(二) 胚系变异报告的解读

1. 遗传性肿瘤相关基因变异致病性判断 按照美国医学遗传学与基因组学学会解读规则(ACMG)/ 分子病理协会(AMP)序列变异解读标准和指南(2015 版)[6],遗传性肿瘤相关基因变异的致病性按照风险程度由高至低分为以下 5 类:

- 致病(pathogenic):5 类,致病可能性 >0.99。
- 可能 / 疑似致病(likely pathogenic):4 类,致病可能性 0.95~0.99。
- 意义未明(uncertain significance):3 类,致病可能性 0.05~0.949。
- 可能良性(likely benign):2 类,致病可能性 0.01~0.049。
- 良性(benign):1 类,致病可能性 <0.01。

ACMG 解读规则中,对于致病的变异标准分为:非常强的致病证据(pathogenic very strong,PVS)、强的致病证据(pathogenic strong,PS)、中等的致病证据(pathogenic moderate,PM)、支持的致病证据(pathogenic supporting,PP)。

由于 PS、PM、PP 的证据不止一条,因此在指南中,针对同类不同的证据会有数字的标识,如 PS1、PS2、PS3 等。这里仅做部分介绍[7]:

PVS1:当一个疾病的致病机制为功能缺失(LOF)时,那么会导致基因功能缺失的一些变异,如无义突变、移码突变、±1 或 ±2 的剪接突变、起始密码子变异、单个或多个外显子缺失属于此类证据。大多数与遗传性肿瘤相关的基因,当发生功能缺失突变时,均可达到 PVS1 的证据等级。

PS1:与先前已确定为致病性的变异有相同的氨基酸改变。 例如:同一密码子,G>C 或 G>T 改变均可导致缬氨酸→亮氨酸的改变。

PS2:患者的新发变异,且无家族史(经双亲验证)。注:仅仅确认父母还不够,还需注意捐卵、代孕、胚胎移植的差错等情况。

PS3:体内、体外功能实验已明确会导致基因功能受损的变异。注:功能实验需要验证是有效的,且具有重复性与稳定性。

PS4:变异出现在患病群体中的频率显著高于对照群体。 注:①可选择使用相对风险值或者 OR 值来评估,建议位点 OR >5.0 且置信区间不包括 1.0 的可列入此项(详细见指南正文);②极罕见的变异在病例对照研究可能无统计学意义,原先在多个具有相同表型的患者中观察到该变异且在对照中未观察到可作为中等水平证据。

PM1:位于热点突变区域和 / 或位于已知无良性变异的关键功能域(如酶的活性位点)。

PM2:ESP 数据库、千人数据库、EXAC 数据库中正常对照人群中未发现的变异(或隐性遗传病中极低频位点)。注:高通量测序得到的插入 / 缺失人群数据质量较差。

PM3:在隐性遗传病中,在反式位置上检测到致病变异。注:这种情况必须通过患者父母或后代验证。

PM4:非重复区框内插入 / 缺失或终止密码子丧失导致的蛋白质长度变化。

PM5:新的错义突变导致氨基酸变化,此变异之前未曾报道,但是在同一位点,导致另外一种氨基酸的变异已经确认是致病性的,如:现在观察到的是 Arg156Cys,而 Arg156His 是已知致病的,注意剪切影响的改变。

PM6:未经父母样本验证的新发变异。

PP1:突变与疾病在家系中共分离(在家系多个患者中检测到此变异)。注:如有更多的证据,可作为更强的证据。

PP2:对某个基因来说,如果这个基因的错义变异是造成某种疾病的原因,并且这个基因中良性变异所占的比例很小,在这样的基因中所发现的新的错义变异。

PP3:多种统计方法预测出该变异会对基因或基因产物造成有害的影响,包括保守性预测、进化预测、剪接位点影响等。注:由于做预测时许多生物信息学算法使用相同或非常相似的输入,每个算法不应该算作一个独立的标准。PP3 在一个任何变异的评估中只能使用一次。

PP4:变异携带者的表型或家族史高度符合某种单基因遗传疾病。

PP5:有可靠信誉来源的报告认为该变异为致病的,但证据尚不足以支持进行实验室独立评估。

符合以下证据条目组合的变异可判定为致病变异:PVS1+≥1PS、PVS1+≥2PM、PVS1+1PM+1PP、PVS1+≥2PP、≥2PS、1PS+≥3PM、1PS+2PM+≥2PP、1PS+1PM+≥4PP。

符合以下证据条目组合的变异可判定疑似致病变异:PVS1+1PM、1PS+1~2PM、1PS+≥2PP、3PM、2PM+2PP、1PM+4PP。

特定基因的杂合致病变异或疑似致病变异,对于 AD 遗传模式的遗传性肿瘤,可以理解为阳性结果,致病变异和疑似致病变异临床决策常常等同。不符合以下组合的变异位点,可能是会被判定为意义未明,疑似良性或者良性多态性。

把上述判定过程进行一个简单的比喻,PVS1 的证据就像考试时的一道大分题,分量较重,而 PS、PM、PP 的分值依次降低,最后只要超过 95 分,不管是怎样的组合形式,均可达到致病变异或者疑似致病变异的标准。但是有些变异位点,根据目前的证据,得分在 5~94.5 分之间,那么只能判定为意义未明,但是这个区间内的变异位点,可能随着证据的增加,有升级到致病变异的可能,也有可能随着良性多态性证据的增加,而被降级成良性多态性。因此,对于意义未明变异基因的探究,不光是要积累人群的数据,还要具体情况具体分析,因为不同的意义未明的位点,其目前的证据条目也不尽相同,就像目前考了 20 分和考了 80 分的,潜在的致病性可能不同,后续需要找的证据也可能不同。由于 ACMG 的解读规则较为复杂,上述比喻为了便于理解,仅供参考。具体可阅读 ACMG 原文。

对于遗传性肿瘤的检测结果,需注意报告中提到的检测基因个数、检测方法以及检测范围。遗传性肿瘤相关的基因变异形式有多种,包括点突变、小片段的插入/缺失和大片段的重排等,除了基因编码区的变异以外,内含子区域发生的一些变异可能会影响 RNA 的剪切,进而影响蛋白的功能,一般要求在检测编码区的同时应该包含 ±20bp 的非编码区域。若检测方法为 NGS,需考虑检测技术的局限性,必要时进行 MLPA 的补充检测。

下面以《BRCA 数据解读中国专家共识》推荐的报告模板为例(图 4-8)[8],来看一看我们

检测编号:

姓名:	性别:	年龄:	收样日期:
联系方式:		送检单位:	科室:
门诊号/住院号:		样本类型:	样本部位:
家族史:		临床诊断:	送检医师:

检测结果:

基因	BRCA 总体评价	cDNA 改变	蛋白改变	纯合/杂合	变异解读
BRCA2	致病	c. 9294C>G	p. Tyr3098Ter	杂合	致病(Pathologic)

结果说明:

该患者的外周血白细胞 DNA 样品检测出 BRCA2 基因 25 号外显子发生杂合子无义突变 c. 9294C>G(p. Tyr3098Ter)。该患者的外周血白细胞 DNA 样品和参考序列间的 DNA 序列比对分析未见其他差异(已知的多态性位点除外)。

MLPA 分析结果显示未发现 BRCA1 或 BRCA2 外显子缺失或重复。

BRCA2 c. 9294C>G p. Tyr3098Ter 突变在乳腺癌/卵巢癌家族中已有报道并在 BIC 数据库中被视为具有临床意义的突变,因此该突变被认为是致病性突变。

在适当情况下可对其他有风险的家属进行该突变的检测。

备注:BRCA1 和 BRCA2 基因的整个编码序列(包括剪接供体和受体位点)经长片段 PCR 扩增后通过 Illumina MiSeq 平台进行二代测序。整个编码区及其邻近+- 20 bp 区域的最低测序深度为 100 x,经由自定义的生物信息分析方法进行突变和变异识别。任何未满足测序要求的区域采用双向 Sanger 测序进行筛选。检测到的突变和未分类的变异用 Sanger 测序法确认(BigDye ver. 3.1)。

采用 P002-C2(BRCA1)和 P045-B3(BRCA2)MRC-Holland 探针混合物用 MLPA 方法检测 BRCA1 24 个编码外显子和 BRCA2 27 个编码外显子的拷贝数。

报告的突变遵从突变命名的 HGVS 指南(http://www.hgvs.org/),并根据 GenBank 登记号 NM_007294.3(BRCA1)或 NM_000059.3(BRCA2)命名。

本报告中突变的解读基于当前对 BRCA1/2 的认识,随着数据库尤其是中国人群数据的完善及文献等资料的更新,对突变的解读有可能发生变更。

| 实验操作: | 报告分析: | 报告审核: |
| (签字/盖章有效) | | |

本结论只针对本次样本,如有疑议,请及时与我科联系

报告日期:

| 地址: | 邮编: | 电话: |

图 4-8 《BRCA 数据解读中国专家共识》推荐的报告模板

从一份基因检测报告中能获得哪些信息。

检测结果分析示例:该检测结果提示受检者外周血白细胞 DNA 样本中检出 *BRCA2* 基因的致病变异,NM_000059.3(*BRCA2*)是指参考序列(一个基因可能有多个参考序列,由于使用不同的参考序列对于同一个基因的同一个变异的描述可能不同,为了更加规范,目前 *BRCA2* 的变异分析,推荐使用 NM_000059.3,"c."描述的是编码蛋白的 DNA 序列,"c."后一般是 cDNA 发生变异的位置,如"c.9294C>G"是指与参序列相比,样本变异发生在第 9 294 位核苷酸,由 C 变成了 G;而"p."描述的是氨基酸的改变,"p.Tyr3098Ter"是指 3 098 位氨基酸本该是 Tyr(酪氨酸),发生变异后,编码终止(ter:terminal codon),从而导致其多肽链截断。该变异经解读规则判定为致病变异,为杂合变异(Het),*BRCA2* 基因的杂合致病变异导致遗传性乳腺癌 / 卵巢癌综合征,会增加个体罹患乳腺癌、卵巢癌(女性)、前列腺癌(男性)、胰腺癌等风险,可以理解为阳性结果。对于阳性结果的受检者,结合表型和指南(癌症患者或者表型健康人群)给予临床上的指导。

下面举例说明如何结合 ACMG 的解读规则对变异位点进行致病性进行判读(这部分可以仅做了解,检测机构在出具报告时,会对变异位点进行判断),如何结合家系图谱和基因检测结果,对家系进行指导。

【举 例】

家系图谱和基因检测结果分别见图 4-9 和表 4-2。

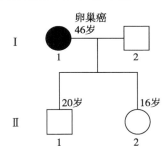

图 4-9 家系图谱

注:受检者为Ⅰ-1,46 岁,临床诊断为高级别浆液性卵巢癌,胚系基因检测结果如表 4-2。

表 4-2 胚系基因检测结果

基因	cDNA 改变	氨基酸改变	纯合 / 杂合	变异解读
BRCA2	c.469_473delAAGTC	p.Lys157Serfs*24	Het	致病突变

详细解释:

cDNA 改变:c.469_473delAAGTC,与参考序列相比,样本 *BRCA2* 基因的 cDNA 在 469~473 位发生了 5 个碱基(AAGTC)缺失

图示:

参考序列:AAGAGAT<u>AAGTC</u>AGTGGTATGTGGGAGTTTGTTTCAT

样本序列:AAGAGAT　缺失　AGTGGTATGTGGGAGTTTGTTTCAT

氨基酸改变:p.Lys157Serfs*24,cDNA 发生缺失以后,3 个 cDNA 对应一个氨基酸的阅读框发生改变,参考序列的第 157 位氨基酸为赖氨酸,样本序列在缺失 5 个 cDNA 之后,157 位的氨基酸变为丝氨酸,以第 157 位为第一个氨基酸发生改变的位置,再往后编码到第 24 位发生终止。

变异致病性评级:

(1) 该变异导致编码蛋白在 180 位提前终止,正常的 *BRCA2* 基因编码的蛋白的长度为 3 418 个氨基酸。该变异符合 PVS1 的证据。

(2) ESP 数据库、千人数据库、EXAC 数据库中正常对照人群中未发现的变异。该变异符合 PM2 的证据。

(3) 有可靠信誉来源的报告认为该变异为致病的。该变异符合 PP5 的证据。

上述变异符合 PVS1+PM2+PP5 的证据,判定为致病突变。

遗传咨询建议:

该有害变异可能遗传自受检者的父亲或母亲,也可能是新发突变,一般需要对受检者的父母进行家系验证,若父母之一携带同样的致病变异,则先证者的其他兄弟姐妹,每一个个体均有 50% 的概率遗传到致病变异;若父母之一均不携带致病变异,那么推测先证者的有害变异为新发突变,其兄弟姐妹遗传到相同基因变异的可能性很小(不排除罕见情况,父母之一存在生殖腺嵌合的现象,那么先证者的兄弟姐妹可能会有相同的有害变异)。携带有害变异的个体,其后代每个个体均有 50% 的几率会遗传到有害变异,该基因的有害变异导致的肿瘤一般 18 岁之前不会患病,因此 NCCN 指南建议有风险携带的后代,18 岁之后进行验证。另外携带 *BRCA2* 杂合致病变异的个体,若其配偶也携带 *BRCA2* 杂合致病变异,那么其后代有 1/4 的概率会同时遗传到父亲和母亲的有害变异,从而导致范可尼贫血。携带致病变异的表型健康个体,可以按照指南并结合临床专家的建议进行相应肿瘤的风险管理[2]。

2. 化疗药物的治疗效果判断 化疗药物相关的基因检测主要是参考 PharmGKB(网址:https://www.pharmgkb.org/page/clinAnnLevels)的药物基因组学知识资源库,对白细胞(胚系)中特定基因位点的多态性分析可以预测个体对化疗药物的敏感性或者毒副作用,但并非所有化疗的敏感性和毒副作用均有明确的基因层面的研究。而且不同的研究数据存在不同证据等级的划分。同一个药物可能会涉及多个基因或者位点的研究,不同研究之间可能会存在研究结论不一致的情况。

Level 1A:注释基于被医学会认可的指南或经某些重大卫生系统的认可。

Level 1B:注释基于多项有统计显著的研究。

Level 2A:注释基于多项重复研究,故药效关系很有可能是有意义的。

Level 2B:注释基于多项重复研究,但某些研究可能无统计显著性或样本数量少。

Level 3:注释仅基于 1 项有显著差异的研究(未重复)或多项研究但缺乏明显药效关联性。

Level 4:注释仅基于少量病例、非权威研究或体外的分子功能研究。

1A 和 1B 类的证据等级较高,而 3 类和 4 类的证据等级较低。

以顺铂与 *XPC* 基因 rs2228001 位点的多态性之间的关系为例,见图 4-10。

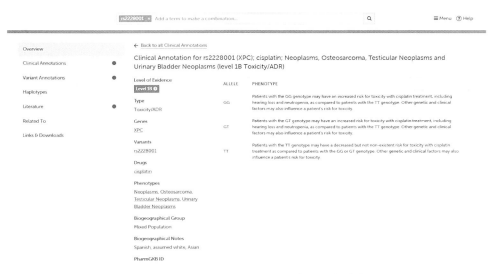

图 4-10　顺铂与 *XPC* 基因 rs2228001 位点的多态性的研究

顺铂与 *XPC* 基因 rs2228001 位点的多态性有毒副作用相关的研究,属于 1B 类的证据等级,有较高的临床参考价值:

(1) 与 TT 基因型的患者相比,具有 GG 基因型的患者顺铂治疗毒性风险可能会增加,包括听力损伤和中性粒细胞减少症。其他遗传和临床因素也可能影响患者的毒性风险。

(2) 与 TT 基因型的患者相比,具有 GT 基因型的患者顺铂治疗毒性风险可能会增加,包括听力损伤和中性粒细胞减少症。其他遗传和临床因素也可能影响患者的毒性风险。

(3) 与 GG 或 GT 基因型的患者相比,具有 TT 基因型的患者可能具有降低但并非不存在的顺铂治疗毒性风险。其他遗传和临床因素也可能影响患者的毒性风险。

研究所涉及的癌种有:骨肉瘤、睾丸肿瘤、膀胱肿瘤等,研究所涉及的人群:西班牙人、亚洲人等。

在临床检测中,不同实体瘤患者在进行顺铂药物分析时,可能会涉及该位点的检测,但是单独针对顺铂的敏感性与基因型的研究,暂无太多有参考意义的数据,不代表患者不能从顺铂治疗中获益,临床上依然可以由医师结合指南等进行选择。另外,由于化疗药物的检测样本为白细胞(胚系基因的多态性位点)而不是肿瘤样本,可能会存在治疗初期患者对某种化疗药物敏感,但在药物耐药后进行化疗药物相关基因检测,检测结果仍提示对该类药物敏感的情况,因此化疗药物的基因检测结果使用时不能脱离临床,需结合特定癌种的指南和患者的用药史等综合选择,重点可参考 1A、1B(证据等级高)和 2A、2B(证据等级中等)的基因检测结果。

(三) 体系变异报告的解读

1. 靶向治疗相关检测结果分析　目前对于体系变异的分类主要是参考美国医学遗传学与基因组学协会(ACMG)、美国分子病理协会(AMP)、美国临床肿瘤学会(ASCO)和美国病理学协会共同制定和发布的癌症变异注释及报告标准指南(Standards and Guidelines for the Interpretation and Reporting of Sequence Variants in Cancer)[9]。

在该指南中,体系变异按照临床意义被分成 4 类:Tier I 为具有强的临床意义的变异,

Tier Ⅱ 为具有潜在临床意义的变异,Tier Ⅲ 为意义不明的临床变异,Tier Ⅳ 为良性或疑似良性的变异,其中 Tier Ⅳ 的变异一般不会报在基因检测报告中,如果医师或者受检者需要,可以跟检测机构沟通获取。

对于需要关注的 Tier Ⅰ 和 Tier Ⅱ 类的变异,根据其与靶向药物敏感性之间的关系,又可以分为 4 级:

Level A 为 FDA 批准用于特定癌种的药物靶点或被收录于特定癌种的权威指南中的。

Level B 为较大规模的临床研究或有充分的临床证据证实,且取得临床专家共识。

Level C 为 FDA 批准用于其他癌症的药物靶点或正在开展临床试验,或基于达成一定共识的多个小规模研究证据。

Level D 为临床前研究或研究结论不一致的少数病例报道。

肿瘤的发生和发展常常伴随着原癌基因的激活和抑癌基因的失活,对于受检者检出的体系变异(或胚系变异),通过数据库的检索、功能研究的检索分析、靶向药物的匹配和分析(有时需要考虑基因变异所在的信号通路)等,按照解读规则对检出的变异给予靶向药物相关提示。这就像从人群中找出可疑的犯罪分子,并给出犯罪等级的判定,是一个大量搜集证据的过程。

靶向药物的基因检测报告,一般会提示哪些变异是有临床意义的,哪些是意义未明的,而对于意义未明的变异,基于现有研究,并不是临床医师所重点关注的,比如 NTRK 基因上检出一个意义未明的错义突变,对于只是初步了解 NTRK 基因的受检者来说,会觉得自己适用于最新获批的靶向药物拉罗替尼(larotrectinib),但是实际上,拉罗替尼目前获批用于 NTRK1/2/3 基因的融合变异,而 NTRK 意义未明的错义突变基于目前的证据,不会匹配到该类靶向药物。

对于有临床意义变异位点,基因检测的报告中可能会提示匹配的药物类型,如 FDA 批准用于该癌种的可能敏感或者可能耐药、FDA 批准用于其他癌症的、目前正在开展临床研究的或者是研究结论还不一致的。下面举例说明。

 【举例 1】

高级别浆液性卵巢癌患者,进行大 panel 的检测(包括特定胚系变异、体系、MSI 等的检测),靶向药物结果提示如表 4-3。

表 4-3　大 panel 检测结果

基因变异	FDA 批准用于卵巢癌	FDA 批准用于卵巢癌	FDA 批准用于其他癌症	临床研究阶段	研究结论不一致
	可能敏感	可能耐药	可能敏感	可能敏感	
BRCA1 p.I1824Dfs*3 (胚系) NM_007294.3	奥拉帕利(olaparib) 尼拉帕尼(niraparib) 卢卡帕尼(rucaparib)	无	他拉唑帕尼(talazoparib)	维利帕尼(veliparib)	无

BRCA1 是常见的抑癌基因,对于不是基因编码末端发生的移码突变,通常是有害的,就像汽车的刹车坏了一样会影响抑癌基因的功能。而对于具有临床意义的变异,通过解读规则,可匹配到 FDA 批准用于卵巢癌的 PARP 抑制剂奥拉帕利(olaparib)、尼拉帕尼(niraparib)、卢卡帕尼(rucaparib),这些药物在指南中也是被推荐的,属于可选择的敏感类药物,属于 Level A 级;而他拉唑帕尼(talazoparib)是 FDA 批准用于乳腺癌的 PARP 抑制剂,对于卵巢癌 *BRCA1* 有害变异的患者来说,虽然可能有效,但是属于跨适应证的药物,需要更多在卵巢癌中有效性的数据,属于 Level C 级;而维利帕尼(veliparib)目前属于临床研究阶段的 PARP 抑制剂,其有效性和临床数据还有待进一步的验证,属于 Level C 级。在临床应用中,Level A 级的变异参考价值最大。

【举例2】

受检者为子宫内膜癌,用肿瘤组织送检多基因检测 panel,靶向药物结果提示如表 4-4。

表 4-4 大 penel 检测结果

基因变异	FDA 批准用于子宫肿瘤	FDA 批准用于子宫肿瘤	FDA 批准用于其他癌症	临床研究阶段	研究结论不一致
	可能敏感	可能耐药	可能敏感	可能敏感	
KRAS p.G12V(体系) NM_033360.2	无	无	无	无	曲美替尼索拉菲尼

体系变异解析:*KRAS* 属于 RAS 家族成员,编码 P21 蛋白,在 MAPK 信号通路中起作用,属于原癌基因。当 *KRAS* 发生突变时不能被水解酶水解失活,处于持续激活状态,使细胞过度生长、增殖,其突变可以与多种恶性肿瘤相关。*KRAS* 基因被激活最常见的方式是点突变,本次检出的 *KRAS* 基因在 2 号外显子的第 12 位氨基酸发生错义突变,会促进细胞增殖,与肿瘤的发生、发展相关。该突变在 COSMIC 数据库中记载 10 203 次,其中大肠癌 5 519 次、胰腺癌 2 092 次、肺癌 1 545 次、卵巢癌 331 次、子宫内膜癌 144 次。

本次检测出 *KRAS* 激活突变会激活 MAPK/MEK 通路,MEK 抑制剂曲美替尼和 RAF 抑制剂索拉菲尼可能有一定的抑制作用,但是上述药物在 *KRAS* 突变的实体瘤的研究结论不一致,有有效的报道,也有无效的报道,且在 *KRAS* 突变的子宫肿瘤中数据有限,因此该变异在子宫肿瘤中属于 Level D 级。

上述内容是报告的直观呈现,由于肿瘤的治疗与肿瘤的分期、患者的疾病史和用药史等密切相关,且同种药物,可能有不同的 FDA 获批的使用方法,因此基因检测的报告是需要结合 FDA 获批用药方案(或者国内获批方案)、临床治疗指南和患者状况等来综合分析的。若临床只是给患者匹配适应证的药物,那么临床会重点参考符合 Level A 级的药物,而跨癌种或者临床试验期的药物并不是常规的选择;但如果患者标准治疗已经失败,为了给患者提供更多治疗的机会,那么跨癌种或者临床试验期的药物可能也会加入到可考虑的范围。值得注意的是,对于靶向治疗基因检测报告中提示的跨适应证药物、临床试验期药物或是研究结论不一致的药物,临床需谨慎对待,由于缺乏充分的临床证据,上述药物是否使用,如何使用,需要参照具体规定。

靶向药物的检测结果更像是医师治疗过程中的一个导航仪,但是基因检测报告中没有匹配到靶向药物的患者也并非无路可走,比如用于晚期卵巢癌患者二线维持治疗的奥拉帕利,不需要检测 BRCA 基因的状态,而是要求铂类敏感;贝伐珠单抗的使用没有一定要求基因变异的状态。基因检测的结果也要考虑用药史,比如已经用过奥拉帕利且已经出现耐药的患者,通过基因检测,可能还是仅匹配到 PARP 抑制剂,这时,就不一定再按照基因检测结果选择奥拉帕利。靶向药物的日新月异和肿瘤基因组研究不断的进展,也要求检测机构要不断地跟进最新研究进展和指南。

2. 免疫治疗相关检测结果分析　免疫治疗药物,如程序性死亡受体 -1(programmed cell death 1,PD-1)、程序性死亡受体 - 配体 1(programmed cell death ligand 1,PD-L1)抑制剂、CTLA4(cytotoxic T-lymphocyte-associated protein 4)抑制剂,凭借优异的临床数据,一路披荆斩棘,被 FDA 获批用于多种癌症,在国内也已经在非小细胞肺癌的一线二线治疗中获批,且在黑色素瘤中也已经获批。

目前免疫治疗药物在癌症患者中总体有效率并不是很高,且该类药物价格较高,因此需要有效的生物标志物来筛选可能对免疫治疗高有效率的人群。PD-L1 蛋白的表达、MSI(微卫星不稳定)/MMR(错配修复基因的状态)、TMB(肿瘤突变负荷)常常用于临床的检测中。不同的癌种,推荐的生物标志物的检测不同,比如在非小细胞肺癌中[10],PD-1 类药物帕博利珠单抗(pembrolizumab)一线单独使用的条件,需满足 EGFR 和 ALK 基因是未突变且 PD-L1 蛋白的表达≥50%;如果是 PD-L1 联合化疗一线使用,则不要求 PD-L1 蛋白表达情况。另外 TMB 是一个潜在的生物标志物,对于 EGFR 和 ALK 基因未突变的非小细胞肺癌患者一线使用纳武单抗 ± 伊匹单抗(nivolumab ± ipilimumab),TMB≥10 很可能是获益的一个指标,但是由于不同的检测机构,评估 TMB 的标准不同,数据差异较大,因此尚缺乏统一的 TMB 评估标准。在不同的癌种当中,TMB 的标准也不一样,这就给 TMB 的临床应用带来一定的困难。不过,随着各个平台的数据的积累,结合免疫治疗在癌症患者中整体有效率约 20% 左右,同一个检测机构得出来的某个癌种的较大四分位数(较大四分位数,该癌种的 TMB 由小到大排列后,75% 位的数字),或者较大五分位数等可能有一定的临床参考价值。TMB 就有点类似考试成绩,比如班级里有 100 个学生,每年约 20% 的人可以考上重点学校,那么在分数线还没有划定之前,把考试成绩从小到大排列,那么较大四位分数就是班里的前 25 名,较大五分位数是班里的前 20 名,那么按照这个排列,可以得出一个初步的分数线。TMB 可能就是类似这个道理,不过最终 TMB 阈值的确定,还需要各个癌种中免疫治疗与 TMB 相关性的临床数据。另外,对于免疫治疗联合化疗、免疫治疗联合靶向或免疫治疗联合免疫治疗可能会有不同的评判标准,我们也期待最新的研究数据,可以扩大免疫治疗获益的人群。

与 TMB 不同的是,目前 MSI/MMR 用于评估卵巢肿瘤和子宫肿瘤免疫治疗是有标准可以参考的。根据 NCCN 指南[1,3]:MSI-H(微卫星高度不稳定)、MMR 蛋白有缺失的或者 MMR 基因有缺陷的患者,可结合指南使用帕博利珠单抗(pembrolizumab)等免疫治疗药物。值得注意的是,PD-1 类的药物在国内暂未获批用于卵巢癌、子宫内膜癌等妇科肿瘤,具体用药还需结合国内指南和医院具体规定。下面举例介绍。

【举　例】

受检者为晚期子宫内膜癌患者,肿瘤组织检测免疫治疗指标结果提示 MSI-H。

本次检测结果显示受检者 MSI 的状态为微卫星高度不稳定,提示受检者可能会从免疫治疗中获益,结合 FDA 和 NCCN 指南[3],帕博利珠单抗适用于之前细胞毒性化疗后疾病进展的 MSI-H 或 MMR 基因有缺陷的子宫内膜癌患者。由于这一使用方案暂未在国内获批,因此具体用药方案还需结合受检者的用药史、身体状况和具体规定来决定。

在解读报告时,尤其是涉及个体化靶向治疗决策时,还有一些报告上的因素需要综合考虑,例如如何对待意义未明变异(VUS):对于报告中提到的致病变异、疑似致病变异、疑似良性和良性多态性等是比较好理解的(详见遗传性肿瘤检测报告解读部分),但是对于意义未明的突变,是比较难判断的。

无论是胚系变异的检测还是体系变异的检测,都可能遇到目前暂无法解释的意义未明变异。意义未明的变异可能随着后续的研究被证明是良性多态性,也可能随着后续有害证据的增加,而被证明是致病的。每个个体进行胚系多基因的检测都可能会检测到某一个或某几个基因的意义未明变异,每个肿瘤样本在进行多基因的体系变异分析时也会检出多个意义未明的变异。一般来说,胚系意义未明变异中只有一小部分会被证明是致病性的变异,绝大部分的意义未明还是会偏向于良性多态性;体系的意义未明变异一般不会作为用药的靶点。意义未明的变异会给临床带来很大的挑战,因为目前的科学研究尚不足以判断其致病性。

胚系意义未明的结果带给临床的困扰相对要大一些,会给家系遗传性肿瘤的评估和风险管理制定带来一定的难度。不过,虽然检出 VUS 的可能性增加了多基因检测后咨询的复杂性和难度,但是随着多基因检测产品越来越多地被运用,通过数据库变异发生频率的数据积累以及意义未明相关的研究,预期后续意义未明的频率可能会降低。对于意义未明的致病性,亦可以通过不同检测机构的数据共享和功能研究去进一步探索。NGS+MLPA 检测后高度怀疑的意义未明变异,如果后续探索中有足够的致病性证据,按照解读规则,可以升级为疑似致病或者致病性的变异。

不论是胚系的意义未明还是体系的意义未明,在没有进一步的证据证明其有害性之前,都无法明确指导临床进行相应的风险管理或者个体化用药指导。

综上,妇科肿瘤的基因检测项目选择尚缺乏共识和规范。不同检测机构对于 panel 的设计和变异的解读能力也有很大差异;检测技术平台的不同也可能会导致同一个患者的样本在不同的检测机构呈现不同的检测结果。其次,肿瘤组织具有很强的异质性,同一患者在不同患病时期,甚至同一时期的不同病灶的样本也有差异。再次,国内外解读报告所比对的数据库、临床试验所涉及的方案和已经获批的药物上市情况也存在较大差异,上述因素在临床医师或遗传咨询师解读报告时都需要综合考虑。

尤其在个体化用药指导时,基因检测结果仅供参考,特别是跨适应证用药、临床试验期或研究结论不一致的药物,更需要谨慎处理。可以通过功能性诊断的方式评估在个体化用药时的有效性和毒副作用。同时需要重视与患者的沟通和充分知情,使患者真正获益于精准医疗。

(王岩岩　康　玉)

参考文献

[1] Morgan Jr R J,Armstrong D K,Alvarez R D,et al. Ovarian cancer:including Fallopian Tube Cancer and Primary Peritoneal Cancer. NCCN clinical practice guidelines in oncology,2014,2.

[2] Daly M B,Axilbund J E,Buys S,et al. Genetic/familial high-risk assessment:breast and ovarian. Journal of the National Comprehensive Cancer Network,2010,8(5):562-594.

[3] National Comprehensive Cancer Network. Uterine neoplasms(Version 3.2019). 2019.

[4] National Comprehensive Cancer Network. NCCN Clinical Practice Guidelines in Oncology(NCCN Guidelines):Genetic/Familial High-Risk Assessment:Colorectal(Version 1.2018). 2018.

[5] 《基于下一代测序技术的 BRCA 基因检测流程中国专家共识》编写组. 基于下一代测序技术的 BRCA 基因检测流程中国专家共识. 中华病理学杂志,2018,47(6):401-406.

[6] Richards S,Aziz N,Bale S,et al. Standards and guidelines for the interpretation of sequence variants:a joint consensus recommendation of the American College of Medical Genetics and Genomics and the Association for Molecular Pathology. Genetics in medicine,2015,17(5):405.

[7] 王秋菊,沈亦平,邬玲仟,等. 遗传变异分类标准与指南. 中国科学:生命科学,2017,47:1-21.

[8] 《BRCA 数据解读中国专家共识》编写组. BRCA 数据解读中国专家共识. 中华病理学杂志,2017,46(5):293-297.

[9] Li M M,Datto M,Duncavage E J,et al. Standards and guidelines for the interpretation and reporting of sequence variants in cancer:a joint consensus recommendation of the Association for Molecular Pathology,American Society of Clinical Oncology,and College of American Pathologists. The Journal of Nolecular Diagnostics,2017,19(1):405-424.

[10] National Comprehensive Cancer Network. Non-small cell lung cancer(Version 3.2019). 2019.

第三节　肿瘤遗传风险评估

通常遗传咨询的主要目的是风险评估(risk assessment)。由于肿瘤发病机制的复杂性,肿瘤的风险评估也相对复杂和特殊。本节所介绍的肿瘤风险评估方法是对胚系突变导致的单基因遗传性肿瘤综合征而言的。在进行风险评估计算时,将遗传性肿瘤综合征视为一种常染色体显性遗传病,且有外显不全的现象。这样便于利用传统的遗传风险计算方法进行风险评估。

一、遗传性肿瘤风险分类

通过收集的肿瘤家族史信息,绘制成一幅家系图(family tree)。从家系图中就可以初步评估该家族中肿瘤的遗传风险,大致分为 4 类[1]:高风险、中等风险、低风险和风险不确定。

(一) 高风险

高风险家系图显示出强有力的遗传性肿瘤综合征的家系特征(详见第四章第一节)。若咨询者的家系图中肿瘤的遗传模式和特征与某种特定的遗传性肿瘤综合征一致或高度提示,甚至直接符合某种特定的遗传性肿瘤综合征的临床诊断标准,则该家系为遗传性肿瘤高风险家系。通常高风险遗传性肿瘤综合征的家系图符合以下 3-2-1(3 位患者、2 代患病、1 位年轻患者)规律[2]:

1. **患者人数**　该家族中有至少 3 位有同一或相关的癌种患者。

2. **遗传模式**　该家族中至少 2 代都有同一或相关的癌种患者,符合显性遗传模式。

3. **发病年龄**　该家族中同一或相关的癌种患者中,至少有 1 位是 50 岁以下的年轻患者。

图 4-11 显示了一个 Lynch 综合征高风险的家系图。遗传咨询师或临床医师应为咨询者列出通过家系图判断其为 Lynch 综合征高风险家族的原因:

(1) 该家族中有 4 位 Lynch 综合征相关的癌种患者。

(2) 该家族中连续 3 代有肿瘤患者。

(3) 该家族中有 3 个 50 岁前发病的 Lynch 综合征相关的癌种患者。

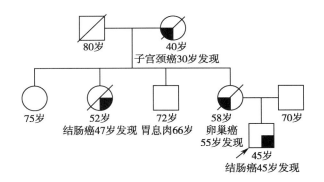

图 4-11　一个高风险 Lynch 综合征的家系图

对于遗传性肿瘤综合征高风险的家庭成员,应告知从其家系图中解读出的某种特定遗传性肿瘤综合征的临床诊断标准。由于基因检测技术的局限性以及人类对基因认知水平的局限性等,即使基因检测结果为阴性,也不能排除该家庭成员患某种遗传性肿瘤综合征的可能性。因此,无论基因检测结果如何,患者或相关亲属应被视为患有某种遗传性肿瘤综合征或处于高风险状态。

(二) 中等风险

中等风险的家系图显示出一些遗传性肿瘤综合征的家系特征,如可能有多位肿瘤患者、发病年龄较小、符合显性遗传模式等。但可能在肿瘤种类等方面不完全符合某种特定的遗传性肿瘤综合征的临床诊断标准,如家系中肿瘤患者的癌种不同一或不相关,或是咨询者提供的关键家族史信息不够确定等。在这种情况下,需要通过基因检测来辅助诊断。

图 4-12 显示了一个遗传性乳腺癌/卵巢癌综合征中等风险的家系图。遗传咨询师或临床医师应为咨询者列出通过家系图判断其为遗传性乳腺癌/卵巢癌综合征中等风险家族的原因,包括提示或不提示该肿瘤综合征的家系图特点。

图 4-12 家系图提示为遗传性乳腺癌/卵巢癌综合征的特点如下:

1. 该家族中有 2 位遗传性乳腺癌/卵巢癌综合征相关的癌种患者(咨询者本人及其奶

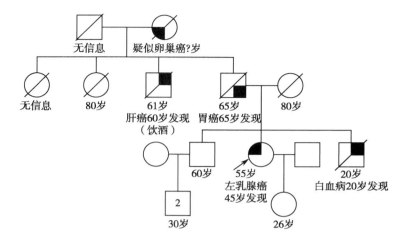

图 4-12　一个中等风险遗传性乳腺癌 / 卵巢癌综合征的家系图

奶)。虽然咨询者奶奶的癌种和发病年龄不确定,这里统计同一或相关癌种患者人数时,暂不考虑病史信息是否确定。

2. 该家族中连续 3 代有肿瘤患者。

3. 该家族中有 1 位 50 岁前发病的遗传性乳腺癌 / 卵巢癌综合征相关癌种患者(咨询者本人)。

图 4-12 家系图提示非遗传性乳腺癌 / 卵巢癌综合征的特点如下:

1. 该家族中没有其他遗传性乳腺癌 / 卵巢癌综合征的特征。

2. 该咨询者的父亲(假定为携带者)所患胃癌非遗传性乳腺癌 / 卵巢癌综合征常见相关癌种。

3. 该家族中的肝癌患者和白血病患者的癌种类型非遗传性乳腺癌 / 卵巢癌综合征常见相关癌种。

4. 该咨询者的奶奶病史信息不确定。

建议该咨询者进行遗传性肿瘤综合征相关的基因检测。通过家系图评估为某种遗传性肿瘤综合征中等风险的患者,需要借助基因检测进一步确诊是否为某种遗传性肿瘤综合征。

（三）低风险

低风险是指该家族中无肿瘤患者,或者有与遗传性肿瘤综合征无关的肿瘤患者。低风险的家系图(图 4-13)通常包括以下特点:

1. **发病年龄**　肿瘤经常发生在老年个体或人群典型发病年龄段。

2. **肿瘤种类**　肿瘤患者所患癌种不是与某种遗传性肿瘤综合征相关的癌种,或患一般人群中高发的癌种。

3. **遗传模式**　家族中很少有一级或二级亲属患肿瘤,或肿瘤只发生在同一代的个体上,不符合显性遗传模式。

4. **无遗传性肿瘤综合征的家系特征**(详见第四章第一节)。

（四）风险不确定

在某些情况下,如关键的家族史信息丢失或不确定等,即使是经验丰富的肿瘤遗传咨询师也不能判断该家族遗传性肿瘤风险属于高风险或中等风险或低风险的任何一种。这时,

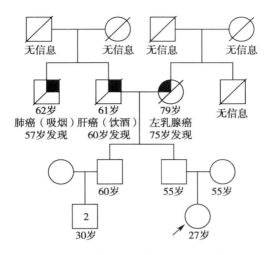

图 4-13　一个低风险遗传性肿瘤综合征的家系图

临床医师或遗传咨询师可以告诉咨询者,根据现有的信息不能提供任何的风险评估,直到获得额外的信息后才能做出风险评估。

二、遗传风险计算方法

通过家系图的特征可初步判断遗传性肿瘤的风险。若确诊为某种遗传性肿瘤综合征后,还可通过量化的数学方法,对某个家庭成员遗传性肿瘤的发生风险进行计算。常用的遗传性肿瘤综合征风险计算方法包括旁氏表法和贝叶斯分析法[3]。

(一)旁氏表法

旁氏表(Punnett square)是以发明者 Reginald C. Punnett 的姓名来命名,被用于确定基因型已知的亲代双方的后代中拥有特定基因型的概率。将旁氏表法应用于呈常染色体显性遗传的肿瘤综合征的风险评估时,需要将携带者的概率乘以外显率得出携带者的患病风险。

常染色体显性遗传病在旁氏表的画法中,d 表示野生型,D 表示突变型,患者或携带者基因型为 Dd,生殖细胞有可能是 D 或 d 两种;健康非携带者基因型为 dd,生殖细胞为 d 一种。

由于遗传性肿瘤综合征患者的发病年龄跨度较大且存在外显不全的现象,在做遗传咨询时,部分基因型为 Dd 的杂合子未患病,这里称为携带者。需要注意,这里的携带者不同于隐性遗传病中的携带者。遗传性肿瘤综合征中的携带者是有发病风险的,而隐性遗传病中的携带者是没有发病风险的。

例如图 4-14:若父母双方,一方为常染色体显性遗传性肿瘤综合征的患者,一方为健康

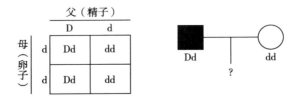

图 4-14　常染色体显性遗传病的旁氏表与家系图

非携带者,在精子和卵子结合形成受精卵中,有 2 种基因型可能,分别为 Dd(1/2),dd(1/2)。因此,孩子为携带者(Dd)的概率为 1/2,为健康非携带者(dd)的概率为 1/2。

由于遗传性肿瘤综合征多呈常染色体显性遗传,这里仅举例在常染色体显性遗传病中的应用。在其他遗传模式中的旁氏表画法与图 4-14 类似,在旁氏表的横纵两个方向分别写上根据父母的基因型可能有的配子的基因型,从而计算后代有不同基因型的概率。

(二)贝叶斯分析法

贝叶斯分析法(Bayes analysis)是综合了这个家族中所有已知的家族史信息,来综合评估特定条件下某个家庭成员为携带者的概率或发病风险。例如,有些咨询者可能已经做过一些基因检测,考虑到遗传检测的灵敏度和特异性等,阴性结果可降低其为携带者的概率;再如,通常遗传性肿瘤综合征的外显率随着年龄的增加而增加,把外显率纳入到考虑范围,超过平均外显年龄而未发病,可降低其为携带者的概率。

利用贝叶斯分析法计算某个家庭成员的遗传风险时,有几个关键步骤:

步骤一:列出所有可能的(≥2 种)互斥假说。例如,一个人或者是某种遗传病的携带者,或者不是携带者,这两种情况只能有一种发生。

步骤二:列出每种假说情况下的前概率(prior probability)。

步骤三:列出每种假说情况下的条件概率(conditional probability)。额外条件在各种假说情况下成立的概率,即条件概率。比如咨询者为某种遗传性肿瘤综合征的携带者或非携带者时(步骤一中列出的两种互斥假说),在 60 岁未发病的概率就是条件概率,这里的条件是 60 岁未发病。

步骤四:根据前概率和条件概率计算出每种假说情况下的联合概率。即:前概率 × 条件概率 = 联合概率(joint probability)。

步骤五:根据联合概率计算每种假说情况下的后概率(posterior probabilities)。其计算方法是该假说情况下的联合概率为分子,各种假说情况下的联合概率之和为分母,分别算出各种假说情况下的后概率。前概率是在不考虑某种条件的情况下,某种假说成立的概率;而后概率是在考虑某种条件的情况下,某种假说成立的概率。

在计算某个家庭成员的遗传风险时,通常是将旁氏表法和贝叶斯分析法联合应用。可以通过旁氏表法计算出前概率,再利用贝叶斯分析法计算出后概率。前概率之和以及后概率之和总是等于 1。

贝叶斯分析法在遗传性肿瘤综合征家系(常染色体显性遗传)中的应用举例如图 4-15。

图 4-15 中,已知咨询者(箭头所指)的母亲为 BRCA1 致病变异杂合子(* 表示),为遗传性乳腺癌 / 卵巢癌综合征患者。该病呈常染色体显性遗传,且已知 65% 女性携带者于 60 岁前发病(即:女性携带者 60 岁外显率为 65%)。这位咨询者前来咨询她本人是携带者的概率是多少? 她的女儿现在 25 岁,女儿在 60 岁前患病的概率有多大?

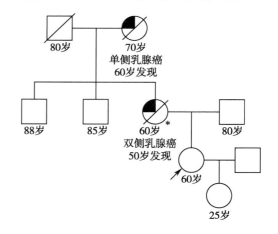

图 4-15 遗传性乳腺癌 / 卵巢癌综合征家系一例

注:* 表示:基因检测结果确定为杂合子

步骤一：画出贝叶斯分析例表（表4-5）。

表4-5　贝叶斯分析例表

	携带者	非携带者
前概率	50%	50%
条件概率（60岁未发病）	1–65%=35%	1
联合概率	50%×35%=17.5%	50%
后概率	17.5/(17.5+50)≈25.9%	50/(17.5+50)≈74.1%

把疾病外显率和咨询者年龄考虑进来，咨询者在60岁时未发病。利用贝叶斯分析法计算时，咨询者为携带者的概率从50%（前概率由旁氏表法算出）降到了25.9%（后概率由贝叶斯分析法算出）。

步骤二：该咨询者的女儿在60岁前患病概率=25.9%（咨询者为携带者的概率）×50%（咨询者为携带者时将突变遗传给女儿的概率）×65%（外显率）≈8.4%。因此，该咨询者的女儿在60岁前患病概率为8.4%。

（三）外显率的查找

贝叶斯分析法对常染色体显性遗传病的风险评估常应用于外显不全（reduced penetrance）和延迟显性（delayed dominance）的情况，通常延迟显性现象是造成外显不全现象的原因之一。

外显不全指的是：不是所有含显性遗传病致病变异的个体都患病。

延迟显性指的是：含显性遗传病致病变异的个体在早年并不发病，到了一定年龄以后才发病。

在绝大部分的遗传性肿瘤综合征中，外显不全和延迟显性两个现象是同时存在的，且年龄越大外显率越高。即：遗传性肿瘤综合征致病变异的杂合子携带者，其年龄越大发病风险越大。为获得外显率，可参考和查阅的工具有：

1. 在GeneReviews®和OMIM®的网页上查找目标基因的外显率。GeneReviews®和OMIM®是基因与疾病相关信息的数据库，目前临床应用较普遍。

2. 在ASK2ME™的网页上输入目标基因、咨询者的性别和年龄，即可得出该基因在不同癌种中85岁前不同年龄时发病的概率（可以近似为不同年龄的外显率）。此外，该网站还会同时给出NCCN和ESMO指南中有关该基因携带者的风险管理建议，可以作为参考。但可能存在网站的更新与指南的更新不同步，因此在临床应用时仍然需要查找最新的指南对该基因携带者的风险管理建议。

3. 文献检索。查找最新的文献中报道的不同人群中该基因所致疾病的外显率。

4. 内部数据库中查找。建立大样本内部数据库，便于统计外显率等。内部数据库中的检测数据通常人种相对统一，外显率可靠性更高。

（刘　浏）

参考文献

［1］贺林.今日遗传咨询.北京：人民卫生出版社，2019：540-546.

［2］Schneider KA. 肿瘤遗传咨询. 第3版. 张学, 季加孚, 徐兵河, 主译. 北京:人民卫生出版社,2016:194-231.
［3］陆国辉, 徐湘民. 临床遗传咨询. 北京:北京大学医学出版社,2007:160-170.

第四节   妇科肿瘤遗传咨询要点

妇科肿瘤遗传咨询的目标是提高咨询者有效使用遗传信息(genetic information)的能力,最大限度地减少心理困扰(mental disturbance),提高个人自主能力,促进知情决策。妇科肿瘤遗传咨询的过程涉及与咨询者临床前的接触、临床咨询、随访、复查、记录保存等多个环节。妇科肿瘤遗传咨询要点贯穿于包括肿瘤家族史的收集和解读、肿瘤风险咨询沟通、基因检测和肿瘤遗传咨询中的社会心理学和伦理问题等多个方面[1]。

一、家族史的收集与解读

能够准确而完整地收集咨询者的家族史是肿瘤遗传咨询师所必须具备的重要技能之一。遗传咨询师收集咨询者相关的家族病史,并通过对家系图(family tree)的解读,判断肿瘤综合征,确定基因检测的必要性,从而协助临床诊治;并通过解读家系图,记录重要的临床信息,确定疾病的遗传模式(genetic model)和其他亲属的风险;在咨询过程中,倾听咨询者的家庭故事,评估其情绪状态,确定合适的谈话方式,制定适用的咨询援助。

(一)全面收集肿瘤家族史

在妇科肿瘤遗传咨询开始时,由肿瘤遗传咨询师收集咨询者的肿瘤家族史。不同的咨询师可能有不同的收集信息的习惯或者顺序,最好以一种系统的方式提问。全面收集咨询者肿瘤家族史的关键点包括:

1. 明确的肿瘤诊断   肿瘤家族史收集的关键点之一在于明确家族中肿瘤患者。众所周知,遗传性肿瘤综合征(hereditary tumor syndrome)往往与一些特定的肿瘤类型或者组织类型相关,获取咨询者家族中肿瘤患者的准确信息,对遗传性肿瘤综合征的诊断至关重要。例如,肿瘤患者的患病年龄是制订医疗方案和评估患病风险的重要因素。这些准确信息包括:肿瘤患者在家族中的亲属关系、肿瘤的类型、发病年龄、原发部位、转移及转移部位、是否死亡及死亡年龄,以及任何亲属中具有癌症倾向的遗传检查结果等。理想状况是获取肿瘤患者亲属的肿瘤诊断书及相关临床病例资料,该信息有助于评估咨询者及其家属罹患遗传性肿瘤的风险。

2. 肿瘤的性质、治疗和随访   妇科恶性肿瘤是慢性非传染性疾病,应个体化综合管理,如卵巢癌患者,治疗原则应为全面的分期手术后以铂类为基础的联合化疗,在初始治疗后进行规范的随访或维持治疗。在进行妇科肿瘤遗传咨询时,咨询师需详细询问咨询者家族中肿瘤患者已经接受的或正在接受的治疗。在获取更多的家族信息和进行基因检测之前,咨询师还应详细了解咨询者家族中肿瘤患者的随访及预后状况,以及他们进行肿瘤筛查状况,了解该细节将有助于进一步判断肿瘤的遗传风险。

3. 肿瘤患者亲属的检测措施(包括筛查的类型、日期、结果和频率)   获取咨询者家族亲属,尤其是近亲亲属的癌症筛查结果对其罹患肿瘤风险的评估极为重要。例如咨询者姐姐罹患卵巢上皮性癌,基因检测提示其 *BRCA1* 致病突变,该咨询者罹患遗传性乳腺癌/卵巢癌综合征的风险将显著上升[2-4]。

4. 未受影响的亲属　家系图一般应该延伸至家族内至少 3~4 代,包括祖父母、父母、患者或咨询者和孩子。一个完整的家系图应该包括没有患癌的亲属的信息。此外,还有必要了解患者父母双方的家族史。有时候,遗传性肿瘤是来源于看似没有肿瘤遗传倾向的一方。

5. 其他癌症的危险因素　现代流行病学研究证实,多种环境因素可能明显增加肿瘤易感风险。比如,长期吸烟明显增加罹患肺癌的风险;持续高危 HPV 感染与宫颈癌有关等。在遗传咨询时,肿瘤遗传咨询师有必要排除环境因素导致的咨询者家族的肿瘤易感性。

6. 在遗传咨询过程中,关注咨询者的民族背景、宗教信仰、社会心理因素等,对遗传肿瘤风险的评估及肿瘤遗传综合征的诊断同样重要。

(二)家族史的解读

收集完整准确的家族史并绘制完整准确的家系图,可以评估家族中恶性肿瘤遗传模式,计算遗传风险(genetic risks)(详见第四章第一节和第三节)。

二、肿瘤风险咨询沟通

妇科肿瘤遗传咨询在多数情况下就是肿瘤遗传咨询师与咨询者之间的风险沟通。在整个遗传咨询的过程中,肿瘤遗传咨询师需要应对风险沟通的各个方面。除了给出患病风险的相关数据,肿瘤遗传咨询师还需要与咨询者讨论其准确性、相关性、局限性、社会心理等方面的意义。在妇科肿瘤遗传咨询中,遗传咨询会谈的要素包括:

1. **为咨询会谈设定目标**　该目标包括两部分:咨询师的目标和咨询者的目标。肿瘤遗传咨询师的目的是采集信息(collection of information)和健康教育(health education)。而咨询者的目的往往可能比较宽泛,有些咨询者的目标比较明确,比如 *BRCA* 致病突变对家族健康的影响。也有部分咨询者可能没有明确的目标,需要咨询师根据咨询者的年龄、疾病史、家族史、受教育程度、心理状况等情况告知相关的检测信息,进行相应的健康宣教。肿瘤遗传咨询师需要认真听取咨询者所期望达到的目标,并适时调整咨询会谈的计划,以确保顺利及高质量地完成遗传咨询。

2. **采集咨询者的恶性肿瘤家族史**　经肿瘤遗传咨询的会谈,肿瘤遗传咨询师的重要工作之一便是采集咨询者家族中至少三代的肿瘤病史,收集家族中每个肿瘤患者详细信息,并绘制详细而准确的家系图。完整的家系图对遗传性肿瘤的诊断及家族成员罹患遗传性肿瘤的风险评估至关重要。

3. **咨询师对咨询者进行家族风险评估**　通过分析家系图,咨询师可了解遗传类型及个体与先证者的关系,判断家族成员罹患肿瘤的模式,评估家族存在某个或者某些遗传性肿瘤综合征的可能。

4. **沟通风险信息**　在遗传咨询中,咨询师应详细告知咨询者及其家族亲属患遗传性肿瘤的可能性。必要时安排基因检测(genetic testing)或者其他医疗处置。关于基因检测的讨论可以包括检测的必要性、可能的检测结果、检测的局限性、检测的风险和获益、检测过程中的物资要求、检测费用等。

在遗传咨询过程中,肿瘤遗传咨询师还应讨论可能的医疗处置手段,尤其是妇科恶性肿瘤的治疗多涉及能否保留生育功能,切除卵巢对内分泌功能的影响等各个方面,咨询师需关注咨询者可能存在的社会心理问题等,并可根据肿瘤遗传咨询情况,适时转诊,因为咨询者或者家族成员可能存在某些医学问题需要如遗传学专家、外科医师、心理医师等的协助。

三、基因检测

基因检测是对人 DNA 进行分析,但只有约 5%~10% 的肿瘤与遗传基因有关,基因检测并不适用于每个人[5-7]。在遗传咨询中,确定基因检测的适应证主要依据全面评估咨询者及其家族成员罹患肿瘤的风险。

(一)基因检测前的遗传咨询要点

肿瘤遗传咨询师在提交基因检测前,需要获得咨询者的知情同意,并在知情同意书上签字。基因检测前遗传咨询要点包括[8]:

1. **基因检测的目的**　家族中的受累者,即有肿瘤或者遗传性肿瘤综合征临床特征的家族亲属,在遗传咨询中具有重要意义。如其基因检测为阳性结果,其他亲属患肿瘤的风险可能性极大。即使其基因检测结果为阴性,也不能完全排除遗传性肿瘤的存在。由于现有技术的局限或其他原因,检测没有包含到家系中肿瘤相关的突变区域或者基因的可能性是存在的。

2. **包括检测流程及检测项目所涉及的范围**　在咨询过程中,咨询师或临床专业医师与咨询者详细讨论基因检测的流程及相关事项,如受检者通过医院专科门诊医师或直接向具有临床检测资质的机构提出检测需求;医师或检测机构的专业人员根据受检者的实际情况制订最优的检测方案,并将检测的必要信息(包括检测内容、周期、价格、潜在的风险等)告知受检者,做到知情同意;受检者签署知情同意书;样本采集:受检者在医院采集血液样本,或利用检测机构提供的样本采集装置如唾液采集盒、口腔上皮细胞采集棒等,按照要求采集样本并邮寄至检测机构;检测机构按照标准流程完成基因检测并出具检测报告;检测机构将检测报告发送给医师或直接发送给受检者,由医师或检测机构的专业人员对报告进行解读,使受检者能完整、准确地理解检测结果。

3. **结果报告的获取时间及方式**　基因检测后获取报告的时间是遗传咨询者较关心的问题之一。对于临床基因检测,不同检测机构的报告出具时间差异可能较大,需向咨询者或者检测者说明。多数检测报告需当面告知检测者,也可通过邮件或信件方式寄给检测者。

4. **检测技术的基本原理、优势、可能的风险及局限性**　基因检测方式有多种,如染色体微阵列芯片(chromosome microarray,CMA),靶向基因测序(targeted DNA sequencing),全外显子组(whole exome sequencing,WES)或全基因组测序(whole genome sequencing,WGS)等。咨询师应该根据咨询者的个人史、家族史,选择最适宜于咨询者的检测方式,并告知咨询者所需的检测样本种类、检测的基本原理及适宜性、可能发生的风险及局限性。对于不同的检测方法,应客观比较各种方法利弊,让咨询者根据需要进行选择。

5. **预期的各种结果及其意义**　检测者应该知晓可能得到的不同的检测结果及其临床意义。

另外,在基因检测前,肿瘤遗传咨询师还应详细告知咨询者基因检测可能发现的变异类型及意义、次要发现和意外发现的定义、可能的发现及意义、何人能知晓咨询者的检测信息以及基因信息对亲属的可能意义,并与咨询者讨论检测结果可按照新知识重新分析的约定、相关法律权限、咨询者有作为研究对象参加临床试验的机会以及保密原则。

(二)基因检测后的遗传咨询要点

肿瘤遗传咨询师应与咨询者共同制订一个有助于咨询者进行健康管理的随访计划,这些内容可能包括:向咨询者提供咨询内容的摘要;提供针对咨询者的科普信息和资源,尤其是针对有生育计划但携带致病突变的咨询者未来的生育选择等信息;推荐专家信息;提供联系方式。

告知咨询者基因检测结果及随访方式是妇科肿瘤遗传咨询的重要组成部分,其目的是通知咨询者的基因检测结果,并与之讨论后续相关注意事项及医疗干预措施。其要点主要包括[9]:

1. **与咨询者讨论告知其结果的方式及时间**　保密是妇科肿瘤遗传咨询基本原则之一,所以与咨询者讨论告知的方式和时间至关重要。咨询师或临床医师在告知咨询者基因检测结果时应考虑以下问题:告知检测结果的方式,例如电话告知还是当面告知,或者与咨询者商讨其他合适的模式;告知结果的类型;电话或者会面告知其结果参与人;获取检测结果的大概时间。

2. **解释检测结果对咨询者的意义**　肿瘤基因检测对检测者有血缘关系的亲属具有重要意义。应该鼓励阳性检测结果的咨询者将其结果告知家族其他亲属,应充分告知检测者或者咨询者基因检测结果的意义在于:①通过基因检测,可以了解自己的遗传背景,获得个性化的健康咨询管理服务,做到早知道、早预防、早治疗,使本可能发生的疾病少发生、晚发生、不发生,从而提高生存质量,延长寿命。②检测健康人群的基因型,预测个体患病的风险,并向受检者提出生活上的指导,避免疾病的发生。③有效避免临床误诊。④提供健康风险管理最好的依据。长期暴露在高度污染环境或有不良生活习惯的人都可以通过基因检测了解个人在不同疾病上的发生倾向,进行全面的生活调整或干预,以降低风险,延缓疾病发生,达到基因健康所倡导的"个性医疗,解码健康"的目的。⑤指导个体化用药。通过基因检测可以制订个性化的用药指导。

3. **医疗决策选择**　给阳性检测结果者提供特殊的检测指导,必要时转诊给合适的医疗专家,选择恰当的干预措施。例如,携带 *BRCA1/BRCA2* 基因突变的女性不仅乳腺癌发病风险增加,其他如卵巢癌、输卵管癌、胰腺癌、胃肠癌及黑色素瘤等发病风险也增加,男性罹患乳腺癌、前列腺癌风险增加。预防性双侧乳腺切除术能有效地降低乳腺癌的发生率和死亡率,并且预防性对侧乳腺切除术被证明可以降低对侧乳腺癌的发生率。已知对于携带 *BRCA* 突变或其它易致卵巢癌有害突变的患者降低卵巢癌风险最有效的策略仍然是双侧输卵管-卵巢切除术,可将 *BRCA1* 或 *BRCA2* 突变女性的卵巢癌、输卵管癌或腹膜癌的风险降低约 80%,并能够降低总体病死率,通常对于具有卵巢癌终生高风险的 *BRCA1* 携带者,建议在 35~40 岁进行预防性切除术;考虑 *BRCA2* 携带者卵巢癌晚期发病,手术时机可延迟至 40~45 岁。

4. **检测结果对咨询者家庭的意义**　基因检测对咨询者或者检测者家族的意义主要在于遗传性肿瘤的诊断及预防。对于 *BRCA* 基因突变的女性,尤其具有遗传性肿瘤家族史的女性,其终生罹患乳腺癌、卵巢癌、直肠癌、胰腺癌的风险显著增加。对于携带已知 *BRCA* 突变的卵巢癌(包括输卵管癌)高度风险患者,预防性卵巢-输卵管切除可以显著降低其卵巢癌发病风险,携带 *BRCA* 突变的 30~35 岁之间的妇女,在选择行降低风险的双侧输卵管-卵巢切除术之前,可以经阴道超声检查或检测血清 CA125 水平进行监测。

5. **随访**　遗传咨询通常不会因为告知咨询者或者检测者结果而结束。遗传咨询师需要一次甚至多次随访咨询者或者检测者。例如,对于不确定阴性结果或者 VUS 结果的咨询者或者检测者,再次随访并讨论进一步可选择的基因检测或者家族亲属行阳性突变基因位点验证是恰当的。

6. 遗传学回顾   在告知咨询者或者检测者基因检测结果后,尤其对于基因检测阳性结果者,妇科肿瘤遗传咨询应该适时了解咨询者的状态,如心理状态、家庭讨论后的医疗决策等。而且,随着时间的推移,咨询者或者检测者可能对肿瘤风险或者将基因遗传给后代及其相关遗传学问题再次感到困惑,或者其他家族亲属对其感到困惑。检测为阳性结果但没有患肿瘤可能使受检者怀疑基因检测结果,或者真阴性结果的检测者可能要求其没有遗传肿瘤风险的子女亲属进行预测性检验等。因此,咨询师需要回顾遗传信息,给予合理的解释。

四、社会心理学和伦理问题

当咨询者了解到他们高于平均水平的患肿瘤风险、选择基因检测或者肿瘤检测时,可能会表现出一系列的情绪反应,有些甚至是相互冲突的情绪反应,可能对遗传咨询过程造成不同程度的影响,甚至造成遗传咨询的中断。

在遗传咨询时,遗传咨询师对咨询者的心理评估(psychological assessment)从家族史的收集开始,评估的内容包括:咨询者当前的精神健康状态,心理健康史,情绪反应等。遗传咨询师需要平衡会谈获得信息的目标与咨询者需求之间的矛盾。有效的社会心理遗传咨询策略包括:①表达同理心;②理解语言和非语言线索;③积极地倾听,让咨询者表达情绪;④问,而不是假设;⑤确定问题和反应背后的基本原理;⑥尊重和维护与咨询者之间的关系界限;⑦观察咨询者的反应;⑧保持专业;⑨必要时帮助咨询者决定和行动;⑩提供额外的情感支持,例如推荐心理医师行心理健康咨询。

医学伦理学贯穿于妇科肿瘤遗传咨询的整个过程。作为专职医务人员,肿瘤遗传咨询师应遵循与其他医务工作者相同的伦理标准,包括:尊重原则、有益原则、无害原则和公正原则。成为有道德的肿瘤遗传咨询师的策略要点包括:①有处理伦理困境的策略;②保持完整和准确的记录;③紧跟肿瘤遗传性的最新进展;④懂得如何保护咨询者的自主权;⑤尊重咨询者的秘密、隐私和决定;⑥委婉地传达真相;⑦重视知情同意的整个过程。

(李克敏　尹如铁　李清丽)

参考文献

[1] Katherine A,Schneider. Counseling about cancer strategies for genetic counseling. 3rd ed. The United States:Wiley-Blackwell,2012.

[2] Lancaster J M,Powell C B,Chen L M,et al. Society of gynecologic oncology statement on risk assessment for inherited gynecologic cancer predispositions. Gynecol Oncol,2015,136(1):3-7.

[3] 中国医师协会精准治疗委员会乳腺癌专业委员会,中华医学会肿瘤学分会乳腺肿瘤学组,中国抗癌协会乳腺癌专业委员会. 中国乳腺癌患者BRCA1/2基因检测与临床应用专家共识(2018年版). 中国癌症杂志,2018,28(10):787-800.

[4] 张远丽,陈明明,张师前.2017 ACOG《遗传性乳腺癌卵巢癌综合征》指南解读(卵巢癌篇). 中国实用妇科与产科杂志,2017,33(11):1164-1166.

[5] Kalia SS,Adelman K,Bale SJ,et al. Recommendationsfor reporting of secondary findings in clinical exome and genome sequencing,2016 update(ACMG SF v2.0):a policy statement of the American College of Medical

Genetics and Genomics. Genet Med,2017,19(2):249-255.

[6] Green RC,Berg JS,Grody WW,et al. ACMG recommendations for reporting of incidental findings in clinical exome and genome sequencing. Genet Med,2013,15(7):565-574.

[7] Randall L M,Pothuri B,Swisher E M,et al. Multi-disciplinary summit on genetics services for women with gynecologic cancers:A Society of Gynecologic Oncology White Paper. Gynecol Oncol,2017,146(2):217-224.

[8] 安宇,陈锦云,沈珺,等.美国临床基因检测前遗传咨询之要点.中华医学会遗传学杂志,2019,36(1):54-58.

[9] 陈锦云,向碧霞,孙骅,等.美国临床基因检测后遗传咨询的原则与实践.中华医学会遗传学杂志,2019,36(1):92-98.

第五章

常见妇科肿瘤相关综合征的遗传咨询要点

第一节 遗传性乳腺癌 / 卵巢癌综合征

遗传性乳腺癌 / 卵巢癌综合征（hereditary breast/ovarian cancer syndrome，HBOCS），是一种遗传性癌症易感综合征，多为易感基因的胚系突变所致，呈现常染色体显性遗传特征，具有家族聚集性，即 1 个家族中有 2 个一级亲属或 1 个一级亲属和 1 个二级亲属及以上患乳腺癌或卵巢癌[1]。

一、遗传学基础

大量的研究表明 HBOCS 的发生与基因突变有关。正常情况下，*BRCA1* 和 *BRCA2* 为抑癌基因，它们主要参与 DNA 损伤的修复和转录的调控。当 *BRCA1/BRCA2* 发生突变时，机体的 DNA 损伤修复能力下降，患 HBOCS 及多种癌症的风险明显增加，女性乳腺癌风险提高 5 倍，卵巢癌风险提高 10~30 倍；男性前列腺癌、胰腺癌、黑色素瘤等多种癌症风险也增加。具体详见表 5-1。

表 5-1 *BRCA1/BRCA2* 突变与多种癌症风险[2-5]

癌症类型	普通人群风险	高危人群风险	
		BRCA1	BRCA2
乳腺癌	12%	46%~87%	38%~84%
卵巢癌	1%~2%	39%~63%	16.5%~27%
第二原发乳腺癌	5 年内 2%	10 年内 21.1%，70 岁时 83%	10 年内 10.8%，70 岁时 62%
男性乳腺癌	0.1%	1.2%	8.9%
前列腺癌	69 岁时 6%	65 岁时 8.6%	65 岁时 15%，终生 20%
胰腺癌	0.5%	1%~3%	2%~7%
黑色素瘤	1.6%		风险上升

除 *BRCA1* 和 *BRCA2* 基因外,HBOCS 还与同源重组(homologous recombination,HR)通路上的小部分其他基因突变相关,包括:*RAD51C*、*RAD51D*、*BRIP1*、*PALB2*、*BARD1*、*NBN*、*MRE11A*、*ATM*、*PTEN*、*P53* 等基因[6-10]。

二、诊断

(一)临床诊断

Dorum 等[11]报道的 HBOCS 临床诊断标准:①患卵巢癌或乳腺癌一级或者二级亲属的卵巢癌患者(乳腺癌发病年龄≤60 岁);②乳腺、卵巢双原发癌(乳腺癌发病年龄≤60 岁)。乳腺、卵巢双原发癌要求符合以下标准:①每个原发肿瘤均为恶性;②同一患者的两个肿瘤互不关联;③同一患者的每个肿瘤具有不同的病理形态特征。目前 HBOCS 尚无统一的临床诊断标准,但具有家族性和遗传性是重要的诊断条件已经达成共识。对临床诊断为 HBOCS 患者应进一步进行分子诊断。

(二)分子诊断

80%~90% 的 HBOCS 存在 *BRCA1/BRCA2* 的突变。通过分子遗传学检测证实携带有 *BRCA1/BRCA2* 致病突变即可确认诊断。常用检测方法有:单基因、多基因及全基因检测。检测技术包括:传统的 Sanger 测序,多重连接探针扩增技术(multiplex ligation-dependent probe amplification,MLPA),二代测序技术(next generation sequencing,NGS)等[12,13](详见第二章第一节及第四章第二节)。

三、临床特征

HBOCS 患者中,乳腺癌常常具有早发、双侧、多中心病灶的特点。*BRCA1* 和 *BRCA2* 胚系突变的携带者平均发病年龄比无突变携带者提前 7 年;同时携带 *BRCA1* 和 *BRCA2* 突变的携带者发病年龄较 *BRCA1/BRCA2* 单一突变的发病年龄提前。初步诊断单侧乳腺癌后,*BRCA1* 和 *BRCA2* 突变携带者发生对侧乳腺癌的风险增加;乳腺癌发病年龄越年轻,*BRCA* 胚系突变频率越高,有家族史的早发性乳腺癌 *BRCA* 突变频率高于无家族史的早发性乳腺癌;>75% 的 *BRCA1* 突变携带者发生的乳腺癌为 ER 阴性,69% 为三阴性(ER、PR 和 HER-2 均阴性)乳腺癌;*BRCA2* 突变携带者中 77% 的乳腺癌是 ER 阳性。*BRCA1/BRCA2* 胚系突变的乳腺癌患者对 PRAP 抑制剂和以铂类为基础的化疗方案较敏感,可用于指导化疗及预后[14-17]。

HBOCS 患者中,卵巢癌常常具有发病年龄早的特点,平均诊断年龄为 42.7 岁;*BRCA2* 突变携带者平均发病年龄较 *BRCA1* 突变携带者晚 8~10 年。病理以高级别浆液性腺癌为主,病变主要发生于输卵管伞端;*BRCA1/BRCA2* 突变卵巢癌患者,对铂类、脂质体阿霉素、腹腔化疗以及 PRAP 抑制剂敏感,化疗后无复发间隔更长,总生存期更长,与散发性卵巢癌相比,有明显更好的临床结局和预后。*BRCA1/BRCA2* 胚系突变的女性患者很大可能在晚期被诊断出乳腺癌,但与非携带者相比,携带突变的患者对治疗的总体反应更好,存活时间更长[18-23]。

四、咨询要点

HBOCS 是常染色体显性遗传疾病,该病患者每个子女都有 50% 的可能性遗传致病基因。进行遗传咨询有助于帮助患者及其亲属获得目前最佳的筛查、检测、管理和预防建议。

（一）NCCN 指南建议对以下人群进行遗传咨询[9]

1. **符合以下条件的乳腺癌患者**　①家族中有乳腺癌遗传基因突变者。②发病年龄≤50 岁。③三阴性乳腺癌且年龄≤60 岁。④双侧原发性乳腺癌。⑤1 个血缘近亲患乳腺癌，且年龄≤50 岁和 / 或任何年龄的卵巢上皮癌；或 2 个亲属患乳腺癌 / 卵巢或输卵管癌 / 胰腺癌。⑥男性乳腺癌。

2. **符合以下条件的卵巢癌患者**　①上皮性卵巢癌、输卵管癌或者腹膜癌；②年龄≤50 岁，患乳腺癌，并有卵巢癌家族史；③患有胰腺癌并有≥2 个的亲属患乳腺癌、卵巢癌、输卵管癌或者腹膜癌、胰腺癌或者浸润性前列腺癌（Gleason score ≥7）。

3. **德系犹太人患乳腺癌、卵巢癌、胰腺癌者。**

4. **具有以下家族史的一般人群**　①一名亲属携带已知突变的 *BRCA1/BRCA2*；②家族中有双侧原发性乳腺癌患者；③家族中有≥2 个的乳腺癌患者（至少有 1 个发病年龄≤50 岁）；④家族中有卵巢癌（包括输卵管癌和腹膜癌）患者；⑤家族中有男性乳腺癌患者；⑥一、二级亲属中患乳腺癌且发病年龄≤45 岁；⑦家族中有≥3 个癌症患者，包括乳腺癌、前列腺癌、胰腺癌、白血病、弥漫性胃癌、肠癌等。

（二）绘制家系图

详尽的家谱分析是诊断 HBOCS 最重要的方式。以咨询者为核心，采集详细的个人史、家族史，包括卵巢癌、乳腺癌等恶性肿瘤的发病年龄、死亡年龄、病理报告，并以家系图谱的方式展示出来；该家系图谱至少涵盖三代血亲的病史，即父系、母系的一级、二级、三级血亲中的所有亲属。

（三）基因检测

对符合 HBOCS 临床诊断标准的患者给予基因检测，可行 *BRCA* 基因 panel、*HRR* 基因 panel 或者全基因 panel 检测，以进行分子诊断。

（四）肿瘤监测和预防

1. **肿瘤筛查及监测**　遗传性乳腺癌 / 卵巢癌综合征大多数发病年龄偏年轻，因此对 *BRCA* 基因突变携带者，除了常规体检、乳腺超声检查外，指南建议 25 岁开始，每年一次乳腺 MRI 检查。在选择降低风险的双侧输卵管 - 卵巢切除术前，血清 CA125 和阴道超声监测是唯一被证明可以降低卵巢癌特异性病死率的干预措施，但没有证据表明两者作为常规筛查手段可以降低高危人群卵巢癌相关病死率[21]。

2. **药物预防**　大量的 meta 分析已经证实，激素类避孕药可以降低 *BRCA* 基因突变携带者的发病风险[24,25]，使用避孕药超过一年，*BRCA1* 突变携带者的卵巢癌发病风险降低 33%~80%，*BRCA2* 突变携带者降低 58%~63%[26]。但口服避孕药对乳腺癌的影响有争议，研究显示口服避孕药没有增加乳腺癌的发病风险。目前乳腺癌药物预防主要是三苯氧胺，美国有关乳腺癌预防临床试验亚组分析发现，三苯氧胺可以降低 *BRCA2* 突变携带者乳腺癌发病风险达 62%，但对 *BRCA1* 突变携带者发病无影响。但由于亚组分析病例数少，其结论有待进一步的研究证实[27]。

3. **预防性手术治疗**　研究显示，预防性双侧乳腺切除可以降低 *BRCA* 突变携带者乳腺癌风险 90%，同时切除卵巢，可使乳腺癌风险降低 95%，尤其是 *BRCA1* 突变携带者。meta 分析显示，预防性输卵管 - 卵巢切除术是最有效的降低卵巢癌风险的策略，可以使 *BRCA* 突变患者卵巢癌、输卵管癌及腹膜癌的风险降低 80%，同时降低总体病死率[28,29]。对卵巢癌高

风险的 *BRCA1* 突变携带者,为预防卵巢癌,NCCN 指南推荐 35~40 岁行双侧输卵管 - 卵巢切除术;*BRCA2* 突变携带者,建议 40~45 岁行输卵管 - 卵巢切除术。预防性输卵管 - 卵巢切除术后标本可以发现 3%~8% 的隐匿性恶性肿瘤,隐匿性癌症的检测依赖于严格的病理评估,因此对输卵管伞端进行连续切片和广泛检查尤为重要[9]。

　　总之,遗传咨询需要明确患者咨询的目的、意义。通过遗传风险评估,评判患者及家族成员是否需要进行 HBOCS 基因检测、基因检测可能出现的结果以及给患者及家族成员带来的益处和局限性。对 HBOCS 家族成员何时进行基因检测以及 *BRCA* 基因携带者何时进行干预治疗,需要体现高度个体化。

（王丹青　尹如铁　李清丽）

参考文献

[1] Lynch HT, Snyder CL, Lynch JF, et al. Hereditary breast-ovarian cancer at the bedside: role of the medical oncologist. J Clin Oncol, 2003, 21(4): 740-753.

[2] Petrucelli N, Daly MB, Pal T. BRCA1- and BRCA2-Associated Hereditary Breast and Ovarian Cancer. 1998 Sep 4[Updated 2016 Dec 15]. //Adam MP, Ardinger HH, Pagon RA, et al., editors. GeneReviews[Internet]. Seattle(WA): University of Washington, Seattle, 1993-2019.

[3] Kuchenbaecker KB, Hopper JL, Barnes DR, et al. Risks of Breast, ovarian, and contralateral breast cancer for BRCA1 and BRCA2 mutation carriers. JAMA, 2017, 317(23): 2402-2416.

[4] Ford D, Easton DF. The genetics of breast and ovarian cancer. Br J Cancer, 1995, 72(4): 805-812.

[5] Metcalfe KA, Lynch HT, Ghadirian P, et al. The risk of ovarian cancer after breast cancer in BRCA1 and BRCA2 carriers. Gynecol Oncol, 2005, 96(1): 222-226.

[6] Pennington KP, Walsh T, Harrell MI, et al. Germline and somatic mutations in homologous recombination genes predict platinum response and survival in ovarian, fallopian tube, and peritoneal carcinomas. Clin Cancer Res, 2014, 20(3): 764-775.

[7] Hall MJ, Obeid EI, Schwartz SC, et al. Genetic testing for hereditary cancer predisposition: BRCA1/2, Lynch syndrome, and beyond. Gynecol Oncol, 2016, 140(3): 565-574.

[8] Norquist BM, Harrell MI, Brady MF, et al. Inherited mutations in women with ovarian carcinoma. JAMA Oncol, 2016, 2(4): 482-490.

[9] National Comprehensive Cancer Network. Oncology Genetic/Familial High-Risk Assessment: Breast and Ovarian(Version 3.2019). 2019.

[10] 狄文, 戴岚. 开启卵巢恶性肿瘤"精准筛查"的新模式新策略. 中国实用妇科与产科杂志, 2016, 32(5): 390-392.

[11] Dorum A, Kristensen GB, Abeler VM, et al. Early detection of familial ovarian cancer. Eur J Cancer, 1996, 32(10): 1645-1651.

[12] Judkins T, Rosenthal E, Arnell C, et al. Clinical significance of large rearrangements in BRCA1 and BRCA2. Cancer, 2012, 118(21): 5210-5216.

[13] Sluiter MD, van Rensburg EJ. Large genomic rearrangements of the BRCA1 and BRCA2 genes: review of the literature and report of a novel BRCA1 mutation. Breast Cancer Res Treat, 2011, 125(2): 325-349.

[14] Hartmann LC, Lindor NM. The role of risk-reducing surgery in hereditary breast and ovarian cancer. N Engl J Med, 2016, 374(5): 454-468.

[15] Hutchinson L. Screening: BRCA testing in women younger than 50 with triple-negative breast cancer is cost

effective. Nat Rev Clin Oncol, 2010, 7 (11): 611.

[16] Jatoi I. Options in breast cancer local therapy: who gets what? World J Surg, 2012, 36 (7): 1498-1502.

[17] 黎立喜, 马飞. 早发性乳腺癌的临床特征及遗传易感基因. 国际肿瘤学杂志, 2018, 45 (4): 241-244.

[18] Ford D, Easton DF, Stratton M, et al. Genetic heterogeneity and penetrance analysis of the BRCA1 and BRCA2 genes in breast cancer families. The Breast Cancer Linkage Consortium. Am J Hum Genet, 1998, 62 (3): 676-689.

[19] Alsop K, Fereday S, Meldrum C, et al. BRCA mutation frequency and patterns of treatment response in BRCA mutation-positive women with ovarian cancer: a report from the Australian Ovarian Cancer Study Group. J Clin Oncol, 2012, 30 (21): 2654-2663.

[20] Andrews L, Mutch DG. Hereditary Ovarian Cancer and Risk Reduction. Best Pract Res Clin Obstet Gynaecol, 2017, 41 (5): 31-48.

[21] 张远丽, 陈明明, 张师前. 2017ACOG《遗传性乳腺癌卵巢癌综合征》指南解读 (卵巢癌篇). 中国实用妇科与产科杂志, 2017, 33 (11): 1164-1166.

[22] Safra T, Rogowski O, Muggia FM. The effect of germ-line BRCA mutations on response to chemotherapy and outcome of recurrent ovarian cancer. Int J Gynecol Cancer, 2014, 24 (3): 488-495.

[23] Sonnenblick A, de Azambuja E, Azim HA Jr, et al. An update on PARP inhibitors—moving to the adjuvant setting. Nat Rev Clin Oncol, 2015, 12 (1): 27-41.

[24] Iodice S, Barile M, Rotmensz N, et al. Oral contraceptive use and breast or ovarian cancer risk in BRCA1/2 carriers: A meta-analysis. Eur J Cancer, 2010, 46 (12): 2275-2284.

[25] Moorman PG, Havrilesky LJ, Gierisch JM, et al. Oral contraceptives and risk of ovarian cancer and breast cancer among high-risk women: a systematic review and meta-analysis. J Clin Oncol, 2013, 31 (33): 4188-4198.

[26] Friebel TM, Domchek SM, Rebbeck TR. Modifiers of cancer risk in BRCA1 and BRCA2 mutation carriers: a systematic review and meta-analysis. J Natl Cancer Inst, 2014, 106 (6): 1-15.

[27] King MC, Wieand S, Hale K, et al. Tamoxifen and breast cancer incidence among women with inherited mutations in BRCA1 and BRCA2: National Surgical Adjuvant Breast and Bowel Project (NSABP-P1) Breast Cancer Prevention Trial. JAMA, 2001, 286 (18): 2251-2256.

[28] Rebbeck TR, Friebel T, Lynch HT, et al. Bilateral prophylactic mastectomy reduces breast cancer risk in BRCA1 and BRCA2 mutation carriers: the PROSE Study Group. J Clin Oncol, 2004, 22 (6): 1055-1062.

[29] Rebbeck TR, Kauff ND, Domchek SM. Meta-analysis of risk reduction estimates associated with risk-reducing salpingo-oophorectomy in BRCA1 or BRCA2 mutation carriers. J Natl Cancer Inst, 2009, 101 (2): 80-87.

第二节　Lynch 综合征

Lynch 综合征 (Lynch syndrome, LS), 也称遗传性非息肉病性结直肠癌 (hereditary nonpolyposis colorectal cancer, HNPCC), 为常染色体遗传性疾病, 这类患者结直肠癌 (colorectal cancer, CRC) 和子宫内膜癌发病风险显著增加。

一、遗传学基础

Lynch 综合征患者及其家庭成员存在 DNA 错配修复 (mismatch repair, MMR) 基因 (*MLH1*、*MSH2*、*MSH6*、*PMS2*) 之一或 *EPCAM* 基因的种系突变。在 Lynch 综合征患者中, *MSH2* 或 *MLH1* 突变约占杂合子生殖系突变的 90%, 剩余的大部分为 *MSH6* 突变, 而 *PMS2*

突变相对少见。*EPCAM* 基因 3′ 端的大幅缺失可导致 *MSH2* 基因发生表观遗传学沉默。上述基因突变导致正常 DNA 合成期间发生的 DNA 错配不能得到修复，而导致突变率增加。DNA 错配通常发生在被称为微卫星的重复核苷酸序列区，导致这些微卫星区扩增或缩减，称为微卫星不稳定（microsatellite instability，MSI），这是 Lynch 综合征相关癌症的特征。需注意 MSI 不是 Lynch 综合征特有的，约 15% 的结直肠癌和 25% 的子宫内膜癌由于 *MLH1* 的体细胞启动子甲基化，也会导致 *MHL1* 功能丧失和 MSI。

Lynch 综合征是最常见的遗传性 CRC 易感综合征，占新诊断 CRC 的 3%[1]，子宫内膜癌的 3%~5%[2]。Lynch 综合征男性一生患 CRC 的风险约 80%，女性除了有 60% 左右罹患结直肠癌的风险外，还有 27%~71% 罹患子宫内膜癌的风险以及 2%~14% 罹患卵巢癌的风险[3,4]，而一般人群患内膜癌和卵巢癌的风险分别为 3% 和 1.5%。Lynch 综合征女性同时发生或先后发生两种恶性肿瘤的风险也较高。

Lynch 综合征患者 MMR 系统不同基因表达缺失发生癌症的风险不同[5]，见表 5-2。

表 5-2　Lynch 综合征 MMR 系统不同基因表达缺失发生癌症风险

肿瘤部位	MHL1		MSH2		MSH6		PMS2	
	女性	男性	女性	男性	女性	男性	女性	男性
任何 Lynch 相关癌症	80%	59%	75%	71%	71%	31%	—	—
结、直肠	36%~45%	34%~47%	33%~37%	37%~47%	10%~26%	14%~22%	11%~15%	19%~20%
子宫内膜	18%~54%	NA	21%~51%	NA	16%~49%	NA	12%~24%	NA
卵巢	11%~20%	NA	15%	NA	1%	NA	—	NA
泌尿道	3%	1.2%	10%	8%	0.7%			
胃	8%	20%	9%	2%	—	—	—	—
小肠	0.4%*		1.1%*		—	—	—	—
胆/胰	1.9%*		0.02%*		—	—	—	—
脑肿瘤（神经胶质瘤）	1.7%*		2.5%*		—	—	—	—

注：NA：无相关数据；* 无性别相关报道
来源：Karen H Lu，MD，Kathleen M Schmeler，MD. Lynch 综合征（遗传性非息肉病性结直肠癌）女性患者的子宫内膜癌和卵巢癌的筛查和预防.UPTODATE.

二、诊断

目前有两种策略帮助识别可能的 Lynch 综合征患者，包括基于家族史和基于肿瘤的筛查策略。

（一）基于家族史的策略

包括 Amsterdam 标准、Bethesda 指南和修订后的 Bethesda 指南，此外还有 MMRpredict 模型、MMRpro 模型和 PREMM 模型等预测模型，但这些方法识别 Lynch 综合征患者的敏感性有限[6]。

（二）基于肿瘤的策略

NCCN 指南建议对所有内膜癌标本进行 Lynch 筛查。筛查方式为对肿瘤标本进行 MSI 检测或 MMR 蛋白进行免疫组化检测。对于存在高水平 MSI（MSI-H）或免疫组化 MMR 蛋白染色缺失的病例为 Lynch 综合征可疑病例。对于高度怀疑 Lynch 综合征，但 4 个蛋白 MMR 蛋白检测阳性的病例，也应进行遗传基因检测。

要确诊 Lynch 综合征，需对 MMR（*MLH1*、*MSH2*、*MSH6* 和 *PMS2*）或 *EPCAM* 基因进行有害突变的遗传基因检测。

ACOG/SGO[7]建议以下病例均应进行遗传基因检测：

1. 对所有 <60 岁内膜癌患者，或根据个人和家族史有 Lynch 综合征风险的结肠癌或内膜癌妇女进行肿瘤 MSI/MMR 免疫组化检测。肿瘤组织检测提示 Lynch 综合征风险者进行遗传基因检测。

2. 子宫内膜癌 <50 岁。

3. 子宫内膜癌诊断年龄 ≥50 岁，且一级亲属有任何年龄的结肠癌或内膜癌。

4. 同一个人同时或异时发生结肠癌或内膜癌。

5. 子宫内膜癌肿瘤筛查显示 MMR 缺陷。

6. 同一人或近亲中有子宫内膜癌和另两个任何 Lynch 综合征相关肿瘤。

7. 同一个人有内膜上皮性癌和另两个 Cowden 综合征标准。

三、临床特征

Lynch 综合征女性患子宫内膜癌发病年龄为 46~54 岁，较一般人群年轻 10~20 岁。Lynch 相关内膜癌发病危险因素似乎与散发性内膜癌相似[8]，初潮晚（≥13 岁）、产次多（活产次数 ≥1 次）以及口服避孕药使用时间 ≥1 年与该类内膜癌发病风险降低有关。与散发性子宫内膜癌病例类似，大多数 Lynch 综合征相关子宫内膜癌为内膜样癌，但也有少数为子宫内膜浆液性癌、透明细胞癌或癌肉瘤。有研究显示[9]，Lynch 相关内膜癌发生于子宫下段的比例更高，易被误诊为宫颈腺癌，应予以重视。根据 TCGA 子宫内膜癌分子分型，Lynch 综合征相关内膜癌为 MSI 型，多在早期诊断，预后良好[2]。

Lynch 综合征相关卵巢癌女性发病年龄为 43~50 岁，也低于散发性病例 10~15 岁。根据一项对 747 例 Lynch 综合征相关卵巢癌的荟萃分析结果[10]，Lynch 综合征相关卵巢癌组织病理类型多为混合类型（内膜样 / 透明细胞癌），65% 的病例诊断时为 FIGO I/II 期。

四、咨询要点

Lynch 综合征为常染色体显性遗传性疾病，该病患者每个子女都有 50% 的可能性遗传致病基因。

（一）以下人群建议进行遗传咨询

符合 Amsterdam 标准或修订后的 Bethesda 指南的家族成员，50 岁前患子宫内膜癌，已知有 MMR/*EPCAM* 基因突变病例的一级亲属，预测模型显示 MMR 基因突变的概率 >5% 的个体。

（二）绘制家系图

建议以咨询者为核心，绘制一级、二级、三级亲属至少 3~4 代家族成员家系图。需关注与 Lynch 综合征相关的各类情况,如结直肠癌、内膜癌、卵巢癌等的发病情况,以及需与 Lynch 综合征鉴别诊断的其他遗传性疾病,如遗传性乳腺癌 / 卵巢癌综合征、Cowden 综合征相关疾病。通过家系图绘制,初步评估咨询者 Lynch 综合征风险,并充分告知咨询者相关风险对其本人及家属的可能影响。

(三)肿瘤组织 Lynch 筛查

如咨询者已罹患子宫内膜癌或结直肠癌,应对肿瘤组织进行 Lynch 相关指标筛查。

(四)遗传基因检测

根据上文 ACOG/SGO 建议,所有 Lynch 综合征高危病例均应进行遗传基因检测。

(五)肿瘤监测和预防

1. 子宫内膜癌和卵巢癌筛查和预防　对于基因检测确诊 Lynch 综合征的女性,ACS 和 NCCN 建议从 30~35 岁开始,或从家族成员首次确诊任一 Lynch 综合征相关肿瘤最早年龄前 5~10 年开始,每年进行子宫内膜取样和经阴道超声检查,以筛查内膜癌和卵巢癌。对于 Lynch 综合征女性,建议在其生育结束时或在 40 岁时对其进行预防性子宫切除术和附件切除术。口服避孕药可能对预防 Lynch 综合征相关子宫内膜癌和卵巢癌有一定作用。

2. 结直肠癌筛查和预防　20~25 岁时或比家族中最早诊断 CRC 的年龄小 2~5 岁时开始每年进行结肠镜检查。对于 *MSH6* 或 *PMS2* 突变的家族,在 25~30 岁时或比家族中最早诊断 CRC 的年龄小 2~5 岁时开始结肠镜筛查。

3. 其他肿瘤筛查和预防　在 30~35 岁时开始胃镜检查联合胃窦活检,如发现幽门螺杆菌予以及时治疗。30~35 岁时开始每年进行尿液分析检查。25~30 岁时开始每年进行体格检查,包括详细的皮肤和神经系统检查。

(陈晓军)

参考文献

[1] Moreira L,Balaguer F,Lindor N,et al. Identification of Lynch syndrome among patients with colorectal cancer. JAMA,2012,308(15):1555-1565.

[2] Cancer Genome Atlas Research N,Kandoth C,Schultz N,et al. Integrated genomic characterization of endometrial carcinoma. Nature,2013,497(7447):67-73.

[3] Koornstra JJ,Mourits MJ,Sijmons RH,et al. Management of extracolonic tumours in patients with Lynch syndrome. Lancet Oncol,2009,10(4):400-408.

[4] Barrow E,Robinson L,Alduaij W,et al. Cumulative lifetime incidence of extracolonic cancers in Lynch syndrome:a report of 121 families with proven mutations. Clin Genet,2009,75(2):141-149.

[5] Karen H Lu KMS. Lynch 综合征(遗传性非息肉病性结直肠癌)女性患者的子宫内膜癌和卵巢癌的筛查和预防. UPTODATE,2018. https://www.uptodate.cn.

[6] Aung Ko Win NML. Lynch 综合征(遗传性非息肉病性结直肠癌)的临床表现和诊断. UPTODATE,2019. https://www.uptodate.cn.

[7] Randall LM,Pothuri B,Swisher EM,et al. Multi-disciplinary summit on genetics services for women with gynecologic cancers:A Society of Gynecologic Oncology White Paper. Gynecol Oncol,2017,146(2):217-224.

[8] Dashti SG,Chau R,Ouakrim DA,et al. Female hormonal factors and the risk of endometrial cancer in Lynch syndrome. JAMA,2015,314(1):61-71.

[9] Westin SN,Lacour RA,Urbauer DL,et al. Carcinoma of the lower uterine segment:a newly described

association with Lynch syndrome. J Clin Oncol,2008,26(36):5965-5971.

[10] Helder-woolderink JM,Blok EA,Vasen HF,et al. Ovarian cancer in Lynch syndrome:a systematic review. Eur J Cancer,2016,55:65-73.

第三节　Li-Fraumeni 综合征和
PTEN 错构瘤肿瘤综合征

一、Li-Fraumeni 综合征

Li-Fraumeni 综合征(Li-Fraumeni syndrome,LFS)是一种罕见的常染色体显性家族性遗传疾病,这类患者与抑癌基因 *TP53* 突变相关[1],以多发原发性肿瘤易感为特征,主要以软组织肉瘤为主且发病年轻,Li-Fraumeni 综合征患者患乳腺癌风险增加。

(一)遗传学基础

大约 50%~70%Li-Fraumeni 综合征家系中可检测到抑癌基因 *TP53* 致病性的胚系突变。*TP53* 属于一种抑癌基因,定位于人体 17 号染色体,可调控细胞分裂及增殖且辅助修复损伤 DNA。*TP53* 突变多由于胚胎或者父母的生殖细胞单个氨基酸发生替换而导致的错义突变,患者经家族遗传途径获得基因组内 *TP53* 突变(基因型大多为 $TP53^{mutant/+}$),突变体 TP53 蛋白依然保留全长序列,但缺失阻滞细胞周期、诱导凋亡、稳定基因组、修复错配 DNA 碱基等抑癌基因功能,却获得增强癌细胞化学耐药性、阻止癌细胞凋亡、抑制 *P63* 及 *P73* 活性等癌基因功能,并抑制正常细胞功能,不能辅助修复 DNA 损伤,使得细胞以不受控制的方式进行分裂,进而发生癌变[2]。

(二)诊断标准

Li-Fraumeni 综合征主要依赖于临床诊断标准确诊[3](表 5-3),符合 NCCN 或 Chompret 标准[4,5]的家族成员,具有一定的临床疾病症状,结合 *TP53* 遗传基因检测可诊断[6]。另有

表 5-3　现有 LFS 临床诊断分类标准

标准名称	标准描述
经典 LFS 标准	患者 <45 岁时诊断为肉瘤,且有一级亲属 <45 岁时诊断为癌症,且同一父系或母系中另外一位一级或二级亲属 <45 岁时诊断为癌症或任何年龄诊断为肉瘤
Chompret 标准	<36 岁患有肉瘤、脑瘤、乳腺癌或肾上腺皮质癌的先证者,且其一级或二级亲属至少患有 LFS 综合征肿瘤谱中 2 种以上的多发肿瘤(除外多发乳腺癌)且初诊恶性肿瘤 <46 岁的患者,或者任何年龄多发的肿瘤患者;或先证者患有肉瘤、脑瘤、乳腺癌和 / 或肾上腺皮质癌等多发肿瘤且初诊年龄 <36 岁者,或者任何年龄患病的肾上腺皮质癌先证者;<31 岁诊断为乳腺癌
Birch 标准	不符合经典 LFS 标准的家族: 儿童期罹患癌症或肉瘤、脑瘤或肾上腺皮质癌 <45 岁的先证者,且在任何年龄被诊断的与典型 LFS 相关癌症(如肉瘤、乳腺癌、脑瘤、白血病或肾上腺皮质癌等)的一级或二级亲属,且 <60 岁诊断出患有任何癌症的同一遗传系的一级或二级亲属
Eeles 标准	不符合经典 LFS 标准的家族: 在任何年龄罹患两种不同的肿瘤(如肉瘤、乳腺癌、脑瘤、白血病、肾上腺皮质肿瘤、黑色素瘤、前列腺癌和胰腺癌)与 LFS 综合征患者相关的一级或二级亲属

Birch 标准、Eeles 标准等简化标准供参考[6,7]。注意接受过同种异体骨髓移植的患者不应该通过采集血样或唾液样本来进行基因检测，DNA 样本应该尽可能从患者分离培养的成纤维细胞中获取。

NCCN 指南参考建议：

（1）来自已知存在 TP53 致病或可能致病突变家族的个体。

（2）患者 <45 岁时诊断为肉瘤，且有一级亲属 <45 岁时诊断癌症，且同一父系或母系中另外一位一级或二级亲属 <45 岁时诊断为癌症或任何年龄诊断为肉瘤或多原发肿瘤。

（3）患有 LFS 肿瘤谱中 2 种以上的多发肿瘤（除外多发乳腺癌），初诊恶性肿瘤 <45 岁的患者。

（4）任何年龄发病的肾上腺皮质癌或脉络层癌或胚胎性未分化型横纹肌肉瘤患者。

（5）<31 岁诊断为乳腺癌。

（三）临床表现

Li-Fraumeni 综合征患者具有癌症发病年龄早、可合并多种类型癌症的临床特征[8]。研究表明 Li-Fraumeni 综合征的儿童和中青年患者罹患多种类型癌症的概率增加，患者 <45 岁可能同时发生多部位癌症或肉瘤，如软组织和骨肉瘤、中枢神经系统肿瘤、乳腺癌、肾上腺皮质癌，TP53 突变的携带者也可以增加其他癌症的发病风险。目前研究尚未发现可增加卵巢癌患病风险[9]。Li-Fraumeni 综合征女性患者理论上存在 100% 患癌概率，男性患者患癌概率为 73%。50% 的患者可在 30 岁前罹患癌症或肉瘤，且在 70 岁前患癌的概率为 90%，其中乳腺癌可在绝大部分女性患者 45 岁前发病。Li-Fraumeni 综合征者所罹患的恶性肿瘤中，25% 是早期乳腺癌，20% 是软组织肉瘤，15% 是骨肉瘤，约 13% 是脑胶质母细胞肿瘤，其次是血液肿瘤、淋巴瘤以及肾上腺皮质瘤等[10]。

（四）咨询要点

Li-Fraumeni 综合征为常染色体显性家族性遗传疾病，该综合征患者每个子女都有 50% 的可能性遗传致病基因[11]。

1. 以下人群建议进行遗传检测咨询　符合 NCCN 或 Chompret 标准的家族成员，45 岁前患肉瘤或 31 岁前诊断为乳腺癌的个体应进行 TP53 体系遗传基因检测及咨询（除非临床/家族史的特征表明存在胚系致病/可能致病突变的可能，一般不进行胚系检测）。

2. 绘制家系图　建议以咨询者为核心，绘制一级、二级、三级亲属至少 3~4 代家族成员家系图。需关注与 Li-Fraumeni 综合征相关的各类情况，如软组织和骨肉瘤、中枢神经系统肿瘤、乳腺癌等的发病情况，以及需与 Li-Fraumeni 综合征鉴别诊断的其他遗传性乳腺/卵巢癌综合征，如 BRCA 基因相关的疾病和/或 Cowden 综合征，或构成性错配修复缺陷综合征等相关疾病。通过家系图绘制，初步评估咨询者 Li-Fraumeni 综合征风险。并充分告知咨询者相关风险对其本人及家属的可能影响。

3. 肿瘤组织筛查　如咨询者已罹患肉瘤等肿瘤，应对肿瘤组织进行 Li-Fraumeni 综合征基因等相关指标筛查。

4. 遗传基因检测　根据 NCCN 或 Chompret 标准建议，Li-Fraumeni 综合征高危病例均应进行 TP53 体系遗传基因检测。

5. 肿瘤监测和预防

（1）乳腺癌的筛查和预防：自家族中确诊乳腺癌最小年龄或从 20 岁（选择最小年龄）开

始每半年到一年体检乳腺,绝经前女性在月经周期第7~15天每年筛查一次乳腺增强磁共振[12]。30岁以上患者每年检查一次乳腺断层成像钼靶。对于携带任何 *TP53* 突变的乳腺癌患者,每年检查乳腺增强磁共振和钼靶。

(2)结直肠癌筛查和预防:从25岁开始或比家族中最早诊断结直肠癌的年龄小5岁时开始(选择最小年龄)每2~5年进行一次结肠镜检查。

(3)癌症健在者,每半年到一年一次包括神经系统检查在内的全面体检,密切关注罕见癌症及新发恶性肿瘤。

(4)从18岁开始,每年进行一次皮肤检查。

(5)全身磁共振检查及脑磁共振检查作为2B类证据,在经典 Li-Fraumeni 综合征家族中参考实施筛查肿瘤[13]。

6. 生育建议 对于育龄患者,建议进行产前检查或者包括胚胎植入前基因诊断在内的人工辅助生殖。应该讨论已知的生育风险、局限性和这些技术的益处,针对该基因,如果面临生育决策和/或风险评估时,应当考虑建议携带者让伴侣也检测该基因的突变。

二、PTEN 错构瘤综合征

PTEN 错构瘤综合征(PTEN hamartoma syndrome,PHS)是一种罕见的常染色体显性遗传性疾病,临床表现包括多发性的错构瘤样并早发性乳腺癌和甲状腺癌。PTEN 错构瘤综合征包括 Cowden 综合征(Cowden syndrome,CS)、Bannayan-Riley-Ruvalcaba 综合征(Bannayan-Riley-Ruvalcaba syndrome,BRRS)、Proteus 综合征(Proteus syndrome,PS)和 Proteus 样综合征(Proteus-like syndrome,PLS)[14]。

(一)遗传学基础

PTEN 是有磷酸酶活性的抑癌基因,可在体内几乎所有的组织中都有所表达,其编码双重特异性磷酸酶蛋白,通过去磷酸化作用调节体内蛋白和脂质功能、细胞分裂,避免不受控的细胞生长和分裂。*PTEN* 还能调节细胞的迁移、黏附以及血管生成,阻止导致肿瘤产生的不受控细胞增殖。*PTEN* 胚系突变与人类遗传性癌症综合征以及相关疾病具有密切的关系[15]。10%~50% 的 CS 病例是家族性的,25%~80% 的 CS 患者存在 *PTEN* 基因胚系突变;60% 的 BRRS 患者发生 *PTEN* 突变;在同时患有 Cowden 综合征及 Bannayan-Riley-Ruvalcaba 综合征的家族中,90% 患者存在 *PTEN* 致病性突变;而在 PLS 患者中 *PTEN* 的致病性突变率为50%,20% 的 PS 患者检测到 *PTEN* 致病性突变。需要强调的是并非所有携带 PTEN 错构瘤综合征相关基因突变的患者体内会形成肿瘤[14]。

(二)诊断标准

PHTS 主要通过临床疾病特征诊断,根据 NCCN 指南[16]的主要临床诊断及次要临床诊断标准确诊个体性诊断或家族性诊断[17]。

1. 主要临床诊断标准 包括乳腺癌、上皮性内膜癌、甲状腺滤泡状癌、胃肠道错构瘤(包括神经节瘤≥3处,但除外增生性息肉)、成人小脑肿瘤(Lhermitte-Duclos 病)、巨头畸形、阴茎龟头黄斑色素沉着或3处及以上活检证实的多发毛鞘瘤等多发皮肤黏膜病变。

2. 次要临床诊断标准 孤独症谱系障碍(autism spectrum disorder,ASD)、结肠癌、3处以上的食管糖原棘皮症、3处以上的脂肪瘤、智力障碍、肾细胞癌,睾丸脂肪变性、甲状腺乳头状癌或甲状腺乳头状滤泡亚型癌、甲状腺腺瘤及多发性甲状腺结节等结构性病变,多发颅内静脉发育异常等血管异常。

符合 3 条及以上主要临床诊断标准，且其中必须包括巨头畸形、成人小脑肿瘤 Lhermitte-Duclos 病或胃肠道错构瘤之一；或者符合 2 条主要标准和 3 条次要标准的患者可确诊。家族中有一名成员符合 PTEN 错构瘤综合征临床诊断标准或存在 *PTEN* 致病 / 可能致病突变且符合任意 2 条及以上主要临床诊断标准；或 1 条主要临床诊断标准和 2 条次要临床诊断标准；或者 3 条次要标准可诊断。

3. PHTS 专项检查　是否有包括口腔黏膜在内的皮肤病，头围大小，甲状腺是否增大或触诊到结节。

4. 建议以下病例均应进行遗传基因等检测

（1）来自已知存在 *PTEN* 致病或可能致病突变家族的个体。

（2）具有巨头、生殖器着色斑病和肠息肉病等 BRRS 个人史的个体。

（3）符合 PHTS 临床诊断标准的个体。

（4）不符合 PHTS 临床诊断标准，但存在下述中至少一项的个体：成人小脑肿瘤，或孤独症谱系障碍且巨头畸形，或 2 处及以上活检证实的毛鞘瘤，或符合个体及家族性 PHTS 诊断的个体。

（5）家族中有一位亲属临床诊断为 CS/PHTS 或 BRRS，尚未进行过基因检测，且存在至少 1 条主要临床诊断标准或 2 条及以上次要临床诊断标准风险的个体。

（三）临床特征

PHTS 是由于 *PTEN* 基因突变引起的一类以多发性错构瘤、独特的皮肤病理表现和各种恶性肿瘤发病倾向的疾病，携带者具有较高的乳腺癌、甲状腺癌和子宫内膜癌等患癌风险。CS 特指一种多发性错构瘤综合征，具有较高的罹患甲状腺癌、乳腺癌和子宫内膜癌风险。BRRS 是一种以巨头畸形、肠息肉、脂肪瘤和阴茎斑点为特征的先天性疾病。PS 是一种复杂的、高度可变的疾病，包括先天性畸形和多种组织过度生长。PLS 具有脂肪瘤、错构瘤和组织过度生长特征，但未达到 CS 或 BRRS 的诊断标准或亦未达到 PS 的诊断标准的一类疾病[14]。PHTS 综合征患者高发乳腺癌风险为 67%~85%[18]、甲状腺癌风险为 35%、子宫内膜癌风险为 28%、胃肠道肿瘤风险为 9% 和肾细胞癌风险为 35%。CS 患者发生原发乳腺疾病风险约为 75%，乳腺癌终生发病风险为 25%~50%[19]，子宫内膜癌终生发病风险为 5%~10%，且与子宫或卵巢癌肉瘤发生有一定关联，*PTEN* 突变可见于子宫内膜样上皮成分的癌肉瘤[20]，并可伴有较高的子宫肌瘤发病风险[21]。其中目前研究尚未发现可增加卵巢癌患病风险，但 *PTEN* 基因的缺失可导致输卵管上皮形成多细胞肿瘤球体并可能有助于高级浆液性卵巢癌肿瘤播散[22]。需要注意的是，与普通人群相比具有 *PTEN* 突变的患者发生第二恶性肿瘤的风险更高[23]，且 PHTS 患者不代表其体内有肿瘤，而是该患者有更高的患癌风险[14]。

（四）咨询要点

PHTS 为常染色体显性遗传性疾病，该病患者每个子女都有 50% 的可能性遗传致病基因。

1. 以下人群建议进行遗传咨询　符合 PHTS 诊断标准或者 NCCN 修订版的临床诊断标准的家族成员，应进行 *PTEN* 体系遗传基因检测及咨询（除非临床 / 家族史的特征表明存在胚系致病 / 可能致病突变的可能，一般不进行胚系检测）。

2. 绘制家系图　建议以咨询者为核心，绘制一级、二级、三级亲属至少 3~4 代家族成员家系图。需关注与 PHTS 相关的各类情况,如巨头畸形、Lhermitte-Duclos 病或胃肠道错构瘤等的发病情况,以及需与 PHTS 鉴别诊断的其他遗传性乳腺 / 卵巢癌综合征,如 *BRCA* 基因相关的疾病和 / 或 Li-Fraumeni 综合征等相关疾病。通过家系图绘制,初步评估咨询者患病风险,并充分告知咨询者相关风险对其本人及家属的可能影响。

3. 遗传基因检测　PHTS 高危病例应进行遗传基因检测[24]。

4. 相关疾病的监测和预防

(1) 乳腺癌的筛查和预防:自家族中确诊乳腺癌最小年龄基础上提前 5~10 年开始,或从 25 岁(选择最小年龄)开始每半年到一年体检乳腺,或从 30 岁(选择最小年龄)开始每年检查一次乳腺断层成像钼靶和乳腺增强磁共振。对于携带任何 *PTEN* 突变的乳腺癌患者,每年检查乳腺增强磁共振和乳腺钼靶,并建议每 3~6 个月复查一次乳腺超声。

(2) 子宫内膜癌的筛查和预防:加强患者科普宣教,如有阴道异常流血等症状需及时就诊。从 30 岁开始每年随机行子宫内膜活检、妇科超声检查。

(3) 甲状腺疾病的筛查和预防:在家族中确诊癌症最小年龄基础上提前 5 年开始,或从 18 岁(选择最小年龄)开始每年体检甲状腺。确诊 PHTS 的患者每年做一次甲状腺超声检查。

(4) 结直肠癌的筛查和预防:从 35 岁开始,或自家族中确诊结直肠癌最小年龄(需 <40 岁)基础上提前 5~10 年开始每 5 年行一次结直肠镜检查。如有临床症状或发现息肉,肠镜的初检年龄或频率需依据临床疾病实际情况实施,不受年龄及常规检查频率限制。

(5) 肾脏疾病的筛查和预防:从 40 岁开始每 1~2 年行一次肾脏超声检查。

(6) 皮肤疾病的筛查和预防:对于包括口腔黏膜在内的皮肤病需密切关注随访。

(7) 对于儿童时期诊断的患者需考虑精神运动评估,有临床症状者需检查头颅磁共振。

5. 生育建议　对于育龄患者,需提供产前诊断和辅助生殖的方案及选择,包括胚胎植入前的遗传学评估和诊断。讨论内容应包括这些技术的已知风险、局限性和获益性。

(张　鹏　吴克瑾)

参考文献

[1] Chompret A, Abel A, Stoppa-Lyonnet D, et al. Sensitivity and predictive value of criteria for p53 germline mutation screening. J Med Genet, 2001, 38(1):43-47.

[2] Bougeard G, Renaux-Petel M, Flaman JM, et al. Revisiting Li-Fraumeni syndrome from TP53 mutation carriers. J Clin Oncol, 2015, 33:2345-2352.

[3] Hampel H, Bennett RL, Buchanan A, et al. A practice guideline from the American College of Medical Genetics and Genomics and the National Society of Genetic Counselors: referral indications for cancer predisposition assessment. Genet Med, 2015, 17(1):70-87.

[4] Tinat J, Bougeard G, Baert-Desurmont S, et al. 2009 Version of the Chompret Criteria for Li Fraumeni Syndrome. J Clin Oncol, 2009, 27(26):e108-e109.

[5] Gonzalez KD, Noltner KA, Buzin CH, et al. Beyond Li Fraumeni Syndrome Clinical Characteristics of Families with p53 germline mutations. J Clin Oncol, 2009, 27(8):1250-1256.

[6] Birch JM, Hartley AL, Tricker KJ, et al. Prevalence and diversity of constitutional mutations in the p53 gene among 21 Li-Fraumeni families. Cancer Res, 1994, 54(5):1298-1304.

[7] Giacomazzi J, Selistre SG, Rossi C, et al. Li-Fraumeni and Li-Fraumeni-like syndrome among children diagnosed with pediatric cancer in Southern Brazil. Cancer, 2013, 119(24):4341-4349.

［8］ Kratz CP，Achatz MI，Brugi è res L，et al. Cancer screening recommendations for individuals with Li-Fraumeni syndrome. Clin Cancer Res，2017，23：e38-e45.

［9］ Ballinger LL. Hereditary gynecologic cancers：risk assessment，counseling，testing and management. Obstet Gynecol Clin North Am，2012，39（2）：165-181.

［10］ Katherine S，Kristin Z，Kim E Ni，et al. Li-Fraumeni Syndrome Synonym：SBLA Syndrome（Sarcoma，Breast，Leukemia，and Adrenal Gland）. Gene Reviews，Last Update：April 11，2013.

［11］ Shulman LP. Hereditary breast and ovarian cancer（HBOC）：clinical features and counseling for BRCA1 and BRCA2，Lynch syndrome，Cowden syndrome，and Li-Fraumeni syndrome. Obstet Gynecol Clin North Am，2010，37（1）：109-133.

［12］ Ballinger ML，Best A，Mai PL，et al. Baseline surveillance in Li-Fraumeni syndrome using whole-body magnetic resonance imaging. JAMA Oncol，2017，3（12）：1634-1639.

［13］ Greer MC，Voss SD，States LJ. Pediatric cancer predisposition imaging：focus on whole-body MRI. Clin Cancer Res，2017，23（11）：e6-e13.

［14］ Charis E. PTEN hamartoma tumor syndrome. Gene reviews，Last update：June 2，2016.

［15］ Bennett KL，Mester J，Eng C. Germline epigenetic regulation of KILLIN in Cowden and Cowden-like syndrome. JAMA，2010，304（24）：2724-2731.

［16］ National Comprehensive Cancer Network. Genetic/familial high-risk assessment：breast and ovarian cancer（Version 3.2019）. 2019.

［17］ Pilarski R，Burt R，Kohlman W，et al. Cowden syndrome and the PTEN Hamartoma Tumor Syndrome：Systematic review and revised diagnostic criteria. J Natl Cancer Inst，2013，105：1607-1616.

［18］ Ngeow J，Sesock K，Eng C. Breast cancer risk and clinical implications for germline PTEN mutation carriers. Breast Cancer Res Treat，2017，165（1）：1-8.

［19］ Hollander MC，Blumenthal GM，Dennis PA. PTEN loss in the continuum of common cancers，rare syndromes and mouse models. Nat Rev Cancer，2011，11（4）：289-301.

［20］ Zhao S，Bellone S，Lopez S，et al. Mutational landscape of uterine and ovarian carcinosarcomas implicates histone genes in epithelial-mesenchymal transition. Proc Natl Acad Sci，2016，113（43）：12238-12243.

［21］ Shulman LP. Hereditary breast and ovarian cancer（HBOC）：clinical features and counseling for BRCA1 and BRCA2，Lynch syndrome，Cowden syndrome，and Li-Fraumeni syndrome. Obstet Gynecol Clin North Am，2010，37（1）：109-133.

［22］ Dean M，Jin V，Bergsten TM，et al. Loss of PTEN in fallopian tube epithelium results in multicellular tumor spheroid formation and metastasis to the ovary. Cancers（Basel），2019，11（6）：E884.

［23］ Ngeow J，Stanuch K，Mester JL，et al. Second malignant neoplasms in patients with Cowden syndrome with underlying germline PTEN mutations. J Clin Oncol，2014，32（17）：1818-1824.

［24］ Ngeow J，Liu C，Zhou K，et al. Detecting germline PTEN mutations among at-risk patients with cancer：an age- and sex-specific cost-effectiveness Analysis. J Clin Oncol，2015，33（23）：2537-2544.

第四节　Peutz-Jeghers 综合征

Peutz-Jeghers 综合征（Peutz-Jeghers syndrome，PJS）也叫黑斑息肉综合征，是一种常染色体显性遗传疾病，特征表现为胃肠道错构瘤性息肉、皮肤黏膜的色素沉着以及发生多种肿瘤的倾向。

一、遗传学基础

PJS 可以发生在任何种族中,人群患病率并不能很准确地确定,估计在 1:(25 000~280 000)之间[1]。PJS 是由抑癌基因 *STK11* 胚系突变引起的,STK11 是一种蛋白丝氨酸/苏氨酸激酶,以前称为 *LKB1*,位于 19p 染色体上,包括 10 个外显子。目前,已经在 PJS 人群中报道了超过 300 种 *STK11* 致病突变,涵盖包括从错义突变到整个基因丢失在内的所有种类的突变。高达 94% 的 PJS 家族能够检出 *STK11* 突变,其中约 1/3 的突变类型为大片段缺失,另有约 25% 的新诊断 PJS 患者由新生突变(de novo mutation)导致发病。PJS 的表型似乎不受 *STK11* 基因的具体突变位置影响。到目前为止,所有报道的 *STK11* 致病突变个体均产生一定的临床表现。

二、诊断

(一)临床诊断

以下任意一条均可以作为 PJS 临床诊断的依据[2]:

1. 两个或以上经组织学证实的 PJS 型错构瘤性息肉。
2. 具有任何数量的 PJS 型息肉,且至少一个近亲患有 PJS 的家族史。
3. 具有特征性皮肤黏膜色素沉着,且至少一个近亲患有 PJS 的家族史。
4. 具有特征性皮肤黏膜色素沉着,且具有任何数量的 PJS 型息肉。

临床诊断为 PJS 的患者需要进一步接受分子检测。

(二)分子诊断

通过分子遗传学检测证实携带有 *STK11* 杂合性致病突变即可确认诊断[3]。分子诊断方法包括单基因检测、多基因 panel 检测以及更全面的全外显子或全基因组检测。

三、临床特征

PJS 的典型临床表现是胃肠道息肉以及皮肤黏膜色素沉着,胃肠道以及肠外肿瘤发病风险的显著增加。在一些患者中还可见到相对罕见的生殖道良恶性肿瘤。可变的表现度(variable expressivity)这一现象是常见的,如 PJS 家族的一些受累个体可以仅表现为息肉或者口周色素沉着。

(一)胃肠道息肉病

PJS 型错构瘤性息肉可以发生在胃肠道的任何部位,大小通常介于 0.1~3cm,按照发生频率从高到低依次为小肠 96%、结肠 27%、胃 24% 以及直肠 24%[4]。此外,肾盂、膀胱、输尿管、肺、鼻孔以及胆囊也有发生息肉的报道。PJS 型错构瘤性息肉的恶性潜能尚不明确。然而,息肉可以引起严重的并发症,包括肠套叠、直肠脱垂和/或严重消化道出血,往往需要接受多次急诊剖腹探查及肠段切除。在不同个体中,由息肉引发症状的年龄存在差异,一些儿童在出生后的几年内便可以出现症状。在一个病例系列报道中,68% 的 PJS 患者曾在 18 岁之前接受过急诊剖腹手术,30% 的患者在 10 岁以前接受过剖腹手术[5]。除此之外,整个胃肠道腺瘤的发病率也有增加。

(二)皮肤黏膜色素沉着

>95% 的患者会出现皮肤黏膜的黑色素斑点。黑色素斑点在出生时很少见;在绝大多数

儿童中,在五岁前就会变得明显,但随后可能会在青春期和成年逐渐消退。这些斑点直径通常在1~5mm,呈现深蓝色至深褐色,最常见于口腔周围和颊黏膜,也可出现在脸、前臂、手指、手掌、脚底、肛周区域,但很少出现在肠黏膜上。组织学上,在表皮-真皮交界处可见增多的黑色素细胞,基底细胞中黑色素增加。黑色素斑点并无继发恶性肿瘤的风险。

(三)肿瘤倾向

PJS患者发生多种胃肠道以及肠外恶性肿瘤的风险显著增高(表5-4)。结直肠癌和胃癌可起源于PJS患者中常见的腺瘤,发病率在50岁以后显著增加。乳腺癌可以发生在PJS年轻女性中。PJS女性罹患乳腺癌的风险接近携带有*BRCA1/BRCA2*致病突变的女性。宫颈微偏腺癌是一种罕见的宫颈高分化黏液腺癌。症状包括出血或阴道黏液性、水样排液。对于小的病理活检样本,确诊往往是困难的。PJS的女性患卵巢环状小管性索肿瘤(sex cord tumors with annular tubules,SCTAT)以及卵巢黏液性肿瘤的风险增加。症状包括不规则出血或者月经过多,在部分患者中,偶有因雌激素产生过多致性早熟的发生。PJS女性的SCTATs表现为伴局灶钙化的双侧多灶性的小肿瘤,病程通常表现为良性[6]。相反,散发性SCTATs表现为单侧较大的肿瘤,并且约20%的患者病程呈现恶性。在男性PJS患者中,偶有发生大细胞钙化性Sertoli细胞瘤。

表5-4 PJS罹患癌症的累积风险(改编自参考文献[7])

肿瘤发生部位	一般人群风险	Peutz-Jeghers综合征	
		风险	平均发病年龄/岁
结肠	5%	39%	42~46
胃	<1%	29%	30~40
小肠	<1%	13%	37~42
乳腺	12.4%	32%~54%	37~59
卵巢(主要是SCTATs)	1.6%	21%	28
子宫颈(微偏腺癌)	<1%	10%	34~40
子宫	2.7%	9%	43
胰腺	1.5%	11%~36%	41~52
睾丸(Sertoli细胞瘤)	<1%	9%	6~9
肺	6.9%	7%~17%	47

四、咨询要点

PJS以常染色体显性遗传方式遗传,具有*STK11*致病突变个体的后代携带同一致病突变的风险是50%,约45%的PJS患者没有明确的家族史。

(一)以下人群建议进行遗传咨询

符合PJS临床诊断标准的个体以及已知携带有*STK11*致病突变个体的近亲均应接受遗传咨询。鉴于PJS相对少见,建议转诊至有诊治经验的中心。

(二)绘制家系图

建议以咨询者为核心,至少应当采集包括一级及二级亲属的详尽家族史,每一位癌症近亲均应记录肿瘤类型、发病年龄以及与咨询者的关系,并据此绘制家系图。

(三)基因检测

对符合 PJS 临床诊断标准的个体提供 *STK11* 检测,可选择单基因检测或多基因 panel 检测。对已知携带有 *STK11* 致病突变个体的近亲提供致病突变位点的验证。因为携带有 *STK11* 致病突变会影响个体的医疗决策及筛查计划,故而允许对未成年人进行遗传基因检测。

(四)肿瘤监测和预防

1. **肿瘤筛查及监测**　PJS 相关肿瘤的监测及筛查建议详见表 5-5。目前,尚不清楚针对 PJS 患者的筛查及监测是否会降低肿瘤的发病率和死亡率。

2. **预防性手术**　参照其他遗传性肿瘤综合征,可考虑预防性乳房切除术降低 PJS 患者发生乳腺癌的风险,可以考虑预防性子宫切除和双侧输卵管 - 卵巢切除降低妇科肿瘤发生的风险(详见第六章第二节)。

3. **化学预防**　目前,尚无针对 PJS 相关肿瘤明确有效的化学预防手段(详见第六章第三节)。

表 5-5　PJS 的筛查及监测建议[7]

部位	检查	筛查开始年龄(岁)	筛查间隔
胃	上消化道内镜	8,18[1]	3 年[1]
小肠	胶囊内镜或 MRE[2]	8,18[3]	3 年
大肠	结肠镜	8,18[1]	3 年[1]
乳腺	自检 临床体检 乳腺 MRI 或数字钼靶 [4,5,6]	18 25	1 个月 6 个月 1 年
卵巢、宫颈、子宫	经阴道超声 &CA125;宫颈涂片 + 妇科检查 [6]	18~20	1 年
胰腺	MRCP 或超声内镜	30	1~2 年
睾丸	睾丸检查;如果存在症状或体检有异常发现,行超声检查	出生到青春期之间	1 年

注:MRE,magnetic resonance enterography(磁共振小肠造影);MRCP,magnetic resonance cholangiopancreatography(磁共振胰胆管造影);[1] 如果基线有明显息肉,每 3 年重复 1 次上消化道内镜 / 结肠镜检查,如果基线没有明显的息肉,则在 18 岁时重新开始筛查,随后每 3 年重复 1 次;[2]CT 小肠造影可作为一种替代方法。磁共振小肠成像可以同时用于监测胰腺癌;[3] 如果基线没有明显的息肉,则在 18 岁时重新开始筛查;[4] 如果乳腺 MRI 不可及,可行数字钼靶检查;[5] 讨论预防性乳腺切除术;[6] 讨论预防性子宫及卵巢切除术

(温　灏)

<hr>

参考文献

[1] Tchekmedyian A,Amos CI,Bale SJ,et al. Findings from the Peutz-Jeghers syndrome registry of Uruguay. PLoS One,2013,8(11):e79639.

[2] Beggs AD,Latchford AR,Vasen HF,et al. Peutz-Jeghers syndrome:a systematic review and recommendations for management. Gut,2010,59(7):975-986.

［3］Syngal S，Brand RE，Church JM，et al；American College of Gastroenterology. ACG clinical guideline：Genetic testing and management of hereditary gastrointestinal cancer syndromes.Am J Gastroenterol，2015，110（2）：223-262.

［4］Schreibman IR，Baker M，Amos C，et al. The hamartomatous polyposis syndromes：a clinical and molecular review. Am J Gastroenterol，2005，100（2）：476-490.

［5］Hinds R，Philp C，Hyer W，et al. Complications of childhood Peutz-Jeghers syndrome：implications for pediatric screening. J Pediatr Gastroenterol Nutr，2004，39（2）：219-220.

［6］Young RH. Sex cord-stromal tumors of the ovary and testis：their similarities and differences with consideration of selected problems. Mod Pathol，2005，18（Suppl 2）：S81-98.

［7］Syngal S，Brand RE，Church JM，et al. Clinical guideline：genetic testing and management of hereditary gastrointestinal cancer syndromes. AM J Gastroenterol，2015，110（2）：223-262.

第五节　妊娠滋养细胞疾病

一、妊娠滋养细胞疾病

妊娠滋养细胞疾病（gestational trophoblastic disease，GTD）是一组由于滋养细胞生长发育调控机制异常所致的疾病，2014 年世界卫生组织将其分类为：①葡萄胎妊娠（molar pregnancy），包括完全性葡萄胎（complete hydatidiform mole，CHM）、部分性葡萄胎（partial hydatidiform mole，PHM）和侵蚀性葡萄胎（invasive hydatidiform mole，IHM）；②妊娠滋养细胞肿瘤，包括绒毛膜癌（choriocarcinoma）、胎盘部位滋养细胞肿瘤（placental site trophoblastic tumor，PSTT）和上皮样滋养细胞肿瘤（epithelioidtrophoblastic tumor，ETT）；③非肿瘤性病变（non-neoplastic lesion）；④异常绒毛病变（abnormal villous lesion）。基因印迹（epigenetic imprinting）的异常可引起父源性基因组的过度表达和母源性基因组的表达抑制，并导致胚外滋养细胞异常增殖。

（一）遗传学基础

妊娠滋养细胞疾病与不同类型的滋养细胞增生异常有关，葡萄胎是以绒毛滋养细胞为主的增生性病变，父源性基因组表达异常是葡萄胎发病的关键因素[1]。完全性葡萄胎为父源性核基因组和母源性线粒体基因组，形成一个纯合子 46，XX 二倍体核型（80%~90%），或杂合子 46，XX/46，XY 二倍体核型（10%~20%）。部分性葡萄胎的遗传特征为双雄性单雌性基因组的三倍体，以杂合型父源性基因组的部分性葡萄胎为主（90%），也有报道有极少的四倍体葡萄胎存在，即三个父源性基因组和一个母源性基因组[2]。非葡萄胎三倍体胚胎的多余一组基因来源于母体，也不表现出部分性葡萄胎的生物学和组织学特征（图 5-1）。

大多数的绒毛膜癌具有父源性的 XX 基因组，根据不同类型的先期妊娠，绒毛膜癌中的基因组可为父源性或双亲源性。对于继发于足月妊娠的绒癌病例，胎儿性别的分布无明显倾向性。无论先期妊娠是正常妊娠、流产或葡萄胎哪一种妊娠，绒癌细胞具有高度复杂的核型改变。虽然大多数的绒癌缺乏 Y 染色体，但无证据表明绒癌中 Y 染色体缺失与绒癌发生的风险或其恶性程度有关。*NECC1*（homeodomain-only protein homeobox）抑癌基因的表达沉默和 *H19*、*IGF2* 印迹表达可能在绒癌的发生中起到重要作用。

PSTT 是胎盘种植部位中间滋养细胞的肿瘤性增生，发生机制还不够清楚。大多数的

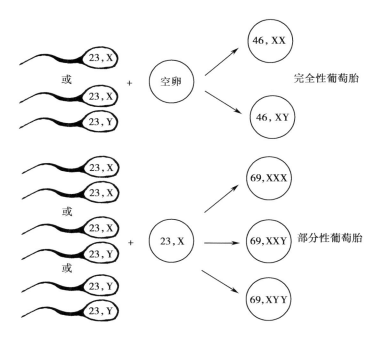

图 5-1　葡萄胎的遗传学假说，卵泡与单精子结合后，父系染色体发生
复制形成纯合型葡萄胎，卵泡也可以和双精子结合，形成杂合型葡萄胎

PSTT 为二倍体，仅在部分患者的肿瘤组织染色体中表现为父源性基因过度表达。有报道 PSTT 的先期妊娠为女性胚胎或完全性葡萄胎，父系 X 染色体上存在专门调节胚胎外组织发育的印迹基因，几乎所有的 PSTT 病例中均含父系来源的 XX 基因组，并缺乏 Y 染色体。雌性胚胎中存在父源性 X 染色体非常常见，而 PSTT 十分罕见，使父源性基因表达失衡需要一个或多个致癌基因的协同作用，可能的癌基因包括 *Esxl*（early secretory antigenic target-6 like protein）、*Pem*（plasmid encoded methyltransferase）、*MYCL2*（MYC proto-oncogene family）和 *IAP*（Inhibitor of apoptosis）。

大多数 ETT 的病例中（85% 左右）也存在 Y 染色体的缺失，但无证据表明 Y 染色体的缺失与 ETT 的肿瘤性增生有关，而 ETT 的染色体构象平衡，表明染色体水平的基因改变并非 ETT 的特征。ETT 中常见 *p63*、细胞周期素 E 和表皮生长因子（*EGFR*）基因的表达，可能与滋养细胞的肿瘤转化有关。ETT 中未发现 *KRAS* 突变的表达，而在 PSTT 中无 *p63* 的表达。

（二）诊断

既往妊娠滋养细胞疾病的诊断依赖于组织病理学，但单独的病理学诊断存在局限性。由于妊娠滋养细胞疾病的发生来源于特定的基因成分（父系来源基因），近年来，遗传分型逐渐被接受成为妊娠滋养细胞疾病诊断的金标准。

1. 分子诊断方法　分子诊断能够提高葡萄胎诊断的准确性，包括核型分析、流式细胞分析和荧光原位杂交染色体计数。传统的核型分析和荧光原位杂交能够明确新鲜组织或石蜡包埋组织中的染色体组数目，但不能确定染色体的来源。流式细胞分析能够发现组织中的多倍体，并确定多倍体组织的比例，但对部分性葡萄胎的诊断并没有帮助，并且细胞固定也可能造成流式细胞分析产生误差。

2. STR 基因分型诊断短串联重复序列(short tandem repeat,STR)　也称微卫星 DNA (microsatellite DNA)是 2~7 个核苷酸长度的 DNA 重复序列,具有遗传稳定性和多态性,分布于人类整个基因组的非编码区,是继限制性片段长度多态性(restriction fragment length polymorphism,RFLP)之后的第二代遗传标志。分析病灶组织和母体组织的 STR 多态性可明确其双亲来源性,并做出基因诊断和分型。STR 的检测方法已经高度商业化,并能够从石蜡包埋组织中获得标本,随着多重 STR 分析的应用及价格的下降,DNA 基因分型已经能够作为常规的临床诊断应用。

STR 检测也并非没有局限。首先,组织的分离和提纯十分重要,除非使用激光纤维切割技术,获得纯净的病灶组织几乎是不可能的,特别是葡萄胎组织。少量的污染不会影响完全性葡萄胎的判读,但可以干扰部分性葡萄胎的诊断。患者的血样或口腔黏膜标本的 STR 检测也有助于组织交叉污染造成的问题,但会增加相应的成本。此外,STR 检测无法识别双亲来源的完全性葡萄胎与水肿性流产;对于双胎妊娠的葡萄胎分析也十分困难,可能会出现错误或无法解读结果;罕见的嵌合体组织也会增加 STR 基因检测图的复杂性和诊断难度,必要时仍然需要细致的组织学检查、原位荧光杂交检测和免疫组化。

(三)特殊临床表现

1. 妊娠 12 周之前的完全性葡萄胎称为早期完全性葡萄胎,和水肿性流产在镜下和临床表现上并没有明显区别,但两者的预后和随访存在明显差异。对于可疑的病例首先应进行 p57 的染色,仍无法确定的病例需进行基因分型,以明确诊断及区分完全性葡萄胎的杂合型或纯合型。

2. 部分性葡萄胎的准确诊断是相当困难的,部分病例在诊断时可能会被误诊为稽留流产或双胎之一完全性葡萄胎,而完全性葡萄胎进展为妊娠滋养细胞肿瘤的可能性远高于部分性葡萄胎。基因分型对于葡萄胎的鉴别具有较高的敏感性和特异性,将母体组织中的等位基因与病灶组织中的等位基因进行对比,即可较为准确地诊断杂合型(一个母源性匹配,两个父源性匹配)和纯合型(一个父源性基因在至少两个基因座中为双拷贝)部分性葡萄胎。

3. 妊娠滋养细胞肿瘤的首发病灶可能并非为其原发灶,当病灶出现在少见部位时,可能会做出非妊娠性生殖细胞肿瘤的诊断,单靠传统的组织学鉴别诊断也非常困难,而两者的治疗和预后也存在一定的差异。通过 STR 检测鉴定肿瘤组织中是否存在父源性成分,能够做出明确的诊断。

4. 妊娠滋养细胞肿瘤的成因性妊娠仅通过病史询问也是不可靠的,临床实践中多选择最后一次妊娠作为先期妊娠。然而,继发于足月妊娠的绒癌预后明显差于先期为葡萄胎的绒癌,而成因性妊娠至绒癌的发生间隔长短也会影响对预后的判断和对化疗的选择。

(四)咨询要点

现无证据支持 PSTT、ETT 和绒癌具有家族倾向性,部分性葡萄胎由于诊断上的困难,使得在发病统计中无法得到准确的数据。近年来,家族性完全性葡萄胎进入了人们的视野并对其进行了大量研究。家族性完全性葡萄胎指在同一个家系中,一个以上的女性成员在多次妊娠中反复发生完全性葡萄胎。家族性完全性葡萄胎患者的基因核型可以为 46,XX 或 46,XY,尽管存在母源性基因组,但似乎只与父源性印迹基因的表达有关,且组织学特征与常见的单亲来源双雄性的完全性葡萄胎无明显差异,不同的是,患者在随后发生正常妊娠的概率非常低。

　　NLRP7 和 *KHDC3L* 基因突变能够造成重复性完全性葡萄胎[3-4]，两者的作用模式类似，在卵子中维持胚胎的正常发育直至胚胎自身的基因组激活，其突变导致双亲源性葡萄胎的具体原因还不清楚，可能与早期胚胎发育中母源性印迹失效有关。近年来研究报道了 *MEI1*、*TOP6BL* 和 *REC114* 能够使得受精卵中母源性基因组失效[5-6]，并导致重复性的父源性葡萄胎。发现重复性葡萄胎的唯一有效方法为基因检测，几乎所有患者都存在甲基化的缺陷或者突变。然而，突变对于生育的影响似乎仅对家族中的女性携带者发生，而对男性携带者影响不大。对于重复性葡萄胎的患者，如果基因检测中发现存在一个或同时存在 *NLRP7* 和 *KHDC3L* 基因突变或甲基化异常，即使再次妊娠不发生葡萄胎，生育正常胎儿的可能性也非常低，故不建议使用患者本人的卵泡进行生育，而需要接受捐卵。

　　对于哪种人群或患者需要进行遗传咨询，现还缺乏指南或专家性的共识，基于现有的研究和临床实践，以下对象在明确诊断和治疗的同时，可能还需要进一步的遗传咨询服务。

　　1. 需要进行基因分型的滋养细胞疾病对象

　　（1）妊娠 12 周以内的可疑完全性葡萄胎，免疫组化 p57 阳性。

　　（2）部分性葡萄胎。

　　（3）无法明确是否为妊娠性绒癌的病灶。

　　（4）无法明确妊娠滋养细胞成因性妊娠的情况。

　　（5）两次完全性或部分性葡萄胎妊娠的患者及家系。

　　2. 妊娠滋养细胞疾病的遗传咨询对象

　　（1）对于在生育年龄的女性，本人或家族成员肿瘤组织或血液检查中发现已知致病基因。

　　（2）任意年龄女性，存在以下情况：①家族性或重复性葡萄胎患者；②可疑染色体异常的反复自然流产患者；③多次发生异常染色体胚胎妊娠的患者。

（程　煜　鹿　欣）

参考文献

［1］惠培.妊娠滋养细胞疾病：诊断与分子病理学.连瑞虹,郑兴征,译.北京：北京科学技术出版社,2016.

［2］Mello JB,Ramos Cirilo PD,Michelin OC,et al. Genomic profile in gestational and non-gestational choriocarcinomas. Placenta,2017,50：8-15.

［3］Hui P,Buza N,Murphy KM,et al. Hydatidiform Moles：Genetic Basis and Precision Diagnosis. Annu Rev Pathol,2017,12：449-485.

［4］Moein-Vaziri N,Fallahi J,Namavar-Jahromi B,et al. Clinical and genetic-epigenetic aspects of recurrent hydatidiform mole：A review of literature. Taiwan J ObstetGynecol,2018,57（1）：1-6.

［5］Nguyen NMP,Ge ZJ,Reddy R,et al. Causative Mutations and Mechanism of AndrogeneticHydatidiform Moles. Am J Hum Genet,2018,103（5）：740-751.

［6］Bolze PA,Patrier S,Cheynet V,et al. Expression patterns of ERVWE1/Syncytin-1 and other placentally expressed human endogenous retroviruses along the malignant transformation process of hydatidiform moles. Placenta,2016,39：116-124.

临床诊疗篇

第六章

遗传性妇科肿瘤致病基因携带者的临床管理

第一节　妇科恶性肿瘤的筛查

卵巢癌、子宫内膜癌及宫颈癌是妇科三大常见恶性肿瘤，严重威胁着妇女健康。妇科恶性肿瘤的生存率与其确诊时的分期相关。例如，I期卵巢癌的 5 年生存率大于 90%，Ⅱ期患者降至 75%，而存在远处转移者仅为 25%[1]。因此，肿瘤筛查的最大益处是识别高危人群，能在其可治愈期发现更为局限的肿瘤，继而降低其死亡率。但是，须考虑假阳性结果会导致健康女性接受不必要的有创操作。遗传性乳腺癌/卵巢癌综合征、Lynch 综合征、Cowden 综合征及 Peutz-Jeghers 综合征等遗传性肿瘤综合征常会累及妇科系统，显著提高妇科恶性肿瘤的发生风险。在本章节，我们总结三大妇科恶性肿瘤的潜在筛查方法、策略以及相关临床研究依据。

一、卵巢癌

卵巢癌的发病率位居妇科恶性肿瘤的第三位，但死亡率却位居首位。全球每年有接近 250 000 例卵巢癌新发病例，在过去 30 年中，卵巢癌的死亡率仅有轻微的下降[1]。目前的指南及专家共识一致反对在无症状的一般风险女性人群中开展卵巢癌筛查。对于高危女性人群，尽管缺乏卵巢癌筛查降低死亡风险的确切证据，多数指南仍推荐拒绝接受预防性输卵管-卵巢切除（risk-reducing salpingo-oophorectomy，RRSO）或未达到 RRSO 推荐年龄的高危女性接受 CA125 与经阴道超声的联合检查。

（一）筛查方法

包括血清 CA125 测定、超声检查、血清 CA125 测定联合阴道超声检查及多种血清肿瘤标志物联合监测等。

1. **血清 CA125 测定**　血清 CA125 是目前应用最广泛的卵巢癌筛查的生化方法。约 50% 的早期卵巢癌患者和 80% 以上的晚期卵巢癌患者的血清中，CA125 值显著升高[2]。但血清 CA125 不能单独作为早期卵巢癌的独立筛查方法。血清 CA125 在约 1% 的健康女性中升高，并随月经周期波动[3]。在子宫内膜异位症[4]及子宫内膜癌[5]等良性疾病或恶性肿瘤中,血清 CA125 也存在升高现象。

在卵巢癌筛查中,动态监测血清 CA125 水平更有意义。学者们[6]经过对一系列血清 CA125 水平进行统计分析,结果显示每位妇女都有其一定的 CA125 基准水平,而卵巢癌患者的 CA125 在一个变化点后可迅速从基线水平上升。据此,研究者们开发了卵巢癌风险算法(risk of ovarian cancer algorithm,ROCA)。ROCA 是综合分析女性年龄和 CA125 曲线变化量的一种统计方法,通过测量 CA125 发生变化点的卵巢癌发生概率,将女性试验者分为高、中、低三个风险等级,并规定每一风险水平的决策及进一步的筛查程序。高 ROCA 风险人群需接受妇科超声检查,而中等 ROCA 风险人群需在 3 个月后再次检测 CA125,并重新计算风险。对于有卵巢癌或乳腺癌家族史的人群,即使是中等 ROCA 风险也需接受超声检查,并转诊至妇科肿瘤医师处接受咨询。

ROCA 已应用于多项临床筛查研究中。近年的两项前瞻性研究表明,ROCA 有助于提升遗传性乳腺癌/卵巢癌综合征高危人群中的卵巢癌早期筛查率。在 UKFOCSS(United Kingdom familial ovarian cancer screening study)第二阶段,Rosenthal 等[7]纳入 4 348 例高危女性,采用 ROCA 算法,间隔 4 个月 1 次 CA125 检测对于卵巢癌检出的阳性预测值为 10.8%,阴性预测值为 100%,在前次筛查后 1 年内确诊的 19 例卵巢癌中,7 例(36.8%)为Ⅲb~Ⅳ期,18 例(94.8%)达到术后无肉眼残留;而在筛查停止 1 年后确诊的 18 例卵巢癌中,17 例(94.4%)为Ⅲ~Ⅳ期,13 例(72.2%)达到术后无肉眼残留。美国癌症遗传网络(Cancer Genetics Network,CGN)研究与美国妇科肿瘤学组 GOG-0199 项目研究合并分析的结果显示[8],3 692 例高危女性(乳腺癌/卵巢癌家族史或 BRCA 突变)接受采用 ROCA 算法、每 3 个月 1 次的 CA125 检测,在筛查发现的 6 例卵巢癌中,3 例(50%)为Ⅰ~Ⅱ期患者,显著高于非筛查高危人群对照组的 10%。也有学者认为,ROCA 的获益和成本需要根据对象人群详加评估,才能确定更为合理的筛查方案。

2. 盆腔超声检查　超声检查描述卵巢体积和形态,分析盆腔肿块的血流信号、盆腹腔腹水等异常情况,几乎应用于所有的卵巢癌筛查研究。阴道超声(transvaginal sonography,TVS)探头更接近卵巢,可以更好地显示卵巢(不受体型影响),发现小的卵巢肿瘤。但是,在对卵巢癌高危女性的筛查研究中,超声检查用于检测早期上皮性卵巢癌的敏感性较差。Fishman 等[9]针对 4 526 例卵巢癌高危女性从 1990 年开始应用超声检查进行筛查,经超声检查筛查发现的所有卵巢癌、腹膜癌和输卵管癌均为Ⅲ期,未识别出早期病变。这个结果可能是因为 TVS 不能识别卵巢体积或形态无异常的早期卵巢癌。

3. 血清 CA125 测定联合超声检查筛查　血清 CA125 测定联合超声检查可明显增加筛查的灵敏度和特异度。PLCO(prostate,lung,colorectal and ovarian)是一项随机对照试验,通过每年一次血清 CA125 联合 TVS 筛查,评估其对癌症死亡率的影响[10]。在 PLCO 的卵巢癌筛查部分,78 237 例的健康女性(55~74 岁)被随机分配至筛查组和对照组。筛查组接受每年 1 次血清 CA125 测定,共 6 年;每年 1 次 TVS,共 4 年,受试者被随访长达 13 年(中位随访时间为 12.4 年)。基线时对 28 816 例女性的初始筛查发现,有 1 740 例 CA125 异常(402 例)或超声检查结果异常(1 338 例),有 34 例女性的两项检查均异常。约 30% 筛查阳性的女性(570 例)接受了手术,29 例确诊为肿瘤(26 例来自卵巢,2 例来自输卵管,1 例来自腹膜),其中 9 例为低度恶性肿瘤,另外 20 例为晚期癌(90% 为Ⅲ或Ⅳ期)。该结果提示,CA125 异常的阳性预测率为 3.7%,超声检查结果异常的阳性筛查率为 1%,而 CA125 联合超声检查的阳性筛查率为 23.5%[11]。筛查组与对照组的卵巢癌发病率和死亡率差异不具有统计学意义。在筛查组中发现了 212 例(5.7/10 000 人年)卵巢癌,而对照组发现了 176 例(4.7/10 000 人年)。两组卵巢癌期别无差异,筛查组中 77% 和对照组中 78% 的患者为Ⅲ~Ⅳ期卵巢癌。排除卵巢癌、结直肠癌和肺癌所致死亡,两组死亡率相近(筛查组死亡 2 924 例,对照组死亡 2 914 例)。

UKCTOCS(UK collaborative trial of ovarian cancer screening)研究是评估 CA125 和 TVS 用于卵巢癌筛查的大型随机试验。将 202 638 例的绝经后女性(50~74 岁)随机分配到无筛查组、每年超声筛查组(annual screening with transvaginal ultrasound screening,USS)以及 CA125 联合超声检查组(multimodal screening,MMS)[12,13]。MMS 组的 50 640 例患者接受每年 CA125 检测筛查,应用 ROCA 算法,对 CA125 异常的女性进行超声检查。MMS 组的患病率(初始)筛查发现了 42 例卵巢癌和输卵管癌,包括 8 例交界性肿瘤和 34 例卵巢癌(其中 47% 为 I~Ⅱ期)。该结果显示 MMS 组对所有原发性卵巢癌和输卵管癌的敏感性、特异性和阳性预测值分别为 89.4%、99.8% 和 43.3%(USS 组分别为:84.9%、98.2% 和 5.3%);而对原发性晚期卵巢癌和输卵管癌的敏感性、特异性和阳性预测值分别为 89.5%、99.8% 和 35.1%(USS 组分别为:75%、98.2% 和 2.8%)。该研究的中位随访时间为 11 年,MMS 组中诊断出 338 例(0.7%)癌症,USS 组中 314 例(0.6%),无筛查组中 630 例(0.6%)[14]。与无筛查组相比,MMS 组较早期检测出癌症(26% vs. 39%)。尽管在 UKCTOCS 试验中 MMS 的初始结果似有前景,但最终的评估需等待额外随访,且需要确定成本效应。

4. 多种血清肿瘤标志物的联合检测 在早期研究中,多种肿瘤标志物的联合检测基本上都以降低特异性为代价来提高敏感性。近年来值得关注的是,人附睾蛋白 HE4 和 CA125 联合测定,计算出的 ROMA 指数在卵巢癌早期诊断中获得了较高的灵敏度和特异度。ROMA 是在保持 HE4 高度特异性的同时加入 CA125,取得了较理想的早期诊断效果。

(二)筛查策略

虽然卵巢癌是妇科恶性肿瘤死亡的重要原因,其在一般人群中的发病率相对较低。但卵巢癌在携有危险因素的人群中发病率显著升高。重点提高危险人群的筛查率则有助于降低该部分人群的患病率。

关于卵巢上皮性癌危险因素的数据主要来自两项大型前瞻性研究,即:美国护士健康研究(nurses' health study,NHS)随访 200 000 多例女性,其中有 924 例 EOC;和欧洲癌症与营养前瞻性研究(European prospective investigation into cancer and nutrition,EPIC)随访 300 000 多例女性,其中有 878 例 EOC[15,16]。根据上述研究,公认卵巢癌的危险因素包括高龄、生殖和激素因素(不孕、子宫内膜异位症、未经产、激素补充治疗、早发初潮、晚发初潮、多囊卵巢综合征等)、遗传基因改变(Lynch 综合征或遗传性乳腺癌/卵巢癌综合征等家族史、*BRCA1/BRCA2* 突变、*BRIP1*、*RAD51C*、*RAD51D* 及错配修复基因突变等)以及环境因素(吸烟、肥胖及化学试剂的职业暴露)等。

1. 低风险女性 低风险女性是指无上述危险因素的女性,重点强调无肿瘤家族史且基因检测结果阴性的女性。2018 年在美国预防服务工作组(US preventive services task force,USPSTF)的推荐声明中,继续推荐不要对无症状且无已知高危遗传性癌综合征的女性进行卵巢癌筛查[17,18]。

2. 高风险女性 高风险女性是指涉及上述危险因素的女性,重点强调有遗传因素的女性。对于有乳腺癌或卵巢癌家族史且有高危模式证据者(如遗传性乳腺癌／卵巢癌综合征等)应将其转诊至遗传咨询师处,进行 *BRCA1/BRCA2* 基因突变和 Lynch 综合征相关基因突变的检测;USPSTF 注明具有卵巢癌或乳腺癌家族史的女性应与其临床医师讨论这些家族史,而具有症状的女性也应与其临床医师讨论[18]。

但是,目前所积累的前瞻性研究数据证实了每年一次的联合筛查项目并不能够给高危女性人群带来死亡率降低或疾病降期的受益。Hermsen 等[19]纳入 888 例 *BRCA* 突变携带者,接受每年一次的 CA125 及阴道超声检查,在随访期,新发 10 例卵巢癌病例,其中 8 例确诊为Ⅲ期;且该 10 例新发病例中 50% 为间期癌,确诊于阴性筛查结果后的 3 个月后。Evans 等[20]在 1991~2007 年纳入 3 532 名有遗传性高危因素的妇女,接受每年一次的血清 CA125 监测和阴道超声检查,同样未能有效地发现早期卵巢癌病灶,因而没有对疾病的预后产生影响。在 UKFOCSS 第一阶段中的研究结果也不支持每年一次联合筛查能够起到疾病降期的作用[21]。该研究是迄今针对卵巢癌高危女性人群(终生发病风险≥10%)最大规模的前瞻性队列研究,纳入 3 563 例高危女性,接受每年经阴道超声及 CA125 联合筛查。虽然联合筛查具有较高的阳性预测值 25.5% 及阴性预测值 99.9%,但经筛查发现的 13 例卵巢癌中,9 例为Ⅲ~Ⅳ期患者。

目前,基于更高频率 CA125 检测的 ROCA 筛查(例如,UKFOCSS 第一阶段,GOG-0199)似乎能够更好地发现早期阶段的卵巢癌患者,但这种筛查模式对于能否降低筛查人群的死亡率仍有待深入研究。值得重视的是,高危人群的筛查并不能替代预防性的手术治疗。对于没有接受预防性双侧附件切除手术的 *BRCA* 基因突变携带者,专家建议卵巢癌筛查方法:同时应用阴道超声检查(最好在月经周期的第 1~10 天)和 CA125(最好在月经周期的第 5 天后检查),自 30 岁开始每 6 个月 1 次,或比家族中最早发现卵巢癌的年龄提前 5~10 年开始检查[22]。但这种推荐缺乏高质量的研究数据支持。

Lynch 综合征患者患卵巢癌的风险为 3%~14%。Lynch 综合征女性发生卵巢癌的年龄比其他女性早(43~50 岁 *vs.* 60 岁)。推荐卵巢癌筛查方法:从 30~35 岁开始,或者从家族成员首次确诊任一 Lynch 综合征相关癌症最早年龄的 5~10 年前开始,每年进行妇科检查和阴道超声检查,以及每 6~12 个月进行 CA125 检测[23]。目前尚无阴道超声检查或 CA125 对 Lynch 综合征女性进行卵巢癌筛查的相关数据,故暂不明确卵巢癌筛查能否降低 Lynch 综合征女性的卵巢癌发病率或死亡率。

Peutz-Jeghers 综合征患者卵巢癌的患病率为 21%,平均确诊年龄为 28 岁(4~57 岁)。NCCN 指南推荐采用 1 年 1 次的妇科检查(18~20 岁时),以及盆腔超声检查(25 岁时)对 Peutz-Jeghers 综合征患者筛查卵巢癌[24]。

二、子宫内膜癌

(一)筛查方法

目前常用筛查方法有超声检查和内膜活检。

1. **超声检查**　超声检查可以观察子宫内膜厚度,测定子宫内膜占位的血流信号,从而发现内膜病变。Smith Bindman R. 等研究发现[25],绝经后有阴道流血症状的妇女子宫内膜厚度 >5mm 时,子宫内膜癌的发病风险是 7.3%,而内膜厚度为 3~5mm 时,风险为 0.07%;无症状的绝经后妇女内膜厚度达 11mm 时,子宫内膜癌的发病风险是 6.7%,而内膜厚度 <11mm

时,风险仅为 0.002%。但因Ⅱ型子宫内膜癌常伴随的是萎缩性子宫内膜,超声检查容易漏诊。

2. **内膜活检** 子宫内膜癌的确诊需要组织学证据。最常用的是通过诊刮和宫腔镜检查获取子宫内膜组织。宫腔内取样细胞学检查以及宫腔内微量组织取样组织病理学检查是近年来发展的,可以准确诊断,且损伤小、价格低、操作简便。

(1)诊刮和宫腔镜:诊刮获取子宫内膜组织,经病理检查确诊。宫腔镜直视下取内膜组织行病理检查可以获得到更确切的诊断,较诊刮更具优势。无论是诊刮或宫腔镜检查,均为有创性操作,且后者临床成本较高。

(2)宫腔内取样细胞学检查:Pipelle 是一种子宫内膜活检装置,依靠鞘管抽吸,采集细胞或子宫内膜,分别进行细胞学检查或子宫内膜组织病理学检查。但子宫内膜的细胞学检查缺乏诊断标准,不能替代组织标本的病理检查。至今为止,子宫内膜细胞学筛查方法没有作为子宫内膜癌的筛查方法推广使用。

(3)子宫内膜微量组织取样组织病理学检查:宫腔内微量组织取材组织病理学检查方法值得进一步研究。将 Pipelle 宫腔内获取子宫内膜组织与分段诊刮取材的病理结果进行对照的研究中,Leitao 等[26]收集并对比了 187 例诊刮和 298 例子宫内膜取样,结果显示,在高级别子宫内膜样癌中,内膜取样检出率更高,术后诊断升级者在内膜取样中有 17.7%,诊刮中只有 8.7%。在宫腔内取样后进行病理检查,应属于对高危人群进行的选择性筛查。

(二)筛查策略

子宫内膜癌组织学类型包括Ⅰ型(80%)和Ⅱ型(10~20%)。Ⅰ型子宫内膜癌主要危险因素是长期暴露于过量的内源性或外源性雌激素而没有充分的孕激素对抗;其他危险因素还包括肥胖、未经产、糖尿病和高血压。子宫内膜癌患者在疾病早期即可能因异常子宫出血就诊接受治疗,且早期患者治疗后 5 年生存率为 96%,因此,就子宫内膜癌而言,临床直接即可提供二级预防措施。

1. **一般人群筛查** 针对无症状的普通人群和中危人群(肥胖、不孕、绝经延迟、糖尿病、单纯雌激素补充治疗和使用他莫昔芬的乳腺癌患者)的子宫内膜癌筛查,目前仍然缺乏有效方法和指南。在一般人群中,超声检查和子宫内膜活检是在有症状的女性中进行的,不是针对筛查。

2. **高危人群筛查** Lynch 综合征女性罹患子宫内膜癌的终生风险为 27%~71%,而一般人群中仅为 3%。Lynch 综合征女性被诊断为子宫内膜癌时的平均年龄为 46~54 岁,而其他子宫内膜癌患者被诊断时的平均年龄为 60 岁。因此,对绝经前女性的筛查尤为重要。鉴于目前缺乏高质量的数据,且考虑到这类女性的子宫内膜癌风险高,推荐开展微创性筛查方法。无症状 Lynch 综合征的子宫内膜癌筛查主要是从 30~35 岁开始,或者从家族成员首次确诊任一 Lynch 综合征相关癌症的最早年龄的 5~10 年前开始,Lynch 综合征女性应每年进行子宫内膜取样[23]。

对 Peutz-Jeghers 综合征女性患者进行子宫内膜的筛查尚有争议,相关指南的推荐存在差别。NCCN 指南推荐采用一年 1 次的妇科检查(18~20 岁时),以及盆腔超声检查(25 岁时)对 Peutz-Jeghers 综合征患者筛查子宫内膜癌[24]。但是,多数散发性子宫内膜癌病例发现于早期阶段,Peutz-Jeghers 综合征患者发生子宫内膜癌的风险低,且目前缺少支持筛查的证据,其他专业指南并不推荐对 Peutz-Jeghers 综合征患者进行子宫内膜癌筛查[27]。

在 Cowden 综合征患者中,子宫内膜癌的终生罹患率为 28%;Cowden 综合征患者发生子宫内膜癌的平均年龄约为 44 岁,罕见病例可发生在 14 岁左右。确诊 Cowden 综合征需要特征性病变(如巨头畸形、皮肤良性肿瘤),主要标准(如乳腺癌、甲状腺癌或子宫内膜癌)以及次要标准(如子宫肌瘤、泌尿生殖道畸形或乳腺纤维囊性病变等)。Cowden 综合征患者的子宫内膜癌的筛查研究缺少支持筛查的证据。

三、宫颈癌

高危型人乳头瘤病毒(human papillomavirus,HPV)的感染和 HPV 感染的持续存在是宫颈癌的重要原因。宫颈癌的发病率和死亡率与是否进行筛查和参与 HPV 疫苗接种有关。筛查可降低宫颈癌的发病率和死亡率,但关于筛查方法(巴氏涂片、HPV 检测或两者联合)、对象及频率仍存在争议。

(一)筛查方法

包括细胞学筛查和高危型 HPV 病毒的检测。宫颈癌前病变或宫颈癌的诊断需要组织学活检及病理确诊。

1. 细胞学筛查

(1)巴氏涂片检查:巴氏涂片采集并检测宫颈移行带及宫颈管内外口交界处的异常细胞,而这些部位都是宫颈非典型增生和癌症的起源部位。巴氏涂片的敏感性和特异性变异很大,其结果解读在判读者间存在相当大的差异性,但是对于较严重的异常情况,检测结果的差异性会减小。

(2)液基细胞学检查:液基细胞学检查是传统细胞学检查的改良,采用宫颈刷获取标本后立即洗入细胞保存液中,几乎保留了取材器上的所有细胞,在制片过程中去除血液、黏液及炎性细胞的干扰。薄层液基细胞学检查(thinprep cytologic test,TCT)所制备的单层细胞涂片效果清晰,增加了细胞学诊断的准确性,但其发现宫颈癌前病变的敏感性、特异性与巴氏涂片接近。

2. HPV

HPV 检测可检出大多数(但并非所有)高危型 HPV 病毒株。美国 FDA 批准的 HPV 检测方法有:第二代杂交捕获法(hybrid capture,HC-2)高危型 HPV 检测(2003 年)、酶切信号放大法 Cervista HPV 检测(2009 年)及 cobas4800 HPV 检测(2011 年)。HPV 检测通常在细胞学检测显示非典型细胞后进行(反馈性 HPV 检测),或与细胞学检测同时进行(联合检测)。无论是单独应用还是联合检测,HPV 检测在宫颈组织病理学(包括腺癌)检测方面的敏感性均优于单独的宫颈细胞学检查结果。HPV 检测可减少宫颈癌的总体发病率,但尚未证实其具有死亡率获益。包含 HPV 检测在内的筛查策略增加了阳性结果和所行阴道镜检查的数量,但长期预后尚不确定。

3. 阴道镜观察

经阴道镜放大作用可直接观察宫颈上皮对化学溶液染色的反应来诊断宫颈病变。主要包括醋酸肉眼观察和碘染色肉眼观察。该方法成本低,易掌握,可作为宫颈癌筛查的手段之一。

4. HPV 联合 TCT 检测

美国阴道镜检查与子宫颈病理学会(American Society of Colposcopy and Cervical Pathology,ASCCP)宫颈癌筛查指南中指出,对于 30~65 岁的女性最好的筛查方法是进行 HPV 和 TCT 联合检测,因为联合检测可以同时增加宫颈癌筛查的灵敏度及特异度[28],故常规的筛查间隔由原来的 3 年延长至 5 年,而罹患宫颈癌的概率却不会相应增加。

（二）筛查策略

1. 宫颈完整且免疫功能正常的女性　各国家开始筛查的年龄可能各有不同（通常在20~25岁之间）。WHO提供了宫颈癌癌前病变筛查、治疗以及预防宫颈癌的指南，对于年龄<30岁的女性，建议单行巴氏涂片筛查，每3年1次。对于年龄≥30岁的女性，建议通过以下任何一种方式进行筛查：单行巴氏涂片筛查，每3年1次；联合检测（巴氏涂片和HPV检测），且如果初始两种检测结果均为阴性，可每5年1次。联合检测可能对宫颈异常情况的检出早于单独的巴氏涂片，也会使后续检出率增高。

2. 具有宫颈癌特定危险因素女性　公认的危险因素包括免疫功能受损、当前吸烟或有吸烟史、宫内暴露于己烯雌酚（DES）、高级别非典型增生或更严重病变史等。

（1）免疫功能受损的女性：美国妇产科医师学会（American College of Obstetricians and Gynecologists，ACOG）建议，在21岁开始进行巴氏涂片筛查，每年1次。对于这些女性，我们在其开始性行为后1年开始筛查，筛查方法为巴氏涂片和HPV检测，每年1次。

（2）对于当前吸烟或有吸烟史的患者：需要在65岁后延长宫颈癌的筛查。

（3）妊娠期间使用过DES女性所生的女儿：应该增加筛查阴道癌和宫颈癌的频率。妊娠期间使用过DES女性的宫颈癌筛查与一般风险普通人群一致。

（4）具有CIN病史：若CIN锥切术后，ASSCP推荐每6个月进行宫颈细胞学检查（伴或不伴ECC）和高危型HPV检查。如果连续2年联合筛查阴性，检测间隔可延长至12个月。若因CIN史行全子宫切除术，则推荐在全子宫切除术前或术时诊断为CINⅡ~Ⅲ的女性进行阴道细胞学检查以筛查阴道癌。ACOG推荐这些其在治疗CINⅡ~Ⅲ后持续筛查至少20年。

（5）Peutz-Jeghers综合征：Peutz-Jeghers综合征女性属于宫颈癌高发人群，其罹患宫颈癌的风险约为10%。宫颈肿瘤主要为宫颈微偏腺癌（MDA），具有高度侵袭性的高分化黏液性腺癌，占宫颈腺癌的1%，其分化程度较好，与正常宫颈腺体很难鉴别。MDA临床症状有异常阴道出血或黏液样阴道排液。推荐在21岁开始筛查，筛查方法为巴氏涂片和HPV检测，每年1次。

3. 全子宫切除术且无宫颈癌和CIN病史　推荐不进行筛查。

4. HPV疫苗接种者　最佳筛查方法不确定。疫苗并不会对所有HPV亚型都有防护性免疫力，而且有些疫苗接种者可能已经感染高危型HPV，因此，建议遵循标准的筛查推荐[29]。

虽然妇科肿瘤严重威胁妇女健康，但其在普通人群中的发病率较低。假阳性筛查结果能增加健康女性的手术风险和经济成本。假阴性筛查结果则导致无法发现有危险因素的人群中发病情况。因此，筛查的临床实践方法需基于女性个体癌症风险的评估，重点提高危险人群的筛查则有助于降低该部分人群的患病率。

（张海燕　孙　红）

参考文献

[1] Barnholtz-Sloan JS, Schwartz AG, Qureshi F, et al. Ovarian cancer: changes in patterns at diagnosis and relative survival over the last three decades. Am J Obstet Gynecol, 2003, 189: 1120.

[2] Carlson KJ, Skates SJ, Singer DE. Screening for ovarian cancer. Ann Intern Med, 1994, 121: 124.

［3］Bast RC Jr, Klug TL, St John E, et al. A radioimmunoassay using a monoclonal antibody to monitor the course of epithelial ovarian cancer. N Engl J Med, 1983, 309:883.

［4］Mol BW, Bayram N, Lijmer JG, et al. The performance of CA-125 measurement in the detection of endometriosis:a meta-analysis. Fertil Steril, 1998, 70:1101.

［5］Sjövall K, Nilsson B, Einhorn N. The significance of serum CA 125 elevation in malignant and nonmalignant diseases. Gynecol Oncol, 2002, 85:175.

［6］Steven JS.OCS:Development of the risk of ovarian cancer algorithm (ROCA) and ROCA screening trials. J Gynecol Cancer, 2012, 22 (Suppl 1):S24-S26.

［7］Rosenthal AN, Fraser LSM, Philpott S, et al. United Kingdom familial ovarian cancer screening study collaborators. Evidence of stage shift in women diagnosed with ovarian cancer during phase Ⅱ of the United Kingdom familial ovarian cancer screening study. J Clin Oncol, 2017, 35 (13):1411-1420.

［8］Skates SJ, Greene MH, Buys SS, et al. Early detection of ovarian cancer using the risk of ovarian cancer algorithm with frequent CA125 testing in women at increased familial risk-combined results from two screening trials. Clin Cancer Res, 2017, 23 (14):3628-3637.

［9］Fishman DA, Cohen L, Blank SV, et al. The role of ultrasound evaluation in the detection of early-stage epithelial ovarian cancer. Am J Obstet Gynecol, 2005, 192:1214.

［10］Prorok PC, Andriole GL, Bresalier RS, et al. Design of the prostate, lung, colorectal and ovarian (PLCO) cancer screening trial. Control Clin Trials, 2000, 21:273S.

［11］Buys SS, Partridge E, Black A, et al. Effect of screening on ovarian cancer mortality:The Prostate, lung, colorectal and ovarian (PLCO) cancer screening randomized controlled trial. JAMA, 2011, 305:2295.

［12］Menon U, Skates SJ, Lewis S, et al. Prospective study using the risk of ovarian cancer algorithm to screen for ovarian cancer. J Clin Oncol, 2005, 23:7919.

［13］Menon U, Gentry-Maharaj A, Hallett R, et al. Sensitivity and specificity of multimodal and ultrasound screening for ovarian cancer, and stage distribution of detected cancers:results of the prevalence screen of the UK Collaborative Trial of Ovarian Cancer Screening (UKCTOCS). Lancet Oncol, 2009, 10:327.

［14］Jacobs IJ, Menon U, Ryan A, et al. Ovarian cancer screening and mortality in the UK Collaborative Trial of Ovarian Cancer Screening (UKCTOCS):a randomized controlled trial. Lancet, 2016, 387:945.

［15］Gates MA, Rosner BA, Hecht JL, et al. Risk factors for epithelial ovarian cancer by histologic subtype. Am J Epidemiol, 2010, 171:45.

［16］Tsilidis KK, Allen NE, Key TJ, et al. Oral contraceptive use and reproductive factors and risk of ovarian cancer in the European Prospective Investigation into Cancer and Nutrition. Br J Cancer, 2011, 105:1436.

［17］Moyer VA. U.S. Preventive Services Task Force Screening for ovarian cancer:U.S. Preventive Services Task Force reaffirmation recommendation statement. Ann Intern Med, 2012, 157:900.

［18］US Preventive Services Task Force, Grossman DC, Curry SJ, et al. Screening for Ovarian Cancer:US Preventive Services Task Force Recommendation Statement. JAMA, 2018, 319:588.

［19］Hermsen BB, Olivier RI, Verheijen RH, et al. No efficacy of annual gynaecological screening in *BRCA*1/2 mutation carriers:an observational follow-up study. Br J Cancer, 2007, 96:1335-1342.

［20］Evans DG, Gaarenstroom KN, Stirling D, et al. Screening for familial ovarian cancer:poor survival of *BRCA*1/2 related cancers. Journal of Medical Genetics, 2008, 46 (9):593-597.

［21］Rosenthal AN, Fraser L, Manchanda R, et al. Results of annual screening in phase Ⅰ of the United Kingdom familial ovarian cancer screening study highlight the need for strict adherence to screening schedule. J Clin Oncol, 2013, 31:49-57.

［22］Daly MB, Pilarski R, Berry M, et al. NCCN Guidelines Insights:Genetic/Familial High-Risk Assessment:Breast and Ovarian, Version 2.2017. J Natl Compr Canc Netw, 2017, (1):9-20.

[23] Lindor NM, Petersen GM, Hadley DW, et al. Recommendations for the care of individuals with an inherited predisposition to Lynch syndrome: a systematic review. JAMA, 2006, 296(12): 1507.

[24] Provenzale D, Gupta S, Ahnen DJ, et al. Genetic/Familial High-Risk Assessment: Colorectal Version 1.2016, NCCN Clinical Practice Guidelines in Oncology. J Natl Compr Canc Netw, 2016, 14(8): 1010-1030.

[25] Smith-Bindman R, Kerlikowske K, Feldstein VA, et al. Endovaginal ultrasound to exclude endometrial cancer and other endometrial abnormalities. JAMA, 1998, 280(17): 1510-1517.

[26] Mario M, Siobhan K, Richard R, et al. Comparison of D&C and office endometrial biopsy accuracy in patients with FIGO grade 1 endometrial adenocarcinoma. Gynecological oncology, 2009, 113(1): 105-108.

[27] Beggs AD, Latchford AR, Vasen HF, et al. Peutz-Jeghers syndrome: A systematic review and recommendations for management. Gut, 2010, 59: 975.

[28] Huh WK, Ault KA, Chelmow D, et al. Use of primary high-risk human papillomavirus testing for cervical cancer screening: interim clinical guidance. Obstet Gynecol, 2015, 125: 330.

[29] Committee on Practice Bulletins-Gynecology. Practice Bulletin No.168: Cervical Cancer Screening and Prevention. Obstet Gynecol, 2016, 128: e111.

第二节 妇科肿瘤风险减低手术

导致妇科肿瘤发病风险增高的遗传易感基因突变可能会同时增加女性其他肿瘤的发病风险,并由此形成临床上所谓的综合征(如遗传性乳腺癌/卵巢癌综合征、Lynch综合征等),这些综合征所对应的不同系统疾病均有其独有的预防、筛查手段。鉴于本书主要面向妇科肿瘤医师及妇科肿瘤遗传咨询师,本节所涉及的风险减低手术仅限于主要目的为降低妇科肿瘤发病风险的手术操作。在手术预防之外,早期发现及预防妇科肿瘤的潜在方法还包括化学预防及定期筛查。

一、HBOCS 及其他同源重组修复通路相关基因突变的风险减低手术

除 BRCA 基因突变导致的 HBOCS 外,其他同源重组修复通路相关基因突变在上皮性卵巢癌中所占比例相对较低,这里所述及的多数证据及结论源于对 BRCA 突变携带者的研究。对于携带有卵巢癌遗传易感基因突变的高危女性人群,预防卵巢癌的首选、最佳方案是预防性输卵管-卵巢切除手术(risk-reducing salpingo-oophorectomy, RRSO)。尽管这一手术预防的方法十分有效,但却会带来提早绝经以及因雌激素剥夺导致的包括骨质疏松、心脑血管疾病风险增高在内的其他健康问题。越来越多的证据表明,既往无乳腺癌病史并接受 RRSO 的女性,在术后接受短期激素补充治疗至自然绝经年龄,可以明显改善绝经症状带来的生活质量降低,同时不会影响其乳腺癌的发生风险。此外,随着近些年来对卵巢癌发病机制认识的深入,BRCA 突变相关的高级别卵巢癌被认为起源于输卵管上皮细胞。理论上,双侧输卵管切除手术能够预防绝大多数的卵巢癌发生,同时还可以避免过早卵巢切除带来手术绝经相关的负面影响,从而成为近年来高危女性降低卵巢癌发病风险的一个主要研究方向。最后,在 RRSO 的同时,是否需要切除子宫亦是困扰许多医师及患者的话题。

(一)预防性输卵管-卵巢切除手术

预防性输卵管-卵巢切除手术能够显著降低携带有 BRCA 突变女性卵巢癌、输卵管癌及原发性腹膜癌的发病风险。2009 年,一项纳入三项研究 2 840 例高危女性的 meta 分析显

示,RRSO 能够降低 *BRCA* 突变女性卵巢癌、输卵管癌及原发性腹膜癌 80% 的发病风险[1]。随后两项大型前瞻性研究得出相似的结论,RRSO 能够降低 75% 的卵巢癌、输卵管癌及原发性腹膜癌相关死亡风险(*HR* 0.25;95% 置信区间 0.008~0.75),及 69% 的全因死亡风险(70 岁时)(*HR* 0.31;95% 置信区间 0.26~0.39)[2]。还有一些证据提示 RRSO 降低卵巢癌发病风险的程度取决于 *BRCA* 基因的突变类型。Marchetti 等[3]报道的一项研究共纳入 4 310 名 *BRCA* 突变女性,平均随访时间为 4.8 年,亚组分析证实 *BRCA1* 突变女性接受 RRSO 后卵巢癌、输卵管癌及原发性腹膜癌发病风险降低 80%(*P*<0.000 01),而 *BRCA2* 突变女性并无明显获益(*HR* 0.21;*P*=0.22)。导致这一研究结果的原因可能是 *BRCA1* 突变女性发生卵巢癌的风险高于 *BRCA2* 突变女性,以及研究人群中 *BRCA2* 突变个体较少的缘故。即便如此,目前的证据支持在所有已完成生育的 *BRCA* 突变女性中开展 RRSO 以降低卵巢癌的发病风险。与 *BRCA* 突变女性相类似,RRSO 同样能够显著降低携带有其他卵巢癌遗传易感基因(中度外显及高度外显基因)女性卵巢癌、输卵管癌及原发性腹膜癌的发病风险。根据不同基因突变所致卵巢癌发病风险的不同及其与乳腺癌发病风险的关联性,指南对不同基因突变携带者接受预防性手术的最佳时机做出不同推荐(表 6-1),并且给出了 RRSO 具体实施方案(表 6-2)。

表 6-1　不同遗传易感基因突变的预防性手术建议(改编自 NCCN 指南 2019 年第 3 版:遗传性 / 家族性高风险评估指南:乳腺癌和卵巢癌[4])

基因	预防性手术建议 *
BRCA1	35~40 岁时考虑 RRSO
BRCA2	40~45 岁时考虑 RRSO
BRIP1	45~50 岁时考虑 RRSO
RAD51C	45~50 岁时考虑 RRSO
RAD51D	45~50 岁时考虑 RRSO
BARD1	潜在增加卵巢癌的发病风险,部分中心在 45~50 岁时推荐 RRSO(指南暂无推荐)
PALB2	潜在增加卵巢癌的发病风险,部分中心在 45~50 岁时推荐 RRSO(指南暂无推荐)
MSH2、*MLH1*、*MSH6*、*PMS2*、*EPCAM*	因同时增加子宫内膜癌的发病风险,推荐在完成生育后,同时切除子宫及双侧输卵管 - 卵巢

注:* 预防性手术的时机还需结合家族中具体的发病情况综合考虑,原则上不应晚于家族中最早的发病年龄

表 6-2　预防性输卵管 - 卵巢切除手术方案(改编自 2019 年第 1 版 NCCN 卵巢癌诊治指南[11])

- 通过腹腔镜方式开展手术

- 全面探查上腹部、肠管表面、网膜、阑尾及盆腔脏器

- 对任何可疑异常的腹腔内病灶进行活检

- 获取腹腔冲洗液(50ml 生理盐水灌洗并立即采样送检细胞学检查)

- 进行完整的输卵管 - 卵巢切除,切除 2cm 的近端卵巢血管(卵巢悬韧带),切除所有的输卵管组织直至宫角处,以及包裹输卵管 - 卵巢的所有腹膜组织,尤其是与输卵管 / 卵巢粘连的盆腔腹膜

续表

- 减少手术器械对输卵管及卵巢的钳夹,尽可能避免创伤性的细胞脱落
- 卵巢及输卵管应当放在取物袋中取出
- 按照 SEE-FIM* 方法对卵巢及输卵管进行取材
- 如果发现隐匿癌灶或浆液性输卵管上皮内癌(STIC),转诊至妇科肿瘤医师诊疗
- 单纯的输卵管切除的获益尚未得到证实。如果考虑进行单纯的输卵管切除手术,则应完整切除从伞端至子宫入口处的输卵管组织。对于单纯的风险减低性输卵管切除手术的主要顾虑是术后女性仍具有卵巢癌发生的高风险。此外,对于绝经前女性,卵巢切除术能够降低其乳腺癌发病风险,但风险降低的具体比例尚不明确

注:* 一种输卵管及卵巢全面取材的方法

BRCA 突变女性在接受 RRSO 后,卵巢癌及输卵管癌的发病风险已降低至一般人群的发病水平,但其仍具有相对较高的原发性腹膜癌发病风险[5]。文献报道中,RRSO 后原发性腹膜癌的发生风险为 0.8%~10.7%,其中一项对 1 828 例接受 RRSO 的 BRCA 突变女性的前瞻性随访研究显示,RRSO 术后 20 年原发性腹膜癌的累积发病风险约为 4.2%,BRCA1 突变携带者的风险似乎更高[6]。

一些研究显示,BRCA 突变女性在绝经前接受 RRSO 能够降低约 50% 的乳腺癌发病风险。例如,一项病例对照研究匹配了 1 439 例确诊乳腺癌的 BRCA 突变女性及 1 866 例未患乳腺癌的 BRCA 突变女性,以估算 RRSO 预防乳腺癌发病的具体效应[7]。研究显示 RRSO 能够降低 BRCA1 突变女性 57%(OR 0.43;P=0.000 06)以及 BRCA2 突变女性 46%(OR 0.57;P=0.11)的乳腺癌发病风险,并且风险降低的程度随着接受 RRSO 年龄的增长而显著降低,40 岁前、40~50 岁间接受 RRSO 的 OR 分别为 0.36、0.50,而在 50 岁以后接受 RRSO 不会降低风险。

然而,亦有研究指出,既往得出 RRSO 降低乳腺癌发病风险结论的病例对照研究所采用的数据分析方法可能会引入偏倚,这些研究仅仅分析了是否接受 RRSO 与乳腺癌发病之间的关联,而没有将女性接受 RRSO 前后乳腺癌潜在发病风险的不同进行区分。最近的病例对照研究采用了时间依赖性的分析方法,即在一定的随访期中,将病例组或对照组接受 RRSO 前的时间段认定为未暴露于干预措施,而将 RRSO 后的时间段认定为暴露于干预措施。通过采用时间依赖性的分析方法,近期的前瞻性研究提示既往认为 RRSO 降低 BRCA 突变女性乳腺癌发病风险的作用可能被夸大。Kotsopoulos 等[8]的研究中,3 720 名 BRCA 突变女性平均随访 5.6 年,在对总体数据分析时 RRSO 未能显著降低 BRCA 突变女性乳腺癌的发病风险,但单独针对 BRCA2 突变女性进行分析,却发现 50 岁前的 RRSO 能够降低这一人群乳腺癌的发病风险(HR 0.18;95% 置信区间 0.05~0.63;P=0.007)。相类似的,荷兰的一项纳入 882 例 BRCA 突变女性的前瞻性研究,在中位随访 3.2 年后,同样证实 RRSO 并不能降低 BRCA 突变女性的乳腺癌发病风险(HR 1.09;95% 置信区间 0.67~1.77)[9]。最近,Terry 等[10]对前瞻性家族研究队列(prospective family study cohort)的 17 917 例、年龄介于 18~79 岁间、基线未诊断乳腺癌的女性(7.2% 为 BRCA1/BRCA2 突变携带者)的数据采用时间依赖性方法进行分析,中位随访时间为 10.7 年,共 1 046 例女性确诊乳腺癌,RRSO 不能降低 BRCA1/BRCA2 突变女性的乳腺癌发病风险(HR1.04;95% 置信区间 0.87~1.24)。然而,作者也提出该研究存在的一些局限性,因为该研究中仅 10% 的 BRCA1 突变携带女性在 35 岁以前接受

RRSO,故而并不能完全排除在乳腺癌发病风险陡升之前更早开展 RRSO（BRCA1 在 30 多岁）降低乳腺癌发病风险的可能性。而对于 BRCA2 突变携带者,乳腺癌发病风险在 40 多岁时才出现升高,这一现象可能能够解释在 Kotsopoulos 等[7]研究中,RRSO 对于 BRCA2 突变携带者乳腺癌的预防作用。鉴于目前的研究证据,RRSO 降低乳腺癌风险的可能性仍然是存在的,尤其是在乳腺癌发病风险升高前所开展的 RRSO 以及 BRCA2 突变的女性中,但乳腺癌风险的降低并不应当成为考虑 RRSO 时所关注的重点[9]。

（二）激素补充治疗

45 岁前接受双侧输卵管 - 卵巢切除手术但没有接受激素补充治疗（hormonal replacement therapy,HRT）的一般女性人群,总的死亡风险显著升高[12]。在对护士健康研究（nurses' health study,NHS）队列进行超过 24 年的随访后发现,子宫切除的同时切除卵巢与保留卵巢相比,多因素分析中的总死亡风险（HR 1.12;95% 置信区间 1.03~1.21）、冠心病发病风险（HR 1.17;95% 置信区间 1.02~1.35）以及脑卒中的风险（HR 1.14;95% 置信区间 0.98~1.33）均显著增高[13]。HRT 会影响上述事件的发生率,50 岁以下接受卵巢切除且从未接受过 HRT 女性的全因死亡风险显著增高（HR 1.41;95% 置信区间 1.04~1.92）,而在术后接受过 HRT 女性的全因死亡风险并未显著升高（HR 1.05;95% 置信区间 0.94~1.17）,HRT 对于全因死亡风险的影响是显著的（P=0.03）。除了增加死亡风险外,手术绝经会对女性的生活质量带来显著的影响。提早绝经的女性可能会经历包括潮热、睡眠障碍、情绪改变以及阴道干涩在内的一系列更年期症状,而这些症状可以通过 HRT 得到改善。此外,手术绝经对于认知、情绪、心血管、骨代谢方面的不良影响亦可通过 HRT 得到改善。因此,许多专业协会建议因手术过早绝经的女性接受 HRT 直至自然绝经年龄[14,15]。

目前,BRCA 突变女性在 RRSO 术后是否应当接受 HRT 仍然存在争议,主要的顾虑源于 HRT 可能会进一步提高这一乳腺癌发病高危人群的发病风险。一些针对一般人群的前瞻性研究显示绝经后妇女长期接受 HRT 会显著提高乳腺癌的发病风险,特别是使用雌孕激素联合补充治疗的女性,这给乳腺癌本已高发的 BRCA 突变女性使用 HRT 带来了顾虑[16]。2002 年,女性健康倡议（women's health initiative,WHI）研究在随访 5.2 年之后,因为乳腺癌发病风险的增高超过了终止阈值,从而终止了雌孕激素联合 HRT 对比安慰剂的临床试验;同时,宏观指数统计显示雌孕激素联合补充治疗带来健康风险超过获益[13]。在研究终止时,相较于安慰剂,雌孕激素联合 HRT 组的乳腺癌发病风险显著提高（HR 1.26;95% 置信区间 1.00~1.59）,并且这一风险随着绝经后激素用药时间的延长而增加。考虑到 WHI 受试者在入组时的平均年龄已高达 63 岁,因此,尚不明确这些结论是否可以延伸至因手术提前绝经的女性（携带有 BRCA 突变的女性推荐在 35~45 岁间接受 RRSO）。对于 BRCA 突变女性,影响 RRSO 术后 HRT 的决策是多方面的并且应在术前详细沟通。一些接受 RRSO 的 BRCA 突变女性可能会因为激素依赖型乳腺癌病史而非 HRT 的适宜人群。对于剩余的患者,必须在 HRT 带来的风险以及提早绝经对于长期生活健康及生活质量的影响中进行权衡。目前,缺乏在 BRCA 突变女性 RRSO 术后进行 HRT 的随机对照研究,所有的研究数据均来源于观察性研究及回顾性研究。

手术终点的预防及观察（prevention and observation of surgical endpoints,PROSE）前瞻性队列研究入组 462 例 BRCA 突变、既往无乳腺癌病史的女性,平均随访期为 3.6 年,以评估 HRT 对于乳腺癌发病风险的影响[17]。研究者收集 HRT 具体用药信息,包括用药年限、用药原因以及补充药物具体类型。155 例女性接受了 RRSO,手术时平均年龄为 42.7 岁 (21.5~73.9),其中仅 16 名(10.3%)在 50 岁以后接受预防性手术,共 93 例(60%)患者接受了 HRT。RRSO 显著降低了乳腺癌的发病风险(HR 0.40;95% 置信区间 0.18~0.92)并且乳腺癌 发病风险并不会因是否接受 HRT 而发生改变(HR 0.37;95% 置信区间 0.14~0.96)。值得注 意的是,该研究中绝大多数女性接受了单纯雌激素 HRT 而非雌孕激素联合 HRT。

2008 年,Eisen 等[18]报道了一项病例对照研究,包括 472 例 BRCA1 突变的绝经后女性, 以明确使用 HRT 是否会增加乳腺癌的发病风险。该研究中,将诊断为乳腺癌的患者作为病 例研究对象,将未诊断为乳腺癌的患者作为对照,总共识别出 236 对匹配的患者。曾经使用 HRT 与从未使用 HRT 的乳腺癌发病风险 OR 为 0.58(95% 置信区间 0.35~0.96;P=0.03);根 据激素补充方案进行的分析中,单纯雌激素 HRT 与乳腺癌风险呈显著负相关(OR 0.51,95% 置信区间 0.27~0.98;P=0.04),而雌孕激素联合 HRT 与乳腺癌发病间无显著关联(OR 0.66, 95% 置信区间 0.34~1.27;P=0.21)。携带 BRCA1 突变并接受单纯雌激素 HRT 的女性乳腺癌 发病风险更低。

Kotsopoulos 等先后开展两项研究评估 HRT 对于 BRCA1 突变女性乳腺癌风险的影响。 第一项回顾性病例对照研究发表于 2016 年[19]。有或无乳腺癌病史的 BRCA1 突变女性按照 出生年份(2 年内)、绝经类型(手术或自然)、绝经年龄(2 年内)进行配对(N=432 对)。参与者 收到了一份关于人口统计信息以及关于 HRT 使用的详细信息包括使用时间和使用方法(例 如、药片、皮肤贴片或阴道栓剂)的问卷。乳腺癌组 HRT 的平均时间为 4.3 年,无乳腺癌组 为 4.4 年。曾接受过 HRT 的女性与从未接受 HRT 的女性乳腺癌发病风险无显著差异(校正 OR 0.80;95% 置信区间 0.55~1.16;P=0.24)。并且,结果不受绝经类型(手术绝经 vs. 自然绝经)、 HRT 使用时间或 HRT 方案影响。因此,研究人员得出结论,短期的 HRT 不影响 BRCA1 突 变女性的乳腺癌发病风险。

2018 年,Kotsopoulos 等[20]发表了另外一项评估 HRT 与乳腺癌风险关系的前瞻性队列 研究,共纳入 872 例接受 RRSO 的 BRCA1 突变女性,其中 377 名(43%)在术后接受 HRT。 在接受 HRT 的女性中,259 例接受单纯雌激素 HRT,66 例接受雌孕激素联合 HRT,剩余 40 例接受单纯孕激素 HRT,平均随访时间为 7.6 年。总体上,HRT 并不会增加乳腺癌的发病 风险(10.3% vs. 10.7%,HR 0.97;95% 置信区间 0.62~1.52;P=0.89);然而,不同 HRT 方案所带 来的风险是不同的,接受单纯雌激素 HRT 与接受雌孕激素联合 HRT 的 10 年乳腺癌累积发 病率分别为 12% 及 22%(P=0.04)。此外,HRT 时间的长短与乳腺癌风险之间存在一定关 系。每使用一年含雌激素的 HRT,乳腺癌风险降低 8%(HR 0.92;95% 置信区间 0.83~1.01; P=0.07),相反,每使用一年含孕激素的 HRT,乳腺癌风险增加 8%(HR 1.08;95% 置信区间 0.92~1.27;P=0.34)。在 45 岁之前接受了 RRSO 的女性中,每使用一年含雌激素的 HRT,乳 腺癌风险显著降低 18%(HR 0.82;95% 置信区间 0.69~0.97),相反,每使用一年含孕激素的 HRT,乳腺癌风险可能增加 14%(HR 0.86;95% 置信区间 0.90~1.46),但差异无显著性;在 45 岁以后接受 RRSO 的妇女中,HRT 与乳腺癌发病之间没有关联。基于目前可及的文献资料, 既往无乳腺癌病史、BRCA1 突变女性在绝经前接受 RRSO 后,其乳腺癌发病风险不会因是否 接受 HRT 发生改变。

值得注意的是,上述研究中不同 HRT 方案对 BRCA 突变女性乳腺癌发病风险的影响 不同,单纯雌激素 HRT 能够显著降低 BRCA1 突变女性乳腺癌发病风险。因此,对 HRT 药物类型选择时,应取决于子宫是否已经切除。已切除子宫的女性可以考虑选择单纯雌激素 HRT,而子宫保留的女性应当选择雌孕激素联合 HRT,以降低子宫内膜增生及子宫内膜癌的发病风险。

最后,需要注意的是,有关 HRT 与乳腺癌发病风险的数据绝大多数来自于 *BRCA1* 突变的女性,目前,仍然缺乏 *BRCA2* 突变女性在 RRSO 后 HRT 的肿瘤安全性数据[21]。因此,尽管 HRT 对于接受 RRSO 的 *BRCA2* 突变女性缓解更年期症状来说,似乎也是合理的选择,但在给予这些女性 HRT 治疗时,仍应当充分告知 HRT 治疗后是否会增加乳腺癌风险的不确定性。

(三)SEE-FIM 法

2006 年,Medeiros 等[22]研究中首次介绍了输卵管伞端取材及全面检查方法(sectioning and extensively examining the fimbriated end,SEE-FIM)。这种方法能够确保对输卵管尤其是对输卵管伞端进行全面的取材及病理检查,以尽可能提高输卵管早期病变的检出率[23]。按照 SEE-FIM 法,整个输卵管将被完全取材,壶腹部以 2~3mm 的间隔进行取材,而输卵管漏斗被横断开来并且沿着长轴矢状面进行取材,以最大化暴露伞端的黏膜,相比传统的连续横断面取材的方法能够增加 60% 的可检视输卵管伞端表面面积(表 6-3,图 6-1)。在常规形态学诊断的基础上,辅以 P53 及 Ki-67 免疫组化有助于增加浆液性输卵管上皮内癌(serous tubal intraepithelial carcinoma,STIC)的诊断的可靠性及重复性[24](图 6-2)。

表 6-3　SEE-FIM 法(改编自 Lee 等[24])

SEE-FIM 法
1. 将输卵管和卵巢放在福尔马林中固定 1~2 小时,以减少取材时组织脱落的风险
2. 距最远端 2cm 处横断输卵管,将远端部分沿长轴矢状面切成 4 份
3. 以 2~3mm 的间隔对剩余的输卵管进行取材
4. 以 2~3mm 的间隔对卵巢进行取材
5. 将所有的输卵管和卵巢组织送交组织学检查
6. 由病理学家决定是否对纤毛散在缺失且具有不典型性的黏膜区域进行 P53 和 Ki-67 免疫组化染色
7. 如果使用特殊染色来确定上皮内癌的诊断,则必须在发布病理报告前由第二名病理学家予以证实

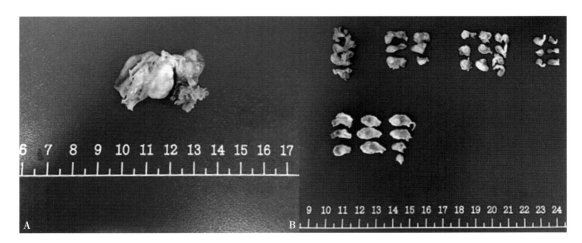

图 6-1　预防性输卵管 - 卵巢切除标本(A)及其 SEE-FIM 法取材(B)

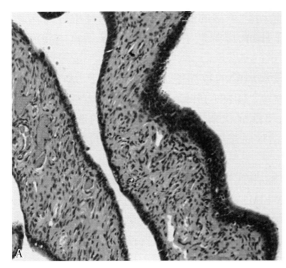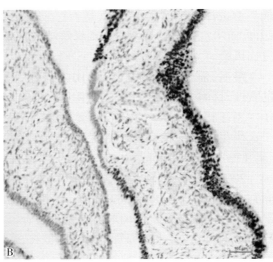

图 6-2　*BRCA1* 突变女性预防性输卵管 - 卵巢切除病理（A）HE 染色见伞端小灶上皮有不典型性，（B）免疫组化染色见小灶 P53（弥漫强 +），提示存在 P53 印记

（四）预防性输卵管切除手术

尽管 RRSO 能够显著降低 *BRCA* 突变女性卵巢及乳腺肿瘤的发病风险，但在指南所推荐的年龄接受 RRSO，会导致女性在自然绝经年龄的 5~10 年前提早发生手术绝经。手术绝经会带来一系列不良反应，包括性功能障碍、血管舒缩症状等，从而使一些女性难以接受 RRSO。考虑到 RRSO 不良反应，以及目前的筛查策略并不能有效地检出早期卵巢癌，我们仍迫切需要一种能够有效预防卵巢癌且不良反应较小的方法。

随着对卵巢癌发病机制研究的深入，越来越多的证据表明 *BRCA* 相关的高级别卵巢癌起源于输卵管上皮细胞。此外，早期的流行病学研究显示双侧输卵管结扎术能够降低 *BRCA1* 突变女性 61% 的卵巢癌发病风险[25]。因此，在理论上，双侧输卵管切除术能够降低卵巢癌的发病风险。目前，对高危女性的卵巢癌筛查尚未显示出效果。相比于筛查，双侧输卵管切除能够给高危女性带来更大程度的风险降低，更能缓解疾病风险所带来的焦虑，同时能够推迟或避免卵巢切除带来的手术绝经并保持女性的生育能力。

对于双侧输卵管切除术及延迟性卵巢切除术（bilateral salpingectomy followed by delayed oophorectomy，BS/DO）预防高风险女性发生卵巢癌的有效性，目前仍知之甚少。在最近报道的一项非随机前瞻性研究中，43 名 30~47 岁的 *BRCA1/BRCA2* 突变女性在卵巢癌筛查、RRSO 和 BS/DO 三者之间自由做出选择，19/43（44%）的人选择了 BS/DO，12/43（28%）选择 RRSO，12/43（28%）选择接受卵巢癌筛查。在 BS/DO 组，女性大于 30 岁并完成生育之后首先接受 BS，与 NCCN 指南对 RRSO 的推荐一致，*BRCA1* 突变女性推荐在 40 岁之前，*BRCA2* 突变女性在 45 岁前接受延迟性的卵巢切除手术。BS/DO 组的女性没有发生术中并发症，且未发现隐匿性肿瘤，仅在一例 RRSO 组的女性中发现 STIC。选择预防性手术的女性总体上满意自己的选择，并且在预防手术后显著降低了对癌症风险的焦虑[26]。值得注意的是，该研究中 BS/DO 组的 *BRCA1* 突变女性的平均年龄为 35.7 岁，*BRCA2* 突变女性为 35.5 岁，显著小于 RRSO 组 *BRCA1* 突变女性的 40.2 岁及 *BRCA2* 突变女性的 44.4 岁，而所建议的 DO 年龄与指南推荐的 RRSO 年龄相一致。如女性均按照指南所推荐的年龄进行预防性的 RRSO 及 DO，那么提早的 BS 能否给这些高危女性带来更多的获益，我们不得而知。

目前，仍有数个正在进行的临床研究，以比较 BS/DO 与 RRSO 在高危女性人群中降低卵巢癌风险的有效性以及对癌症焦虑、生活质量的影响。如 TUBA 研究是一项荷兰开展的前瞻性的、非随机、多中心研究，旨在确定在 BRCA 突变女性中，BS/DO 与标准的 RRSO 相比，是否可以改善与绝经相关的生活质量，而不会增加卵巢癌或乳腺癌的发病风险[27]。该研究入选年龄在 25~45 岁之间、已经完成生育且携带有 BRCA 胚系突变的女性，对于选择 BS/DO 女性，在完成生育后首先接受 BS，并且在指南所推荐的 RRSO 年龄 5 年后接受 DO，即 BRCA1 突变女性在 40~45 岁接受 DO，BRCA2 突变女性在 45~50 岁接受 DO。2019 年美国妇科肿瘤年会（society of gynecologic oncology）上报道了 TUBA 研究中 510 例高危女性在接受 RRSO 或 BS/DO 后有关癌症风险焦虑与决策遗憾的初步结果。该研究通过量表问卷调查，量化癌症风险焦虑及决策遗憾的程度，BS/DO 组与 RRSO 一样，均能显著降低女性的对癌症风险的焦虑，此外，接受 BS/DO 的女性决策遗憾的比例更低。SGO 会议上报道的另外一项与 TUBA 相类似的 WISP 研究是在美国开展的前瞻性、非随机、多中心研究，在高危女性中比较卵巢癌筛查、RRSO 与 BS/DO 三种手段的优劣，除入组 BRCA 突变的女性，同时还入选了 MSH2、MLH1、MSH6、PMS2、EPCAM、RAD51C、RAD51D、BRIP1、PALB2 突变的高危女性。WISP 研究对 183 例女性的初步研究结果分析证实，与 TUBA 研究相一致，两种预防性手术方式均可以显著降低女性的癌症风险焦虑，同时接受 BS/DO 的女性决策遗憾的比例更低，此外，BS/DO 的女性在术后有更高的生活质量及更少的更年期症状。另外，法国的一项多中心前瞻性研究（NCT01608074）提供了根治性输卵管切除作为 RRSO 的替代方案，适用于希望避免过早手术绝经的 BRCA 突变女性，该种预防性手术仅提供给 35 岁以上已完成生育并且拒绝接受 RRSO 的女性，目前该研究已结束入组。

目前有限的研究证据显示，BS+/-DO 对于担心过早手术绝经的高危女性具有较强的吸引力，能够显著降低癌症风险焦虑，同时相比 RRSO 具有更高的生活质量及更少的更年期症状。然而目前，我们仅能从初步的研究结果中获知不同手术方式对生活质量、癌症焦虑的影响，而 BS+/-DO 对于卵巢癌及乳腺癌发病风险的长期影响尚不明确。在指南推荐年龄进行的 RRSO，除能够降低卵巢癌的发病风险外，还可能降低乳腺癌发病风险（风险降低的程度尚不清楚），因此，理论上，在 RRSO 推荐年龄之后开展的延迟性卵巢切除术虽然可避免过早手术绝经对生活质量带来的负面影响，但并不能降低乳腺癌的发病风险。倘若在 RRSO 推荐年龄开展所谓的"延迟性卵巢切除术"，那么提早的预防性输卵管切除术能否在极低的卵巢癌发病风险下（RRSO 所推荐的年龄前，卵巢癌累积发病风险较低）带来额外的生存获益，我们尚不得而知。

目前，不推荐在临床研究之外，将双侧输卵管切除术 +/- 延迟性卵巢切除术作为卵巢癌发病高危女性的一种预防选择。临床医师可以考虑在临床研究的框架下为那些强烈希望延迟更年期症状的高风险患者提供 BS+/-DO，但同时要告知非标准预防手段对于卵巢癌发病风险降低的不确定性，以及对于乳腺癌预防效果的降低。

（五）子宫切除术

是否需要在 RRSO 的同时切除子宫，我们需要首先评估 BRCA1/BRCA2 突变女性发生子宫内膜癌（及宫颈癌）的绝对风险，其次，还需考虑其他潜在获益。当然，我们已经知道 99%

的宫颈癌发病与高危型 HPV 感染有关,目前尚无 BRCA 突变与宫颈癌发病关系的报道。

既往研究提示,BRCA 突变可能会增加女性患子宫内膜癌的风险,但这些研究通常未报告患病女性具体的组织学类型,并且研究人群中相当一部分女性服用他莫昔芬可能会对结论的准确性带来影响。例如在 Segev 等[28] 报道的一项前瞻性队列研究中,对 4 465 名 BRCA1/BRCA2 突变女性平均随访 5.7 年后,17 例女性诊断为子宫内膜癌,13 例发生在 BRCA1 突变女性中,4 例发生在 BRCA2 突变女性中。研究者通过计算 BRCA 突变女性实际发病人数与一般人群子宫内膜癌预测发病人数的比率,即标准化发病比(standardized incidence ratios,SIR),提示 BRCA1(SIR 1.91,95% 置信区间 1.06~3.19;P=0.03)及 BRCA2(SIR 1.75;95% 置信区间 0.55~4.23;P=0.2)突变女性发生子宫内膜癌的风险均出现增高。然而,在这一研究中,仅 6 例患者提供了明确的病理类型,其中 1 例(16.7%)为浆液性癌。更为重要的是,研究显示接受他莫昔芬治疗的女性发生子宫内膜癌的风险更高(SIR 4.14,95% 置信区间 1.92~7.87;P=0.001),并且携带 BRCA1 突变且服用他莫昔芬的女性发病率最高(SIR 4.43,95% 置信区间 1.94~8.76),这使得作者得出他莫昔芬带来的风险增加超过了 BRCA 突变所带来的内膜癌风险增加。即便如此,这些数据也可能提示他莫昔芬和 BRCA 突变可能共同导致子宫内膜癌发病风险的提高。

尽管 BRCA1/BRCA2 突变本身是否会增加子宫内膜癌发病风险仍存在争议,但近期的研究提示 BRCA 突变似乎与一种罕见的高侵袭性子宫内膜高级别浆液腺癌(uterine serous carcinoma,USC)的发生有关。最早,在犹太人中开展的一些研究发现 USC 患者中具有较高的 BRCA1/BRCA2 始祖突变比例,提出 USC 的发病可能与 BRCA1/BRCA2 基因突变有关[29,30]。如 Biron-Shental 等[31] 在犹太人患者中开展的研究中发现,22 例 USC 患者中,6 例携带有 BRCA1/BRCA2 始祖突变,突变率高达 27%。此后在非犹太族裔中开展的研究,亦得出 USC 发病与 BRCA1/BRCA2 突变存在关联的结果。Pennington 等[32] 对 151 例 USC 患者进行了 30 项抑癌基因胚系检测(包括 BRCA1/BRCA2 及同源重组修复通路的其他基因),其中 3 例(2%)检出 BRCA1 突变,远高于欧洲人群 0.2% 左右的 BRCA1 携带频率[33]。

在早期研究的基础上,近期的一些前瞻性队列研究进一步证实了 BRCA1 突变与 USC 发病之间的关联性。Shu 等[34] 报道的一个前瞻性多中心队列研究共纳入 1 083 例携带 BRCA1/BRCA2 突变并接受 RRSO 的女性,中位随访 5.1 年后,共确诊 7 例子宫内膜癌及 1 例子宫肉瘤,其中 5 例为 USC 及 / 或 USC 样子宫内膜癌(4 例为 BRCA1 阳性,1 例为 BRCA2 阳性)。按照病理类型进行分析后,子宫内膜样腺癌或子宫肉瘤的发病风险并无升高;BRCA1 突变女性发生 USC 及 / 或 USC 样癌的风险显著升高(SIR 22.2;95% 置信区间 6.1~56.9;P<0.001),70 岁时的累积发病风险预计至少为 2.6%;BRCA2 突变女性的发病风险虽有增高但差异无显著性(SIR 6.4;95% 置信区间 0.2~35.5;P=0.15)。3 例可以提供肿瘤组织的 USC 及 / 或 USC 样癌患者(均携带 BRCA1 胚系突变)中,均检出 BRCA1 等位基因的杂合性缺失及 / 或蛋白表达的缺失,说明该基因功能的缺失与发病存在关联性。该研究中仅 1 例 BRCA2 患者发生 USC 及 / 或 USC 样子宫内膜癌,故而不能准确评估 BRCA2 突变者的发病风险。值得注意的是,该研究中 5 例 USC 及 / 或 USC 样患者中,4 例既往有乳腺癌病史,其中 3 例接受他莫昔芬治疗。目前,他莫昔芬与 USC 发病之间的关系尚不十分明确,一些研究提示两者之间存在关联[35]。该研究中,虽然他莫昔芬的使用不能解释 BRCA1 等位基因的杂合性缺失,但其有可能在 BRCA1 突变的基础上进一步增加发病风险,因此,他莫昔芬对 USC 及 / 或 USC 样子宫

内膜癌发病风险的混杂影响不能完全除外。最近，在另外一项针对携带 *BRCA1/BRCA2* 突变并接受 RRSO 的女性开展的前瞻性队列研究中，共 369 例（随访期 1 779 人·年）接受 RRSO，其中两例从未接受过他莫昔芬治疗的 *BRCA1* 突变女性在随访期发生了 USC，并且这两例患者的肿瘤组织中均检测到 *BRCA1* 野生型等位基因的丢失，表明 *BRCA1* 基因的失活与这两例患者的发病有关[36]。与一般对照人群相比，*BRCA1/BRCA2* 突变女性的 USC 的发病风险显著升高（*SIR* 32.2；95% 置信区间 11.5~116.4；*P*<0.001），基于该研究中 USC 的发病风险为 0.11%/ 年，对一个 40 岁的 *BRCA1/BRCA2* 突变女性而言，70 岁时的 USC 累积发病风险预计为 3%。

目前，RRSO 虽然仍是 *BRCA* 突变女性预防性手术的金标准。但在术前沟通时，应当考虑到 *BRCA1* 突变女性发生 USC 的风险要高于一般女性人群，特别是同时服用他莫昔芬的女性，*BRCA1* 突变女性的 USC 终生累积发病风险（70 岁）约为 3% 左右。在 RRSO 手术时，选择同时切除子宫的另外一个关键考量是有机会接受单纯雌激素的 HRT，因为单纯雌激素 HRT 与雌孕激素联合 HRT 相比对乳腺癌的发病风险影响更为有利。尽管目前尚无 RRSO 后发生输卵管峡部癌的报道，但一些专家认为，同时切除子宫可以更加彻底地切除所有的输卵管。

对一些女性而言，在 RRSO 的同时切除子宫可能是合适的选择。应当充分告知子宫切除术具有避免 RRSO 后较小概率发生 *BRCA1* 突变相关 USC 以接受含孕激素制剂的 HRT 的潜在获益，但同时可能会带来更多的手术并发症及医疗费用。另外，一些妇女具有发生宫颈癌或子宫内膜癌的潜在风险，如有宫颈上皮内瘤变病史以及病态肥胖、多囊卵巢综合征等疾病，在计划预防性手术时，亦应考虑在内。此外，如妇女合并有需要手术治疗的子宫病变，同时切除子宫更显得非常合理。

二、Lynch 综合征女性的风险减低手术

Lynch 综合征女性患子宫内膜癌和卵巢癌的风险均显著增加，Lynch 综合征的女性须在筛查和预防性手术之间做出选择。类似于散发性子宫内膜癌，超过 75% 的 Lynch 综合征相关子宫内膜癌确诊时为 I 期病变，总 5 年生存率高达 88%。考虑到 Lynch 综合征相关子宫内膜癌较高生存率，尚不清楚子宫内膜癌筛查是否会降低 Lynch 综合征女性的发病率和死亡率。尽管目前尚缺乏在 Lynch 综合征女性中进行妇科肿瘤筛查的有效性数据，但有证据提示预防性手术的有效性。Schmeler 等[37]对 315 名确诊 Lynch 综合征（*MLH1*、*MSH2* 或 *MSH6* 胚系突变）的女性进行了回顾性研究，其中 61 人接受了预防性子宫切除手术，47 人接受了 RRSO，分别与没有接受相应预防性手术治疗的女性进行配对分析。在大约随访 10 年后，接受预防性手术的女性中没有子宫内膜癌或卵巢癌的发生，而没有接受手术的患者中，33% 的女性发生了子宫内膜癌，5% 的女性确诊为卵巢癌；预防性子宫切除术对于新发子宫内膜癌的预防比例（prevented fraction）为 100%（95% 置信区间 90%~100%），RRSO 的预防比例也达到 100%（95% 置信区间 62%~100%）。虽然 RRSO 对于卵巢癌的预防率达到 100%，但没有达到统计学意义，这可能是因为 Lynch 综合征相关卵巢癌相对罕见的缘故。该研究中，仅 1 例（1.6%）的患者记录到手术并发症，该女性在接受预防性子宫切除及 RRSO 术前曾接受肠癌手术及放疗，在预防性手术之后出现尿瘘及粪瘘，并接受了二次手术治疗。

虽然子宫及输卵管 - 卵巢切除术能够有效预防 Lynch 综合征女性子宫内膜癌和卵巢癌

的发生,但尚不清楚预防性手术能否最终降低这些女性的死亡风险。建模研究表明,预防性子宫切除和 RRSO 是 Lynch 综合征患者的一种经济有效的治疗策略,并可延长预期寿命[38]。目前,NCCN 指南推荐已经完成生育的 Lynch 综合征女性可考虑将其作为一种降低风险的选择。与 BRCA 及其他 HRR 相关胚系基因突变不同,目前对于 Lynch 综合征女性预防性手术的时机并没有达成明确的共识,仅从伦理的角度要求女性完成生育后接受预防手术治疗(见表 6-1)。因此,在选择最佳手术的时机时,需综合考虑手术绝经对女性健康的影响以及肿瘤发生的风险。Bonadona 等[39]的研究发现,40 岁女性患子宫内膜癌的累积风险不超过 2%,卵巢癌的累积风险不超过 1%,并提示预防措施应重点关注 40 岁及以上女性。当然,亦有专家认为,考虑到 Lynch 综合征相关子宫内膜癌及卵巢癌的平均发病年龄,为已经完成生育的 35 岁及以上的妇女提供预防性手术的选择可能是合理的[40]。最近亦有研究认为,MMR 突变基因以及突变形式的不同会带来不同的肿瘤发病风险,应在选择预防性手术的时机时考虑在内[41]。此外,对于需要开腹进行结肠手术的 Lynch 综合征妇女,应当考虑同时行预防性子宫和卵巢切除[42]。对于 Lynch 综合征的女性,在接受预防性手术之后并没有激素补充治疗的禁忌症。

为了降低预防性手术发现隐匿性子宫内膜癌的可能性,建议在术前行子宫内膜活检。此外,为排除卵巢癌的可能性,亦应在术前完善妇科阴道超声检查以及血 CA125 的检测。

三、Peutz-Jeghers 综合征的风险减低手术

虽然有足够的证据表明,预防性手术能够显著降低 Lynch 综合征及 HBOC 综合征女性妇科肿瘤的发病风险,但尚缺乏 Peutz-Jeghers 综合征女性接受 RRSO 有效性的报道。目前一些专家提出可以将预防性手术作为降低 Peutz-Jeghers 综合征女性妇科肿瘤发病风险的选择之一。

(温 灏 吴小华)

参考文献

[1] Rebbeck TR, Kauff ND, Domcheck SM. Meta-analysis of risk reduction estimates associated with risk-reducing salpingo-oophorectomy in BRCA1 or BRCA2 mutation carriers. J Natl Cancer Inst, 2009, 101(2):80-87.

[2] Domcheck SM, Friebel TM, Singer CF, et al. Association of risk-reducing surgery in BRCA1 or BRCA2 mutation carriers with cancer risk and mortality. JAMA, 2010, 304(9):967-975.

[3] Marchetti C, De Felice F, Palaia I, et al. Risk reducing salpingo-oophorectomy: A meta-analysis on impact on ovarian cancer risk and all cause mortality in BRCA 1 and BRCA 2 mutation carriers. BMC Womens Health, 2014, 14:150.

[4] National Comprehensive Cancer Network. NCCN Clinical Practice Guidelines in Oncology(NCCN Guidelines): Genetic/Familial High-RIsk Assessment: Breast and Ovarian. (Version 3.2019), 2019.

[5] Menczer J, Chetrit A, Barda G, et al. Frequency of BRCA mutations in primary peritoneal carcinoma in Israeli Jewish women. Gynecol Oncol, 2003, 88(1):58-61.

[6] Finch A, Beiner M, Lubinski J, et al. Salpingo-oophorectomy and the risk of ovarian, fallopian tube, and peritoneal cancers in women with a BRCA1 or BRCA2 mutation. JAMA, 2006, 296(2):185-192.

[7] Eisen A, Lubinski J, Klijn J, et al. Breast cancer risk following bilateral oophorectomy in BRCA1 and BRCA2 mutation carriers: An international case-control study. J Clin Oncol, 2005, 23(30):7491-7496.

［8］ Kotsopoulos J, Huzarski T, Gronwald J, et al. Hereditary Breast Cancer Clinical Study Group. Bilateral Oophorectomy and Breast Cancer Risk in BRCA1 and BRCA2 Mutation Carriers. J Natl Cancer Inst, 2016, 109 (1). pii: djw177.

［9］ Heemskerk-Gerritsen BA, Seynaeve C, van Asperen CJ, et al. Breast cancer risk after salpingo-oophorectomy in healthy BRCA1/2 mutation carriers: Revisiting the evidence for risk reduction. J Natl Cancer Inst, 2015, 107(5). pii: djv033

［10］ Terry MB, Daly MB, Phillips KA, et al. Risk-Reducing Oophorectomy and Breast Cancer Risk Across the Spectrum of Familial Risk. J Natl Cancer Inst, 2019, 111(3): 331-334.

［11］ National Comprehensive Cancer Network. NCCN Clinical Practice Guidelines in Oncology (NCCN Guidelines): Ovarian Cancer Including Fallopian Tube Cancer and Primary Peritoneal Cancer. (Version 1.2019), 2019.

［12］ Rocca WA, Grossardt BR, de Andrade M, et al. Survival patterns after oophorectomy in premenopausal women: a population-based cohort study. Lancet Oncol, 2006, 7(10): 821-828.

［13］ Parker WH, Broder MS, Chang E, et al. Ovarian conservation at the time of hysterectomy and long-term health outcomes in the nurses' health study. Obstet Gynecol, 2009, 113(5): 1027-1037.

［14］ The North American Menopause Society. The 2017 hormone therapy position statement of The North American Menopause Society. Menopause, 2018, 25(11): 1362-1387.

［15］ Committee on Gynecologic Practice. Committee Opinion No. 698: Hormone Therapy in Primary Ovarian Insufficiency. Obstet Gynecol, 2017, 129(5): e134-e141.

［16］ Manson JE, Chlebowski RT, Stefanick ML, et al. Menopausal hormone therapy and health outcomes during the intervention and extended poststopping phases of the Women's Health Initiative randomized trials. JAMA, 2013, 310(13): 1353-1568.

［17］ Rebbeck TR, Friebel T, Wagner T, et al. Effect of short-term hormone replacement therapy on breast cancer risk reduction after bilateral prophylactic oophorectomy in BRCA1 and BRCA2 mutation carriers: the PROSE Study Group. J Clin Oncol, 2005, 23(31): 7804-7810.

［18］ Eisen A, Lubinski J, Gronwald J, et al. Hormone therapy and the risk of breast cancer in BRCA1 mutation carriers. J Natl Cancer Inst, 2008, 100(19): 1361-1367.

［19］ Kotsopoulos J, Huzarski T, Gronwald J, et al. Hormone replacement therapy after menopause and risk of breast cancer in BRCA1 mutation carriers: a case-control study. Breast Cancer Res Treat, 2016, 155(2): 365-373.

［20］ Kotsopoulos J, Gronwald J, Karlan BY, et al. Hormone Replacement Therapy After Oophorectomy and Breast Cancer Risk Among BRCA1 Mutation Carriers. JAMA Oncol, 2018, 4(8): 1059-1065.

［21］ Marchetti C, De Felice F, Boccia S, et al. Hormone replacement therapy after prophylactic risk-reducing salpingo-oophorectomy and breast cancer risk in BRCA1 and BRCA2 mutation carriers: A meta-analysis. Crit Rev Oncol Hematol, 2018, 132: 111-115.

［22］ Medeiros F, Muto MG, Lee Y, et al. The tubal fimbria is a preferred site for early adenocarcinoma in women with familial ovarian cancer syndrome. Am J Surg Pathol, 2006, 30(2): 230-236.

［23］ Lee Y, Medeiros F, Kindelberger D, et al. Advances in the recognition of tubal intraepithelial carcinoma: applications to cancer screening and the pathogenesis of ovarian cancer. Adv Anat Pathol, 2006, 13(1): 1-7.

［24］ Vang R, Visvanathan K, Gross A, et al. Validation of an algorithm for the diagnosis of serous tubal intraepithelial carcinoma. Int J Gynecol Pathol, 2012, 31(3): 243-253.

［25］ Narod SA, Sun P, Ghadirian P, et al. Tubal ligation and risk of ovarian cancer in carriers of BRCA1 or BRCA2 mutations: a case-control study. Lancet, 2001, 357(9267): 1467-1470.

［26］ Nebgen DR, Hurteau J, Holman LL, et al. Bilateral salpingectomy with delayed oophorectomy for ovarian cancer risk reduction: A pilot study in women with BRCA1/2 mutations. Gynecol Oncol, 2018, 150(1): 79-84.

［27］Harmsen MG, Arts-de Jong M, Hoogerbrugge N, et al. Early salpingectomy（TUbectomy）with delayed oophorectomy to improve quality of life as alternative for risk-reducing salpingo-oophorectomy in BRCA1/2 mutation carriers（TUBA study）: a prospective non-randomised multicentre study. BMC Cancer, 2015, 15: 593.

［28］Segev Y, Iqbal J, Lubinski J, et al. Hereditary Breast Cancer Study Group. The incidence of endometrial cancer in women with BRCA1 and BRCA2 mutations: an international prospective cohort study. Gynecol Oncol, 2013, 130（1）: 127-131.

［29］Lavie O, Ben-Arie A, Segev Y, et al. BRCA germline mutations in women with uterine serous carcinoma—still a debate. Int J Gynecol Cancer, 2010, 20（9）: 1531-1534.

［30］Hornreich G, Beller U, Lavie O, et al. Is uterine serous papillary carcinoma a BRCA1-related disease? Case report and review of the literature. Gynecol Oncol, 1999, 75（2）: 300-304.

［31］Biron-Shental T, Drucker L, Altaras M, et al. High incidence of BRCA1-2 germline mutations, previous breast cancer and familial cancer history in Jewish patients with uterine serous papillary carcinoma. Eur J Surg Oncol, 2006, 32（10）: 1097-1100.

［32］Pennington KP, Walsh T, Lee M, et al. BRCA1, TP53, and CHEK2 germline mutations in uterine serous carcinoma. Cancer, 2013, 119（2）: 332-338.

［33］Antoniou AC, Pharoah PDP, McMullan G, et al. A comprehensive model for familial breast cancer incorporating BRCA1, BRCA2 and other genes. Br J Cancer, 2002, 86（1）: 76-83.

［34］Shu CA, Pike MC, Jotwani AR, et al. Uterine cancer after risk-reducing salpingo-oophorectomy without hysterectomy in women with BRCA mutations. JAMA Oncol, 2016, 2（11）: 1434-1440.

［35］Bland AE, Calingaert B, Secord AA, et al. Relationship between tamoxifen use and high risk endometrial cancer histologic types. Gynecol Oncol, 2009, 112（1）: 150-154.

［36］Saule C, Mouret-Fourme E, Briaux A, et al. Risk of serous endometrial carcinoma in women with pathogenic BRCA1/2 variant after risk-reducing salpingo-oophorectomy. J Natl Cancer Inst, 2018, 110（2）: djx159.

［37］Schmeler KM, Lynch HT, Chen LM, et al. Prophylactic surgery to reduce the risk of gynecologic cancers in the Lynch syndrome. N Engl J Med, 2006, 354（3）: 261-269.

［38］Yang KY, Caughey AB, Little SE, et al. A cost-effectiveness analysis of prophylactic surgery versus gynecologic surveillance for women from hereditary non-polyposis colorectal cancer（HNPCC）Families. Fam Cancer, 2011, 10（3）: 535-543.

［39］Bonadona V, Bonaïti B, Olschwang S, et al. French Cancer Genetics Network. Cancer risks associated with germline mutations in MLH1, MSH2, and MSH6 genes in Lynch syndrome. JAMA, 2011, 305（22）: 2304-2310.

［40］Lindor NM, Petersen GM, Hadley DW, et al. Recommendations for the care of individuals with an inherited predisposition to Lynch syndrome: a systematic review. JAMA, 2006, 296（12）: 1507-1517.

［41］Ryan NAJ, Morris J, Green K, et al. Association of mismatch repair mutation with age at cancer onset in Lynch Syndrome: Implications for stratified surveillance strategies. JAMA Oncol, 2017, 3（12）: 1702-1706.

［42］Vasen HF, Moslein G, Alonso A, et al. Guidelines for the clinical management of Lynch syndrome（hereditary non-polyposis cancer）. J Med Genet, 2007, 44（6）: 353-362.

第三节　妇科肿瘤的化学预防

尽管预防性的输卵管 - 卵巢切除手术 +/- 子宫切除术能够显著降低 *BRCA* 相关 HBOC 综合征（以及 HRR 相关基因胚系突变）及 Lynch 综合征女性卵巢癌以及子宫内膜癌的发病

风险,但在指南所推荐的年龄接受预防性手术,会导致女性提前发生手术绝经并丧失生育力。手术绝经会带来一系列不良反应,包括性功能障碍、血管舒缩症状等,从而使一些女性难以接受。此外,目前尚不清楚子宫内膜癌筛查是否会降低 Lynch 综合征患者的发病率和死亡率,并且目前的筛查策略并不能有效地检出早期卵巢癌,我们仍迫切需要一种能够有效预防妇科肿瘤且不良反应较小的方法。化学预防对高危女性而言具有很大的吸引力。

一、HBOC 综合征的化学预防

(一)口服避孕药

口服避孕药能够降低一般人群的卵巢癌发病风险。一项对来自 21 个国家的 45 项研究的汇总分析显示曾口服避孕药的女性卵巢癌发病风险较从未服用者降低约 30%,并且随着服用时间的延长,风险可以进一步降低(每 5 年降低约 20%),服药时间达 15 年或更长的女性,发病风险可降低 58%(RR 0.42),尽管保护作用会随着年龄增加而降低,但这一保护作用似乎能够在停止服用后持续至少 30 年[1]。口服避孕药同样能够显著降低 BRCA 突变女性卵巢癌的发病风险。Iodice 等[2]对 5 项病例对照研究或回顾性研究的 meta 分析显示口服避孕药能够降低 BRCA 突变女性 50% 的卵巢癌发病风险(RR 0.50;95% 置信区间 0.33~0.75),并且这一预防保护作用与口服避孕药的服药时间长短呈正相关,而与具体的 BRCA1/BRCA2 突变无关。口服避孕药因对 BRCA 突变女性具有降低卵巢癌发病风险的预防作用,被一些学术组织提倡用于卵巢癌发病高危人群的预防[3]。

口服避孕药会略微增加一般人群的乳腺癌发病风险,因此,从理论上讲,亦可能会增加 BRCA 突变人群乳腺癌的发病风险[4]。在 BRCA 突变女性中,口服避孕药与乳腺癌发病风险关系的研究却未能得出一致的结论。Iodice 等[2]的研究并没有发现口服避孕药会增加 BRCA 突变女性乳腺癌的发病风险。然而,2013 年发表的一项 meta 分析却发现口服避孕药具有增加 BRCA1(OR 1.19;95% 置信区间 0.92~1.55)及 BRCA2(OR 1.21;95% 置信区间 0.93~1.58)突变女性乳腺癌发病风险的趋势,并且风险增加的程度高于一般人群,尽管这一趋势并无显著的统计学意义[5]。虽然,长期口服避孕药能够降低高危女性近一半的卵巢癌发病风险,但因其增加乳腺癌发病的潜在风险以及增加深静脉血栓发生风险,不应被常规推荐。

(二)其他潜在化学预防药物

一些研究证据提示盆腔炎性疾病可能会增加卵巢癌的发病风险,这一关联在经常发作的女性中更为显著[6,7]。因此,有理由推测抗炎药物如非甾体类药物(nonsteroidal anti-inflammatory drugs,NSAIDs)可能会像肠癌或其他实体瘤一样对于卵巢癌的发生具有预防作用[8]。体外试验证实阿司匹林能够抑制卵巢癌细胞的生长,但有关 NSAIDs 在这方面临床应用的数据并不一致[9]。近年来发表的一项 meta 分析中,并没能证实 NSAIDs 能够降低卵巢癌的发病风险[10],而另外两项研究则显示 NSAIDs 使用与卵巢癌的发病风险间存在中等程度的负相关关系[11,12]。Zhang 等[12]综合了 8 项队列研究和 15 项病例对照研究的结果,证实阿司匹林的使用可以轻微降低风险(RR 0.89;95% 置信区间 0.83~0.96),并且服药频率与癌症风险间可能存在剂量 - 反应关系。此外,一项研究对 12 项基于一般人群且总样本量超过 10 000 名受试者的数据进行了汇总分析后发现,每日低剂量阿司匹林(<100mg)可降低 20%~34% 的卵巢癌发病风险[13]。在此研究基础上,Tsoref 等[14]推算出每 8~13 个 BRCA 突

变女性口服阿司匹林便可以预防一例卵巢癌的发生，认为阿司匹林足以被强烈推荐作为预防治疗。

二、Lynch 综合征的化学预防

（一）口服避孕药

在一般风险人群中，口服避孕药已被证实能够显著降低子宫内膜癌的发病风险。20 世纪 70 年代，在美国华盛顿州开展的一项大型病例对照研究——癌症及类固醇研究（cancer and steroid hormone study，CASH）中，服用复方口服避孕药的妇女患子宫内膜癌的风险降低了 50%（P=0.05）[15]。一项对来自 36 项研究个体数据的 meta 分析显示曾口服避孕药的女性子宫内膜癌发病风险较从未服用者降低 31%（RR 0.69；95% 置信区间 0.66~0.71），并且随着服用时间的延长，风险可以进一步降低（每服药 5 年，发病风险在原基础上降低 24%），服药时间达 10~15 年的女性，发病风险可降低 48%（RR 0.52；95% 置信区间 0.48~0.57），并且这一预防作用似乎能够在停止服用后持续至少 30 年[16]。基于众多流行病学研究证据，Lu 等[17]在 Lynch 综合征女性中开展了一项Ⅱ期前瞻性生物标志物研究，51 名年龄介于 25~50 岁间且明确携带有 MLH1、MSH2 或 MSH6 胚系突变的女性进入研究，随机接受为期 3 个月的复方口服避孕药或醋酸甲羟孕酮注射剂治疗，其中 46 名完成了治疗。该研究通过对比治疗前后子宫内膜的组织学、增殖标志物（Ki-67）及反映雌孕激素作用的基因表达变化，以期确定含有孕激素的制剂——复方口服避孕药或醋酸甲羟孕酮注射剂对于 Lynch 综合征女性子宫内膜的影响及作为化学预防药物的潜在可能。在接受两种药物治疗 3 个月后，子宫内膜均发生典型的组织学改变，包括间质蜕膜化改变及腺体萎缩，Ki-67 均出现下降，此外反映孕激素效应的 IGFBP1 表达增加。高危女性子宫内膜的组织学和抗增殖反应提示复方口服避孕药和醋酸甲羟孕酮注射液有望成为 Lynch 综合征女性降低子宫内膜癌发病风险的化学预防药物，当然仍需要进一步的研究。

此外，口服避孕药因为能够显著降低一般人群中卵巢癌发病风险，也可能成为 Lynch 综合征女性降低卵巢癌发病风险的有效化学预防药物，但目前仍缺乏在 Lynch 综合征女性中口服避孕药预防卵巢癌发病风险的相关研究数据。尽管证据有限，口服避孕药可能是 Lynch 综合征女性同时降低子宫内膜癌和卵巢癌风险的重要化学预防药物选择。

（二）其他潜在化学预防药物

阿司匹林和其他非甾体抗炎药（NSAIDs）由于其潜在抑制肿瘤发生的作用而受到广泛关注，并被认为与其抗炎作用相关。炎症具有促使肿瘤发生的作用并且慢性炎症已被确定为某些癌症明确的危险因素。所有的 NSAIDs 均是环氧化酶（COX）抑制剂，这是一种涉及包括炎症和血小板聚集在内多种生理和病理过程的酶。虽然，阿司匹林对于结直肠癌具有明确的预防作用，但此类药物对子宫内膜癌发病的影响尚未明确。2005 年，Cook 等[18]报道了一项在美国开展的前瞻随机对照研究——妇女健康研究（Women's Health Study）的研究结果，旨在证明低剂量阿司匹林是否能够预防多种肿瘤的发生。该研究共入组 39 876 名健康女性，在平均随访 10.1 年后，隔天口服一次的低剂量阿司匹林（100mg）相比安慰剂并不能降低子宫内膜癌的发病风险（RR 1.22；95% 置信区间 0.94~1.58；P=0.14）。2016 年，Verdoodt 等[19]发表的一项 meta 分析显示常规服用阿司匹林及 NSAIDs 与子宫内膜癌的发病风险略微降低有关，但无显著统计学差异。然而最近，Qiao 等[20]所报道的一项 meta 分析则显示服用阿司匹林与子宫内膜癌发病风险呈负相关(RR 0.92；95% 置信区间 0.85~0.99)，但是该研究并未说明受试者服用了多大剂量的阿司匹林。

三、Peutz-Jeghers 综合征的化学预防

目前，尚无在 Peutz-Jeghers 综合征女性或动物模型中开展妇科肿瘤化学预防的报道。基于 *STK11* 在 PTEN-PI3K-mTOR 信号通路中的作用，mTOR 抑制剂如西罗莫司可能是潜在的化学预防药物。

（温　灏）

参考文献

[1] Collaborative Group on Epidemiological Studies of Ovarian Cancer，Beral V，Doll R，et al. Ovarian cancer and oral contraceptives：Collaborative reanalysis of data from 45 epidemiological studies including 23 257 women with ovarian cancer and 87 303 controls. Lancet，2008，371(9609)：303-314.

[2] Iodice S，Barile M，Rotmensz N，et al. Oral contraceptive use and breast or ovarian cancer risk in *BRCA1/2* carriers：A meta-analysis. Eur J Cancer，2010，46(12)：2275-2284.

[3] American College of Obstetricians and Gynecologists，ACOG Committee on Practice Bulletins-Gynecology，ACOG Committee on Genetics，et al. ACOG practice bulletin no. 103：Hereditary breast and ovarian cancer syndrome. Obstet Gynecol，2009，113(4)：957-966.

[4] Collaborative Group on Hormonal Factors in Breast Cancer. Breast cancer and hormonal contraceptives：Collaborative reanalysis of individual data on 53 297 women with breast cancer and 100 239 women without breast cancer from 54 epidemiological studies. Lancet，1996，347(9017)：1713-1727.

[5] Moorman PG，Havrilesky LJ，Gierisch JM，et al. Oral contraceptives and risk of ovarian cancer and breast cancer among high-risk women：A systematic review and meta-analysis. J Clin Oncol，2013，31(33)：4188-4198.

[6] Rasmussen CB，Jensen A，Albieri V，et al. Increased risk of borderline ovarian tumors in women with a history of pelvic inflammatory disease：A nationwide population-based cohort study. Gynecol Oncol，2016，143(2)：346-351.

[7] Lin HW，Tu YY，Lin SY，et al. Risk of ovarian cancer in women with pelvic inflammatory disease：A population-based study. Lancet Oncol，2011，12(9)：900-904.

[8] Chan AT，Arber N，Burn J，et al. Aspirin in the chemoprevention of colorectal neoplasia：An overview. Cancer Prev Res(Phila)，2012，5(2)：164-178.

[9] Li L，Mao X，Qin X，et al. Aspirin inhibits growth of ovarian cancer by upregulating caspase 3 and downregulating bcl-2. Oncol Lett，2016，12(1)：93-96.

[10] Ni X，Ma J，Zhao Y，et al. Meta-analysis on the association between non-steroidal anti-inflammatory drug use and ovarian cancer. Br J Clin Pharmacol，2013(1)，75：26-35.

[11] Baandrup L，Faber MT，Christensen J，et al. Non-steroidal anti-inflammatory drugs and risk of ovarian cancer：Systematic review and meta-analysis of observational studies. Acta Obstet Gynecol Scand，2013，92(3)：245-255.

[12] Zhang D，Bai B，Xi Y，et al. Is aspirin use associated with a decreased risk of ovarian cancer? A systematic review and meta-analysis of observational studies with dose-response analysis. Gynecol Oncol，2016，142(2)：368-377.

[13] Trabert B，Ness RB，Lo-Ciganic WH，et al. Aspirin，nonaspirin nonsteroidal anti-inflammatory drug，and

acetaminophen use and risk of invasive epithelial ovarian cancer:A pooled analysis in the Ovarian Cancer Association Consortium. J Natl Cancer Inst,2014,106(2):djt431.

[14] Tsoref D,Panzarella T,Oza A. Aspirin in prevention of ovarian cancer:Are we at the tipping point?J Natl Cancer Inst,2014,106(2):djt453.

[15] Weiss NS,Sayvetz TA. Incidence of endometrial cancer in relation to the use of oral contraceptives. N Engl J Med,1980,302(10):551-554.

[16] Collaborative Group on Epidemiological Studies on Endometrial Cancer. Endometrial cancer and oral contraceptives:an individual participant meta-analysis of 27 276 women with endometrial cancer from 36 epidemiological studies. Lancet Oncol,2015,16(9):1061-1070.

[17] Lu KH,Loose DS,Yates MS,et al. Prospective multicenter randomized intermediate biomarker study of oral contraceptive versus depo-provera for prevention of endometrial cancer in women with Lynch syndrome. Cancer Prev Res(Phila),2013,6(8):774-781.

[18] Cook NR,Lee IM,Gaziano JM,et al. Low-dose aspirin in the primary prevention of cancer:The Women's Health Study:a randomized controlled trial. JAMA,2005,294(1):47-55.

[19] Verdoodt F,Friis S,Dehlendorff C,et al. Non-steroidal anti-inflammatory drug use and risk of endometrial cancer:A systematic review and meta-analysis of observational studies. Gynecol Oncol,2016,140(2):352-358.

[20] Qiao Y,Yang T,Gan Y,et al. Associations between aspirin use and the risk of cancers:a meta-analysis of observational studies.BMC Cancer,2018,18(1):288.

第四节　遗传性妇科肿瘤致病基因携带者的生育咨询及伦理问题

随着遗传性肿瘤的科普和基因测序技术的迅猛发展和推广,越来越多的患者及家属成员接受基因检测,从而越来越多的人被发现携带致病基因。这类携带致病基因但还没有发病的人被称为遗传性肿瘤致病基因携带者。通常,这类人群比较年轻,处于育龄期,在担心自身患癌风险的同时,也担心癌症是否会遗传给下一代,特别是在中国目前提倡优生优育的社会文化环境中,对生殖方面的焦虑和担忧严重地影响携带者及其家庭成员的身心健康。因此,通过遗传性妇科肿瘤致病基因携带者的生育咨询,可以让其正确地认识和看待遗传性疾病对生育的影响,指导其进行生殖干预以生育出健康的后代等有着极其重要且深远的社会意义。

生育咨询即给予生殖方面的评估、指导和建议。流程如下:①收集家族史,了解配偶情况;②遗传风险评估;③患者心理状态和生育情况评估;④解释告知生殖干预措施、风险、局限性及利弊;⑤进行生殖干预;⑥随访。本节将详细讲述遗传风险评估及生殖干预相关内容。

一、遗传性肿瘤的风险评估及生育咨询要点

遗传性肿瘤多为单基因疾病,具有家族聚集性,符合孟德尔遗传定律。又分为常染色体显性遗传和隐性遗传两大类。

(一)常染色体显性遗传病

常染色体显性遗传病(autosomal dominant disease,AD)是指致病基因呈显性表达,只要携带致病基因的杂合子都有可能发病。也就是说,若父母有一方携带致病的肿瘤易感基因,

则他们下一代会有 50% 的概率从父母处获得这个致病基因。但是致病基因的携带者不一定都会发病。子代患病风险与基因外显率有关。基因外显率是指一定环境条件下,群体中某一基因型(通常在杂合子状态下)个体表现出相应表型的百分率。遗传性妇科肿瘤大多数为常染色显性方式遗传。例如:遗传性乳腺癌/卵巢癌综合征(hereditary breast/ovarian cancer syndrome,HBOCS)致病基因为 BRAC1/BRAC2。若其母亲或者父亲一方为 BRAC1/BRAC2 突变的携带者,其子代有 50% 概率携带 BRAC1/BRAC2 致病基因。但是并非真的 50% 的子代一生中均会患癌。HBOCS 属于晚发型遗传性肿瘤。研究显示,70 岁时突变携带者的平均累积癌症风险如下:BRCA1 突变的乳腺癌风险为 57% 和 BRCA2 突变携带者为 49%,BRCA1 携带者卵巢癌风险为 40%,BRCA2 突变携带者风险为 18%[1]。在遗传咨询和生育指导过程中,需充分考虑到携带致病基因的外显率,外显率的高低表现为个体对肿瘤的易感性;同时应仔细询问携带者的家族发病年龄。一般而言,携带者需要提前 5~10 年开始干预。NCCN 指南建议 BRAC1/BRAC2 基因检测在 18 岁后即可进行[2]。但是,如果针对 BRAC1/BRAC2 检测的患者的时间过早,可能会造成心理负担、基因歧视等问题,影响其婚育生活;时间过晚,又可能错过生育干预的最佳时期。因此,最佳的基因检测时间目前在国内文化情况下仍有待商榷,需要更多调查研究来进一步地探讨。

(二)常染色体隐性遗传病

常染色体隐性遗传病(autosomal recessive disease,AR)是指致病基因在常染色体上,基因性状是隐性的,即只有纯合子时才显示症状。也就是说,若父母只有一方携带致病的肿瘤易感基因改变,则子代都是杂合型,不会发病。但是如果父母双方均为携带者,就会有出现遗传致病基因双等位基因缺失导致罕见的常染色体隐性遗传病的可能性。比如:HBOCS 致病基因 BRCA2 双等位基因致病性突变导致的范可尼贫血(Fanconi anemia,FA),以及 Lynch 综合征的致病基因错配修复(mismatch repair,MMR)基因之一 MLH1、MSH2、MSH6 或 PMS2 中的双等位基因种系突变引起的组成性错配修复缺陷(constitutional mismatch repair deficiency,CMMRD)综合征。其中范可尼贫血,是一种罕见的常染色体隐性遗传性疾病,其特征为先天性骨髓抑制、白血病、实体瘤和发育异常等可能。BRCA2 双等位基因致病性突变是导致范可尼贫血的原因之一。DNA 损伤修复通路中其他基因如 ATM、BRIP1、PALB2 携带者也符合常染色体隐性遗传规律,当发生双等位基因突变时后代也易患范可尼贫血。因此,如果夫妻双方均携带上述基因(BRCA1/BRCA2、ATM、BRIP1、PALB2)之一突变时,要充分讨论下一代患罕见的范可尼贫血的风险。CMMRD 综合征是独特的儿童癌症易感综合征,其特征是 DNA 错配修复基因(MMR)纯合或双等位基因胚系突变,表现为血液系统恶性肿瘤、脑肿瘤、胃肠道癌症、咖啡斑和与I型多发性神经纤维瘤相似的改变。2014 年 CMMRD 论坛报道了 23 例 CMMRD 儿童的遗传学和临床特征,患儿普遍存在咖啡斑和高外显性癌症,进行遗传学分析的 18 例患者中一半存在胃肠道息肉病[3]。几项观察性研究显示纯合突变时只有弱外显性 MMR 基因突变患者才能存活,而两个基因都发生高外显性突变时胚胎死亡[4]。由此可见,常染色体隐性遗传性肿瘤,常儿童发病,且病情较重,需要生育干预,避免有缺陷的下一代产生。这就需要临床在遗传咨询过程中,对于携带者的配偶也应详细追问家族史,必要时进行基因检测发现潜在的携带者。

二、遗传性肿瘤致病基因携带者生育力评估

（一）心理状态评估

携带者的年龄、文化程度、职业、家庭等因素均会影响患者对遗传性肿瘤、生殖及对后代影响的认识，并最终影响其生殖行为。在生育咨询过程中，需要进行充分的沟通，帮助其对专业知识理解并对其教育，帮助遗传性肿瘤致病基因携带者做出符合自己实际情况的选择，同时需注意心理疏通，减轻其心理负担，避免产生心理疾患。研究发现，50% 自认为已经对生育干预实际影响做好了准备的夫妻，在实际过程中也无法忍受所经历的心理压力，携带者的心理状态是影响生育选择的重要因素[5]。

（二）*BRCA1/ BRCA2* 突变与生殖力评估

关于 *BRCA* 突变对生殖的影响目前有几种理论。一种认为：*BRCA* 突变者比非突变者生育力更强，支持这一观点的原理是认为如果存在有害突变并能够存活下来，进化后必然存在某种优势。有研究佐证了这一点，发现 *BRCA* 突变的携带者流产率明显降低，生育间期更短[6]。另一种理论认为：*BRCA* 突变可通过 DNA 损伤修复不足导致 DNA 损伤累积而影响卵巢储备功能，同时 *BRCA* 可能与卵巢早衰基因 *FMR1* 存在互话。并有相关研究证实，>35 岁的 *BRCA* 突变携带者血液中评估卵巢储备功能指标 AMH 水平更低[7]。因此，*BRCA* 突变携带者可能存在隐匿性的卵巢早衰。

（三）生育咨询要点

随着科技的进步，社会文化的发展，目前我国国内结婚年龄逐步延迟，生育咨询要对生育的管理、妊娠时间、保留生育能力等方面都需要给予建议。应建议遗传性妇科肿瘤致病基因携带者不要延迟怀孕。同时，如果携带者已经结婚，可检测 AMH 以了解卵巢储备情况，同时询问病史并检查以明确是否存在不孕的高危因素（比如卵巢早衰、输卵管堵塞等），有助于其后深入探讨各种生殖干预方法的利弊。比如：对于已经高龄或已存在输卵管不孕的致病基因携带者，第三代试管婴儿技术可能会优先考虑；而对于本身具备自然生育能力的携带者，则辅助生殖的失败和风险将会是其重要的考虑因素。

三、生殖干预

遗传和优生之间存在密切的联系。生殖干预即采用遗传学的原理和方法避免产生先天性缺陷的子代。生殖干预采取的措施有：

（一）第三代试管婴儿技术（也称胚胎植入前遗传学检测）

指在体外受精 - 胚胎移植（*in vitro* fertilization-embryo transfer，IVF-ET）的胚胎移植前，取胚胎的遗传物质进行分析，诊断是否有异常，筛选健康胚胎移植，防止遗传病传递的方法。有几个重要的步骤：首先，需要对夫妻双方的家系进行遗传学分析，明确夫妻双方是否携带某种家族单基因病及致病位点。其次，体外受精培养胚胎，对胚胎细胞进行基因检测，验证它是否携带与父母相同的致病基因。若阴性，则可进行胚胎移植。最后，在成功妊娠后的16~22 周期间，行羊水穿刺作产前诊断，以确保胎儿确实不携带致病基因。随着肿瘤学科和生殖医学学科的不断发展，在临床上我们已经有能力通过三代试管婴儿技术对胚胎进行植入前遗传学检测，做到一级预防，从而阻断遗传性肿瘤的家族遗传。在植入前进行基因诊断之前，必须由经过认证的遗产咨询师提供遗传咨询，以确保遗传性肿瘤致病基因携带者充分

了解生育缺陷患儿的风险,疾病对缺陷患儿的影响以及所有可用于植入前和产前诊断的检测方法的风险、局限性及益处。当个人或者夫妻对这些类型的检测感兴趣时,咨询师应将其转介到适当的生殖实验中心以获得关于这些选择更具体的信息。在实际的临床应用中,该技术仍然存在许多值得重视的问题。

1. 胚胎植入前遗传性诊断的局限性　医师应该客观地交代胚胎植入前遗传学检测(preimplantation genetic testing,PGT)过程及结果,而不应过分夸大其成功的结果,诱导患者的青睐。要清楚地告知夫妻PGT误诊的可能,据估计,植入PGT误诊为正常的受累胚胎风险,在隐性遗传性疾病中约为2%,在显性遗传性疾病中占11%[8]。同时,建议所有夫妻妊娠后应该进一步作常规的产前诊断。PGT的诊断不应该在胚胎植入母体时结束,而要继续随访至产前诊断乃至日后出生的婴儿也应该继续随访。

2. 胚胎植入前遗传性诊断的风险　在计划行植入前胚胎遗传学检测时,即使夫妻双方都无不孕不育的问题,也必须采用辅助生殖技术(assisted reproductive technology,ART)受孕。ART不但昂贵,具有侵入性,而且存在一些在自然受孕中少见的风险,如卵巢过度刺激综合征、多胎妊娠等。PGT后的胚胎存活率并非100%,并且可能需多次试管婴儿操作但仍然失败。假阳性结果可能导致正常胚胎的丢失,从而减少妊娠的机会。同时应告知试管婴儿整个流程和周期。据报道,在临床实际情况中,部分携带者因无法忍受长周期的治疗而选择放弃[9]。另外,目前认为IVF-ET过程中的卵巢刺激激素作用并不增加 *BRCA* 携带者患癌风险[10]。

3. 胚胎植入前遗传学诊断的争议　目前针对 *BRCA1/BRCA2* 携带者是否需要PGT仍然存在争议。有人认为遗传性妇科肿瘤(如HBOCS)大多数为迟发性和不完全显性,携带者可以定期检查、尽早治疗等措施干预,并且随着科技的进步,卵巢癌的治疗也将有所突破。PGT的应用剥夺了胚胎生存的权利,同时对消除后代中的 *BRCA* 突变可能会损害物种多样性,丧失某种进化优势感到担忧。而另一些人认为生育有遗传性肿瘤的后代无法接受,不愿意后代遭受歧视、患癌、心理创伤等风险。针对这一争论,2003年,欧洲人类生殖和胚胎学会伦理学工作组表示,对于迟发性和多因素疾病(包括遗传性乳腺癌和卵巢癌)进行PGT是可以接受的[11]。2006年,英国人类受精和胚胎管理局(Human Fertilization and Embryology Authority,HFEA)批准将PGT用于遗传性乳腺癌和卵巢癌综合征[12]。美国生殖医学学会(American Society for Reproductive Medicine,ASRM)伦理委员会认为:针对成年期发生的疾病进行PGT,如果疾病严重,且目前对这些疾病无已知干预或者现有干预效果不充分或者难以负担,则进行PGT在伦理学上是合适的[13]。对于不太严重或外显率较低的疾病,从生殖自由上来说,进行针对此类疾病的PGT在伦理学上是可以接受的。目前中国对此争论并无明确的指南说明是否可行,但各大辅助生殖中心已具备实施该项技术的能力,并少量已开展,需要更多的调查研究数据进一步支持。目前 *BRAC1/BRAC2* 突变携带者通过第三代试管技术分娩无癌后代已有报道,但发表的数据还有限,长期安全性需进一步研究。

(二)产前诊断

产前诊断是指在妊娠后,通过绒毛膜绒毛取样(chorionic villus sampling,CVS)或妊娠期羊膜穿刺术对胎儿物质进行基因检测和遗传分析。CVS需要对胎盘组织进行取样,通常在孕早期进行,而羊膜穿刺术是对羊水的分析,通常在妊娠中期进行。如果胎儿被发现携带突变,可考虑终止妊娠。产前诊断是妊娠后进行,会加重患者及家属心理负担。生育咨询也应同上所述,全面告知风险、局限性及益处。如果选择终止妊娠,应告知人工流产相关风险,可能影响其生育力。

(三)基因治疗

基因治疗即将正常的外源性基因导入靶细胞,以纠正或补偿因基因缺陷或异常引起的疾病,以达到治疗的目的。包括慢病毒载体(lentivirus,LV)基因治疗、重组腺相关病毒(adenovirus associated virus,AVV)载体基因治疗、基因修饰溶瘤病毒基因治疗和CRISPR/Cas9等基因编辑技术。随着科学技术的发展,基因编辑的手段从技术上而言,也可以将精子、卵子或胚胎中不需要的基因(如引发癌症的基因)彻底清除,阻止把这些基因遗传给子孙后代。但是目前针对胚胎的基因编辑在全世界被认为是违法的。

四、伦理问题

(一)社会伦理问题

1. 后代性别选择伦理问题   体外受精配合 PGT 可使父母能够自行选择后代的性别,那么遗传性妇科肿瘤致病基因携带者是否可自由地选择后代性别以生育男性后代而避免妇科肿瘤的发生呢?虽然携带致病基因的女性患癌风险增加,但是男性携带者仍然存在患癌风险,比如 *BRCA* 携带者存在患胰腺癌和前列腺癌风险,Lynch 综合征致病基因携带者存在患结肠癌风险,所以性别选择并不能有效地避免癌症的发生。性别的选择会加重性别歧视或导致性别比例失衡,特别中国已经出现了性别比例失衡的情况。并且,无论所得子女的性别是否符合父母的期望,均有可能对儿童造成潜在的心理伤害。

2. 保密的 PGT   对于晚发型常染色体显性疾病(如 HBOCS),患者通常在自己年老的父母被诊断出该疾病并告知他们有 50% 的概率携带致病基因时就医。由于个人和医疗保险的原因,许多患者并不想知道自己是否是突变基因携带者,但是又想确保致病基因不会遗传给自己的后代。在这些情况下,就可以进行保密的 PGT,即在第三代试管的过程中,并不将基因检测的结果及胚胎检测的结果告知患者本人,如果检测结果为患者并不是突变基因携带者,在患者承担花费和风险的情况下,仍然允许患者通过 IVF 和 PGT 进行妊娠。

(二)技术伦理问题

如果没有一定的规范,生殖技术的滥用将给人类社会带来预想不到的灾难。如果生殖细胞基因治疗被广泛地采用,就有可能打乱或改变人类的遗传性状,基因结构重组的结果将传给后代,这种持续影响打破了人性的道德限制和对后代的责任问题。人们对其结果无法预料。所以,目前针对胚胎的基因编辑在全世界被认为是违法的。

(三)在实施辅助生殖技术中应遵循的伦理原则(2001 年我国卫生部颁布)

①有利于患者的原则;②知情同意的原则;③保护后代的原则;④社会公益的原则;⑤互盲和保密原则;⑥严防商业化的原则;⑦伦理监督的原则。

(陈　默　尧良清)

参考文献

[1] Chen S,Parmigiani,G. Meta-analysis of BRCA1 and BRCA2 penetrance. J Clin Oncol,2007,25:1329-1333.

[2] National Comprehensive Cancer Network. Genetic/Familial High-Risk Assessment Breast and Ovarian(Version

3.2019). Accessed January 18,2019.

[3] Wimmer K,Kratz CP,Vasen HFA,et al. Diagnostic criteria for constitutional mismatch repair deficiency syndrome:suggestions of the European consortium "care for CMMRD"(C4CMMRD). J Med Genet,2014,51：355-365.

[4] Buecher B,Le Mentec M,Doz F,et al. Constitutional MMR deficiency:Genetic bases and clinical implications. Bull Cancer,2019,106：162-172.

[5] Gietel-Habets JJG,de Die-Smulders CEM,Derks-Smeets IAP,et al. Support needs of couples with hereditary breast and ovarian cancer during reproductive decision making. Psycho-Oncol,2018,27：1795-1801.

[6] Daum H,Peretz T,Laufer N. BRCA mutations and reproduction. Fertility and Sterility,2018,109(1)：33-38.

[7] Chan J,Johnson LNC,Sammel MD,et al. Reproductive decision-making in women with BRCA1/2 mutations. J Genet Couns,2017,26：594-603.

[8] Glenn LS. 植入前胚胎遗传学诊断. UPTODATE,2019. https://www.uptodate.cn/

[9] Menon U,Harper J,Sharma A,et al. Views of BRCA gene mutation carriers on preimplantation genetic diagnosis as a reproductive option for hereditary breast and ovarian cancer. Hum Reprod,2007,22：1573-1577.

[10] Derks-Smeets IAP,Schrijver LH,de Die-Smulders CEM,et al. Ovarian stimulation for IVF and risk of primary breast cancer in BRCA1/2 mutation carriers. Br J Cancer,2018,01：357-363.

[11] Shenfield F,Pennings G,Devroey P,et al. Taskforce 5:preimplantation genetic diagnosis. Hum Reprod,2003,18：649-651.

[12] Dyer C. HFEA widens its criteria for preimplantation genetic diagnosis. BMJ,2006,332：1174.

[13] Ethics Committee of American Society for Reproductive Medicine. Use of preimplantation genetic diagnosis for serious adult onset conditions:a committee opinion. Fertil Steril,2013,100：54-57.

第七章

妇科肿瘤个体化治疗

第一节　妇科肿瘤靶向治疗

手术、放疗、化疗是治疗恶性肿瘤的三大主要手段。而 2001 年 5 月格列卫（Gleevec）的上市，使得肿瘤治疗取得了突破性的进展，迎来了靶向治疗的新时代。随着恶性肿瘤分子分型和遗传性肿瘤研究的深入，生物靶向治疗及肿瘤免疫治疗的快速发展，恶性肿瘤的治疗已逐渐进入精准治疗时代。近年来大量靶向药物不断研发，陆续成功上市，也为妇科恶性肿瘤的诊治带来了新的机遇和挑战，在此对常见妇科恶性肿瘤的靶向治疗靶点及药物进行简要介绍。

一、血管内皮生长因子

血管生成在胚胎发生、创伤愈合、炎症及肿瘤生长、侵袭和转移等各种生理或病理过程中起着非常重要的作用。血管内皮生长因子（vascular endothelial growth factor，VEGF）有 6 个家族成员，分别为 VEGF-A、-B、-C、-D、-E 和胎盘生长因子。VEGF 与相应的受体结合可致内皮细胞增殖和肿瘤新生血管形成，激活一系列信号转导通路，调控血管内皮细胞活化、增殖、迁移，导致血管通透性增加，促进肿瘤的生长、侵袭和转移。血管内皮生长因子受体在大多数妇科恶性肿瘤组织中表达，且与更高的病理级别、淋巴血管浸润（lymphovascular space invasion，LVSI）、淋巴转移和深肌层浸润有关。在妇科恶性肿瘤中研究相对较多的靶向 VEGF 药物有以下几种：

（一）贝伐珠单抗

系重组人类单克隆 IgG1 抗体，通过结合 VEGF，阻止其与内皮细胞表面的受体 VEGFR1（Flt-1）、VEGFR2（KDR）结合。贝伐珠单抗（bevacizumab）能抑制 VEGF 诱导的肿瘤生长，降低肿瘤微血管密度，促进细胞毒药物的递送，增强其疗效。

研究表明，宫颈癌中缺氧诱导因子 1（HIF-1）高表达、高危 HPV 病毒持续感染均可诱导 VEGF 高表达。GOG-227C[1]是首个将贝伐珠单抗用于宫颈癌的二期临床研究。GOG-240[2]是贝伐珠单抗成功用于晚期或复发宫颈癌的三期临床研究。由于该研究结果，2014 年

NCCN 临床指南推荐贝伐珠单抗作为首个靶向药物用于复发或转移性宫颈癌的二线治疗，而 2019 年 NCCN 指南更新贝伐珠单抗联合化疗作为复发或转移性宫颈癌治疗一线优选、二线可以推荐的药物。

GOG-229E[3] 研究显示贝伐珠单抗具有良好的耐受性，对复发或耐药内膜癌有效。多个临床试验也显示了贝伐珠单抗单用或联合 mTOR 抑制剂或放疗可改善子宫内膜癌患者 PFS[4,5]。

贝伐珠单抗是目前唯一经 FDA 批准且各大指南推荐用于治疗晚期卵巢癌一线化疗联合的抗血管生成药物，其依据来源于 GOG-0218[6] 和 ICON7[7] 这 2 个随机、对照、三期临床试验。2019 版 NCCN 指南将化疗联合贝伐珠单抗治疗后贝伐珠单抗维持治疗方案作为 2B 级证据予以推荐。但 GOG-0218 近期公布的长期随访结果显示贝伐珠单抗治疗并不能带来 OS 获益，仅在Ⅳ期患者中观察到获益，PFS 的临床获益仍然存在争议[11]。OCEANS[8]、GOG-0213[9]、AURELIA[10] 等研究显示，贝伐珠单抗联合化疗在复发上皮性卵巢癌、输卵管癌及原发性腹膜癌中可显著延长患者 PFS，但 OS 获益不明显。此外，有学者对贝伐珠单抗在卵巢癌新辅助化疗中的疗效和毒副作用进行了探索。2019 版 NCCN 指南新辅助化疗方案推荐中特别强调谨慎使用贝伐珠单抗，术前至少停药 6 周，避免影响伤口愈合。

（二）帕唑帕尼

帕唑帕尼（pazopanib）是一种可干扰肿瘤存活和生长所需新生血管形成的口服血管生成抑制剂，属于酪氨酸激酶抑制剂（tyrosine kinase inhibitor，TKI）。体外研究证实，帕唑帕尼能抑制 Kit、VEGFR-2 和 PDGFR- 受体的配体诱导的自身磷酸化。体内研究中显示，其可抑制小鼠肺中 VEGF- 诱导的 VEGFR-2 的磷酸化。

MITO-11[12] 是一项针对铂耐药复发卵巢癌的二期随机开放性临床试验，受试者随机分为紫杉醇单药周疗及紫杉醇周疗联合帕唑帕尼两组，结果表明：试验组 PFS 显著延长，但 OS 无显著差异。2019 年 NCCN 指南不再推荐帕唑帕尼用于初治后的维持治疗。

（三）cediranib

西地尼布（cediranib）是一种可抑制 VEGFR1、VEGFR2 和 VEGFR3 的酪氨酸激酶抑制剂。一项针对晚期 / 复发或不适合根治性治疗的宫颈癌的随机、双盲、安慰剂对照二期多中心临床研究结果显示，cediranib 组的 PFS 明显延长，而 OS 并无获益[13]。GOG-229J[14] 评估了 cediranib 对晚期内膜癌的疗效，结果显示其对复发或持续性内膜癌具有抗肿瘤活性，且微血管密度（microvessel density，MVD）高的患者获益更大。ICON6[15] 的研究比较了 cediranib 联合含铂化疗对铂敏感初次复发卵巢癌患者维持治疗的疗效及安全性。结果显示，与单纯化疗组相比，cediranib 联合化疗维持治疗组明显延长 PFS 和中位 OS。Study 4[16] 是一项在有可测量病灶的铂敏感复发高级别浆液性卵巢癌、输卵管癌或原发性腹膜癌患者中比较 olaparib 单药与 olaparib 联合多靶点酪氨酸激酶抑制剂 cediranib 疗效的Ⅱ期、开放、1∶1 随机对照临床试验，结果显示，无论是 PFS 还是 OS，联合治疗组患者明显获益。

（四）阿帕替尼

阿帕替尼（apatinib）是我国自主研发的新型小分子 TKI，其与 VEGFR2 特异性结合，抑制肿瘤新生血管形成。首个探索阿帕替尼联合口服依托泊苷治疗晚期铂耐药或铂难治复发卵巢癌（AEROC）的一项二期、单臂、前瞻性临床研究[17]，显示出其良好的疗效，期待更高级别的临床证据。

其他抗血管生成药物,包括 thalidomide、aflibercept、sorafenib、dovitinib、nintedanib、brivanib 和 sunitinib 等的临床试验结果显示这些药物的抗肿瘤疗效不一,尚需进行进一步的研究。

二、上皮生长因子受体

上皮生长因子受体(epidermal growth factor receptor,EGFR)即上皮生长因子(epidermal growth factor,EGF)受体,系位于细胞膜表面的转膜糖蛋白,为 ErbB 受体家族成员,影响细胞增殖和信号转导。包括 EGFR(ErbB-1)、HER2/c-neu(ErbB-2)、HER 3(ErbB-3)和 HER 4(ErbB-4)。EGFR 通过影响肿瘤细胞的增殖、侵袭、转移及细胞凋亡而发挥作用。

目前,在宫颈癌中研究的靶向 EGFR 特异性的单抗小分子药物有:gefitinib、eriotinib、lapatinib。研究显示[18-20]EGFR 抑制剂可能成为同步放化疗的增敏剂,但需要更多临床试验结果的支持。

子宫内膜癌中 EGFR 的过度表达常见,且其高表达与深肌层浸润、肿瘤级别和不良预后相关。但 EGFR 抑制剂 gefitinib 和 erlotinib 的二期临床试验并未显示在子宫内膜癌中有效的抗肿瘤活性。

三、聚腺苷二磷酸核糖聚合酶

聚腺苷二磷酸核糖聚合酶(poly ADP-ribose polymerase,PARP)系主要的单链 DNA 修复酶,若 DNA 单链损伤(SSBs)在细胞复制期间得不到修复,可进一步发展为双链损伤(DSBs),而 HRR(homologous recombination repair)可修复这种双链损伤。*BRCA* 基因缺陷可导致 *HRR* 的功能缺失,使得双链损伤无法修复从而导致细胞死亡。PARP 抑制剂不仅与 *BRCA1/BRCA2* 突变可产生协同作用,其疗效还与肿瘤中是否存在 *HRR* 基因突变密切相关。

目前在宫颈癌治疗中已有研究的 PARP 抑制剂有:奥拉帕利(olaparib)、veliparib、talazoparib。尽管 PARP 抑制剂在卵巢癌中的临床研究如火如荼,但 PARP 抑制剂在宫颈癌和子宫内膜癌中的研究有限,主要为一期/二期临床试验研究,初步的研究结果显示出一定的疗效,期待证据级别更高的结果出现。

近年来以 *BRCA* 基因及同源重组修复缺陷为靶点的卵巢癌治疗和相关伴随诊断取得了突破性进展。目前获 FDA 批准用于晚期卵巢癌治疗的 PARP 抑制剂主要有奥拉帕利、尼拉帕尼(niraparib)和 rucaparib,见表 7-1。2019 年 NCCN 卵巢癌指南推荐情况见表 7-2。

表 7-1　获 FDA 批准用于晚期卵巢癌治疗的 PARP 抑制剂适应证具体情况

奥拉帕利(olaparib)	尼拉帕尼(niraparib)	rucaparib
• *BRCA* 突变(包括 g*BRCAm* 及 s*BRCAm*)晚期上皮性卵巢癌、输卵管癌和原发性腹膜癌患者一线含铂化疗后达 CR/PR 患者的维持治疗 • 复发上皮性卵巢癌、输卵管癌和原发性腹膜癌患者含铂化疗后达 CR/PR 患者的维持治疗 • 既往接受过三线或以上化疗的 g*BRCA* 突变晚期卵巢癌患者的治疗	• 复发上皮性卵巢癌、输卵管癌和原发性腹膜癌患者含铂化疗后达 CR/PR 患者的维持治疗	• 复发上皮性卵巢癌、输卵管癌和原发性腹膜癌患者含铂化疗后达 CR/PR 患者的维持治疗 • 既往接受过二线或以上化疗的 *BRCA* 突变(包括 g*BRCAm* 及 s*BRCAm*)上皮性卵巢癌、输卵管癌和原发性腹膜癌患者的治疗

表 7-2　2019 年 NCCN 卵巢癌指南推荐情况

一线维持治疗	复发维持治疗	后线复发治疗
Ⅱ、Ⅲ、Ⅳ期上皮性卵巢癌、输卵管癌、原发性腹膜癌： • 奥拉帕利（*gBRCAm* 1 类证据，*sBRCA* 2A 类证据）	铂敏感复发上皮性卵巢癌、输卵管癌、原发性腹膜癌： • 尼拉帕尼 • 奥拉帕利 • rucaparib	复发上皮性卵巢癌、输卵管癌和原发性腹膜癌： • 奥拉帕利 • rucaparib

四、异常通路靶向治疗

子宫内膜癌 TCGA 分析发现了至少 216 个基因可能驱动内膜样癌的发生发展[21]，其中最主要的是 PI3K-PTEN-Akt-mTOR 通路，RAS-RAF-MEK-ERK 通路和成纤维细胞生长因子受体 -2（fibroblast growth factor receptor 2，FGFR-2），canonical WNT-β-catenin 通路，MMRd、*POLE* 超突变，以及 *ARID1A*（*BAF250A*）肿瘤抑制基因。这些异常都为内膜癌提供了新的可能治疗靶点。

五、其他

叶酸受体多表达于高级别、晚期子宫内膜癌，与不良预后尤其是浆液性肿瘤有关，是一个潜在的治疗靶点。mirvetuximab soravtansine 是一种抗体药物结合体，包含叶酸受体α（FRα）结合抗体、可断裂链接和 N2'- 去乙酰基 -N2'-（4- 巯基 -4- 甲基 -1- 氧代戊基）-6- 甲基美登素（maytansinoid DM4，一种可能的微管蛋白靶向药物）。此外，CDK4 表达见于 34%~77% 内膜样癌，被认为是内膜癌变的早期事件，多见于低危类型内膜样癌。CDK4/6 介导细胞从 G_1 期向 S 期过渡，有研究证实，CDK4/6SA 高表达（>3.0）者 PFS 更短[22]。

激素靶向治疗在激素依赖性子宫内膜癌中应用广泛，包括孕激素、雌激素受体调节剂 /拮抗剂、芳香化酶抑制剂等。大剂量孕激素也被用于其他药物治疗无效的晚期、复发性内膜癌姑息治疗[23]。在卵巢癌中的应用也有一定探索，但目前疗效有限。有学者在积极探索相关生物标志物，希望筛选出最大获益人群[24]。

综上所述，肿瘤的精准治疗在近年来取得了迅猛发展和长足进步，但还存在许多亟待解决的问题，如理想靶标及最佳获益人群生物标志物的选择、基因异常的正确解读、有效靶向药物和抗体的设计、药物耐药、联合治疗等。研究靶向药物的最佳用药时机，探索靶向治疗与其他治疗策略联合作用的疗效及安全性，均需要在不断的临床实践和试验中获得高级别的循证医学证据，为实现肿瘤的个体化精准治疗奠定基础。

（李克敏　陈晓军　尹如铁）

参考文献

[1] Monk BJ, Sill MW, McMeekin DS, et al. Phase Ⅲ trial of four cisplatin-containing doublet combinations in stage IVB, recurrent, or persistent cervical carcinoma: A Gynecologic Oncology Group study. J Clin Oncol, 2009, 27 (28): 4649-4655.

[2] Tewari KS, Sill MW, Iii HJL, et al. Improved survival with bevacizumab in advanced cervical cancer. N Engl J

Med,2014,370(8):734-743.

[3] Aghajanian C,Sill MW,Darcy KM,et al. Phase Ⅱ trial of bevacizumab in recurrent or persistent endometrial cancer:A Gynecologic Oncology Group study. J Clin Oncol,2011,29(16):2259-2265.

[4] Viswanathan AN,Moughan J,Miller BE,et al. NRG Oncology/RTOG 0921:A phase 2 study of postoperative intensity-modulated radiotherapy with concurrent cisplatin and bevacizumab followed by carboplatin and paclitaxel for patients with endometrial cancer. Cancer,2015,121(13):2156-2163.

[5] Simpkins F,Drake R,Escobar PF,et al. A phase Ⅱ trial of paclitaxel,carboplatin,and bevacizumab in advanced and recurrent endometrial carcinoma(EMCA). Gynecol Oncol,2015,136(2):240-245.

[6] Burger RA,Brady MF,Bookman MA,et al. Incorporation of bevacizumab in the primary treatment of ovarian cancer. N Engl J Med,2011,365(26):2473-2483.

[7] Oza AM,Cook AD,Pfisterer J,et al. Standard chemotherapy with or without bevacizumab for women with newly diagnosed ovarian cancer(ICON7):overall survival results of a phase 3 randomised trial. Lancet Oncol,2015,16(8):928-936.

[8] Aghajanian C,Blank SV,Goff BA,et al. Oceans:a randomized,double-blind,placebo-controlled phase Ⅲ trial of chemotherapy with or without bevacizumab in patients with platinum-sensitive recurrent epithelial ovarian,primary peritoneal,or fallopian tube cancer. J Clin Oncol,2012,30(17):2039-2045.

[9] Coleman RL,Brady MF,Herzog TJ,et al. Bevacizumab and paclitaxel-carboplatin chemotherapy and secondary cytoreduction in recurrent,platinum-sensitive ovarian cancer(NRG Oncology/ Gynecologic Oncology Group study GOG-0213):a multicentre,open-label,randomised,phase 3 trial. Lancet Oncol,2017,18(6):779-791.

[10] Pujade-Lauraine E,Hilpert F,Weber B,et al. Bevacizumab combined with chemotherapy for platinum-resistant recurrent ovarian cancer:The AURELIA open-label randomized phase Ⅲ trial. J Clin Oncol,2014,32(13):1302-1308.

[11] Tewari KS,Burger RA,Enserro D,et al. Final overall survival of a randomized trial of bevacizumab for primary treatment of ovarian cancer. J Clin Oncol. 2019,37(26):2317-2328.

[12] Dubois A,Floquet A,Kim JW,et al. Incorporation of pazopanib in maintenance therapy of ovarian cancer. J Clin Oncol,2014,32(30):3374-3382.

[13] Symonds RP,Gourley C,Davidson S,et al. Cediranib combined with carboplatin and paclitaxel in patients with metastatic or recurrent cervical cancer(CIRCCa):a randomised,double-blind,placebo-controlled phase 2 trial. Lancet Oncol,2015,16(15):1515-1524.

[14] Bender D,Sill MW,Lankes HA,et al. A phase Ⅱ evaluation of cediranib in the treatment of recurrent or persistent endometrial cancer:an nrg oncology/gynecologic oncology group study. Gynecol Oncol,2015,138(3):507-512.

[15] Michels J,Vitale I,Galluzzi L,et al. Cisplatin resistance associated with PARP hyperactivation. Cancer Res,2013,73(7):2271-2278.

[16] Liu JF,Barry WT,Birrer M,et al. Overall survival and updated progression-free survival outcomes in a randomized phase Ⅱ study of combination cediranib and olaparib versus olaparib in relapsed platinum-sensitive ovarian cancer. Ann Oncol,2019,30(4):551-557.

[17] Lan CY,Wang Y,Xiong Y,et al. Apatinib combined with oral etoposide in patients with platinum-resistant or platinum-refractory ovarian cancer(AEROC):a phase 2,single-arm,prospective study. Lancet Oncol,2018,19(9):1239-1246.

[18] Goncalves A,Fabbro M,Lhomme C,et al. A phase Ⅱ trial to evaluate gefitinib as second- or third-line treatment in patients with recurring locoregionally advanced or metastatic cervical cancer. Gynecol Oncol,2008,108(1):42-46.

[19] Schilder RJ,Sill MW,Lee YC,et al. A phase Ⅱ trial of erlotinib in recurrent squamous cell carcinoma of the

cervix:a gynecologic oncology group study. Int J Gynecol Cancer,2009,19(5):929-933.

[20] Nogueira-Rodrigues A,do Carmo CC,Viegas C,et al. Phase I trial of erlotinib combined with cisplatin and radiotherapy for patients with locally advanced cervical squamouscell cancer. Clin Cancer Res,2008,14(19): 6324-6329.

[21] Bell DW,Ellenson LH. Molecular genetics of endometrial carcinoma. Annu Rev Pathol,2019,14:339-367.

[22] Tsuda H,Yamamoto K,Inoue T,et al. The role of p16-cyclin d/CDK-pRb pathway in the tumorigenesis of endometrioid-type endometrial carcinoma. Br J Cancer,2000,82(3):675-682.

[23] Slomovitz BM,Jiang Y,Yates MS,et al. Phase Ⅱ study of everolimus and letrozole in patients with recurrent endometrial carcinoma. J Clin Oncol,2015,33(8):930-936.

[24] Stasenko M,Plegue M,Sciallis AP,et al. Clinical response to antiestrogen therapy in platinum-resistant ovarian cancer patients and the role of tumor estrogen receptor expression status. Int J Gynecol Cancer,2015, 25:222-228.

第二节　妇科肿瘤免疫治疗

免疫治疗是近年来随着生物医学发展而产生的一种新的肿瘤治疗方法,其原理是在消除免疫抑制因子的基础上增强肿瘤免疫排斥反应,利用机体自身的免疫系统来直接或间接杀死肿瘤细胞,以达到治疗肿瘤的目的[1]。免疫治疗在多种肿瘤中取得良好的进展,一些免疫治疗方案在实体肿瘤和血液恶性肿瘤中获得了临床审批。免疫疗法从理论发展到科学研究,再到临床试验,已成为最有前途的癌症治疗方式,但对于妇科肿瘤来说,暂未有一种获得批准[2,3]。鉴于妇科肿瘤的免疫治疗仍处于早期阶段,现在下结论还为时过早[4]。目前在妇科肿瘤中的免疫治疗研究主要分为四大类,包括治疗性单克隆抗体、肿瘤疫苗、过继细胞治疗和免疫调节剂。

一、治疗性单克隆抗体

(一)免疫检查点阻断抗体

多种肿瘤的相关研究表明,抑制性免疫检查点受体的 T 细胞表达是肿瘤逃避或抑制宿主免疫的机制之一。这些受体负调控 T 细胞功能,包括 CTLA-4(cytotoxic T lymphocyte antigen-4)、PD-1(programmed death-1)、LAG3(lymphocyte activation gene-3)、TIM-3(T cell immunoglobulin-3)等。用特异性抗体阻断这些抑制受体旨在恢复现有的抗肿瘤反应,主要包括抑制 T 细胞表达的免疫抑制受体及抑制这些受体的主要配体,如 PD-L1(programmed cell death ligand-1)。目前几种针对 PD-1、PD-L1 和 CTLA-4 的抗体已经开发出来,虽然这些免疫检查点阻断抗体在黑色素瘤等实体瘤治疗中显示出良好的前景,但在妇科肿瘤患者中反应一直不佳[5]。几乎所有的研究都报告了类似的总反应率(10%~15%),这明显低于免疫疗法在其他疾病中的反应率。

PD-1 阻断抗体帕博利珠单抗(pembrolizumab)和纳武利尤单抗(nivolumab)目前已经批准上市,目前纳武利尤单抗的适应证有黑色素瘤、非小细胞肺癌、肾细胞癌等。帕博利珠单抗用于黑色素瘤和非小细胞肺癌等。KEYNOTE-028 临床实验研究结果显示帕博利珠单抗对晚期 PD-L1 阳性复发的卵巢癌患者具有临床疗效,PD-L1 表达越高,药物应答越好[6,7]。纳武利尤单抗暂未有大规模临床实验研究开展,但在 2 例复发性子宫内膜癌患者的治疗中,安全且临床反应良好[8]。靶向 PD-L1 抗体目前获批的是阿特珠单抗（atezolizumab），用于膀胱癌和非小细胞肺癌。对早期复发卵巢癌患者的三期临床实验（NCT03353831），暂无结果发表。

CTLA-4（CD152）与 T 细胞表面的协同刺激分子受体（CD28）具有高度的同源性。CTLA-4 能够中止激活的 T 细胞反应（T cell response）以及介导调节性 T 细胞的抑制功能。获批上市的 CTLA-4 抗体伊匹单抗（ipilimumab），是一种完全人源化的单克隆抗体，可阻断 CTLA-4 下调 T 细胞免疫应答，一项多中心试验研究了其用于复发性宫颈癌的安全性和抗肿瘤活性，对治疗前后的患者的血液和肿瘤组织免疫分析显示，伊匹单抗是可耐受的，能诱导免疫功能改变，但与临床活性无关[9]，相关标志物的变化可能指导进一步的治疗策略。替西利姆单抗（tremelimumab）暂无妇科肿瘤相关的研究。

LAG-3（CD223）和 CD4 是同源蛋白，但能以更高的亲和力与主要组织相容性复合体Ⅱ类分子（major histocompatibility complex class Ⅱ，MHC-Ⅱ）结合，负调控 T 细胞功能。研究表明 LAG-3 选择性地上调 T 细胞表面的 CD4，因此 LAG-3 抗体在体内可降低调节性 T 细胞的活性。抑制或敲除 LAG-3 会解除对 T 细胞的抑制功能。在慢性感染模型及自身抗原识别模型中 LAG-3 和 PD-1 通常共表达，协同抑制 LAG-3 及 PD-1 能够增强免疫应答，因此目前关于 LAG-3 抗体的临床试验都是单独或者与 PD-1 联用来观察效果。

免疫检查点阻断抗体在各类肿瘤的临床治疗中发挥重要作用，带动妇科肿瘤的免疫治疗发展。针对妇科肿瘤，除了开发新的免疫阻断剂药物外，继续进行临床试验扩大现有抗体的适应证，还有以下亟待解决的问题：①探索抑制通路的协同作用机制，利于免疫检查点组合疗法的优化；②研究免疫检查点阻断如何影响记忆 T 细胞亚群的功能，理解免疫检查点阻断耐久性的机制；③挖掘生物标志物用于能够预测对免疫检查点阻断的反应，用于患者分层以及预估患者有效性；④开发有效的免疫检查点阻断的联合疗法来增加疗效以及减少副作用。

（二）CA125 单克隆抗体

肿瘤特异性抗原 CA125 在 90% 以上的晚期卵巢癌患者均有升高，针对 CA125 的单克隆抗体（MAb B43.13）能与循环中的 CA125 抗原结合，与循环中的 CA125 抗原形成高亲和力的复合物。由于 MAb B43.13 对 CA125 的高亲和力，最早被开发为核医学的肿瘤显像剂。意外发现 ^{99} 锝放射性标记 MAb B43.13 用于复发性卵巢癌检测时，部分患者生存率延长[10,11]。故而猜测 MAb B43.13 与 CA125 形成复合物后，能增强自体 CA125 抗原的处理，从而诱导分泌 CA125 特异性抗体的 T 细胞的产生，表现出体液性和细胞的反应。针对 CA125 特异性抗体奥戈伏单抗（oregovomab）的Ⅲ期研究显示，奥戈伏单抗治疗耐受性良好，Ⅲ期或Ⅳ期卵巢癌患者在首次临床治疗时接受静脉注射奥戈伏单抗未见明显毒性。在一线手术和化疗反应更有效的人群中，奥戈伏单抗治疗的患者具有优势。但对于整体人群，治疗组与安慰剂组之间无显著性差异[12,13]。抗 CA125 抗体的还有阿巴伏单抗（abagovomab），在阿巴伏单抗的一期和二期临床研究中，42 例复发性上皮性卵巢癌患者接受阿巴伏单抗肌内注射，未见全身毒性。一项多中心的三期临床实验研究阿巴伏单抗应用于Ⅲ期或Ⅳ期上皮性卵巢癌患者，研究针对处于首次临床缓解期的卵巢癌患者，旨在确定阿巴伏单抗维持治疗是否可延长其无复发生存期及整体生存期。研究结果显示，阿巴伏单抗的反复注射给药，能诱导出可测量到的免疫应答，但处于首次缓解期的卵巢癌患者进行维持治疗给药并不能延长生存期[14]。

（三）与放射性核素连用的单克隆抗体

放射性核素可与抗体结合用于治疗，最适合肿瘤治疗的放射性核素尚无法确定，可因肿瘤及其位置而异。放射耦联物已被提出用于腹膜植入物的局部治疗，常用的放射性核素有 ^{131} 碘、^{90} 钇、^{211} 砹和 ^{121} 铋等。抗人乳脂球蛋白膜（human milk fat globulin membrane，HMFG1）是一种能识别 MUC1 的小鼠免疫球蛋白，MUC1 在 90% 的腺癌中过表达。用 Y-90 标记的 HMFG1 单克隆抗体（anti-HMFG1-［^{90}Y］labeled antibody），其中 ^{90}Y 能射高能量 γ 射线杀伤肿瘤细胞，且 ^{90}Y 能参与细胞内蛋白的代谢过程，所以容易进入癌细胞。抗 HMFG1-［^{90}Y］抗体能作为辅助用药治疗卵巢癌患者[15]，但另外的三期临床实验显示，在上皮性卵巢癌患者中，腹腔单次给药 25mg HMFG1-［^{90}Y］抗体联合标准治疗组与单独标准治疗相比，腹腔给药组不能延长卵巢癌患者生存期或复发时间[16]。且抗 HMFG1-［^{90}Y］抗体骨髓抑制作用较严重，静脉注射乙二胺四乙酸（ethylene diamine tetra-acetic acid，EDTA）能降低这种副作用，但与放射性核素连用的单抗距离临床应用还有很长的路要走，需要进一步研究。

（四）其他单抗

白细胞介素 -6（interleukin 6，IL-6）与免疫抑制肿瘤微环境和卵巢癌化疗耐药性有关。托西珠单抗（tocilizumab）是 IL-6 受体的阻断抗体，在一期临床试验中，对托西珠单抗静脉注射的卵巢癌患者进行剂量限制毒性和临床有效性指标评估，表明功能性 IL-6 受体阻断是可行和安全的，可用于 II 期评估[17]。

二、肿瘤疫苗

肿瘤疫苗，利用了肿瘤特异性抗原或肿瘤相关抗原，来自于癌基因或抑癌基因编码的蛋白。如癌症 / 睾丸抗原 45（cancer/testis antigen 45，CT45），CT45 与 DNA 损伤通路连接，其高表达导致 DNA 损伤和铂敏感性增加。CT45 来源的 HLA I 类肽，经免疫肽学鉴定，可激活患者来源的细胞毒性 T 细胞，促进肿瘤细胞杀伤[18]。人类肿瘤抗原目前被分为以下多个类别：分化抗原（如 gp-100）、突变抗原（如 CD4）、扩增抗原（如 HER 2）、剪切变异抗原（如 NY-CO-37）、糖脂抗原（如 MUC1）、病毒抗原（如 HPV）、癌症 / 睾丸抗原（如 NY-ESO-1）。根据疫苗结构与疫苗类型不同，每个抗原组都有各自的优缺点[19]。

（一）肿瘤多肽疫苗

最常见的是 NY-ESO-1 疫苗，属于癌症 / 睾丸抗原。癌症 / 睾丸抗原是一种独特的类分化抗原[20]，NY-ESO-1 抗原最初是从食管癌中的血清学分析中定义的，在多种肿瘤中表达，包括上皮性卵巢癌[21]。NY-ESO-1 是免疫治疗的良好候选靶标，其在正常组织中受限表达，在各种肿瘤中广泛表达，是一种受限的脱靶毒性靶标，可广泛应用于多种肿瘤治疗。此外，NY-ESO-1 强大的免疫原性说明可通过某些方式增强抵抗该肿瘤相关抗原的自然免疫应答，这种抗原既能引起细胞性的，也能引起体液性的免疫反应[22]。NY-ESO-1 被 CD8 和 CD4 细胞识别的 MHC I 和 II 类限制性表位位点均已被鉴定，包括 HLA-A2、HLA-A24、HLA-B35、HLA-DR4 等。靶向肿瘤特异性 NY-ESO-1 表达通过以下三种方式可诱导免疫介导的肿瘤排斥反应：①树突状细胞（dendritic cell，DC）摄取由 NY-ESO-1 衍生肽或全长蛋白质组成的癌症疫苗，随后呈递至肿瘤微环境。负载 NY-ESO-1 肽的 DC 疫苗直接刺激 T 细胞。②具有 NY-ESO-1 T 细胞受体的 CD8$^+$ 或 CD4$^+$ T 细胞转导的过继性 T 细胞治疗介导它们抵抗肿瘤细胞提呈的 NY-ESO-1。③以上两种免疫治疗方式可以联合阻断 DC 与 T 细胞以及 T 细胞与肿瘤细胞之间抑制信号的免疫检查点抑制剂治疗。

自第一项临床试验启动以来，NY-ESO-1癌症疫苗试验已经发生了相当大的变化。DC是主要的抗原提呈细胞和T细胞强激活剂。目前的各种临床研究正在验证负载NY-ESO-1的DC的安全性和有效性。在一期临床试验中，12例转移性卵巢癌患者进行NY-ESO-1皮肤内给药后，大部分患者产生了特异性的CD8细胞反应，病情稳定[23,24]。在另一项临床试验中，18例上皮性卵巢癌患者接种了NY-ESO-1肽后，同时诱导了体液免疫和细胞免疫[25]。

另外，前文提到的免疫检查点阻断抗体，在免疫检查点抑制剂治疗后无应答患者，仍可能受益于癌症抗原特异性组合治疗。例如，CTLA-4检查点抑制剂伊匹单抗可诱导卵巢癌患者特异性NY-ESO-1体液和细胞免疫应答，检查点抑制剂联合NY-ESO-1靶向治疗可能会引发更强、更持久的临床反应。然而，并非所有肿瘤均如此，需要更大范围的NY-ESO-1靶向治疗与检查点阻断抗体相结合的临床试验。此外，由于NY-ESO-1癌症疫苗可引发体液和细胞应答，抗NY-ESO-1免疫治疗重点在很大程度上向基因工程T淋巴细胞转变。如HLA-A2限制性NY-ESO-1转导的CD8$^+$T细胞过继性T细胞疗法改善了难治性黑色素瘤和患者的临床缓解率和总体生存率。NY-ESO-1在靶向治疗已经取得了长足的进展，但仍需要改进目前的方法，开展新的临床实验进行探索。

（二）抗独特型抗体（anti-idiotype）疫苗

抗独特型抗体具有模拟抗原和免疫调节双重作用，能够打破机体对肿瘤的免疫抑制状态。抗特定型疫苗试图通过在不同的分子环境中向耐受宿主提供所需的表位来提高肿瘤相关抗原的免疫原性。假定用给定的抗原进行免疫将产生针对该抗原的抗体（称为Ab1）。Ab1可以产生针对Ab1的抗体，称为Ab2。部分抗特异性抗体（Ab2）表达抗体识别的抗原的内部图像，可作为替代抗原。使用Ab2免疫可以产生抗抗自身型抗体（称为Ab3或Ab1），这些抗体可以识别由Ab1识别的相应原始抗原。抗独特型抗体方法已被用于多种结肠癌、黑色素瘤、小细胞肺癌和神经母细胞瘤的临床研究中。大部分卵巢癌都表达CA125，应用抗CA125单克隆抗独特型抗体疫苗（ACA125）治疗42例经铂类药物治疗后复发性卵巢癌患者，在长达56个月的监测中没有一名患者发生严重过敏反应，且疫苗组患者生存期延长[26]。前文中CA125抗体阿巴伏单抗在三期临床试验中发现，每两周按照2mg的阿巴伏单抗给药，随访患者发现其抗独特型抗体水平显著上升，免疫应答强烈，每月一次的阿巴伏单抗注射给药是安全的[14]。应用合适的抗独特型抗体疫苗治疗肿瘤能有效地诱导独特的免疫反应，或可对延长患者的生存期有积极的影响。

（三）树突状细胞疫苗

树突状细胞（dendritic cell，DC）是免疫系统中最强的抗原提呈细胞，在肿瘤抗原的吸收、处理和激活T细胞中起着至关重要的作用，从而激活机体的抗肿瘤免疫反应。研究表明，树突状细胞与肿瘤细胞裂解物、肿瘤蛋白提取物、合成肽肿瘤抗原表位共培养后，可作为疫苗能诱导动物体内的保护性和治疗性抗肿瘤免疫反应。在2例子宫肉瘤和6例卵巢癌患者中，用自体肿瘤细胞裂解液对树突状细胞进行脉冲处理，部分患者表现明显的免疫反应，无进展生存期延长，提示自体同源的肿瘤抗原负载的DC疫苗有疾病稳定作用[27]。目前树突状细胞用于免疫治疗的障碍是需要专门制备细胞产品，同时需要考虑树突状细胞亚型、免疫成熟状态、辅助细胞因子、抗原加载方法、给药途径和频率等。

（四）基因重组疫苗

是通过基因重组技术将目的基因导入受体细胞制成,在妇科肿瘤领域,尤其宫颈癌中应用较多。研究表明,HPV 的 *E6* 和 *E7* 基因与宫颈癌的发病机制密切相关,在宫颈癌的治疗中,利用李斯特菌与 HPV 的 *E7* 基因结合制成的重组痘苗在口服给药后,裸鼠模型中观测到疫苗可介导 CTL 反应[28]。TA-HPV 是一种活重组痘苗病毒,表达 HPV-16 和 HPV-18 E6 及 E7 蛋白的修饰形式。应用 TA-HPV 痘苗治疗术前早期的宫颈癌患者,结果发现患者并无严重的毒副作用,且首次接种后部分患者血清中检测到 HPV 特异性血清学反应,说明宫颈癌患者中应用 TA-HPV 痘苗接种是安全的,并可有效地激活患者的免疫反应[29,30]。将 E7 和溶酶体相关的膜蛋白融合,构形嵌合基因 *E7/LAMP1* 重组病毒疫苗,一期临床试验结果显示,可以增强 CD4+T 细胞的抗原提呈效果,提高疫苗的抗肿瘤反应。

其他如自体和异体肿瘤细胞疫苗,主要优点是它们拥有所有的肿瘤抗原,免疫系统能产生有效的抗肿瘤反应。缺点是一些肿瘤细胞缺乏功能性共刺激分子,导致 T 细胞失能。总之,肿瘤疫苗适用于肿瘤的特异性免疫治疗,能通过加强和提高机体自身免疫功能和识别肿瘤抗原能力,启动自身主动的生理免疫抗肿瘤能力以消除手术残留癌灶、防止转移复发、提高肿瘤治愈率,最终能延长患者存活期和提高生活质量。

三、细胞治疗

细胞治疗又称为细胞过继免疫治疗(adoptive cell transfer,ACT),是从肿瘤患者体内分离免疫活性细胞(主要是 T 细胞),通过外界修饰,体外进行扩增和功能鉴定,然后向患者回输,从而达到直接杀伤肿瘤或激发机体的免疫应答杀伤肿瘤细胞的目的。ACT 主要包括 TIL (tumor infiltrating lymphocyte)、TCR-T(T cell receptor-T cells)、CAR-T(chimeric antigen receptor T cells)等[31]。

（一）嵌合抗原受体 T 细胞（CAR-T）

嵌合抗原受体是 CAR-T 的核心部件,通常由细胞外单链抗体可变区基因片段结构域和提供 TCR 激活信号的细胞内信号转导结构域组成。由于 CAR-T 细胞的抗原识别基于胞外结合肿瘤表面抗原,因此克服了宿主免疫系统在检测和随后的肿瘤破坏方面的定量和定性缺陷。所以特异性表达于肿瘤细胞表面的抗原的鉴定是利用 CAR-T 细胞治疗癌症的关键的第一步。在卵巢癌中,5T4 是一种肿瘤相关抗原,患者 T 细胞经 2 种不同的抗 5T4 的 CAR 构建物有效转导,小鼠模型中评估发现对已建立的卵巢肿瘤有治疗效果[32]。这些结果证明了 5T4 是卵巢癌免疫干预的一个有吸引力的靶点。α- 叶酸受体(folate receptor,FR)是卵巢癌相关抗原,通过对自体 T 细胞进行基因修饰而产生识别 FR 的细胞。研究显示,基因修饰的 T 细胞在移植后的前 2 天大量存在于血液循环中,但在大多数患者 1 个月后,这些细胞的数量迅速下降,几乎无法检测到。在接受治疗的 6 名患者中,有 3 名患者的血清中出现了一种抑制因子,这种抑制因子显著降低了基因修饰 T 细胞对肿瘤细胞的反应能力。证明基因修饰的肿瘤反应性 T 细胞不能长期大量存在[33]。目前针对 MUC16、间皮素和 NY-ESO-1 的工程 T 细胞的一期研究也在进行中。但观察到的临床效益是短暂的,最终仍然存在肿瘤复发。

近年来其他肿瘤的临床试验结果显示 CAR-T 治疗效果与肿瘤中 CAR-T 细胞是否显著扩增、持续存活有很大的关系,目前该治疗方法有极高的复发率。此外 CAR-T 治疗可引起显著的毒性,如细胞因子释放综合征和神经毒性等;细胞靶向抗原表达显著降低或丧失,导致 T 细胞活性降低等,因此设计新型 CAR-T 细胞时应增强肿瘤特异性抗原的靶向性以减轻毒性[34]。

(二) 肿瘤浸润淋巴细胞(TIL)

TIL 是从肿瘤附近组织中分离出淋巴细胞,加入细胞因子 IL-2 进行体外大量扩增,再回输到患者体内,扩大免疫应答,治疗原发或继发肿瘤的方法。在卵巢癌中,有两个正在进行的试验评估 TILs 的疗效。获得肿瘤特异性 T 细胞,分析是否比传统输注 T 细胞更有效是 TIL 法亟待解决的问题。同时还需致力于提高 T 细胞的质量和表征,以及能简化获得肿瘤特异性 T 细胞的方法。

(三) T 细胞受体(TCR-T)

TCR-T 疗法是将患者体内的普通 T 细胞分离出来,利用基因工程技术引入新的基因,是转基因 T 细胞表达能够识别癌细胞的 TCR-T,回输到患者体内从而杀死肿瘤细胞的治疗方法。在早期方法中,T 细胞修饰后具有表达靶向共同抗原的能力,但抗原在正常组织中也表达,治疗过程会产生严重毒性。目前 TCR-T 细胞的治疗已从肿瘤相关抗原转移到肿瘤特异性抗原,在诱导强的抗肿瘤作用时不会对正常细胞产生毒性。目前发展的新技术,如肿瘤外显子组测序和表位预测算法,能快速鉴定肿瘤细胞中因基因突变而产生的免疫原性新表位,也一定程度上促进了 TCR-T 疗法的发展。

总之,细胞过继免疫治疗当前障碍还有很多,主要是免疫细胞扩增与持久性、T 细胞功能障碍、T 细胞效应功能的消失、肿瘤异质性和抗原缺失、治疗毒性、实体瘤的瘤体屏蔽障碍等,另外许多具有免疫调节活性的酶在癌症患者中上调,一氧化氮等氮化物产生增加,这些情况都限制了免疫细胞尤其是 T 细胞活化,导致肿瘤特异性 T 细胞在肿瘤中的持久性降低而失去治疗效果。

过继性免疫治疗领域正在快速的发展,但如何提高 T 细胞杀伤效率、减少 T 细胞衰竭、优化 T 细胞的生成、开发通用 T 细胞、降低临床毒性、避免肿瘤微环境免疫抑制等问题还需要更深入的研究,以期扩大其在不同癌症中的应用范围。

四、免疫调节

免疫调节剂是最早用于肿瘤免疫治疗的一种手段,通常被称为主动非特异性免疫治疗,包括细胞因子、小分子抑制剂或激活剂。

(一) 细胞因子

干扰素是临床上应用最广泛的一类细胞因子,多用于对卵巢癌的辅助治疗。适用于临床各期别和病理类型的卵巢癌患者,治疗途径以腹腔灌注为主,腹腔灌注免疫治疗适用于卵巢癌细胞减灭术后患者,对腹腔内的残留病灶较大的患者效果不显著。20 例接受腹腔注射细胞因子的卵巢癌患者,均表现出良好的耐受性,对 IFN-γ 单独应用或与 IL-2 联合治疗可提高卵巢肿瘤细胞的抗原表达[35]。干扰素对人体的免疫功能有重要影响,在细胞免疫反应和抗原提呈给 T 细胞中发挥了作用。此外,干扰素还被发现可以通过抑制人表皮生长因子受体 2(human epidermal growth factor receptor 2,HER 2)直接阻止卵巢癌细胞的增殖。

然而,一个大型的三期临床试验证实,IFN-γ 皮下注射,联合卡铂/紫杉醇化疗组,对比卡铂和紫杉醇标准化疗用于治疗晚期卵巢癌患者,IFN-γ 联合卡铂/紫杉醇治疗晚期卵巢癌一线疗效不佳,严重不良事件在 IFN-γ 联合化疗组中更为常见[36]。推测原因是细胞因子会

表 7-3　已发表的有关妇科肿瘤免疫治疗的临床试验

发表时间	治疗措施	临床实验阶段	入选病例	样本数	研究方案	结论	参考文献
免疫检查点阻断抗体							
2019	帕博利珠单抗 pembrolizumab	Ⅱ期	晚期复发性卵巢癌	376	A组为接受≤二线疗复发的 AOC 并且无铂/无化疗间隔≥3~12 个月；B组接受三~五线前期化疗，PFI/TFI≥3个月每 3 周帕博利珠单抗 200mg 每 3 周静脉注射 1 次	派姆单抗在晚期复发性卵巢癌患者中表现出活性；PD-L1 表达越高，反应越强	[6]
2018	伊匹单抗 ipilimumab	Ⅰ~Ⅱ期	转移性宫颈癌(鳞状细胞癌或腺癌)	42	A组每 21 天静脉注射伊匹单抗 3mg/kg；B组 10mg/kg，每 21 天 1 次，连续 4 个周期	伊匹单抗是可耐受的，可诱导免疫功能改变，但没有表现出显著的单药活性	[9]
2009	奥戈伏单抗 Oregovomab	Ⅲ期	卵巢癌Ⅲ~Ⅳ期患者	373	在一线卡铂/紫杉醇化疗后 4~12 周，在完全盲法下随机分配安慰剂组和奥戈伏单抗组	两者临床疗效无明显差异；单免疫治疗策略作为维持治疗并不有效	[12]
2013	阿巴伏单抗 (abagovomab)	Ⅲ期	完全临床缓解期的Ⅲ~Ⅳ期卵巢癌患者	888	手术及以铂制剂和紫杉类药物化疗后，给药阿巴伏单抗或安慰剂组，共 6 周	阿巴伏单抗能诱导可测量到的免疫应答。但处于首次缓解期的卵巢癌患者进行维持治疗给药并不能延长生存期	[14]
2006	90Y 标记的 HMFG1 抗体	Ⅲ期	上皮性卵巢癌患者	844	单剂量 90Y 标记的 HMFG1 抗体腹腔给药+标准治疗组和单独标准治疗组	单纯腹腔给药不能延长生存期或复发时间	[16]
2015	托西珠单抗 (tocilizumab)	Ⅰ期	复发卵巢癌患者	23	卡铂(AUC5)联合脂质体阿霉素化疗，结合不同剂量的托西珠单抗静脉注射	功能性 IL-6R 阻断是可行和安全的。可用于Ⅱ期评估	[17]
肿瘤疫苗							
2012	NY-ESO-1	Ⅰ期	晚期上皮性卵巢癌患者	28	卵巢癌患者在第二次或第三次缓解期依次纳入三个队列，并接受至少 1 次疫苗接种	NY-ESO-1 疫苗是安全的，并能迅速诱导所有接种患者一致的综合免疫反应	[24]

续表

发表时间	治疗措施	临床实验阶段	入选病例	样本数	研究方案	结论	参考文献
2001	铝沉淀抗独特型ACA125	II期	铂类药物治疗后复发性卵巢癌患者	32	每2周接受4次免疫接种,每次接种2mg,然后每月接种1次。最大控制期56个月	合适的抗独特型抗体疫苗能有效地诱导独特的免疫反应	[26]
2002	自体肿瘤抗原的DC脉冲疫苗	I期	2名子宫肉瘤患者和6名卵巢癌患者	8	每隔10天或4周接受3~23次皮下注射原脉冲DC	治疗是安全的,且耐受性好,具有免疫活性	[27]
2002	活重组痘苗病毒TA-HPV疫苗	I期	Ib期或IIa期宫颈癌患者	29	根治性子宫切除术前2周开始接种TA-HPV疫苗,间隔至少4周	研究证实了TA-HPV疫苗的安全性和免疫原性	[30]
细胞治疗							
2006	CAR-T(对FR具有反应活性的T细胞)	I期	复发卵巢癌患者	14	第1组接受T细胞和高剂量IL-2,第2组接受双特异性T细胞和单克隆抗体免疫	所有患者的肿瘤负荷均未见减轻;基因修饰的肿瘤反应性T细胞可安全给药,但不能长期大量存在	[33]
免疫调节剂							
2008	IFN-γ	III期	原发性卵巢癌和原发性腹膜癌	847	IFN-γ皮下注射联合卡铂和紫杉醇化疗组,对比卡铂和紫杉醇标准化疗组	严重不良事件在IFN-γ联合化疗组中更为常见;IFN-γ联合卡铂/紫杉醇治疗晚期卵巢癌一线疗效不佳	[36]
2018	G-CSF	III期	晚期上皮性卵巢癌和原发性腹膜癌	738	分为需要剂量修改组和不需要剂量修改组。G-CSF的修改组中使用更为频繁	G-CSF是基于降发热性中性粒细胞减少并发症状的风险,而不能改善临床结果	[37]
2017	Motolimod (TLR8激动剂)	II期	卵巢、输卵管或原发性腹膜癌	297	PLD + Motolimod 及PLD + 安慰剂	加入Motolimod的化疗方案不能改善OS	[39]

激活巨噬细胞,分泌包括血管内皮生长因子在内的生长因子,进而无法识别和攻击卵巢癌细胞。此外,IFN-γ诱导检查点分子PD-1及其配体PD-L1的高表达,而这两者均与免疫抑制相关,可能导致肿瘤免疫逃逸临床效果不佳。另外一个探究化疗剂量调整的三期临床试验中也提到,虽然粒细胞集落刺激因子(G-CSF)在化疗剂量调整组中使用更为频繁。但G-CSF的使用是基于降低发热性中性粒细胞减少并发症的风险,而并不能改善临床结果[37]。这也与临床相符,单独使用细胞因子往往并不能改善患者预后,细胞因子作为一种免疫调节剂,往往在肿瘤患者的免疫治疗中发挥辅助作用,或用于改善患者症状。

（二）小分子药物

Motolimod(VTX-2337)是Toll样受体的小分子激动剂,在体内实验中证实了安全性后[38],进行了二期临床实验。虽然与安慰剂相比,联合使用脂质体阿霉素与Motolimod的治疗方案并不能改善临床结果。但根据体外免疫反应分组的亚组分析中发现,Motolimod治疗反应不同的患者OS有统计学差异[39]。总的来说,这些数据可能为确定新组合和/或确定组合方法中使用免疫调节剂治疗的患者提供重要线索。

总而言之,在过去十年中,癌症免疫治疗领域取得了重大进展。首要的是具有免疫原性的肿瘤抗原的鉴定,免疫监测和肿瘤逃逸总是此消彼长不可分割的。同时,一些非免疫治疗的手段也能够影响肿瘤对免疫的反应。为了与现有疗法有效地结合,同时实现肿瘤的精准个体化治疗,需要开发生物标志物来预测对不同类型的免疫治疗的反应性,并允许根据结果选择治疗方案。此外,这样的生物标志物将允许免疫疗法的合理组合,同时将毒性降到最低。

最后,免疫治疗需要考虑妇科肿瘤微环境中的免疫抑制网络,这很可能是由肿瘤的内在生物学特性决定的。肿瘤使用多种手段来逃避免疫消除,因此更好地理解肿瘤微环境的免疫抑制是必要的。当前是肿瘤免疫学和免疫治疗蓬勃发展的时代,肿瘤免疫疗法理论进步和临床试验展开为妇科肿瘤免疫治疗提供了基础(表7-3)。期望这些新的治疗方法能在不久的将来应用于妇科肿瘤,并可以与其他疗法有效地结合。

（汪希鹏）

参考文献

[1] Wang RF, Wang HY. Immune targets and neoantigens for cancer immunotherapy and precision medicine. Cell Research, 2017, 27(1):11-37.

[2] Mantia-Smaldone Gina M, Corr Bradley, Chu Christina S. Immunotherapy in ovarian cancer. Human Vaccines, 2012, 8(9):1179-1191.

[3] Marth C, Wieser V, I Tsibulak, et al. Immunotherapy in ovarian cancer:fake news or the real deal? International Journal of Gynecological Cancer, 2019, 29(1):201-211.

[4] Ray-Coquard I, Lorusso D. Immunotherapy and epithelial ovarian cancer:a double-edged sword? Annals of Oncology Official Journal of the European Society for Medical Oncology, 2017, 28(5):909-910.

[5] Odunsi K. Immunotherapy in ovarian cancer. Annals of Oncology Official Journal of the European Society for Medical Oncology, 2017, 28(suppl_8):viii1-viii7.

[6] Mehnert JM, Varga A, Brose MS, et al. Antitumor Activity and Safety of Pembrolizumab in Patients with Advanced Recurrent Ovarian Cancer:Results from the Phase 2 KEYNOTE-100 Study. Annals of Oncology, 2019, 30:1080-1087.

［7］ Varga A,Piha-Paul S,Ott PA,et al. Pembrolizumab in patients with programmed death ligand 1-positive advanced ovarian cancer:Analysis of KEYNOTE-028. Gynecologic Oncology,2019,152(2):243-250.

［8］ Santin AD,Bellone S,Buza N,et al. Regression of chemotherapy-resistant polymerase ε(POLE)ultra-mutated and MSH6 hyper-mutated endometrial tumors with Nivolumab. Clinical cancer research:an official journal of the American Association for Cancer Research,2016,22(23):5682-5687.

［9］ Lheureux S,Butler MO,Clarke B,et al. Association of Ipilimumab with safety and antitumor activity in women with metastatic or recurrent human papillomavirus-related cervical carcinoma. JAMA Oncology,2018,4(7): e173776.

［10］ Baum RP,Noujaim AA,Nanci A,et al. Clinical course of ovarian cancer patients under repeated stimulation of HAMA using MAb OC125 and B43.13. Hybridoma,1993,12(5):583.

［11］ Nicodemus CF,Schultes BC,Hamilton BL. Immunomodulation with antibodies:clinical application in ovarian cancer and other malignancies. Expert Review of Vaccines,2002,1(1):35.

［12］ Berek J,Taylor P,McGuire W,et al. Oregovomab maintenance monoimmunotherapy does not improve outcomes in advanced ovarian cancer. Journal of Clinical Oncology,2009,27(3):418-425.

［13］ Berek JS,Taylor PT,Gordon A,et al. Randomized,placebo-controlled study of oregovomab for consolidation of clinical remission in patients with advanced ovarian cancer. Journal of Clinical Oncology,2004,22(17):3507-3516.

［14］ Sabbatini P,Harter P,Scambia G,et al. Abagovomab as maintenance therapy in patients with epithelial ovarian cancer:a phase Ⅲ trial of the AGO OVAR,COGI,GINECO,and GEICO--the MIMOSA study. Journal of Clinical Oncology,2013,31(12):1554-1561.

［15］ Epenetos AA,Hird V,Lambert H,et al. Long term survival of patients with advanced ovarian cancer treated with intraperitoneal radioimmunotherapy. International Journal of Gynecological Cancer,2000,10(null): 44-46.

［16］ Verheijen RH,Massuger LF,Benigno BB,et al. Phase Ⅲ trial of intraperitoneal therapy with yttrium-90-labeled HMFG1 murine monoclonal antibody in patients with epithelial ovarian cancer after a surgically defined complete remission. Journal of Clinical Oncology:,2006,24(4):571-578.

［17］ Dijkgraaf EM,Santegoets SJ,Reyners AK,et al. A phase Ⅰ trial combining carboplatin/doxorubicin with tocilizumab,an anti-IL-6R monoclonal antibody,and interferon-α2b in patients with recurrent epithelial ovarian cancer. Annals of Clinical Oncology,2015,26(10):2141-2149.

［18］ Coscia F,Lengyel E,Duraiswamy J,et al. Multi-level Proteomics Identifies CT45 as a Chemosensitivity Mediator and Immunotherapy Target in Ovarian Cancer. Cell,2018,175(1):159-170.e116.

［19］ Sabbatini P,Odunsi K. Immunologic approaches to ovarian cancer treatment. Journal of Clinical Oncology, 2007,25(20):2884-2893.

［20］ Türeci O,Sahin U,Zwick C,et al. Identification of a meiosis-specific protein as a member of the class of cancer/testis antigens. Proceedings of the National Academy of Sciences of the United States of America, 1998,95(9):5211-5216.

［21］ Odunsi K,Jungbluth AA,Stockert E,et al. NY-ESO-1 and LAGE-1 cancer-testis antigens are potential targets for immunotherapy in epithelial ovarian cancer. Cancer Research,2003,63(18):6076-6083.

［22］ Jäger E,Nagata Y,Gnjatic S,et al. Monitoring CD8 T cell responses to NY-ESO-1:correlation of humoral and cellular immune responses. Proceedings of the National Academy of Sciences of the United States of America, 2000,97(9):4760-4765.

［23］ Brinckerhoff LH,Kalashnikov VV,Thompson LW,et al. Terminal modifications inhibit proteolytic degradation of an immunogenic MART-1(27-35)peptide:implications for peptide vaccines. International Journal of Cancer,1999,83(3):326-334.

［24］ Sabbatini P,Tsuji T,Ferran L,et al. Phase I trial of overlapping long peptides from a tumor self-antigen and poly-ICLC shows rapid induction of integrated immune response in ovarian cancer patients. Clinical Cancer Research,2012,18(23):6497-6508.

［25］ Matsuzaki J,Qian F,Luescher I,et al. Recognition of naturally processed and ovarian cancer reactive CD8+ T cell epitopes within a promiscuous HLA class II T-helper region of NY-ESO-1. Cancer Immunology Immunotherapy,2008,57(8):1185-1195.

［26］ Wagner U,Köhler S,Reinartz S,et al. Immunological consolidation of ovarian carcinoma recurrences with monoclonal anti-idiotype antibody ACA125:immune responses and survival in palliative treatment. See The biology behind:K. A. Foon and M. Bhattacharya-Chatterjee,Are solid tumor anti-idiotype vaccines ready for prime time? Clincal Cancer Research,2001,7:1112-111.

［27］ Hernando JJ,Park TW,Kübler K,et al. Vaccination with autologous tumour antigen-pulsed dendritic cells in advanced gynaecological malignancies:clinical and immunological evaluation of a phase I trial. Cancer Immunol Immunother,2002,51(1):45-52.

［28］ Lin CW,Lee JY,Tsao YP,et al. Oral vaccination with recombinant Listeria monocytogenes expressing human papillomavirus type 16 E7 can cause tumor growth in mice to regress. International Journal of Cancer,2002, 102(6):629-637.

［29］ Adams M,Borysiewicz L,Fiander A,et al. Clinical studies of human papilloma vaccines in pre-invasive and invasive cancer. Vaccine,2001,19:2549-2556.

［30］ Kaufmann AM,Stern PL,Rankin EM,et al. Safety and immunogenicity of TA-HPV,a recombinant vaccinia virus expressing modified human papillomavirus(HPV)-16 and HPV-18 E6 and E7 genes,in women with progressive cervical cancer. Clinical Cancer Research,2002,8(12):3676-3685.

［31］ Guedan S,Ruella M,June C. Emerging Cellular Therapies for Cancer. Annual Review of Immunology,2019, 37(undefined):145-171.

［32］ Owens GL,Sheard VE,Kalaitsidou M,et al. Preclinical Assessment of CAR T-Cell Therapy Targeting the Tumor Antigen 5T4 in Ovarian Cancer. Journal of Immunotherapy,2018,41(3):130-140.

［33］ Kershaw MH,Westwood JA,Parker LL,et al. A phase I study on adoptive immunotherapy using gene-modified T cells for ovarian cancer. Clinical Cancer Research,2006,12:6106-6115.

［34］ Tanyi J,Stashwick C,Plesa G,et al. Possible compartmental cytokine release syndrome in a patient with recurrent ovarian cancer after treatment with Mesothelin-targeted CAR-T Cells. Journal of Immunotherapy (Hagerstown,Md：1997),2017,40(3):104-107.

［35］ Freedman RS,Kudelka AP,Kavanagh JJ,et al. Clinical and biological effects of intraperitoneal injections of recombinant interferon-gamma and recombinant interleukin 2 with or without tumor-infiltrating lymphocytes in patients with ovarian or peritoneal carcinoma. Clinical Cancer Research,2000,6(6):2268-2278.

［36］ Alberts DS,Marth C,Alvarez RD,et al. Randomized phase 3 trial of interferon gamma-1b plus standard carboplatin/paclitaxel versus carboplatin/paclitaxel alone for first-line treatment of advanced ovarian and primary peritoneal carcinomas:results from a prospectively designed analysis of progression-free survival. Gynecologic Oncology,2008,109(2):174-181.

［37］ Olawaiye A,Java J,Krivak T,et al. Does adjuvant chemotherapy dose modification have an impact on the outcome of patients diagnosed with advanced stage ovarian cancer? An NRG Oncology/Gynecologic Oncology Group study. Gynecologic Oncology,2018,151(1):18-23.

［38］ Monk B,Facciabene A,Brady We,et al. Integrative Development of a TLR8 Agonist for Ovarian Cancer Chemoimmunotherapy. Clinical Cancer Research,2017,23(8):1955-1966.

［39］ Monk BJ,Brady MF,Aghajanian C,et al. A phase 2,randomized,double-blind,placebo-Â controlled study of chemo-immunotherapy combination using motolimod with pegylated liposomal doxorubicin in recurrent or persistent ovarian cancer: A Gynecologic Oncology Group partners study. Annals of Oncology, 2017, 28(5): 996-1004.

第三节　遗传性卵巢肿瘤的诊治

遗传因素在卵巢恶性肿瘤的发生中发挥着重要的作用,既往报道,10%~15% 的卵巢癌和遗传异常相关;而近年来研究发现,25% 的卵巢癌可能具有遗传性[1]。和其他遗传性肿瘤类似,遗传性卵巢肿瘤通常和某一个或某一些特定的基因突变相关,其中,65%~85% 与乳腺癌易感基因(breast cancer susceptibility gene)BRCA1 和 BRCA2 突变相关,此外,还有一些和 DNA 损伤的同源重组修复(homologous recombination repair, HRR)、DNA 错配修复(mismatch repair, MMR)等基因相关[2]。本节仅列出目前相对常见的遗传性卵巢肿瘤的诊治。

一、遗传性乳腺癌 / 卵巢癌综合征

遗传性乳腺癌 / 卵巢癌综合征(hereditary breast and ovarian cancer syndrome, HBOCS)是最常见的遗传性卵巢癌,其中,绝大部分与 BRCA1 和 / 或 BRCA2 基因胚系突变相关,称为 BRCA 相关 HBOCS,还有一部分由其他基因突变引起,这些具有 HBOCS 表型的患者常常携带涉及 HRR 相关的其他基因突变,如 BRIP1、PALB2、ATM 、CHEK2、RAD51C、RAD51D 等。

(一)临床表现和诊断

和其他遗传性肿瘤相似,HBOCS 发病年龄较散发性卵巢癌早,而临床特征,包括就诊时的临床分期、血清 CA125 水平、是否存在腹水等和散发性卵巢癌相比无明显差异[3]。BRCA1 和 BRCA2 相关卵巢癌多数(>90%)为高级别浆液性癌(high grade serous carcinoma, HGSC),其次为内模样腺癌(10%~14%)[2]。诊断主要结合患者家族史,通过基因检测确诊(具体见第五章第一节)。

(二)治疗

1. 手术治疗　手术是卵巢癌的主要治疗手段,无论是初次减瘤,还是复发后的二次、三次减瘤,满意的肿瘤细胞减灭术和卵巢癌的预后密切相关。研究提示,BRCA 突变相关卵巢癌和散发性的卵巢高级别浆液性癌相比,初次手术满意减瘤率无明显差异;是否携带 BRCA 突变和能否达到满意减瘤无相关性[4]。但 gBRCAm(BRCA 胚系突变)的患者出现无卵巢肿物的腹膜播散比例较 gBRCAwt(胚系 BRCA 野生型)的患者高(25.2% vs. 13.9%),出现肿大淋巴结的比例也较高(30.8% vs. 17.5%);此外,gBRCAm 患者盆腹腔肿瘤负荷更大,更容易出现盆腹腔内脏转移[3],这无疑给 gBRCAm 患者的减瘤手术带来更大的挑战。

2. 化疗　铂类为基础的联合化疗是卵巢癌初次术后辅助化疗的一线治疗方案。BRCA1 低表达或表达缺失的卵巢癌患者,对铂类化疗更敏感[5]。BRCA2 突变携带者对铂类为基础的一线化疗反应率较 BRCA1 突变携带者和无 BRCA 突变者高[6]。铂耐药的复发性卵巢癌患者,携带 gBRCAm 的患者再次使用铂类为基础的化疗,缓解率也较无突变者高;多线化疗有效的 gBRCAwt 患者,大部分携带 sBRCAm(BRCA 体细胞突变)[7]。除了 BRCA1/BRCA2 基因,其他和 HRR 相关的基因也和铂敏感性相关[8],需要更多的研究进一步探索。

细胞实验提示,阻断卵巢癌细胞中 BRCA1 的表达降低了紫杉醇的抑癌活性,提示 BRCA1 和卵巢癌对紫杉醇的敏感性相关[5]。亦有临床研究显示,携带 BRCA1/BRCA2 突变的

复发性卵巢癌患者,使用紫杉醇单药化疗,反应率可达 46%,铂敏感复发较铂耐药复发的反应率更高[9]。可见,使用 *BRCA* 突变状态结合复发时的铂敏感性,可用来评估复发性卵巢癌患者使用紫杉醇单药治疗的有效性。

除了紫杉醇和卡铂,脂质体多柔比星(pegylated liposomal doxorubicin,PLD)是另一个美国国家癌症综合网络(National Comprehensive Cancer Network,NCCN)指南推荐的用于卵巢癌的一线化疗药,也广泛应用于复发性卵巢癌的二线化疗。既往有回顾性研究提示,*BRCA* 突变的复发性卵巢癌患者,接受 PLD 治疗的无进展生存期(progression-free survival,PFS)和总生存期(over-all survival,OS)获益更大[10]。一项三期临床研究(OVA-301)对比曲贝替定(trabectedin)联合 PLD 和单药 PLD 在复发性卵巢癌中的应用,虽然结果提示增加曲贝替定没有生存获益,但亚组分析显示,携带 *gBRCA1m* 的患者,总反应率较 *gBRCAwt* 患者高(49% *vs.* 28%),*gBRCA1m* 的患者中,曲贝替定联合 PLD 组,PFS 和 OS 明显优于单药 PLD 化疗组(中位 PFS 13.5 个月 *vs.* 5.5 个月,中位 OS 23.8 个月 *vs.* 12.5 个月);而 *gBRCAwt* 患者中,两个治疗组并无生存差异[11]。一项二期临床研究(MITO-15)显示,*gBRCAm* 患者和 *BRCAness* 表型的复发性卵巢癌患者,使用曲贝替定反应率高,两者之间无明显差异[12]。

既往临床研究提示,和静脉化疗相比,腹腔化疗能提高卵巢癌患者的 OS,GOG-172 研究中,紫杉醇静脉联合顺铂腹腔化疗对比单纯静脉化疗,PFS 和 OS 显著延长(PFS 23.8 个月 *vs.* 18.3 个月,OS 65.6 个月 *vs.* 49.7 个月)。但是腹腔化疗毒性大,患者耐受性较差,在该研究中,腹腔化疗组仅有 42% 的患者能够坚持完成六个疗程的化疗,且患者短期的生活质量也明显下降[13]。为了探索毒性更低的化疗方案,同时进一步验证腹腔化疗的疗效,GOG-252 研究将经过满意减灭的卵巢癌患者随机分成三组,分别接受紫杉醇静脉周疗联合卡铂静脉化疗、紫杉醇静脉周疗联合卡铂腹腔化疗、紫杉醇静脉三周疗联合紫杉醇和顺铂腹腔化疗,三组患者均同时接受贝伐珠单抗治疗。该研究结果显示,腹腔化疗并没有改善卵巢癌患者的 PFS,同样地,腹腔化疗,尤其是顺铂腹腔化疗的毒性更大,患者生活质量更差[14]。由此看来,腹腔化疗是否优于静脉化疗仍存争议。

GOG-172 研究还检测了 393 例卵巢癌组织中 BRCA1 的表达情况,结果发现,BRCA1 表达异常(BRCA1 表达率 <10%)者,腹腔化疗比静脉化疗的中位 OS 时间延长(84 个月 *vs.* 47 个月,*HR* 0.67,95% 置信区间 0.47-0.97);而 BRCA1 表达正常者,腹腔化疗并没有改善 OS,提示 BRCA1 表达异常的患者,腹腔化疗可能疗效更佳[15]。近期发表的一项前瞻性临床研究示,腹腔热灌注化疗能提高接受新辅助化疗的晚期卵巢癌患者的 PFS 和 OS[16];一项回顾性研究也得出类似的结论,且腹腔热灌注化疗的生存获益在 *BRCA* 突变者中更明显[17]。可能的机制为,*BRCA* 突变者存在 DNA 损伤的同源重组修复缺陷(homologous recombination deficiency,HRD),而腹腔热灌注化疗在细胞水平上抑制 DNA 损伤修复,两者协同作用,抗肿瘤作用增强。

BRCA 突变者对铂类、紫杉醇和 PLD 等的化疗敏感性高,也可能对腹腔化疗有更大获益。由于腹腔化疗较静脉化疗毒性大,检测 *BRCA* 突变状态有助于卵巢癌化疗方案和化疗方式的优化。

3. 靶向治疗 遗传性卵巢癌和散发性卵巢癌的主要治疗基本上都以手术为主,化疗为辅。这种"一刀切"的治疗方法也逐渐暴露出缺陷,例如,大部分卵巢透明细胞癌和黏液性癌对铂类为基础的化疗不敏感,笼统地将这部分恶性肿瘤合并为"上皮性卵巢癌"加以治疗,不但有效性低,也增加了患者的毒副作用。因此,如何根据每个患者的分子病理学、遗传学特征等制订更加个体化和更加精准的治疗方案,是卵巢癌治疗的趋势。近年来,靶向治疗药物,例如抗血管生成药物、二磷酸腺苷核糖多聚酶抑制剂(poly-adenosine diphosphate-ribosepolymerase inhibitor,PARPi)等快速发展,在卵巢癌维持治疗方面取得了里程碑式的成果。

(1)二磷酸腺苷核糖多聚酶抑制剂:和 BRCA1/BRCA2 蛋白相似,PARP 蛋白也参与了 DNA 损伤的修复过程。PARP 抑制剂阻断 PARP 蛋白,阻断 DNA 的损伤修复,而携带 *BRCA1/BRCA2* 突变的个体(例如 HBOCS 患者)本身修复 DNA 损伤的功能缺失(HRD),这两者形成合成致死(synthetic lethality)而发挥抗肿瘤作用。这也是携带 *BRCA* 基因突变和其他 HRR 相关基因突变的患者,使用 PARP 抑制剂治疗获益更大的机制之一。

多项随机对照临床研究证实 PARP 抑制剂治疗卵巢癌的有效性(表 7-4,具体见第七章第一节),目前获得美国食品药品监督管理局(Food and Drug Administration,FDA)批准的 PARP 抑制剂主要有 3 个:olaparib(奥拉帕利)、niraparib(尼拉帕尼)、rucaparib(雷卡帕利)。

表 7-4　部分 PARP 抑制剂的临床研究

研究名称	研究卵巢癌人群	研究药物	中位 PFS(月)
Study 19[18]	铂敏感复发	olaparib　400mg,每天 2 次　*vs.* 安慰剂	总人群　8.4 *vs.* 4.8 *BRCAm* *　11.2 *vs.* 4.3 *BRCAwt**　7.4 *vs.* 5.5
SOLO2[19]	铂敏感复发,*BRCAm*	olaparib　300mg,每天 2 次　*vs.* 安慰剂	*BRCAm*　19.1 *vs.* 5.5
ARIEL3[20]	铂敏感复发	rucaparib　600mg,每天 2 次　*vs.* 安慰剂	总人群　10.8 *vs.* 5.4 *BRCAm*　16.1 *vs.*5.4 *BRCAwt*/LOH^high Δ　9.7 *vs.* 5.4 *BRCAwt*/LOH^low ΔΔ　6.7 *vs.* 5.4
ENGOT-OV16/NOVA[21]	铂敏感复发	niraparib　300mg,每天 1 次　*vs.* 安慰剂	*BRCAm*　21.0 *vs.* 5.5 *BRCAwt*　9.3 *vs.* 3.9 *BRCAwt*/HRD 阳性　12.9 *vs.* 3.8
SOLO1[22]	初治,*BRCAm*	olaparib　300mg,每天 2 次　*vs.* 安慰剂	3 年 PFS　60% *vs.*27%

注:* *BRCAm*:*BRCA* 突变;****BRCAwt*:*BRCA* 野生型;
Δ*BRCAwt*/LOH^high:*BRCA* 野生型,基因组高杂合性缺失(loss of heterozygosity,LOH)
ΔΔ*BRCAwt*/LOH^low:*BRCA* 野生型,基因组低杂合性缺失

olaparib 是第一个在卵巢癌中应用的 PARP 抑制剂,也是第一个获得美国 FDA 批准的 PARP 抑制剂。根据 NCCN 指南推荐(2019 年,第 1 版),olaparib 可用于完成铂类为基础的化疗,并且用于携带 *BRCA* 突变(*gBRCAm* 1 级推荐;*sBRCAm* 2A 级推荐)的初治卵巢癌患者的一线维持治疗。除了一线维持治疗,上文提到的 3 个 PARP 抑制剂均被推荐用于携带 *BRCA* 突变的铂敏感复发性卵巢癌的单药维持治疗。从各个临床研究的数据分析(见表 7-4),无论

是否携带 *BRCA* 突变,使用 PARP 抑制剂治疗均有生存(PFS)获益。携带 *BRCA* 突变(包括胚系突变和体细胞突变)或存在 HRD 的患者,使用 PARP 抑制剂治疗,获益较无 *BRCA* 突变或 HRD 阴性的患者大。

综上所述,HBOCS 和 HRD 阳性的卵巢癌患者可能是 PARP 抑制剂治疗获益最大的主要人群,而如何评估 HRD 状态、如何选择标志物等问题仍需进一步探索。

(2)抗血管生成药物:贝伐珠单抗是第一个获得美国 FDA 批准的用于卵巢癌一线维持治疗的靶向药物,虽然临床研究并没有显示出总人群的 OS 获益,但高危人群(不满意减灭的Ⅲ/Ⅳ期患者)中,接受贝伐珠单抗治疗提高了 OS(*HR* 0.78),且其毒副作用相对较小,患者耐受性好,是初治和复发性卵巢癌的重要治疗选择。

在 GOG-0218 三期临床研究中,非 *BRCA* 以及 HRR 相关基因突变的初治卵巢癌患者,术后使用紫杉醇和卡铂联合贝伐珠单抗较单纯化疗组,PFS 显著延长(15.7 个月 *vs*. 10.6 个月);携带 *BRCA* 以及 HRR 相关基因突变的患者,使用贝伐珠单抗组和单纯化疗组的 PFS 分别为 19.6 个月和 15.4 个月[23]。利用 *BRCA* 和 HRR 相关基因的突变状态似乎无法区分出贝伐珠单抗的获益人群。一项针对铂敏感复发性卵巢癌的二期临床研究对比奥拉帕利单药和奥拉帕利联合 cediranib(血管内皮因子和 c-Kit 络氨酸激酶拮抗剂)的作用,联合用药 PFS 较单药延长(16.6 个月 *vs*. 8.2 个月),亚组分析显示,*gBRCAwt* 或 *BRCA* 突变状态未知的患者,PFS 延长更明显(23.7 个月 *vs*. 5.7 个月),OS 也明显延长(37.8 个月 *vs*. 23.0 个月);*gBRCAm* 患者,联合用药和单药 PFS 和 OS 无明显差异[24]。同样是奥拉帕利联合 cediranib,另一项非随机二期研究则显示,对于铂耐药的复发性卵巢癌患者,*gBRCAm* 亚组中,联合用药的 ORR 获益更大[25]。需要更多的研究揭示 *BRCA* 突变状态或 HRD 状态和抗血管生成药物治疗之间的关系。

4. 免疫治疗 免疫检查点(immune checkpoint)对维持体内免疫系统的免疫耐受非常重要。在正常生理状态下,抗原提呈细胞(antigen-presenting cell,APC),例如树突状细胞,提呈抗原,T 细胞受体(T cell receptor,TCR)识别抗原,启动免疫反应。该过程通过共刺激和抑制信号之间的平衡来调节,TCR 和结合到主要组织相容性复合体(major histocompatibility complex,MHC)的肿瘤抗原性肽之间相互作用,形成 T 细胞介导的肿瘤杀伤;而肿瘤细胞发出各种免疫抑制信号,阻止机体免疫系统的激活,从而逃过抗肿瘤免疫反应[26]。

目前主要的免疫检查点抑制剂(immune checkpoint inhibitors)主要针对程序性死亡受体 1(programmed cell death 1,PD-1)和程序性死亡受体-配体 1(programmed cell death ligand 1,PD-L1),细胞毒性 T 淋巴细胞相关抗原 4(cytotoxic T-lymphocyte-associated antigen 4,CTLA-4)等。PD-1 位于 T 细胞表面,其配体 PD-L1 主要位于肿瘤细胞和部分正常细胞表面。当 T 细胞表面的 PD-1 与肿瘤细胞表面的 PD-L1 相结合时,外周组织中 T 细胞活性下调,肿瘤微环境中免疫抵抗增加,抗肿瘤免疫反应受抑制;PD-1 抑制剂阻断了 PD-1 与 PD-L1 的结合,阻止肿瘤对 T 细胞活性的下调,增强免疫识别,进而发挥抗肿瘤作用[26]。

免疫检查点抑制剂在临床上已广泛应用于黑色素瘤、非小细胞肺癌、尿路上皮癌等,妇科肿瘤中多数处于临床研究阶段,NCCN 指南推荐的免疫抑制剂仅有 PD-1 抗体帕博利珠单抗(pembrolizumab),用于微卫星高度不稳定(microsatellite instability high,MSI-H)或 MMR 表达缺失(dMMR)的复发性子宫内膜癌、卵巢癌,以及 PD-L1 表达阳性的复发性宫颈癌[27-29]。

目前仍缺乏有效的标志物来识别能真正从免疫治疗中获益的人群,PD-L1 表达阳性、高肿瘤突变负荷(tumor mutation burden,TMB)、MSI-H 等,是目前比较肯定的免疫治疗标志物。KEYNOTE-100 研究提示,PD-L1 高表达的复发性卵巢癌患者,接受 pembrolizumab 治疗缓解率更高;初步研究显示 BRCA 突变状态和反应率无明显相关性[30]。晚期卵巢癌中,出现肿瘤内 CD3+/CD8+ T 细胞浸润预后较好,肿瘤浸润淋巴细胞(tumor infiltrating lymphocytes,TILs)和 BRCA 突变或表观遗传缺失相关[26],提示 BRCA 突变可能成为免疫治疗的另一个标志物。

尽管免疫抑制剂在抗肿瘤免疫治疗中显示出一定的效果,但大部分临床研究总体缓解率较低,多数未超过 20%;也缺乏十分有效的标志物来识别可获益人群。目前临床研究多将免疫治疗和其他治疗相结合,例如多种免疫检查点抑制剂联合使用(PD-1 或 PD-L1 联合 CTLA-4 抗体),或免疫检查点抑制剂联合 PARP 抑制剂、抗血管生成药物等综合治疗,希望能够取得更好的疗效。

(三)预后

既往研究提示携带 BRCA1 和 BRCA2 突变(包括体细胞突变和胚系突变)的卵巢癌患者,预后较无 BRCA 突变的散发性卵巢癌患者好,BRCA2 突变携带者预后较 BRCA1 突变携带者好[31],但长期随访(15 年)显示,BRCA 突变携带患者短期(5 年)预后好,长期预后和散发性卵巢癌患者相似[32]。

二、Lynch 综合征相关卵巢癌

Lynch 综合征(Lynch syndrome,LS)是第二常见的遗传性卵巢癌,约占上皮性卵巢癌的 1%,占遗传性卵巢癌的 10%~15%[33]。Lynch 综合征也称为遗传性非息肉病性结直肠癌(hereditary non-polyposis colorectal cancer,HNPCC),见于 2%~4% 的结直肠癌病例[34]。除了结直肠癌,Lynch 综合征患者可同时或相继出现多个 Lynch 综合征相关恶性肿瘤,例如子宫内膜癌、卵巢癌、胃癌、胆管细胞癌、泌尿道恶性肿瘤、小肠恶性肿瘤和脑部恶性肿瘤(特别是神经胶质瘤)等。

(一)临床表现和诊断

Lynch 综合征相关卵巢癌发病年龄跨度大,文献报道发病年龄最大跨度为 19~92 岁,中位发病年龄为 45 岁左右,6% 的患者诊断时 ≤ 35 岁[35]。多数病例初诊时处于疾病早期(FIGO I~Ⅱ期),组织病理类型多为非浆液性癌[35,36]。一项包含 49 项研究共 747 例 Lynch 综合征相关卵巢癌(获得病理资料的有 445 例)的系统分析显示,Lynch 综合征相关卵巢癌最常见的病理类型为黏液性癌、内膜样腺癌和透明细胞癌组成的混合性癌(33%),其次为内膜样腺癌(25%)、浆液性癌(22%)和透明细胞癌(12%)[35]。20%~25% Lynch 综合征相关卵巢癌在诊断时同时发现子宫内膜癌[37,38]。

Lynch 综合征相关卵巢癌最常见的突变基因为 MSH2 和 MLH1[39]。携带 MSH2 和 MLH1 突变的 Lynch 综合征患者,70 岁之前发生卵巢癌的风险分别为 15%~24% 和 11%~20%[34]。Lynch 综合征相关卵巢癌出现 TP53、KRAS、BRAF(V600E)突变的概率极低,而出现 PIK3CA 突变的概率(32%)接近散发性卵巢癌(36%),这和 Lynch 综合征相关肠癌的分子特征相似[40]。Lynch 综合征相关卵巢癌的诊断除了家族史,参照 Amsterdam 标准、Bethesda 标准等,确诊依靠基因检测(具体见第五章第二节)。

（二）治疗

Lynch 综合征相关卵巢癌治疗原则参考散发性卵巢癌。Lynch 综合征具有微卫星高度不稳定（MSI-H），这也是目前免疫治疗的标志物之一。KEYNOTE-100 研究中，卵巢透明细胞癌患者使用抗 PD-1 和 PD-L$_1$ 治疗缓解率最高（ORR 15.8%），但该研究未对患者的 MSI 状态进行分析[30]。期待更多临床研究提供更多数据。

（三）预后

Lynch 综合征相关卵巢癌预后较散发性卵巢癌和 BRCA 相关卵巢癌好，5 年生存率可高达 60%~97%，这可能和多数病例诊断时处于疾病早期相关[41]。尽管如此，仍建议 Lynch 综合征患者定期进行盆腔彩超、肿瘤标志物等检查，以便早期发现卵巢癌。

三、Peutz-Jeghers 综合征相关卵巢肿瘤

Peutz-Jeghers 综合征（Peutz-Jeghers syndrome，PJS）亦称为黑斑 - 息肉综合征，绝大多数由 STK11 基因突变引起，尽管如此，约 45% 的患者没有 Peutz-Jeghers 综合征家族史，而表现为 STK11 新出现的致病变异（de novo pathogenic variant）[42]。Peutz-Jeghers 综合征患者发生多种恶性肿瘤的风险高于普通人群，且发病年龄早（表 7-5）。Peutz-Jeghers 综合征女性患者较常出现的卵巢肿瘤为卵巢环状小管性索肿瘤（sex cord tumors with annular tubules，SCTAT），其他的有黏液性囊腺瘤、颗粒细胞瘤、Brenner 瘤、无性细胞瘤等。

表 7-5　普通人群和 Peutz-Jeghers 综合征患者患病风险比较

肿瘤部位	普通人群患病风险（%）	Peutz-Jeghers 综合征	
		终生患病风险（%）	平均初诊年龄（岁）
结、直肠	5	39	42~46
胃	<1	29	30~40
小肠	<1	13	37~42
乳腺	12.4	32~54	37~59
卵巢（绝大多数为 SCTAT）	1.6	21	28
宫颈	<1	10	34~40
宫体	2.7	9	43
胰腺	1.5	11~36	41~52
睾丸（Sertoli 细胞瘤）	<1	11~36	6~9
肺	6.9	7~17	47

注：摘自文章：Syngal S，Brand RE，Church JM，et al. Clinical Guideline：Genetic Testing and Management of Hereditary Gastrointestinal Cancer Syndromes. AM J Gastroenterol，2015，110：223-262

（一）临床表现和诊断

Peutz-Jeghers 综合征患者多数有典型的体征，例如全身皮肤黏膜和手指黑斑、多发肠息肉等。Peutz-Jeghers 综合征息肉最常见的发生部位为小肠，其次为胃和大肠，亦可见于消化

道外,如肾盂、气管、胆囊、膀胱、输尿管等。胃肠道息肉可因慢性出血而导致贫血,或反复出现肠梗阻和肠套叠。色素沉着可见于口、唇、眼、鼻、肛周、手指皮肤等,极少患者出生即出现皮肤黏膜黑斑,多数在5岁前出现,皮肤的色素沉着可随着年龄的增长而变淡[42]。

患有 Peutz-Jeghers 综合征相关卵巢肿瘤的患者可表现为月经过多或月经不规则,或因肿瘤分泌过多雌激素而出现性早熟的表现。大约 30% 的 SCTAT 和 Peutz-Jeghers 综合征相关,Peutz-Jeghers 综合征相关 SCTAT 常表现为多灶性、双侧发生、<3cm 的肿块[43]。Peutz-Jeghers 综合征相关 SCTAT 多呈现出良性病程,恶性 SCTAT 少见,多为个案报道。

当患者出现以下 2 个或 2 个以上的特征时,临床上可诊断 Peutz-Jeghers 综合征:①胃肠道出现 2 个或以上的黑斑息肉型的错构瘤;②口、唇、鼻、眼、生殖器、手指等部位皮肤或黏膜色素沉着;③Peutz-Jeghers 综合征家族史。

(二)治疗

Peutz-Jeghers 综合征相关卵巢肿瘤多数为良性,治疗上参考散发的卵巢良性肿瘤,以手术治疗为主。部分 Peutz-Jeghers 综合征相关 SCTAT 术后可出现复发,经再次手术治疗预后好;复发时可出现抗米勒管激素(anti-Müllerian hormone,AMH)升高,可将其作为随访标志物[44]。Peutz-Jeghers 综合征相关恶性 SCTAT 少见,缺乏有效的治疗方法,既往报道多数恶性程度高,传统的手术治疗和化疗效果差[45]。我国协和医院报道 13 例非 Peutz-Jeghers 综合征相关 SCTAT,手术切除患侧附件,肿瘤 >30cm 的患者同时增加辅助化疗,采用 BEP(博莱霉素、依托泊苷和顺铂)或 PVB(博莱霉素、长春新碱和顺铂)等方案化疗,PFS 可达 65%,OS 100%[46]。

(三)预后

Peutz-Jeghers 综合征相关卵巢肿瘤多数为良性,手术治疗效果好。而 Peutz-Jeghers 综合征相关恶性 SCTAT 多数预后差,同时合并生殖道其他部位腺癌(adenoma malignant,也叫 minimal deviation adenocarcinoma,MDA,微偏腺癌)的患者,疾病进展迅速,且对化疗不敏感,文献报道最短的生存时间仅为 3 个月[47]。因此,患有 Peutz-Jeghers 综合征的女性患者需仔细检查生殖道,尤其是宫颈。

四、Li-Fraumeni 综合征相关卵巢癌

Li-Fraumeni 综合征(Li-Fraumeni syndrome,LFS)由抑癌基因 TP53 突变引起,70% 符合 Li-Fraumeni 综合征标准的家系可以检测到 TP53 胚系突变[48]。经典的 Li-Fraumeni 综合征相关恶性肿瘤包括乳腺癌、骨和软组织肉瘤、肾上腺皮质恶性肿瘤和脑瘤,约占 Li-Fraumeni 综合征相关恶性肿瘤的 80%[49]。其中,携带 TP53 突变,但没有满足 Li-Fraumeni 综合征所有特征的家系,被称为 Li-Fraumeni 样综合征(Li-Fraumeni-like syndrome,LFL)。虽然 NCCN 指南认为 TP53 突变并不增加卵巢癌的患病风险,随着 TP53 检测的增多,很多肿瘤被认为和 Li-Fraumeni 综合征相关,这些肿瘤包括白血病、结直肠癌、皮肤癌、胃癌,也包括卵巢癌[33,48,49]。

(一)临床表现和诊断

Li-Fraumeni 综合征主要临床表现为明显早发的一系列恶性肿瘤,具有高度外显性,相同的年龄段,女性患者比男性患者患癌风险更高[50]。Li-Fraumeni 综合征患者 31 岁前累积患癌风险高达 50%,接近 100% 的患者 70 岁前会出现恶性肿瘤;49% 的患者在初次诊断恶性

肿瘤的 10 年内会出现另外一种原发恶性肿瘤[51]。

一项研究纳入 265 个携带 *TP53* 突变的家庭或个人（Li-Fraumeni 综合征或 Li-Fraumeni 样综合征），卵巢癌的中位发病年龄明显早于散发性卵巢癌，为 39.5 岁[52]。迄今为止，NCCN 和美国国家癌症研究所（National Cancer Institute，NCI）数据库登记的 Li-Fraumeni 综合征家系不到 400 个，由于其罕见性，目前难以明确 Li-Fraumeni 综合征卵巢癌和散发性卵巢癌之间的区别，需要更多的临床资料进行验证。

由于多种恶性肿瘤存在 *TP53* 突变，且 *TP53* 突变多样；Li-Fraumeni 综合征瘤谱包含多种恶性肿瘤，发病年龄跨度大，使 Li-Fraumeni 综合征的诊断存在一定难度。除了家系中已知 *TP53* 致病突变或可疑致病突变，临床诊断多根据其发现者 Frederick P. Li 和 Joseph F. Fraumeni 总结的 Li-Fraumeni 综合征标准或 Chompret 提出的 Chompret 标准（具体见第五章第三节）。

（二）治疗

许多恶性肿瘤都存在 *TP53* 突变和过度表达。*TP53* 是肿瘤抑制因子和转录因子，参与细胞周期的调节，*TP53* 被激活时，细胞周期停止，细胞出现衰老和凋亡；当 *TP53* 突变导致 *TP53* 失活时，细胞周期调节失控，细胞出现无限制生长；*TP53* 突变还可能增加肿瘤对化疗药物的耐药性。由于 Li-Fraumeni 综合征罕见，目前 Li-Fraumeni 综合征相关恶性肿瘤的治疗仍参考相对应的散发性肿瘤。*TP53* 突变和 Li-Fraumeni 综合征的发病密切相关，针对 *TP53* 的治疗也许能使患者获益。

细胞实验证实，PRIMA-1 及其甲基化衍生物 PRIMA-1^{MET} 能够诱导依赖 *TP53* 的细胞凋亡[53]。已有一期临床研究（NCT00900614）利用 PRIMA-1 甲基化衍生物 APR-246 治疗白血病[54]。APR-246 通过共价修饰突变的 *TP53*，使 *TP53* 恢复野生型的结构和功能，重新被激活而发挥抗肿瘤作用。

Wee-1 络氨酸激酶亦参与了细胞周期的调节，抑制其活性可导致细胞周期依赖激酶 CDK1 和 CDK2 失活以及双链 DNA 断裂。研究显示，Wee-1 络氨酸激酶抑制剂 MK-1775（AZD 1775）使 *TP53* 突变的细胞对顺铂的敏感性增加[55]。在 MK-1775 一期临床研究（NCT01748825）中[56]，2 例 *BRCA1* 突变的患者经治疗出现疾病缓解。目前正在进行的针对铂敏感复发性卵巢癌的临床研究（MK-1775-004），使用 MK-1775 联合化疗药物治疗携带 *TP53* 突变的卵巢癌，结果值得期待。

在人体中注射含有野生型 *TP53* 的疫苗也可能具有抗肿瘤作用。研究报道，复发性胃肠道恶性肿瘤患者注射 P53 修饰安卡拉疫苗（modified vaccinia Ankara，P53MVA）可强烈诱导 CD8$^+$ T 细胞，P53MVA 联合免疫检查点抑制剂可能产生更强的免疫应答[57]。已有正在进行的临床研究（NCT03113487），使用 P53MVA 联合 PD-1 抗体帕博利珠单抗（pembrolizumab）治疗复发性卵巢癌。

此外，一项回顾性研究显示，携带 *TP53* 突变的实体瘤患者，使用贝伐珠单抗联合化疗对比单纯化疗，PFS 显著延长[58]。另一项前瞻性临床研究提示，抗血管生成药物治疗在携带 *TP53* 突变的实体瘤患者中效果更好[59]。提示 *TP53* 突变可作为抗血管生成药物治疗的指标。

由于 Li-Fraumeni 综合征发病率低，目前尚无专门针对 Li-Fraumeni 综合征相关卵巢癌的临床研究。期待更多的临床研究为 Li-Fraumeni 综合征相关卵巢癌患者的治疗提供更多的临床数据支持。

(三) 预后

目前缺乏 Li-Fraumeni 综合征相关卵巢癌预后的相关报道。*TP53* 和卵巢癌预后之间的关系一直存在争议。近期研究发现,*TP53* 不同的突变类型和卵巢癌的预后关系不同[60],Δ133P53 亚型高表达的卵巢癌患者预后好[61]。

和散发性卵巢肿瘤相比,遗传性卵巢肿瘤表现出更大的异质性。随着二代测序等检测手段的发展和应用,越来越多的基因被发现可能和遗传性卵巢肿瘤相关。如何解读数据,寻找更有效的标志物,制订更加精准的治疗方案,是每个临床工作者必然要面对的挑战。我们也期待更多的临床研究,为患者提供更有效、更精准的治疗。

(张楚瑶　刘继红)

参考文献

[1] Weissman SM, Weiss SM, Newlin AC. Genetic testing by cancer site: ovary. The Cancer Journal, 2012, 18(4): 320-327.

[2] Osman MA. Genetic cancer ovary. Clinical Ovarian and Other Gynecologic Cancer, 2014, 7(1-2): 1-7.

[3] Petrillo M, Marchetti C, De Leo R, et al. BRCA mutational status, initial disease presentation, and clinical outcome in high-grade serous advanced ovarian cancer: a multicenter study. American Journal of Obstetrics and Gynecology, 2017, 217(3): 334.e1-334.e9.

[4] Hyman DM, Long KC, Tanner EJ, et al. Outcomes of primary surgical cytoreduction in patients with BRCA-associated high-grade serous ovarian carcinoma. Gynecologic Oncology, 2012, 126(2): 224-228.

[5] Quinn JE, James CR, Stewart GE, et al. BRCA1 mRNA expression levels predict for overall survival in ovarian cancer after chemotherapy. Clinical Cancer Research, 2007, 13(24): 7413-7420.

[6] Yang D, Khan S, Sun Y, et al. Association of BRCA1 and BRCA2 mutations with survival, chemotherapy sensitivity, and gene mutator phenotype in patients with ovarian cancer. JAMA, 2011, 306(14): 1557.

[7] Alsop K, Fereday S, Meldrum C, et al. BRCA mutation frequency and patterns of treatment response in BRCA mutation-positive women with ovarian cancer: A report from the australian ovarian cancer study group. Journal of Clinical Oncology, 2012, 30(21): 2654-2663.

[8] Pennington KP, Walsh T, Harrell MI, et al. Germline and somatic mutations in homologous recombination genes predict platinum response and survival in ovarian, fallopian tube, and peritoneal carcinomas. Clinical Cancer Research, 2014, 20(3): 764-775.

[9] Tan DSP, Yap TA, Hutka M, et al. Implications of BRCA1 and BRCA2 mutations for the efficacy of paclitaxel monotherapy in advanced ovarian cancer. European Journal of Cancer, 2013, 49(6): 1246-1253.

[10] Safra T, Borgato L, Nicoletto MO, et al. BRCA mutation status and determinant of outcome in women with recurrent epithelial ovarian cancer treated with pegylated liposomal doxorubicin. Molecular Cancer Therapeutics, 2011, 10(10): 2000-2007.

[11] Monk BJ, Ghatage P, Parekh T, et al. Effect of BRCA1 and XPG mutations on treatment response to trabectedin and pegylated liposomal doxorubicin in patients with advanced ovarian cancer: exploratory analysis of the phase 3 OVA-301 study†. Annals of Oncology, 2015, 26(5): 914-920.

[12] Lorusso D, Scambia G, Pignata S, et al. Prospective phase Ⅱ trial of trabectedin in BRCA-mutated and/or BRCAness phenotype recurrent ovarian cancer patients: the MITO 15 trial. Annals of Oncology, 2016, 27(3): 487-493.

［13］ Armstrong DK,Bundy B,Wenzel L,et al. Intraperitoneal cisplatin and paclitaxel in ovarian cancer. N Engl J Med,2006,354(1):34-43.

［14］ Walker J,Brady MF,DiSilvestro PA,et al. A phase Ⅲ trial of bevacizumab with Ⅳ versus IP chemotherapy for ovarian,fallopian tube,and peritoneal carcinoma:An NRG Oncology Study. Gynecologic Oncology,2016, 141:208.

［15］ Lesnock JL,Darcy KM,Tian C,et al. BRCA1 expression and improved survival in ovarian cancer patients treated with intraperitoneal cisplatin and paclitaxel:a gynecologic oncology group study. Br J Cancer,2013, 108(6):1231-1237.

［16］ Van Driel WJ,Koole SN,Sikorska K,et al. Hyperthermic intraperitoneal chemotherapy in ovarian cancer. New England Journal of Medicine,2018,378(3):230-240.

［17］ Safra T,Grisaru D,Inbar M,et al. Cytoreduction surgery with hyperthermic intraperitoneal chemotherapy in recurrent ovarian cancer improves progression-free survival,especially in BRCA-positive patients- a case-control study. J Surg Oncol,2014,110(6):661-665.

［18］ Ledermann J,Harter P,Gourley C,et al. Olaparib maintenance therapy in platinum-sensitive relapsed ovarian cancer. New England Journal of Medicine,2012,366(15):1382-1392.

［19］ Pujade-Lauraine E,Ledermann JA,Selle F,et al. Olaparib tablets as maintenance therapy in patients with platinum-sensitive,relapsed ovarian cancer and a BRCA1/2 mutation(SOLO2/ENGOT-Ov21):a double-blind,randomised,placebo-controlled,phase 3 trial. Lancet Oncol,2017,18(9):1274-1284.

［20］ Coleman RL,Oza AM,Lorusso D,et al. Rucaparib maintenance treatment for recurrent ovarian carcinoma after response to platinum therapy(ARIEL3):a randomised,double-blind,placebo-controlled,phase 3 trial. The Lancet,2017,390(10106):1949-1961.

［21］ Mirza MR,Monk BJ,Herrstedt J,et al. Niraparib maintenance therapy in platinum-sensitive,recurrent ovarian cancer. New England Journal of Medicine,2016,375(22):2154-2164.

［22］ Moore K,Colombo N,Scambia G,et al. Maintenance olaparib in patients with newly diagnosed advanced ovarian cancer. New England Journal of Medicine,2018,379(26):2495-2505.

［23］ Norquist BM,Brady MF,Harrell MI,et al. Mutations in homologous recombination genes and outcomes in ovarian carcinoma patients in GOG 218:An NRG oncology/gynecologic oncology group study. Clinical Cancer Research,2018,24(4):777-783.

［24］ Liu JF,Barry WT,Birrer M,et al. Overall survival and updated progression-free survival outcomes in a randomized phase Ⅱ study of combination cediranib and olaparib versus olaparib in relapsed platinum-sensitive ovarian cancer. Annals of Oncology,2019,30(4):551-557.

［25］ Liu JF,Barry WT,Wenham RM,et al. A phase 2 biomarker trial of combination cediranib and olaparib in relapsed platinum(plat)sensitive and plat resistant ovarian cancer(ovca). Journal of Clinical Oncology,2018, 36(15_suppl):5519-5519.

［26］ Heong V,Ngoi N,Tan DSP. Update on immune checkpoint inhibitors in gynecological cancers. Journal of gynecologic oncology,2016,28(2).

［27］ National Comprehensive Cancer Network(NCCN). NCCN clinical practice guidelines in Oncology. Ovarian cancer,including fallopian tube cancer and primary peritoneal cancer(Version 1. 2019). 2019.

［28］ National Comprehensive Cancer Network(NCCN). Uterine neoplasms. Version 4. 2019. NCCN clinical practice guidelines in oncology,2019,9.

［29］ National Comprehensive Cancer Network(NCCN). Cervical cancer. Version 5.2019. NCCN clinical practice guidelines in oncology,2019,9.

［30］ Matulonis UA,Shapira-Frommer R,Santin AD,et al. Antitumor activity and safety of pembrolizumab in patients with advanced recurrent ovarian cancer：results from the phase Ⅱ KEYNOTE-100 study. Annals of Oncology，2019.

［31］ Madariaga A，Lheureux S，Oza A. Tailoring ovarian cancer treatment：Implications of BRCA1/2 mutations. Cancers，2019，11（3）：416.

［32］ Lavie O，Chetrit A，Novikov I，Sadetzki S. Fifteen-year survival of invasive epithelial ovarian cancer in women with BRCA1/2 mutations—the national israeli study of ovarian cancer. Gynecologic Oncology，2019，153（2）：320-325.

［33］ Toss A，Tomasello C，Razzaboni E，et al. Hereditary ovarian cancer：not only BRCA 1 and 2 genes. Biomed Res Int，2015，2015：341723.

［34］ National Comprehensive Cancer Network（NCCN）. Genetic/Familial high-risk assessment：colorectal. Version 1. 2018. NCCN clinical practice guidelines in Oncology，2018，7.

［35］ Helder-Woolderink JM，Blok EA，Vasen HFA，et al. Ovarian cancer in Lynch syndrome，a systematic review. European Journal of Cancer，2016，55：65-73.

［36］ Woolderink JM，De Bock GH，de Hullu JA，et al. Characteristics of Lynch syndrome associated ovarian cancer. Gynecologic Oncology，2018，150（2）：324-330.

［37］ Ryan NAJ，Evans DG，Green K，et al. Pathological features and clinical behavior of lynch syndrome-associated ovarian cancer. Gynecologic Oncology，2017，144（3）：491-495.

［38］ Watson P，Bützow R，Lynch HT，et al. The clinical features of ovarian cancer in hereditary nonpolyposis colorectal cancer. Gynecologic Oncology，2001，82（2）：223-228.

［39］ Helder-Woolderink JM，Blok EA，Vasen HFA，et al. Ovarian cancer in Lynch syndrome，a systematic review. European Journal of Cancer，2016，55：65-73.

［40］ Niskakoski A，Kaur S，Renkonen-Sinisalo L，et al. Distinct molecular profiles in Lynch syndrome-associated and sporadic ovarian carcinomas：LS-associated and sporadic ovarian carcinomas. International Journal of Cancer，2013，133：2596-2608.

［41］ Møller P，Seppälä T，Bernstein I，et al. Cancer incidence and survival in Lynch syndrome patients receiving colonoscopic and gynaecological surveillance：first report from the prospective Lynch syndrome database. Gut，2017，66（3）：464-472.

［42］ Internet：McGarrity TJ，Amos CI，Baker MJ. Peutz-Jeghers Syndrome. 2001 Feb 23［Updated 2016 Jul 14］. In：Adam MP，Ardinger HH，Pagon RA，et al.，editors. GeneReviews［Internet］. Seattle（WA）：University of Washington，Seattle；1993-2019.

［43］ Young RH，Welch WR，Dickersin GR，et al. Ovarian sex cord tumor with annular tubules：review of 74 cases including 27 with Peutz-Jeghers syndrome and four with adenoma malignum of the cervix. Cancer，1982，50（7）：1384-1402.

［44］ Slimane M，Gadria S，Hadidane M，et al. Recurrence of sex cord tumor with annular tubules in young patient with Peutz-Jeghers syndrome. J Case Rep Images Oncology，2016，2：74-78.

［45］ Barker D，Sharma R，McIndoe A，et al. An unusual case of sex cord tumor with annular tubules with malignant transformation in a patient with Peutz-Jeghers syndrome. International Journal of Gynecological Pathology，2010，29（1）：27-32.

［46］ Qian Q，You Y，Yang J，et al. Management and prognosis of patients with ovarian sex cord tumor with annular tubules：a retrospective study. BMC Cancer，2015，15：270.

［47］ Srivatsa PJ，Keeney GL，Podratz KC. Disseminated cervical adenoma malignum and bilateral ovarian sex cord tumors with annular tubules associated with Peutz-Jeghers syndrome. Gynecologic Oncology，1994，53（2）：256-264.

［48］ Mai PL，Khincha PP，Loud JT，et al. Prevalence of cancer at baseline screening in the national cancer institute

Li-Fraumeni syndrome cohort. JAMA Oncology, 2017, 3(12):1640.

[49] Sorrell AD, Espenschied CR, Culver JO, et al. Tumor protein p53(TP53) testing and Li-Fraumeni syndrome: current status of clinical applications and future directions. Molecular Diagnosis & Therapy, 2013, 17(1): 31-47.

[50] Malkin D. Li-Fraumeni syndrome. Genes & Cancer, 2011, 2(4):475-484.

[51] Mai PL, Best AF, Peters JA, et al. Risks of first and subsequent cancers among TP53 mutation carriers in the national cancer institute Li-Fraumeni syndrome cohort: cancer risk in TP53 mutation carriers. Cancer, 2016, 122(23):3673-3681.

[52] Olivier M, Goldgar DE, Sodha N, et al. Li-Fraumeni and related syndromes: correlation between tumor type, family structure, and TP53 genotype. Cancer Research, 2003, 63:6643-6650

[53] Lambert JMR, Gorzov P, Veprintsev DB, et al. PRIMA-1 reactivates mutant p53 by covalent binding to the core domain. Cancer Cell, 2009, 15(5):376-388.

[54] Deneberg S, Cherif H, Lazarevic V, et al. An open-label phase I dose-finding study of APR-246 in hematological malignancies. Blood Cancer Journal, 2016, 6(7):e447-e447.

[55] Osman AA, Monroe MM, Ortega Alves MV, et al. Wee-1 kinase inhibition overcomes cisplatin resistance associated with high-risk TP53 mutations in head and neck cancer through mitotic arrest followed by senescence. Mol Cancer Ther, 2015, 14(2):608-619.

[56] Do K, Wilsker D, Ji J, et al. Phase i study of single-agent AZD1775(MK-1775), a wee1 kinase inhibitor, in patients with refractory solid tumors. Journal of Clinical Oncology, 2015, 33(30):3409-3415.

[57] Hardwick NR, Carroll M, Kaltcheva T, et al. P53MVA therapy in patients with refractory gastrointestinal malignancies elevates p53-specific CD8+ t-cell responses. Clinical Cancer Research, 2014, 20(17):4459-4470.

[58] Said R, Hong DS, Warneke CL, et al. P53 mutations in advanced cancers: clinical characteristics, outcomes, and correlation between progression-free survival and bevacizumab-containing therapy. Oncotarget, 2013, 4(5): 705-714.

[59] Wheler JJ, Janku F, Naing A, et al. TP53 alterations correlate with response to VEGF/VEGFR inhibitors: implications for targeted therapeutics. Molecular Cancer Therapeutics, 2016, 15(10):2475-2485.

[60] Mandilaras V, Garg S, Cabanero M, et al. TP53 mutations in high grade serous ovarian cancer and impact on clinical outcomes: a comparison of next generation sequencing and bioinformatics analyses. International Journal of Gynecologic Cancer, 2019; 29:346-352

[61] Bischof K, Knappskog S, Hjelle SM, et al. Influence of p53 isoform expression on survival in high-grade serous ovarian cancers. Scientific Reports, 2019, 9:5244.

第四节　遗传性子宫内膜癌的诊治

　　子宫内膜癌(endometrial cancer, EC)是女性生殖道三大常见恶性肿瘤之一,相对于卵巢癌和宫颈癌来说,子宫内膜癌预后最好。子宫内膜癌的高危因素除了我们熟悉的初潮早、绝经晚、不孕不育、多囊卵巢综合征、雌激素过多、肥胖、Ⅱ型糖尿病、高脂血症等,还有极小部分具有基因相关的遗传因素,包括 Lynch 综合征、Cowden 综合征等。

　　遗传性子宫内膜癌有发病率高、发病时间早等临床特点。据报道,子宫内膜癌患者一级亲属中结直肠癌家族史和子宫内膜癌家族史是子宫内膜癌发生的独立危险因素,其风险增加 8 倍。尽管发生遗传性子宫内膜癌占总的子宫内膜癌比例不到 5%,但是一旦家系中出现一位遗传性子宫内膜癌的先证者,意味着整个家系发生子宫内膜癌的风险比普通人群大大增加。遗传性子宫内膜癌的诊治有何不同? 本节将主要针对 Lynch 综合征相关性子宫内膜癌和 Cowden 综合征相关性子宫内膜癌进行回答。

一、Lynch 综合征相关性子宫内膜癌

关于遗传性子宫内膜癌研究最多的是 Lynch 综合征(既往称 HNPCC 家族),一种常染色体遗传性疾病,根据肿瘤发生部位不同分为两型:I型(特异遗传性结直肠癌),肿瘤仅发生于结、直肠;Ⅱ型(cancer family syndrome,CFS),除结、直肠外,肿瘤可累及胃、小肠、子宫内膜、肝脏、乳腺、脑和胰腺等多个部位,其中 Lynch 综合征家族妇女以子宫内膜癌为首发癌的概率高于结直肠癌,相关子宫内膜癌终生累积发病率高达 60%,初次癌发病后 10 年内患第二肿瘤的概率为 25%,15 年内患第二肿瘤的概率为 50%[1]。

Lynch 综合征主要由 DNA 错配修复(mismatch repair,MMR)基因胚系突变而引起。MMR 基因沉默,失去纠正 DNA 复制错误的功能,继而出现基因组 DNA 微卫星序列发生长度变化,表现为微卫星不稳定(microsatellite instability,MSI),影响正常细胞的增殖调控,产生遗传不稳定性,造成广泛的肿瘤易感性,从而促进肿瘤的形成。20 世纪 90 年代早期发现,Lynch 综合征与染色体 2p、3p、2q 和 7p 上的位点突变有关,这些染色体区域编码 MMR 基因,目前发现的 MMR 基因包括 *hMLH1*、*hMLH3*、*hMSH2*、*hMSH3*、*hMSH4*、*hMSH5*、*hMSH6*、*hPMS1* 和 *hPMS2*,其中研究较多的基因是 *hMLH1*、*hMSH2*、*hMSH6* 和 *hPMS2*[2],*EPCAM* 基因位于 *hMSH2* 的上游,最新的研究发现 *EPCAM* 3′ 末端的沉默会引起 *hMSH2* 基因启动子甲基化,从表观遗传学的机制上导致 hMSH2 蛋白表达缺失,进而导致相关性肿瘤的发生[3]。

(一)临床表现和诊断

1. 临床表现 Lynch 综合征相关子宫内膜癌患者发病较年轻,平均发病年龄为 46~49 岁,而散发型子宫内膜癌平均发病年龄约 >50 岁,且这类子宫内膜癌患者无肥胖、糖尿病、多囊卵巢综合征及雌激素过多等表现,可出现阴道不规则出血。因此,当年轻患者被诊断为子宫内膜癌,不具备散发型子宫内膜癌的高危因素,但有明确的家族史或合并有 Lynch 综合征相关的其他肿瘤时,需高度警惕 Lynch 综合征相关子宫内膜癌的可能。关于子宫内膜癌中 Lynch 综合征的比例并没有统一的定论[4,5],以往认为为 2%~4%,最新的荟萃分析报道约 3% 的子宫内膜癌与 Lynch 综合征相关[6]。

Lynch 综合征相关子宫内膜癌的病理特征:①组织类型多样化,包括子宫内膜样癌、透明细胞癌、浆液性癌、未分化癌或癌肉瘤。散发型子宫内膜癌的病理类型主要为子宫内膜样癌,大约占 75%~85%。②高度微卫星不稳定(MSI-H),分化差,可以表现出克罗恩病样炎细胞浸润[7,8]。③病灶通常位于子宫体下段。Masuda 等人报道,Lynch 综合征相关性子宫内膜癌累及子宫下段者达 29%,而散发型者只占 3%~3.6%,认为该现象可能与子宫下段腺体和间质成分由子宫内膜组织过渡到宫颈组织的过程中 MMR 系统稳定性降低有关[9]。④子宫内膜癌和卵巢癌可同时或异时出现,卵巢癌的常见病理类型多为透明细胞癌或子宫内膜样癌。

2. 临床诊断 临床诊断主要有两个诊断策略,一是基于家族史,二是基于分子遗传学检测,前者仅适于筛查,后者适于筛查和确诊。基于家族史的筛查标准主要包括 Amsterdam 标准和 Bethesda 指南。Amsterdam 标准Ⅱ具体内容为:

(1)家系中至少 3 例家族成员患有 Lynch 综合征相关性肿瘤,其中 1 例为其他 2 例的一

级亲属。

(2) 至少 1 例在 50 岁以前确诊。

(3) 至少连续两代受累。

(4) 必须排除家族腺瘤性结直肠息肉病。

(5) 肿瘤必须经病理检查证实。

Bethesda 指南由美国国家癌症研究所在 1997 年制定,2004 年修订如下:

(1) 发病年龄 <50 岁的结直肠癌患者。

(2) 同时或异时患有结直肠癌或其他 HNPCC 综合征相关性肿瘤的患者。

(3) 发病年龄 <60 岁的结直肠癌患者存在高度 MSI(MSI-H)相关的病理学特征,包括肿瘤淋巴细胞浸润、Crohn 样淋巴细胞增生、黏液性癌或印戒细胞癌或髓样癌。

(4) 有 1 例或以上一级亲属患结直肠癌和 HNPCC 综合征相关性肿瘤,其中 1 种肿瘤发病于 50 岁前。

(5) 2 例或以上一级或二级亲属患结直肠癌和 HNPCC 综合征相关性肿瘤。

满足以上任意 1 条标准的患者即可进行 Lynch 综合征的分子遗传学检测。Amsterdam 标准Ⅱ诊断的特异度较高(99%)而敏感度较低(28%~45%),Bethesda 指南诊断的敏感度较高(71%~91%)而特异度有所降低(77%~82%)[10]。在实际临床工作中,对于高危患者,即使不符合相关诊断标准,也可考虑行分子遗传学检测。

3. 分子遗传学检测

(1) MMR 蛋白免疫组化法(IHC)检测:采用免疫组化法检测 4 种主要 MMR 蛋白的表达,具有简便、价廉和相对可靠的特点,其敏感度和特异度分别达到 91% 和 88%,但是 MMR 蛋白的 IHC 检测只能筛选 Lynch 综合征,并不是诊断性标准。hMLH1 与 hPMS2 蛋白表达缺失有两种可能性,一种是胚系突变,提示 Lynch 综合征相关性子宫内膜癌;另一种是 *hMLH1* 基因的启动子由于甲基化导致基因沉默,从而引起 hMLH1 与 hPMS2 蛋白表达的缺失,属于散发型子宫内膜癌。因此,hMLH1 与 hPMS2 蛋白表达的缺失需要进一步检测基因启动子的甲基化状态,以除外散发型子宫内膜癌的可能性。同样,若 hMSH2 与 hMSH6 蛋白表达缺失,也可能是 *EPCAM* 基因沉默所致。

(2) *hMLH1* 基因启动子甲基化状态分析:*hMLH1* 基因启动子甲基化状态分析有助于鉴别 MSI-H、hMLH1 和 / 或 hPMS2 蛋白表达缺失是否为表观遗传学机制引起。同时进行甲基化状态分析、IHC 检测以及 MSI 分析,能够准确判断是否为 MMR 基因突变所致的 Lynch 综合征相关性子宫内膜癌。

(3) MSI 分析:存在 MSI 的遗传性子宫内膜癌,有较好的预后和化疗效果,因此 MSI 检测有助于对患者预后的判断及化疗的指导。检测 MSI 的经典方法是以单核苷酸重复序列 BAT-25 和 BAT-26,双核苷酸重复序列 D5S346、D2S123 和 D17S250 作为标志物。这 5 个微卫星序列中≥2 个位点突变,提示存在 MSI-H,只有 1 个位点突变则为低度 MSI(MSI-L),5 个位点均未突变称为微卫星稳定(microsatellite stability,MSS)。20%~25% 的子宫内膜癌有 MSI,其中 75% 由 *hMLH1* 基因启动子甲基化导致,属于散发型子宫内膜癌。

(4) MMR 基因突变胚系检测:MMR 基因突变分析是诊断 Lynch 综合征相关性子宫内膜癌最可靠的检测方法。随着对 MMR 基因突变检测水平提高,针对不同类型的基因突变所致子宫内膜癌的风险评估愈来愈准确。*hMLH1*、*hMSH2*、*hMSH6*、*hPSM2* 和 *EPCAM* 基因突变携带者患子宫内膜癌的风险分别为 35%~40%、29%~40%、17%~44%、12%~19% 和 12%~15%[11-14]。但 *EPCAM* 合并 *hMSH2* 基因同时突变的携带者患子宫内膜癌的风险为 55%[15]。

4. 诊断流程   目前主要有两种诊断流程,首先是基于家族史或者基于肿瘤的筛查,这两种筛查策略可以帮助识别可能的 Lynch 综合征患者(参见本节临床诊断以及第五章第二节)。

(1)基于家族史的策略:包括 Amsterdam 标准和 Bethesda 指南。

(2)基于肿瘤的策略:NCCN 指南建议对所有内膜癌标本进行 Lynch 筛查。筛查方式为对肿瘤标本进行 MSI 检测或 MMR 蛋白进行免疫组化检测。对于存在高水平 MSI(MSI-H)或 MMR 蛋白免疫组化染色缺失的病例为 Lynch 综合征可疑病例。要确诊 Lynch 综合征,需对 MMR(*MLH1*、*MSH2*、*MSH6* 和 *PMS2*)或 *EPCAM* 基因进行检测。当 MSH2、MSH6 或 PMS2 蛋白表达单独异常,可直接行基因检测,而 MLH1 蛋白缺失需要排除甲基化作用所致。当 MLH1 和 PMS2 蛋白同时异常时,首先考虑检测 *MLH1* 基因,当 MSH2 和 MSH6 蛋白同时异常,首先考虑 *MSH2* 基因检测。对于高度怀疑 Lynch 综合征的病例,即使 MMR 蛋白检测阳性,也应进行遗传基因检测。图 7-1 为子宫内膜癌诊断中鉴定 DNA 错配修复(MMR)胚系突变携带者的流程图[16]。

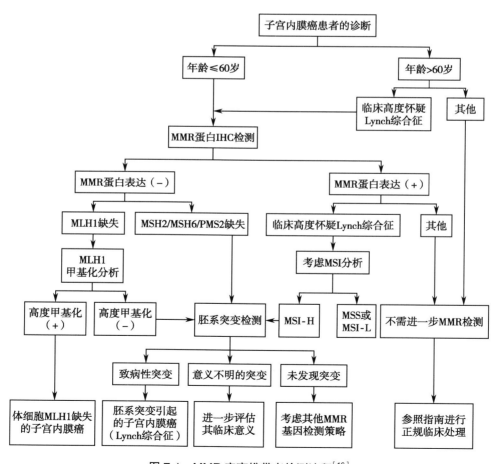

图 7-1   MMR 突变携带者检测流程[16]

（二）治疗

尽管 Lynch 综合征相关子宫内膜癌的发病机制及临床特征与散发子宫内膜癌不同,但大部分治疗方式相似。

1. 保留生育功能的治疗 首先所有年轻早期内膜癌保留生育功能者都需要进行遗传咨询,早期子宫内膜癌的年轻患者如有强烈的生育要求,同时符合保留生育功能的条件,在充分告知风险后,可以尝试保留生育功能,制订个体化的治疗方案。所有内膜癌组织都应该做 IHC 进行筛查有无 MMR 基因的缺失,结合 MMR IHC 表达结果和明确的家族史,建议进行胚系基因检测,如果诊断为 Lynch 综合征相关子宫内膜癌,仍可继续保育治疗[17],保育治疗方案同散发型子宫内膜癌,但 Lynch 综合征相关子宫内膜癌发病机制与激素失衡相关性小,激素治疗效果可能差。另外建议,胚胎移植前进行胚胎选择,完成生育后建议子宫和附件切除。

2. 手术治疗 Lynch 综合征相关子宫内膜癌的治疗同样以手术治疗为主,标准术式以及手术范围与散发型子宫内膜癌没有差别。根据术前病理学和影像学结果评估疾病期别、病理类型、分化,结合患者年龄、个人意愿和全身情况制订治疗方案。术中结合快速病理检查再次进行期别评估,并进行相应手术方案的调整,强烈建议术中行子宫内膜冷冻切片进行评估。

3. 系统治疗 Lynch 综合征相关子宫内膜癌类似于散发型子宫内膜癌,化学药物治疗同样对 Lynch 综合征相关子宫内膜癌适用,但其疗效定论不一。有研究报道子宫内膜癌一线化疗药物的反应率在 DNA 错配修复缺陷(dMMR)病例中略高,但没有统计学意义(67% *vs.* 44%,P=0.34),并且,与正常 MMR 患者相比,dMMR 病例具有更好的疾病无进展率和总体生存率[18]。也有研究报道,化疗改善晚期子宫内膜癌正常 MMR 患者的无进展存活率,而 dMMR 患者获益较少[19]。一项包括所有组织学亚型的荟萃分析表明 MMR 状态对子宫内膜癌的预后没有影响[20]。

Lynch 综合征相关肿瘤含有 MSI-H/MMR-D,可能对免疫治疗特别敏感。因为体细胞突变具有编码“非自身”免疫原性抗原的潜力,早期证据表明错配缺陷的肿瘤细胞会激活免疫系统反应[21,22],由于错配修复缺陷而具有大量 MSI-H/MMR-D 的肿瘤可能易受免疫检查点阻断[23],所以 MSI-H/MMR-D 相关肿瘤对 PD-1 阻断更敏感。临床试验显示,帕博利珠单抗在 MSI 相关子宫内膜癌上有显著效果,受试者总体反应率为 56%,疾病控制率或“临床受益”率为 88.9%。12 个月的总生存率为 89%[24]。2017 年 5 月,FDA 批准帕博利珠单抗用于 MSI-H/MMR-D 的任何成人和儿童不可切除或转移实体肿瘤的一线治疗。相关临床研究正在开展。因此,免疫检查点抑制剂(PD-1/PD-L1)对 Lynch 综合征相关癌症的治疗具有深远的意义。

（三）预后

根据现有的研究结果,遗传性子宫内膜癌家族女性子宫内膜癌的发病率较高,然而相对于散发型子宫内膜癌患者,其预后较好,研究者发现患遗传性子宫内膜癌女性 5 年生存率为 88%,而散发内膜癌患者 5 年生存率为 82%[25]。在 40 岁及以下患者中,dMMR 子宫内膜癌与不良结果相关[26,27]。另有研究报道 Lynch 综合征相关性子宫内膜癌的预后相对更差[28]。也有研究者对比了 Lynch 综合征相关性子宫内膜癌与散发型子宫内膜癌的资料,发现两者预后无统计学差异[29]。目前对于上述各种观点尚无定论,仍然需要积累大量的临床病理资料加以验证。

(四) 预防及筛查

为了更好预防 Lynch 综合征相关子宫内膜癌,筛查以及化学、手术预防的方法常被提及。

美国国立综合癌症网络(NCCN)指南提出以下关于筛查的建议[30]:

1. 对 Lynch 综合征患者或临床和分子生物学高度怀疑 Lynch 综合征患者应进行严密的监测,建议让妇科肿瘤专家向其宣教子宫内膜癌的医学知识,以便出现症状后及早就诊,推荐每年进行 1 次子宫内膜活检。

2. 阴道超声检查因其敏感度和特异度性均不高,故不作为统一推荐的筛查手段。

3. 子宫内膜癌相对于其他恶性肿瘤的预后较好,而 Lynch 综合征相关性子宫内膜癌较散发型子宫内膜癌的预后更佳。

4. 对 Lynch 综合征相关性子宫内膜癌筛查的意义在于监测和及早发现这部分患者及其家系中的高危成员患子宫内膜癌以外、预后更差的恶性肿瘤:

(1) 结直肠癌的筛查:自 20~25 岁开始,或者比家族中结直肠癌患者最小年龄早 2~5 年开始进行结肠镜检查,每 1~2 年进行 1 次。

(2) 胃、十二指肠癌:建议自 30~35 岁开始,或者比家族中胃癌患者最小年龄早 5 年开始进行胃镜检查,根据结果决定 3~5 年重复 1 次。

(3) 卵巢癌:自 30 岁开始每年进行 1 次阴道超声检查和血清 CA125 水平检测。

(4) 泌尿系统肿瘤:推荐自 25~30 岁开始,每年进行 1 次尿液分析。

(5) 神经系统肿瘤:推荐自 25~30 岁开始,每年进行 1 次专科查体。

(6) 对于其他恶性肿瘤的监测还没有指导意见。

目前预防措施主要包括口服避孕药和预防性手术切除。口服避孕药中高效孕激素成分长期应用具有预防子宫内膜癌发生的作用,而相关研究也报道了口服避孕药或甲羟孕酮可预防 Lynch 综合征相关性子宫内膜癌的发生。在一项多中心随机对照研究中,25~50 岁的无症状 Lynch 综合征女性被随机分组,分别接受 3 个月的口服避孕药或甲羟孕酮治疗,完成治疗后进行子宫内膜活检,显示两组子宫内膜增殖均减少,并表现出孕激素治疗效应的组织学特征。该研究结果表明,Lynch 综合征的女性对短期孕激素表现出反应,提示口服避孕药或甲羟孕酮均可用于这一高危人群内膜病变的预防[31]。

建议 Lynch 综合征家系中高危成员在完成生育后或在 40 岁以后进行预防性子宫全切除 + 双侧输卵管 - 卵巢切除术,以防子宫内膜癌和卵巢癌的发生。如果患者已诊断结肠癌,可以在接受结直肠癌手术的同时进行预防性切除术。若在预防性手术时发现隐匿性子宫内膜癌,应按子宫内膜癌的治疗原则处理,加行淋巴结清扫术等。

对于携带 MMR 突变基因的女性是否需要接受预防性手术,目前并未达成共识。考虑 Lynch 综合征家族患子宫内膜癌的风险较高(40%~60%),患卵巢癌的风险也在 10% 左右,其发病与雌激素相关性较小,有学者支持预防性行全子宫 + 双侧输卵管 - 卵巢切除术[32,33],并认为可以降低 Lynch 家族中妇女的妇科肿瘤的发病率。有研究报道,接受预防性手术的患者无子宫内膜癌、卵巢癌和原发性腹膜癌的发生,而未接受预防性手术者,有 33% 发生子宫内膜癌,5.5% 发生卵巢癌[34]。此外,这里强调预防性全子宫切除术是包括宫体和宫颈,对于次全子宫切除术患者,由于存在残留部分子宫下段的可能性,由于 Lynch 综合征相关性子宫内膜癌的病灶具有通常位于子宫体下段的特点,次全子宫切除增加 Lynch 综合征患者子宫内膜癌复发的风险性。与 *BRCA* 突变携带者不同的是,对于 Lynch 综合征患者行风险降低手术的时机,并没有针对年龄的具体建议,一般来说,应在生育完成时或 40 岁以后进行。

Lynch 综合征家族成员行预防性手术后,发现隐匿性妇科肿瘤,如为子宫内膜癌或卵巢癌,应依照相关疾病的治疗原则给予规范化治疗。同时提示,临床医师应该高度警惕该类手术,术前做好相应评估,包括阴道超声、内膜组织学评估、CA125 和 HE4 水平,术中仔细检查输卵管和卵巢。

考虑到同步和 / 或异时性癌症的风险,接受结肠直肠癌手术(预防性或治疗性)的妇女可建议同时接受降低风险的全子宫切除 + 双侧输卵管 - 卵巢切除手术。选择放弃预防性结肠切除的妇女,仍可接受降低风险的全子宫切除 + 双侧输卵管 - 卵巢切除手术。如果术前未行子宫内膜活检,则切除后应把子宫对剖开,彻底检查子宫内膜。

二、Cowden 综合征相关性子宫内膜癌

Cowden 综合征,又名多发性错构瘤综合征,是一种少见的遗传性疾病,与 *PTEN* 基因突变联系紧密。发生率约为 1/200 000,最常合并乳腺癌(20%)、甲状腺癌(7%)、皮肤扁平细胞癌(4%)和直肠癌、子宫病变等其他恶性病变(1%)[35]。在两个大型研究中发现,子宫内膜癌患者中有 7.6%~14.1% 的女性携带 *PTEN* 突变。小于 50 岁携带 *PTEN* 突变的女性患子宫内膜癌的风险显著增加。尽管在小于 70 岁携带 *PTEN* 突变的女性,患子宫内膜癌的风险为 19%~28%,但在总的子宫内膜癌致病因素中,*PTEN* 突变因素只占了小部分[36]。

同样,Cowden 综合征相关性子宫内膜癌的临床表现与散发型子宫内膜癌没有太大差别。而发生 Cowden 综合征相关性子宫内膜癌是 Cowden 综合征的主要诊断标准[37]。NCCN的指南建议,对 Cowden 综合征的患者,应该重视早期肿瘤的筛查,包括乳腺癌、子宫内膜癌、甲状腺癌、直肠癌、肾癌以及皮肤癌[38,39]。对子宫内膜癌筛查,鼓励进行患者教育和对相应症状的及时处理,并鼓励患者参与临床试验以制订有效的筛查方式。对 Cowden 综合征相关恶性肿瘤的治疗,通常与散发型恶性肿瘤的治疗方式相同[40]。基于对 *PTEN* 分子生物学及其靶点的了解,哺乳动物雷帕霉素(mTOR)抑制剂靶点如西罗莫司、pAkt 抑制剂被认为是 Cowden 综合征靶向治疗的合理选择[41]。未来帮助控制 Cowden 综合征患者癌症风险增加的治疗方案可能集中于抑制 PI3K-Akt- 哺乳动物雷帕霉素靶蛋白(mTOR)通路,该通路在Cowden 综合征患者中增加,并恢复正常的 *PTEN* 相关分子通路[42]。

(王　超　严　沁)

参考文献

[1] Lécuru F, Huchon C, Metzger U, et al. Contribution of ultrasonography to endometrial cancer screening in patients with hereditary nonpolyposis colorectal cancer/Lynch syndrome. Int J Gynecol Cancer, 2010, 20(4): 583-587.

[2] Van Lier MG, Wagner A, Van Leerdam ME, et al. A review on the molecular diagnostics of Lynch syndrome: a central role for the pathology laboratory. J Cell Mol Med, 2010, 14(1-2): 181-197.

[3] HFA Vasen IB, K Aktan-Collan JPG. Revised guidelines for the clinical management of Lynch syndrome (HNPCC): recommendations by a group of European experts. Gut, 2013, 62: 812-823.

[4] Mas-Moya J, Dudley B, Brand RE, et al. Clinicopathological comparison of colorectal and endometrial carcinomas in patients with Lynch-like syndrome versus patients with Lynch syndrome. Hum Pathol, 2015, 46 (11): 1616-1625.

[5] Rabban JT, Calkins SM, Karnezis AN, et al. Association of tumor morphology with mismatch-repair protein status in older endometrial cancer patients: implications for universal versus selective screening strategies for Lynch syndrome. Am J Surg Pathol, 2014, 38 (6): 793-800.

[6] Ryan N, Glaire MA, Blake D, et al. The proportion of endometrial cancers associated with Lynch syndrome: a systematic review of the literature and meta-analysis. Genet Med, 2019, 21 (10): 2167-2180.

[7] DD Buchanan YYT, Walsh MD. Tumor Mismatch Repair Immunohistochemistry and DNA MLH1 Methylation Testing of Patients With Endometrial Cancer Diagnosed at Age Younger Than 60 Years Optimizes Triage for Population-Level Germline Mismatch Repair Gene Mutation Testing. Journal of Clinical Oncology, 2014, 32(2): 90-100.

[8] Musulén E, Sanz C, Muñoz-Mármol AM, et al. Mismatch repair protein immunohistochemistry: a useful population screening strategy for Lynch syndrome. Hum Pathol, 2014, 45 (7): 1388-1396.

[9] Masuda K, Banno K, Yanokura M, et al. Carcinoma of the lower uterine segment (LUS): clinicopathological characteristics and association with Lynch syndrome. Curr Genomics, 2011, 12 (1): 25.

[10] Pino MS, Chung DC. Application of molecular diagnostics for the detection of Lynch syndrome. Expert Rev Mol Diagn, 2010, 10 (5): 651-665.

[11] Wang Y, Wang Y, Li J, et al. Lynch syndrome related endometrial cancer: clinical significance beyond the endometrium. J Hematol Oncol, 2013, 6 (1): 22.

[12] Guarinos C, Juárez M, Egoavil C, et al. Prevalence and characteristics of MUTYH-associated polyposis in patients with multiple adenomatous and serrated polyps. Clin Cancer Res, 2014, 20 (5): 1158-1168.

[13] Joehlin-Price AS, Perrino CM, Stephens J, et al. Mismatch repair protein expression in 1049 endometrial carcinomas, associations with body mass index, and other clinicopathologic variables. Gynecol Oncol, 2014, 133 (1): 43-47.

[14] Lynch HT, Riegert-Johnson DL, Snyder C, et al. Lynch syndrome-associated extracolonic tumors are rare in two extended families with the same EPCAM deletion. Am J Gastroenterol, 2011, 106 (10): 1829.

[15] Kempers MJE, Kuiper RP, Ockeloen CW, et al. Risk of colorectal and endometrial cancers in EPCAM deletion-positive Lynch syndrome: a cohort study. The Lancet Oncology, 2011, 12 (1): 49-55.

[16] Buchanan DD, Tan YY, Walsh MD, et al. Tumor mismatch repair immunohistochemistry and DNA MLH1 methylation testing of patients with endometrial cancer diagnosed at age younger than 60 years optimizes triage for population-level germline mismatch repair gene mutation testing. J Clin Oncol, 2014, 32 (2): 90-100.

[17] 俞梅, 曹冬焱, 杨佳欣, 等. 早期子宫内膜癌孕激素保留生育功能治疗的多中心临床研究 // 中华医学会第十次全国妇产科学术会议妇科肿瘤会场 (妇科肿瘤学组, 妇科病理学组) 论文汇编. 2012.

[18] Kato M, Takano M, Miyamoto M, et al. DNA mismatch repair-related protein loss as a prognostic factor in endometrial cancers. J Gynecol Oncol, 2015, 26 (1): 40-45.

[19] Resnick KE, Frankel WL, Morrison CD, et al. Mismatch repair status and outcomes after adjuvant therapy in patients with surgically staged endometrial cancer. Gynecol Oncol, 2010, 117 (2): 234-238.

[20] Diaz-Padilla I, Romero N, Amir E, et al. Mismatch repair status and clinical outcome in endometrial cancer: a systematic review and meta-analysis. Crit Rev Oncol Hematol, 2013, 88 (1): 154-167.

[21] Young J, Simms LA, Biden KG, et al. Features of colorectal cancers with high-level microsatellite instability occurring in familial and sporadic settings: parallel pathways of tumorigenesis. Am J Pathol, 2001, 159 (6): 2107-2116.

［22］Smyrk TC,Watson P,Kaul K,et al. Tumor-infiltrating lymphocytes are a marker for microsatellite instability in colorectal carcinoma. Cancer,2001,91（12）:2417-2422.

［23］Le DT,Uram JN,Wang H,et al. PD-1 blockade in tumors with mismatch-repair deficiency. N Engl J Med,2015,372（26）:2509-2520.

［24］Fader AN,Diaz LA,Armstrong DK,et al. Preliminary results of a phase Ⅱ study:PD-1 blockade in mismatch repair-deficient,recurrent or persistent endometrial cancer. Gynecol Oncol,2016,141:206-207.

［25］Boks DE,Trujillo AP,Voogd AC,et al. Survival analysis of endometrial carcinoma associated with hereditary nonpolyposis colorectal cancer. Int J Cancer,2002,102（2）:198-200.

［26］Black D,Soslow RA,Levine DA,et al. Clinicopathologic significance of defective DNA mismatch repair in endometrial carcinoma. J Clin Oncol,2006,24（11）:1745-1753.

［27］Shih KK,Garg K,Levine DA,et al. Clinicopathologic significance of DNA mismatch repair protein defects and endometrial cancer in women 40years of age and younger. Gynecol Oncol,2011,123（1）:88-94.

［28］Broaddus RR,Lynch HT,Chen L,et al. Pathologic features of endometrial carcinoma associated with HNPCC:a comparison with sporadic endometrial carcinoma. Cancer,2006,106（1）:87-94.

［29］Wang Y,Xue F,Broaddus RR,et al. Clinicopathological features in endometrial carcinoma associated with Lynch syndrome in China. International Journal of Gynecologic Cancer,2009,19（4）:651-656.

［30］Daly MB,Pilarski R,Axilbund JE,et al. Genetic/familial high-risk assessment:breast and ovarian,version 1.2014. J Natl Compr Canc Netw,2014,12（9）:1326-1338.

［31］Lu KH,Loose DS,Yates MS,et al. Prospective multicenter randomized intermediate biomarker study of oral contraceptive versus depo-provera for prevention of endometrial cancer in women with Lynch syndrome. Cancer Prev Res（Phila）,2013,6（8）:774-781.

［32］Zikan M. Risk-reducing surgery in women at hereditary risk of gynaecological cancer. Ceska Gynekologie,2011,76（3）:216-221.

［33］Stewart AP. Genetic Testing Strategies in Newly Diagnosed Endometrial Cancer Patients Aimed at Reducing Morbidity or Mortality from Lynch Syndrome in the Index Case or Her Relatives. PLOS Curr,2013,5.

［34］Schmeler KM,Lynch HT,Chen L,et al. Prophylactic surgery to reduce the risk of gynecologic cancers in the Lynch syndrome. N Engl J Med,2006,354（3）:261-269.

［35］Jeffrey C,Joseph J,John Z,et al. Dermatological Signs of Systemic Disease. 5th ed. Faculty Bookshelf,2016.

［36］Pilarski R,Burt R,Kohlman W,et al. Cowden syndrome and the PTEN hamartoma tumor syndrome:systematic review and revised diagnostic criteria. J Natl Cancer Inst,2013,105（21）:1607-1616.

［37］Eng C. Will the real Cowden syndrome please stand up:revised diagnostic criteria. J Med Genet,2000,37（11）:828-830.

［38］Mester J,Eng C. Cowden syndrome:Recognizing and managing a not-so-rare hereditary cancer syndrome. J Surg Oncol,2015,111（1）:125-130.

［39］Jelsig AM,Qvist N,Brusgaard K,et al. Hamartomatous polyposis syndromes:a review. Orphanet J Rare Dis,2014,9（1）:101.

［40］Hanssen A M,Fryns J P. Cowden syndrome. Journal of medical genetics,1995,32（2）:117-119.

［41］Squarize CH,Castilho RM,Gutkind JS. Chemoprevention and treatment of experimental Cowden's disease by mTOR inhibition with rapamycin. Cancer Res,2008,68（17）:7066-7072.

［42］LoPiccolo J,Ballas MS,Dennis PA. PTEN hamartomatous tumor syndromes（PHTS）:rare syndromes with great relevance to common cancers and targeted drug development. Crit Rev Oncol Hematol,2007,63（3）:203-214.

第五节　遗传性宫颈癌的诊治

　　随着筛查项目的普及以及 HPV 疫苗的推广,宫颈癌的发病率,尤其是宫颈鳞癌的发病率在发达国家中出现了显著下降。绝大多数宫颈癌为鳞状细胞癌,腺癌比鳞癌少见,但随着鳞状细胞癌发病率的下降,腺癌的相对发病率正在上升。目前,腺癌约占所有宫颈癌的 25%。大多数宫颈腺癌与高危型人乳头瘤病毒(human papillomavirus,HPV)的持续感染有关。最近,欧洲的一项多中心研究对 461 例宫颈腺癌 HPV 感染率进行研究,发现 90% 的病例为 HPV 阳性,其中 HPV 16 型、18 型和 45 型占所有 HPV 阳性病例的 98%[1]。在非 HPV 相关腺癌中,最常见的是胃型腺癌(gastric-type adenocarcinoma,GAS),占所有宫颈腺癌的 25%。

　　2014 版的世界卫生组织(World Health Organization,WHO)女性生殖道肿瘤分类将 GAS 列为子宫颈黏液腺癌的一个亚型。微偏腺癌(minimal deviation adenocarcinoma,MDA),也称为恶性腺瘤,目前特指罕见的、分化极好的 GAS 的一个型别,大多数 GAS 的分化要差于 MDA[2]。MDA 仅占所有宫颈腺癌的 1%~3%,约 10% 的宫颈 MDA 发生在 Peutz-Jeghers 综合征(Peutz-Jeghers syndrome,PJS)的女性中[3]。

　　Peutz-Jeghers 综合征是一种常染色体显性遗传病,典型表现为特征性的皮肤黏膜黑色素沉着及错构瘤性胃肠道息肉[4]。Peutz-Jeghers 综合征也与多种女性生殖道肿瘤,包括卵巢黏液性肿瘤、卵巢环管状性索间质肿瘤以及其他卵巢性索间质肿瘤发病相关。定位于 19p13.3 染色体上的 STK11 已被确定为 Peutz-Jeghers 综合征相关的抑癌基因,并且在散发性 MDA 中可以见到 STK11/LKB1 的体细胞突变。文献报道,Peutz-Jeghers 综合征女性发生 MDA 的比例为 15%~30%[3]。本节所述遗传性宫颈癌即为 Peutz-Jeghers 综合征相关的宫颈 MDA。

一、MDA 与 GAS 的历史概念

　　宫颈微偏腺癌最早被称作恶性腺瘤,1870 年德国妇科医师 Gusserow 第一次对其进行相关描述,1975 年由 Silverbirg 和 Hurt 重新命名为“微偏腺癌”,意为其细胞和结构具有微小的异型性。宫颈 MDA 是一种罕见且著名的肿瘤,其典型特征是分化良好的黏液腺上皮,以致细胞学检查常呈良性改变。这导致了漏诊的风险,尤其是在小的活检标本上。然而,同时还有过度诊断的风险,因为一些良性“增生性”的颈管腺体病变可能会考虑 MDA 的诊断[5]。

　　早在 1998 年,日本学者报道了 10 例 MDA 表达胃黏蛋白的研究结果,采用不同组织化学以及免疫组织化学方法检测,包括 HIK1083,提出存在一组宫颈腺体病变呈现胃表型的概念[6]。大约在同一时间,有研究证实 MDA 中并没有高危型 HPV 感染,表明这种肿瘤有别于常见的宫颈腺癌,是通过非 HPV 途径发生的[7,8]。随后,“胃型黏液性腺癌”一词被提出,并将 MDA 归入一类具有胃分化的肿瘤中[9]。在随后的一项研究中,Kojima 等[10]进一步描述了表现为胃分化的腺癌的形态和生物学行为,这是第一个详尽描述此类肿瘤的报道。在研究中,GAS 由具有透明或苍白的嗜酸性细胞质和明显细胞边界的细胞构成。与 MDA 一样,GAS 中没能发现高危型 HPV[11]。考虑到,相同的病因学和免疫组织化学特征,以及同一肿瘤内部常会有 MDA 及 GAS 形态共存的情况,故而用 GAS 指代这一整类肿瘤。这一概念得到 2014 年 WHO 女性生殖道肿瘤分类的认可,将 MDA 和 GAS 均归为“黏液腺癌,胃型”[6]。在这一类肿瘤中,分化非常好的 MDA 现在被认为是 GAS 肿瘤谱的一部分。相比 MDA,绝

大多数 GAS 含有更为明显的恶性成分,并且分化程度相对较低。并且,经典的 MDA 与 GAS 的预后无差异,故而目前建议采用 GAS 这个涵盖性术语。

二、临床表现与诊断

文献报道中,MDA 发生在 25~72 岁(平均年龄 42 岁)的患者中[1]。Peutz-Jeghers 综合征相关的宫颈 MDA 平均发病年龄为 33 岁,早于散发性的 55 岁[12]。此外,Peutz-Jeghers 综合征相关的 MDA 可以同时合并有卵巢环管状性索肿瘤,并且具有 Peutz-Jeghers 综合征特征性的皮肤黏膜黑色素沉着及胃肠道息肉病等表现以及相应的家族史(参见第五章第四节)。

与其他宫颈癌相类似,MDA 的主要临床症状为大量黏液样阴道分泌物和不规则 / 接触性阴道出血[13]。妇科检查可呈现大体正常的阴道和宫颈外观,或在一些病例中表现为伴有多囊性病变的宫颈肥大。大体上,这些肿瘤通常发生在移行区并常侵犯至阴道及 / 或宫旁组织。

因为 MDA 大体上良性的表现,采用磁共振成像(MRI)和超声等影像学技术诊断 MDA 往往比较困难,但这些检查对于评估 MDA 播散起着重要的作用。MDA 在经阴道超声检查中可表现为子宫颈多房囊性肿块,在多普勒超声检查中,可呈现丰富的血流信号[14]。MDA 在 MRI 上可表现为多发不规则囊性占位,T_1WI 上呈中 - 高信号,T_2WI 呈高信号,囊性病变可呈现“波斯菊样”外观[15]。

MDA 术前诊断困难,包括细胞学检查以及 HPV 检测在内的宫颈病变常规的筛查方法,甚至是侵入性的诊断方法(活检及宫颈锥切)也往往会导致 MDA 的漏诊,这会导致一部分患者在因其他良性妇科疾病行子宫切除术时偶然被确诊 MDA。MDA 的诊断完全依赖于常规病理检查,表现为分化非常好的宫颈腺体不规则侵入颈管间质,此外,胃黏蛋白 HIK1083 和 MUC6 的免疫组化染色阳性有助于做出诊断。

因为在 MDA 患者中,约 10% 合并 Peutz-Jeghers 综合征[16]。因此,确诊 MDA 后,应考虑到 Peutz-Jeghers 综合征的可能[17]。Peutz-Jeghers 综合征的诊断依赖于 STK11 的胚系基因检测(参见第五章第四节)。

三、治疗

目前,尚无针对 MDA 特异性的治疗方式,其治疗选择类似于宫颈腺癌,手术是早期 MDA 的标准治疗方法。由于术前诊断困难,不同的外科医师实施的手术类型不同。在文献报道中,可以见到包括全子宫切除、广泛子宫切除在内 +/- 盆腔淋巴结切除不同的手术处理方式。因为病例稀少,尚无研究显示不同的手术方式与预后之间的关联性。与 HPV 相关腺癌相比,MDA 的侵袭性更强,并且具有腹腔内播散的倾向。因此,有部分专家认为,考虑到附件、大网膜和腹腔内播散的倾向,在外科治疗时,可以考虑同时切除大网膜,并且保留卵巢应视为存在禁忌[18]。

放疗及化疗则用于术后有危险因素的患者以及晚期患者。目前,尚未有专门针对 MDA 的个体化治疗研究报道,其分子靶向治疗则可参照常见的宫颈癌进行选择(第七章第一节妇科肿瘤靶向治疗)。此外,在动物模型研究中,西罗莫司(sirolimus)能够有效降低 LKB1 突变小鼠的肿瘤负荷,可能成为 Peutz-Jeghers 综合征相关 MDA 患者未来治疗的新选择[19]。

四、预后

MDA 的预后显著差于常规的宫颈腺癌,绝大多数患者在确诊后 2 年内出现复发[1]。在一项 meta 分析中,I~Ⅳ期 MDA 患者的中位生存期依次为 60、38、22.8 及 5.4 个月[20]。MDA 预后较差,可能与其更容易发生淋巴结转移及早期出现腹腔内播散的特性有关[21]。此外,也可能与其术前难以确诊,手术治疗不足相关。例如,Lee 等[22]对 17 例 MDA 的回顾研究中,6 例患者是因良性疾病行全子宫切除术后偶然确诊的。Peutz-Jeghers 综合征相关的 MDA 以及存在 *STK11/LKB1* 体系突变的 MDA 预后要差于其他散发性 MDA[20]。

五、预防与筛查

GAS/MDA 与 HPV 感染无关,因此,它不能通过接种 HPV 疫苗来预防,亦不能通过 HPV 检测进行筛查。常规的细胞学检查并不能有效检出 MDA,Li 等[20]的 meta 分析显示细胞学检查对 MDA 的检出率仅为 32.7%。因此,亟需一种针对 GAS/MDA 有效的筛查手段。目前,在日本已经有一种针对 GAS 的商业化检测项目,通过乳胶凝集试验检测宫颈分泌物中的胃黏蛋白 HIK1083。Omori 等[23]的研究表明,该检测方法对宫颈胃型病变具有良好的敏感性和特异性。44 例具有阴道排液、宫颈涂片中颈管腺细胞胞质见到黄色黏液和/或影像学检查提示宫颈囊性改变的女性中,有 26 例呈乳胶凝集试验阳性,这些女性在随后的组织学检查均证实存在胃样宫颈腺病变,包括 LEGH、非典型 LEGH(GAS 的癌前病变)以及 GAS/MDA。18 例乳胶凝集试验阴性的患者均未检出胃型病变,并且 31 例无症状对照患者的乳胶凝集试验均为阴性。这样的检测试验应当接受进一步评估,以提高对宫颈胃型病变的检出率。

Peutz-Jeghers 综合征女性患者应定期接受妇科检查,包括每年进行宫颈细胞学检查和经阴道超声检查[24](参见第五章第四节)。此外,Peutz-Jeghers 综合征女性还可以考虑接受预防性子宫及卵巢切除手术以降低其妇科肿瘤的发病风险(参见第六章第二节)。

因为缺乏有效的筛查试验及诊断方法,早期诊断 MDA 并进行适当的评估和治疗对妇科医师来说一直是个挑战。对于有大量阴道排液症状,影像学检查提示宫颈囊性病变,细胞学涂片见到不典型腺细胞的女性,应当将 MDA 作为一个可能的诊断。对于确诊 MDA 的患者,应考虑到 Peutz-Jeghers 综合征的可能。目前,尚无针对 MDA 特异性的治疗手段,其治疗选择类似于常见的宫颈腺癌。MDA 预后显著差于常规的宫颈腺癌。Peutz-Jeghers 综合征相关的 MDA 与散发患者相比,发病年龄通常更早,可同时合并卵巢环管状性索肿瘤,并且具有 Peutz-Jeghers 综合征特征性的皮肤黏膜黑素沉着及胃肠道息肉病等表现以及相应的家族史,其预后往往也更差。

(温　灏)

参考文献

[1] Holl K,Nowakowski AM,Powell N,et al. Human papillomavirus prevalence and type-distribution in cervical glandular neoplasias:results from a European multinational epidemiological study. Int J Cancer,2015,137(12):2858-2868.

[2] Kurman RJ,Carcangiu ML,Herrington CS,et al. WHO classification of tumors of female reproductive organs. Lyon:International Agency for Research on Cancer,2014.

［3］ Banno K, Kisu I, Yanokura M, et al. Hereditary gynecological tumors associated with Peutz-Jeghers syndrome (Review). Oncol Lett, 2013, 6(5): 1184-1188.

［4］ Schoolmeester JK, Erikson LA. Cervical minimal deviation adenocarcinoma in Peutz-Jeghers syndrome. Mayo Clin Proc, 2017, 92(1): e7-8.

［5］ McCluggage WG. New developments in endocervical glandular lesions. Histopathology, 2013, 62(1): 138-160.

［6］ Ishii K, Hosaka N, Toki T, et al. A new view of the so-called adenoma malignum of the uterine cervix. Virchows Arch, 1998, 432(4): 315-322.

［7］ Ferguson AW, Svoboda-Newman SM, Frank TS. Analysis of human papillomavirus infection and molecular alterations in adenocarcinoma of the cervix. Mod Pathol, 1998, 11(1): 11-18.

［8］ Toki T, Zhai YL, Park JS, et al. Infrequent occurrence of high-risk human papillomavirus and of p53 mutation in minimal deviation adenocarcinoma of the cervix. Int J Gynecol Pathol, 1999, 18(3): 215-219.

［9］ Mikami Y, Kiyokawa T, Hata S, et al. Gastrointestinal immunophenotype in adenocarcinomas of the uterine cervix and related glandular lesions: a possible link between lobular endocervical glandular hyperplasia/pyloric gland metaplasia and "adenoma malignum". Mod Pathol, 2004, 17(8): 962-972.

［10］ Kojima A, Mikami Y, Sudo T, et al. Gastric morphology and immunophenotype predict poor outcome in mucinous adenocarcinoma of the uterine cervix. Am J Surg Pathol, 2007, 31(11): 664-672.

［11］ Park KJ, Kiyokawa T, Soslow RA, et al. Unusual endocervical adenocarcinomas: an immunohistochemical analysis with molecular detection of human papillomavirus. Am J Surg Pathol, 2011, 35(5): 633-646.

［12］ Connolly DC, Katabuchi H, Cliby WA. Somatic mutations in the STK11/LKB1 gene are uncommon in rare gynecological tumor types associated with Peutz-Jegher's syndrome. Am J Pathol, 2000, 156(1): 339-345.

［13］ Lim KT, Lee IH, Kim TJ, Kwon YS, et al. Adenoma malignum of the uterine cervix: clinicopathologic analysis of 18 cases. Kaohsiung J Med Sci, 2012, 28(3): 161-164.

［14］ Park SB, Moon MH, Hong SR, et al. Adenoma malignum of the uterine cervix: ultrasonographic findings in 11 patients. Ultrasound Obstet Gynecol, 2011, 38(6): 716-721.

［15］ Takatsu A, Shiozawa T, Miyamoto T, et al. Preoperative differential diagnosis of minimal deviation adenocarcinoma and lobular endocervical glandular hyperplasia of the uterine cervix: a multicenter study of clinicopathology and magnetic resonance imaging findings. Int J Gynecol Cancer, 2011, 21(7): 1287-1296.

［16］ Banno K, Kisu I, Yanokura M, et al. Hereditary gynecological tumours associated with Peutz-Jeghers syndrome (Review). Oncol Lett, 2013, 6(5): 1184-1188.

［17］ Meservee EE, Nucci MR. Peutz-Jeghers syndrome: pathobiology, pathologic manifestations, and suggestions for recommending genetic testing in pathology reports. Surg Pathol Clin, 2016, 9(2): 243-268.

［18］ Talia KL, McCluggage WG. The developing spectrum of gastric-type cervical glandular lesions. Pathology, 2018, 50(2): 122-133.

［19］ Robinson J, Lai C, Martin A, et al. Oral rapamycin reduces tumour burden and vascularization in Lkb1(+/−) mice. J Pathol, 2009, 219(1): 35-40.

［20］ Li G, Jiang W, Gui S, et al. Minimal deviation adenocarcinoma of the uterine cervix. Int J Gynaecol Obstet, 2010, 110(2): 89-92.

［21］ McKelvey JL, Goodlin RR. Adenoma malignum of the cervix. A cancer of deceptively innocent histological pattern. Cancer, 1963, 16(5): 549-557.

［22］ Lee MH, Kim ES, Choi MC, et al. Minimal deviation adenocarcinoma (adenoma malignum) of the uterine cervix: clinicopathological analysis of 17 cases. Obstet Gynecol Sci, 2018, 61(5): 590-597.

［23］ Omori M, Hashi A, Ishii Y, et al. Clinical impact of preoperative screening for gastric mucin secretion in cervical discharge by HIK1083-labelled latex agglutination test. Am J Clin Pathol, 2008, 130(4): 585-594.

［24］ Giardiello FM, Trimbath JD. Peutz-Jeghers syndrome and management recommendations. Clin Gastroenterol Hepatol, 2006, 4(4): 408-415.

第八章

妇科肿瘤临床试验

第一节　临床试验概述

临床试验（clinical trials）是指对人体（患者或健康志愿者）进行的研究，目的是对一种研究性或试验性的疗法进行系统性评价。这种新的疗法可以是药物、干预手段、手术治疗或器械等。随机临床试验能为证明因果关系提供最有力的证据，是回答某些临床问题唯一的研究设计方法。在中国，临床试验要求在药品临床研究基地进行，在非基地进行临床试验需要申报相关机构（国家食品药品监督管理局）审批。

一、临床试验分期

临床试验一般分为四期。一期临床试验对新疗法或药物的安全性进行评估；可以在主要目标人群之外的人群中进行，例如健康受试者、常规治疗失败的非常严重的患病者；样本量通常很小，为 5~20 名受试者。二期临床试验在目标人群中进行；主要目的为获得初步的疗效数据，并对I期试验的安全数据进行补充；样本量通常为 10~50 名受试者。三期临床试验即通常所说的随机对照研究（randomized controlled trial，RCT），目的为收集疗效和安全性数据；需要一定规模的样本量，一般为 50~500 名或更多的受试者；美国食品药品监督管理局（Food and Drug Administration，FDA）通常根据三期临床试验的数据来决定新疗法能否获批。四期临床试验是在药物或器械上市后实施的，目的在于研究其长期的安全性和有效性，又被称为监测研究；最近几年，美国有几种药物由于后续监测出现问题而退出市场，例如用来减肥的药物 Fen Phen、缓解关节炎疼痛的药物 Vioxx 和 Bextra。

临床试验原则是能够最好地避免偏倚，减小随机性，且能用统计方法量化不确定性。临床研究的缺点为：往往费时费力，在很多情况下由于伦理原因无法实施，许多临床问题无法用临床试验进行研究。本节主要论述三期临床随机对照研究（randomized controlled trial，RCT）中涉及的一些要点，包括：研究的伦理性与科学性、研究人群、研究结局、干预方式、样本量、人员培训、统计方法、安全性等。对照试验（controlled trials）中所有关于治疗的数据均来自参与本次研究的受试者。随机试验（randomized trials）是指治疗方案的分配随机确定。

因此,所有随机试验都是有对照的,但不是所有的对照试验都是随机的。除了常规的临床研究设计外,还有较复杂的临床研究设计,诸如交叉设计(cross-over design)、析因设计(factorial design)、纵向研究(longitudinal study)、等效性研究(equivalency study)等。

二、研究方案与操作手册

临床研究需要一个详细的研究方案(study protocol)。研究方案大致需要包括:背景和理论基础、方案概述、研究目标和研究终点、研究人群、受试者的招募、基线资料测量、随机方案、分层方案、盲法、治疗方案、随访方式和时间表、数据收集和质量控制、统计学方案(总体设计、主要结局变量的测量、数据分析方案、样本量和统计把握度、研究监测和中期分析计划)、伦理问题、研究收尾过程、组织构架等。

不同于研究方案,操作手册(manual of operations,MOP)是一本"实战手册",记录了所有关于研究程序的步骤说明。目的是减少数据收集过程中的随机性,从而达到标准化实施研究方案。MOP 有助于对工作人员进行标准化培训,保证研究执行过程中的一致性,以及多中心之间的统一协调。MOP 通常由以下部分组成:目录、研究概述、组织构架(各成员的角色和职责,以及联系方式)、受试者入组相关问题、研究的访问信息和流程表、随机程序、药品处理和样品运输程序、质控计划、数据可靠性检查、数据管理程序、病例报告表(case report form,CRF)及问题描述、不良事件报告程序、研究项目收尾过程、本研究的研究方案和知情同意书以及其他相关资料。

CRF 是用来记录研究数据的文件。CRF 中的每个变量均应有明确的定义,且需指定测量单位及精度(譬如小数点位数)。在保证全面收集所需数据的基础上,表格应尽量简短。CRF 的设计应具有逻辑性且易于理解;尽量设计选择题或填写数字的问题,避免收集文本数据;问题的顺序应与数据库相匹配,以便于数据的输入;尽量采用数据双录入(double key data entry)。此外,有些研究资助者可能有特殊的 CRF 格式要求,可参照已有的模板进行修改。

三、临床试验中的科学问题和伦理问题

临床试验最关键的是临床研究问题的选择。研究问题应聚焦,有明确的结局和干预方式,在合适的人群中进行研究,临床研究往往需要对照组。治疗方案必须在研究方案中详细描述,并符合医学和伦理学要求。

临床试验中涉及的伦理问题包括:随机化、治疗方案的合法性、知情同意、治疗方案的选择权、持续监测、安慰剂的使用等。临床试验需严格遵循伦理原则。相关的指南有赫尔辛基宣言(The Helsinki Declaration)、涉及人体医学研究国际道德指南(International Ethical Guidelines for Research Involving Human Subjects)等。临床试验需要经过伦理委员会的审批方能正式立项开始,在整个研究过程中均需保护受试者的权益。"知情同意"不仅仅是一份"文件",而是一个"过程"。在研究开始前要准备知情同意书;对工作人员如何取得受试者的知情同意应进行充分培训;对临床试验的工作人员需进行认证;尽量保证受试者有一定的获益;若受试者在试验开始后撤回同意,应对其进行适当的随访;研究结束后需对受试者去盲;根据实际情况,在研究结束后可能还需对受试者进行随访或治疗。

为确保临床试验的科学性、伦理性和道德性,临床试验应进行注册。绝大部分正规

的期刊均对研究注册有要求。常用的注册中心有美国临床试验数据库(ClinicalTrials.gov)。此外也可在中国临床试验注册中心(Chinese clinical trial registry,ChiCTR)进行注册。ChiCTR 是世界卫生组织国际临床试验注册协作网一级注册机构(World Health Organization International Clinical Trial Registration Platform Primary Register,WHO ICTRP Primary Register),其他认证的注册机构可在世卫组织的官方网站查询到。

四、随机化方法

随机(randomization)能够:①消除研究者在临床研究中对受试者进行分组时的偏倚;②平衡组间已知与未知的混杂因素;③确保统计方法的有效性。

(一)简单随机法

简单随机法(simple or unrestricted randomization)即每个受试者均被随机且独立地分配到研究组中。投掷硬币(flip a coin)即是简单随机法,但在患者面前投掷硬币来决定干预方案显然是不可取的。在临床研究中,可以采用计算机软件生成随机化方案。而简单随机法的问题在于,如果样本量有限,可能无法保证组间具有相同的样本量(即某一组会高频率出现)。例如采用简单随机法将 100 例样本分成两组(A 或 B 组),60/40 或差异更大的发生概率为 6%,55/45 的发生概率为 37%。但是在样本量足够大的情况下,往往能够达到每组入组数的平衡。

(二)区组随机化

区组内的随机化(交换模块)保留了随机化的优点,同时避免了组间的不平衡。区组随机化(block randomization)中,模块大小应是方案数目的倍数,随机化列表则是模块的序列。例如:随机将 4 个受试者分配入 2 组,随机化列表可为:ABBA、BBAA、AABB、BABA、BBAA。每个模块结束后,组间都会达到平衡。该方法的缺点在于,如果采用大小为 4 的模块随机到两组中,前几个方案使用后则可推测出下一个方案。譬如,前三个方案若为 ABB,接下来则肯定为方案 A。因此,使用固定大小的模块,相当一部分的"随机方案"是可以被预测的。为了避免这种情况发生,通常首选随机大小的模块。对两组随机方案,常用的区组有 4、6 或 8,随机化列表可为:ABBABA、BABA、AABBAABB、BABA。使用随机大小的模块便很难猜测下一个赋值。两组以上的治疗方案仍使用方案组数倍数的模块,例如三组治疗方案,可使用 3、6、9 或 12 大小的模块。

(三)分层随机化

分层随机化(stratified randomization)通常用一些患者的特征,如:年龄段、疾病诊断、严重程度等来定义层。在多中心研究中,通常按中心进行分层。分层的目的是确保每层都能随机化。需注意的是不能分太多层,否则整体上可能达不到平衡。如果某些基线因素无法在随机化时被平衡,可在之后的分析中使用回归进行调整。

(四)分层区组随机化

分层区组随机化(stratified block randomization)进行分层后在每层中进行区组随机化。

(五)自适应随机化

自适应随机化(adaptive randomization)是一个大的概念,包括一系列如何确定分组方案的方法,譬如根据预后因素或风险特征,甚至是之前的结果进行分组。根据患者特点进行分组的方案可以采用传统的统计学方法进行分析,基于前期结果进行分组的方案则需要特殊的统计学方法分析。

（六）整群随机化

在一些关于卫生服务或治疗方式的研究中，最好能随机选择医师、诊所或医院等。如果观察单位是群，样本大小和统计方法必须考虑到群之间的相关性。此时可采用整群随机化（cluster randomization）。

多中心临床试验的随机化实施可采用集中随机化（centralized randomization），该方式基于电话或网络系统，启动和调试比较昂贵，且需要备用系统以防主系统发生故障。也可采用本地信封系统（local envelope systems），其优点为便宜、宜操作，因此常被使用，该方式是在集中生成随机数字后再派发给每个中心。随机化列表可采用统计软件生成，也有一些网站提供免费或付费的随机化服务。

五、盲法

在理想的情况下，临床试验除了干预措施外，两组患者在管理和评估的各个方面都应相同，以达到消除试验中主观因素的影响。盲法（blinding）是实现这一目标的重要工具。主观影响可以来自试验者或评估者，也可以来自受试者。在研究过程中，可对受试者、试验者及评估者采用盲法。盲法设计可以根据程度分为非盲（unblinded）、单盲（single-blind）、双盲（double-blind）。非盲是指受试者和试验者均知道分组情况，此法适用于需要及时知道受试者病程变化而及时控制的情况。单盲是指仅试验者知道分组情况，而受试者和评估者不知道分配到哪组。双盲是指受试者和试验者均不知道分组情况。在理想情况下，临床试验应该采用双盲设计，以最大限度地避免偏倚。当双盲设计不可行时，如手术、行为干预等，无法对患者或术者采用盲法，此时应考虑其他策略，包括单盲和对评估人员实行盲法。

随机化列表、产生随机列表的参数及试验用治疗方案的编码统称为双盲临床试验的盲底。盲底应密封，一式两份，由申办方和组长单位的药物临床试验机构保存。双盲试验中，每一个编盲号均设一份应急信件，内容包括该编号受试者所分入的组别及用药情况。应急信件密封后随相应编号的试验用药物发往各临床试验中心，由该中心的主要研究者负责保管，非必要情况不得拆阅。

药物临床试验的对照组设置包括：阳性药物对照、安慰剂（placebo）对照、空白对照。应确保整个研究过程始终采用盲法。然而一些药物由于有特殊的气味、包装和用药方式等，很容易被患者破盲，需要特别注意。而有些副作用如药物导致的过敏性反应等，可能导致提前破盲（患者及医护人员）。在发生紧急情况或危害到患者安全时需要及时揭盲。此时研究人员按研究方案规定的程序拆阅应急信件，一旦被拆阅，该编号的受试者即中止试验，研究者应将原因记录在病例报告表（CRF）中。

在试验结束后应对盲底揭盲。试验组与对照组 1：1 的双盲试验需采用两次揭盲法，两次揭盲均由保存盲底的有关人员（申办方或组长单位的主要研究者）执行。第一次揭盲在数据经过盲态审核并确认可靠无误被锁定后进行，此次只列出每个受试者所属的组别。第二次揭盲在统计分析结束后进行，以明确试验组和对照组。

六、临床试验的终点

每个临床试验都必须有一个主要科学问题。主要科学问题以及任何次要或辅助研究目标都应在研究开始前仔细选择、明确界定和事先说明。临床研究的目标是用定量的方式来描述研究问题,例如:确定两种治疗方法中哪一种疗效更好或副作用更少。研究终点是由研究目标决定的,主要科学问题必须与一个研究终点相对应。

研究终点的选择应基于临床经验和文献查阅。理想的主要结局(primary outcome)在研究开始之前必须确定,应具有临床相关性和重要性,方便检测和观察,无测量误差,可独立于治疗方式来观察,尽量选择一个结局变量以避免多重比较问题。对每个受试者都需要进行研究终点的测量。结局变量的测量方法应在研究方案中进行书面的说明和记录,需准确、无偏倚,且应尽量减少数据缺失,对测量人员要进行严格的培训。临床试验通常只有一个主要结局和相关终点。如果有足够的科学或统计学支持,也可以设计多个主要结局。而这时就要考虑到多重比较的问题。常用的方法有 Bonferroni 校正,即将 P 值(常用 0.05)除以假设检验的次数 n 做校正,此方法虽比较简单,但是过于严格。另一种常用的校正方法为假阳性率(false discovery rate,FDR)校正,其基本原理是通过控制 FDR 值来决定 P 值的值域,达到假阳性和假阴性之间的平衡,从而将假 / 真阳性比例控制到一定范围之内。FDR 校正中使用最多的模型是 Benjamini-Hochberg 方法,该校正法的结果较"温和"。应尽量选择硬终点(hard endpoint),能客观评定的结论,如死亡、再入院等。软终点(soft endpoint)需要研究者或受试者的主观评价,如生活质量、症状改善等,受主观意向影响较大,此时对评价者应尽量采取盲法。除了主要结局,研究还可选择次要结局(secondary outcome)。次要结局通常具有生物学相关性,可以为治疗效果提供额外证据,但是没有足够的检验效能,仅能作为支持性或探索性的结果。次要结局的指标数量不宜过多,应慎重选择。

临床试验中经常使用替代结局(surrogate outcome)和复合结局(composite outcome)作为主要结局。替代结局应能可靠地预测临床重要结果,如果替代结局出现在主要结局之前,可以缩短研究时间,节省研究开支。完美的替代结局是非常少的,较理想的替代结局应测量简单,能避免侵入性检测方法,且是因果途径中的一部分,或接近因果途径。但须注意,有时替代结局无法可靠地预测结果。对有些临床研究来说,事件(如复发、死亡等)发生率非常低,这意味着需要设计非常大规模和长时间的临床试验去评估新方案的疗效和安全性,为了解决这个问题,引入了复合结局,即将与临床相关的多个终点事件合并,作为 RCT 的主要终点。复合终点在心血管领域被广泛使用,是处理具有多个结局指标的有效方法。但是复合终点中各事件的重要性并不一致,判定时常带有主观成分。临床结局主要反映对疾病干预治疗产生的结果,常见结局变量的数据类型及分析方法见表 8-1。

临床终点(clinical endpoint)是指在一个特定时间段内,对临床结局的观测与评价;完整的终点指标应包括资料收集的全面描述和支持特定研究目的的分析方法。肿瘤临床试验中常用的终点指标有:总生存期(overall survival,OS)、无病生存期(disease-free survival,DFS)、无进展生存期(progression-free survival,PFS)、疾病进展时间(time to progress,TTP)、治疗失败时间(time to treatment failure,TTF)、客观缓解率(objective response rate,ORR)、临床获益率(clinical benefit rate,CBR)、患者自评结果(patient reported outcome,PRO)等。

总生存期(OS)是指从随机化开始至因任何原因而死亡的时间。OS 是一个客观的指标,被认为是肿瘤临床试验中最佳的疗效终点,记录方便,通常是首选终点。除此之外,其他的终点都是要基于肿瘤测量的。不同的试验,肿瘤测量的精确性差异较大,因此需要研究者进行充分的获益和偏倚评估。FDA 规定药物上市申请时,如采用的是基于肿瘤测量的临床试

表 8-1　结局变量的数据类型及常用分析方法

数据类型	常用分析方法
连续性变量（continuous）	正态分布：t 检验。非正态分布：非参数检验；线性回归；方差分析（ANOVA）、协方差分析（ANCOVA）
二分类变量（binary or dichotomous）	卡方检验、Fisher 精确检验、logistic 回归（relative risk，odds ratio）
名义变量（nominal/unordered）	将名义变量简化为几个二元变量
顺序变量（ordinal/ordered）	趋势检验（trend test），定序 logistic 回归（ordinal logistic regression），比例优势回归（proportional odds regression）
计数变量（counts）	Poisson 回归（Poisson regression）［相对风险率（relative rate），发病率（incidence rate）］
生存时间或时间事件（survival time or time to event）	Kaplan-Meier 和 log-rank 检验，Cox 比例风险回归模型（Cox proportional hazards regression model）
纵向数据（longitudinal outcomes，time series，correlated responses）	重复测量分析（repeated measures analyses）

验终点作为其有效性的唯一证据，往往需要再提供第二个临床试验得到的证据。无病生存期（DFS）是指从随机化开始至疾病复发或（由任何原因）死亡的时间，常用于根治性手术或放疗后辅助治疗的研究。DFS 对随访的要求较高，易受合并症等的干扰，很难精准评估，存在评价偏倚。无进展生存期（PFS）是指从随机化开始到肿瘤发生进展或死亡的时间，PFS2 是指从随机至第二次进展或死亡的时间。PFS 包括死亡，能更好地反映受试药物的毒副作用，因此与 OS 有更好的相关性。对"肿瘤进展"的标准必须要明确定义，需频繁进行随访和影像学评估，通常应在盲态下进行客观、定量的独立评估。但当 PFS 的评估过程中发现大部分患者死于肿瘤以外的其他疾病时，会产生很大偏倚。疾病进展时间（TTP）是指从随机化开始至出现肿瘤客观进展之间的时间，TTP 不包括死亡。在对 TTP 进行分析时，死亡均被删失（非随机脱落）。当大部分死亡与肿瘤不相关时，可采用 TTP 作为终点指标。治疗失败时间（TTF）是一个复合终点指标，指从随机化开始至任何原因导致治疗终止之间的时间。TTF 无法将药物的有效性与其他变量诸如毒性、耐受性、疾病进展、患者拒绝等进行区分，不建议作为支持药物获批的终点指标。客观缓解率（ORR）是指肿瘤体积缩小达到一定量并且能保持最低时间要求的患者比例。一般定义 ORR= 完全缓解（complete response，CR）+ 部分缓解（partial response，PR）。ORR 是一种直接衡量药物抗肿瘤活性的指标，常用于单臂试验，主要作为二期临床试验的评价指标。ORR 的缓解标准应在临床试验开始前的研究方案中定义。客观缓解率的评估包括缓解程度、缓解持续时间、完全缓解率（没有可测量到的肿瘤）。疾病稳定不是 ORR 的组成部分，因为疾病稳定反映疾病的自然进程，而肿瘤缩小则是直接疗效。疾病稳定应采用 PFS 或 TTP 进行分析评价。临床获益率（CBR）或疾病控制率（disease control rate，DCR）是指经治疗后获得缓解（CR+PR）和病情稳定（stable disease，SD）的患者比例。患者自评结果（PRO）是直接来自患者的关于自身健康状况和治疗结果的报告，是患者在没有医师或其他人影响下的临床结局测量。此外，还有一些比较少用到的肿瘤临床试验的终点指标，包括：无远处转移生存期（distant disease/recurrence free survival，DDFS）、无侵袭

性疾病生存期(invasive disease free survival,IDFS)、微小残留病灶(minimum residual disease,MRD)、无事件生存(event free survival,EFS)、病理完全缓解(pathologic complete response,pCR)。

在肿瘤临床试验中,基于特定的环境,各终点可用于不同目的,即:代表传统批准的临床获益的临床终点,支持传统批准(traditional approval)的替代终点,支持加速批准(accelerated approval)的替代终点。例如,晚期卵巢癌一线治疗的临床试验可以选择 PFS 作为主要终点,但需要 PRO 以及 OS 等终点支持;复发性卵巢癌的临床试验可以选择 ORR 作为主要终点。有关详细信息请参见美国 FDA 的官方网站。

七、统计学方法及考虑

临床研究必须具有足够的统计学效力(power)来检测具有临床意义的效果,需在设计阶段根据文献或前期数据进行计算[1]。组间的差异应具有临床重要性,客观看待 P 值,达到临床意义与统计学意义的统一。如果有足够大的样本量,哪怕很小的差异也能获得有显著统计学差异的结果;但是该差异是否具有临床意义,是需要研究者进行判断的。在计算时,还应考虑到失访的影响,根据估算的失访率适当扩大样本量。不同的研究设计,例如非劣性试验(non-inferiority trial)、整群随机化试验(cluster randomization trial),其统计学效力或样本量的计算方法也不同,具体的公式和计算软件可以参考网络资源。

临床研究的质量由研究获得的数据质量决定。临床试验在执行过程中经常遇到的关键问题包括:①入组资格由随机后才获得的信息确定;②受试者不遵守被分配的治疗方案;③数据缺失;④失访。在临床研究中,需提前明确统计学方案,在最终分析时必须按照预先确定的统计学方案进行分析,而不是按照获得的数据情况再选择分析方案。数据清理完毕后,应对受试者的各种基线参数进行组间比较,以确保已知及未知的混杂因素在组间得到均衡的分布。

临床随机试验的主要分析方法为意向性分析(intention-to-treat,ITT),即受试者应按照最初的随机分组进行统计分析,无论实际发生了什么情况(如受试者在随机分组后死亡或退出而未实际开始治疗、中途退出治疗或未依从分配的治疗方案等)。疗效试验(efficacy trail)又名探索性临床试验(explanatory trial),其目的是评估干预或治疗措施的真实生物学效果。有效性试验(effectiveness trial)又名实效性临床试验(pragmatic trial),其目的是评估干预或治疗方式在实践使用中的效果。ITT 分析最适合处理实效性临床试验。在研究进行过程中,不可避免地一些患者会不按照分配的组进行治疗。因此,除了 ITT 分析外,还可按照实际接受的治疗进行分析(on-treatment analysis);按方案分析(per-protocol analysis),即排除不按照研究治疗的患者。但后两种分析方法的结果仅可作为参考。

ITT 分析是临床随机试验分析的金标准,只有对所有随机入组的受试者进行了分析才能保留 RCT 的优势,这就意味着对不依从随机分组的受试者也要进行持续随访和结局指标测量。但是失访等情况所致的数据缺失会导致 ITT 分析无法进行。数据缺失的情况可以分为三大类。第一类为完全随机缺失(missing completely at random,MCAR),即缺失数据的产生与其他变量均无关,譬如随机的数据输入错误,这种情况非常少见。第二类为随机缺失(missing at random,MAR),即该缺失的数据可以被其他变量"解释"。第三类为非随机缺失(missing not at random),该种缺失造成的影响最大。对随机缺失数据可以采用不同的统计学方法,譬如 MCAR 可以采用 GEE(generalized estimating equations methods)。但任何统计方法都无法保证研究结果不受影响。因此,在临床试验进行过程中应尽量避免或减少缺失数据的产生。缺失数据越多,产生偏倚的概率就越大。除了招募足够的受试者,在研究过程中应尽一切努力确保受试者的依从性、能够参与每次临床随访、避免失访、确保结局变量的完整测量。

进行中的临床试验需进行研究监测和中期分析,以期及早发现治疗方案的显著益处或危害。只有当被研究的治疗方案仍符合伦理,且研究仍有潜能实现其科学目标时,该临床试验才有进行下去的必要。临床试验提前终止的原因可分为两大类:第一大类为基于证据(evidence-based)的原因,包括不同治疗方案具有显著的不同效力、不同治疗方案没有不同效力、不可接受的副作用或毒性、来自外部的信息证明该试验已经不必要或不符合伦理规范等;第二大类为基于绩效(performance-based)的原因,包括受试者入组速度非常慢、执行力过差、收集的数据质量糟糕、不依从性很高、欺诈等不当行为。为了保证临床试验的完整性和保护受试者权利及健康,通常需要设立独立的数据与安全监察委员会(Data and Safety Monitoring Board,DSMB)。DSMB 由相关专业领域的成员组成,应是多学科的,视情况应包括相关医学专业的临床专家、临床药理学和 / 或毒理学专家、流行病学专家、生物统计学专家、临床试验专家、医学伦理学专家。DSMB 的独立性对保证其做出公正无偏倚的判断至关重要。DSMB 对正在进行的临床试验累积数据进行定期评估,包括已参加的受试者或将要被招募进组的受试者的安全性,研究实施情况、科学性和研究数据的完整性等做出评价。若积累到足够的统计学证据,应提早终止临床试验。中期分析的 P 值往往 <0.05,常用来监测的统计学方法包括分组序贯方法(group sequential methods)、临界值 critical values(O'Brien-Fleming and Haybittle rules)、条件幂法(conditional power methods)。

目前,临床试验的结论一般取决于主要结局的 P 值,若 $P<0.05$ 常被认为是存在显著差异,获得的 P 值越小其研究结果一般而言越可信。为了正确解读 P 值,许多权威期刊和机构均发布了指南和述评,以期为提高临床研究结果报告质量提供依据、正确解读 P 值、得到科学的研究结论[2]。美国统计协会(American Statistical Association,ASA)于 2016 年 3 月在线发布了六条关于 P 值的声明:① P 值表示数据与特定的统计模型不匹配的程度。P 值越小,不匹配程度越高。② P 值说明数据与假设的关系;而不解释假设本身,不是研究假说为真的概率。③科学结论和决策的得出应综合考虑研究设计、数据质量、外部证据等各方面因素,而不是仅仅看 P 值是否小于界值。④研究报告需具有全面性和透明度,要根据研究假设、数据收集和统计分析过程,以及 P 值来做出正确的推断。⑤ P 值的大小并不代表效应(effect)的大小或结果的重要性。当样本量足够大或测量精度足够高时,微小的效应也可获得具有统计学差异的 P 值;反之,若样本量不够或测量精度不高,较大的效应也可能获得无统计学差异的 P 值。⑥ P 值并不是衡量模型或假说的"金标准",应同时采用其他适合的方法。2016 年 9 月,*The New England Journal of Medicine* 发表的两篇文章就基于 P 值的结论推断做出了进一步诠释。当临床试验的主要结局无统计学意义($P>0.05$)时,可从以下 12 个方面进行探讨:有无其他获益,试验是否有足够的统计把握度(power),主要结局的定义和判定是否合适,研究人群的选择是否合适,治疗方案是否合适,方案的执行过程有无不足,是否有明确的非劣效界值(non-inferiority margin),有无亚组分析阳性结果,有无次要结局阳性结果,其他分析方法如协变量校正、符合方案分析等有无阳性结果,是否有其他研究证据,能否从生物学作用机制解释[3]。当临床试验的主要结局有统计学意义（$P<0.05$）时，可从以下 11 个方面进行探讨：$P<0.05$ 是否足够小，效应是否有临床意义，主要结局在临床上的重要性，次要结局与主要结局结果的一致性，亚组分析结果的异质性，是否有足够大的样本量，试验是否提前终止，方案的安全性，疗效和安全性是否存在人群特异性，研究设计和执行是否存在缺陷，研究结果是否具有外推性[4]。

八、临床试验的收尾工作

"有始有终"——所有研究都必须结束，因此要有一个研究结束时数据收集、输入和存储的计划。需要对数据进行清理和最终验证，包括：检查缺失值、超出正常范围的值、缺失表单、可靠性检查等。进行数据归档：记录所有的研究变量和数据，包括帮助文档、数据文档、数据分析程序和输出的结果等。此外还需对研究材料，例如血样、尿样、组织样本、问卷和数据表格进行保存，以备日后之需。

要对研究结果进行充分的宣传推广，包括：撰写研究论文、会议摘要、制作海报、举办和参加讲座、利用网络和新媒体进行科普科教等，还需将研究结果及时告知受试者和其临床看护人员。研究论文的书写和发表是临床研究成果的主要体现方式。研究论文应按照期刊要求和试验报告统一标准（Consolidated Standards of Reporting Trials，CONSORT）声明书写。CONSORT 是针对随机对照临床试验的报告规范，已被多家期刊广泛采用，包括 *The New England Journal of Medicine*、*Lancet*、*J Am Med Assoc*、*Lancet Oncol*、*J Clin Oncol* 等。CONSORT 最新的版本为 2010 修订版，包括 25 个条目列表和 1 个流程图，具体内容可在 CONSORT 网站查看。

（杜　琰）

参考文献

[1] George SL, Desu MM. Planning the size and duration of a clinical trial studying time to some critical event. J Chron Dis, 1974, 27: 15-24.

[2] Chavalarias D, Wallach JD, Li AH, et al. Evolution of reporting P values in the biomedical literature, 1990-2015. JAMA, 2016, 315(11): 1141-1148.

[3] Pocock SJ, Stone GW. The primary outcome fails—What next? N Engl J Med, 2016, 375(9): 861-870.

[4] Pocock SJ, Stone GW. The primary outcome is positive—Is that good enough? N Engl J Med, 2016, 375(10): 971-979.

第二节　经典妇科肿瘤临床试验设计解读

一、GOG-240 研究

（一）研究背景和目的

虽然早期宫颈癌可以采用根治性手术、放化疗或者两者结合的方式进行治疗，但是晚期宫颈癌或者复发的患者在接受了以铂类为基础的一线化疗后，缺少有效的治疗手段。虽然非铂联合化疗被认为是一种克服铂耐药性的策略，但是仍然需要新的更有效的治疗方案。

　　血管内皮生长因子是肿瘤血管生成的关键介质,这个过程与疾病的严重程度直接相关,影响患者的预后[1]。贝伐珠单抗是一种人源化的血管内皮生长因子中和单克隆抗体,贝伐珠单抗单药在之前的研究中对重度复发性宫颈癌显示出一定的活性[2]。妇科肿瘤学组(Gynecologic Oncology Group,GOG)和西班牙卵巢癌研究组在美国和西班牙联合开展了GOG-240研究——一项国际多中心随机对照三期临床研究,目的是研究贝伐珠单抗加上非铂类的联合化疗在治疗复发性宫颈癌中的作用[3]。

　　(二) 方法

　　1. 目标人群　转移性、持续性或复发性宫颈癌患者;ECOG 评分 0~1 分;患者必须具有足够的肾、肝和骨髓功能;所有患者都需要有可测量的病灶。因复发而接受过化疗的患者和伤口未愈合、出血情况活跃或抗凝血栓塞术不充分的患者不符合入组标准。所有患者在入组前均需要签署书面知情同意书。

　　2. 随机分组方法以及各组治疗方案　患者采用分层随机的方法,分层因素包括:ECOG评分(1 *vs.* 0)、是否使用过辐射增敏铂类、疾病状况(复发或持续性疾病 *vs.* 晚期原发性疾病)。患者随机分配到以下四个治疗组:

　　铂类化疗组:顺铂($50mg/m^2$) + 紫杉醇(135 或 $175mg/m^2$)

　　非铂类化疗组:拓扑替康($0.75mg/m^2$) + 紫杉醇($175mg/m^2$)

　　铂类化疗加贝伐珠单抗组:顺铂($50mg/m^2$) + 紫杉醇(135 或 $175mg/m^2$) + 贝伐珠单抗($15mg/kg$)

　　非铂类化疗加贝伐珠单抗组:拓扑替康($0.75mg/m^2$) + 紫杉醇($175mg/m^2$) + 贝伐珠单抗($15mg/kg$)

　　3. 疾病评估　通过体格检查和胸部 X 线检查以及计算机断层扫描(CT)或磁共振(MRI)来评估疾病进展情况。在研究治疗开始前 28 天内对腹部和骨盆进行 CT 或 MRI 检查。对没有疾病进展的患者,基于实体瘤的反应评估标准(response evaluation criteria in solid tumors,RECIST),每 2 个疗程检查 1 次。治疗中断以后,2 年以内,每 3 个月评估 1 次;2 年以后,每 6 个月评估 1 次,直到疾病进展和死亡。

　　4. 研究设计　国际多中心、随机对照、2×2 的析因设计、三期临床试验。析因设计是指在一个临床试验中,探索 2 个或者 2 个以上的干预因素,并且对各个因素之间的所有水平进行排列组合进行试验的一种试验设计方法。本研究中的 2 个因素是是否加贝伐和铂类或者非铂类的联合化疗。因此共有 4 个组合:以铂类为基础的化疗,以非铂类为基础的化疗,以铂类为基础的化疗加贝伐珠单抗,以非铂类为基础的化疗加贝伐珠单抗。

　　5. 研究终点　主要研究终点:总生存期(overall survival,OS)以及治疗相关的副作用的频率和严重程度。次要研究终点:无进展生存期(progression-free survival,PFS)、客观缓解率(objective response rate,ORR)、生活质量(quality of life,QOL)。

　　6. 统计分析方法　统计分析基于意向性分析(intention-to-treat,ITT)。意向性分析是基于患者最初接受随机化时的分组来确定患者的最终分组,即使某个患者最初分到了单纯化疗组,但是实际接受了贝伐珠单抗加化疗的治疗,在进行分析时该患者也被归到单纯化疗组。意向性分析集要求所有参与随机化的患者都纳入最终分析当中。OS 和 PFS 的比较采用分层的 Log-rank 方法,分层因素包括临床预后标志物和其他干预的水平。采用 Cox 等比例风险模型来计算风险比(hazard ratio,*HR*)。毒性的比较采用卡方或者 Fisher 精确检验。

QOL 的比较采用重复测量的混合线性模型。

7. 样本量计算　本研究样本量计算是基于主要研究终点——OS。本研究需要入组 450 例患者,预计发生 370 例死亡事件,在总体一类错误(假阳性概率)概率控制在 5% 的水平的情况下,有 90% 的把握可以检验到 30% 的死亡风险的降低(*HR* 0.70)。

(三)结果

1. 疗效　本研究共入组 452 例患者,其中顺铂加紫杉醇组 144 人,拓扑替康加紫杉醇组 111 人,顺铂加紫杉醇加贝伐组 115 人,拓扑替康加紫杉醇加贝伐组 112 人(图 8-1)。与顺铂-紫杉醇相比(有或无贝伐珠单抗),拓扑替康-紫杉醇显著增加疾病进展风险(*HR* 1.39;95% 置信区间 1.09~1.77),但是两组的死亡风险没有差异(*HR* 1.20;99% 置信区间 0.82~1.76)。贝伐珠单抗加上化疗相比于单纯化疗组可以显著延长患者的总生存期(中位生存期 17 个月 *vs.* 13.3 个月;*HR* 0.71;98% 置信区间 0.54~0.95)。贝伐珠单抗还可以显著延长患者的无进展生存期(中位无进展生存期 8.2 个月 *vs.* 5.9 个月;*HR* 0.67;95% 置信区间 0.54~0.82)。贝伐珠单抗组的客观缓解率也显著高于单纯化疗组(客观缓解率 48% *vs.* 36%,P=0.008)。顺铂-紫杉醇-贝伐珠单抗组相比于顺铂-紫杉醇组,患者死亡风险显著降低(中位生存期 17.5 个

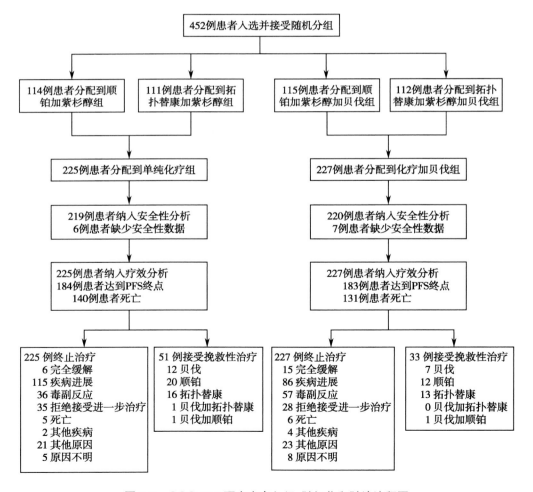

图 8-1　GOG-240 研究患者入组、随机化和随访流程图

月 *vs.* 14.3 个月；*HR* 0.68；95% 置信区间 0.48~0.97）。拓扑替康 - 紫杉醇 - 贝伐珠单抗组相比于拓扑替康 - 紫杉醇组，患者死亡风险降低（中位生存期 16.2 个月 *vs.* 12.7 个月；*HR* 0.74；95% 置信区间 0.53~1.05）。亚组分析结果显示，贝伐珠单抗的治疗效果也在不同年龄、表现状态、种族、鳞状组织学类型、之前铂暴露状态、复发或持续性疾病以及靶病变的盆腔位置的亚组中都可以观察到。

2. 安全性　表 8-2 显示了可能与贝伐珠单抗相关的副作用的发生频率。接受贝伐珠单抗治疗的患者发生二级及以上的高血压的频率显著高于未接受贝伐珠单抗的患者。贝伐珠单抗还会增加三级及以上的胃肠道或泌尿生殖道瘘的发生率。接受贝伐珠单抗治疗的患者血管栓塞的发生率也更高。毒性引起的死亡的发生率在两组之间类似，都是 1.8%。

表 8-2　GOG-240 研究不良事件

不良事件	单纯化疗	化疗 + 贝伐珠单抗	*OR*（95% 置信区间）	*P* 值
胃肠道事件, 不包括瘘（>2 级）	96（44）	114（52）	1.38（0.93~2.04）	0.10
瘘（>3 级）				
胃肠道	0	7（3）	NA（1.90~∞）	0.02
泌尿生殖系统	1（<1）	6（3）	6.11（0.73~282.00）	0.12
合计	1（<1）	13（6）	13.69（2.01~584.00）	0.002
高血压（>2 级）	4（2）	54（25）	17.50（6.23~67.50）	<0.001
蛋白尿（>3 级）	0	4（2）	NA（0.90~∞）	0.12
疼痛（>2 级）	62（28）	71（32）	1.21（0.79~1.85）	0.41
中性粒细胞减少（>4 级）	57（26）	78（35）	1.56（1.02~2.40）	0.04
发热性中性粒细胞减少（>3 级）	12（5）	12（5）	1.00（0.40~2.48）	1.00
血管栓塞症（>3 级）	3（1）	18（8）	6.42（1.83~34.4）	0.001
中枢神经系统出血（>3 级）	0	0	NA	
胃肠道出血（>3 级）	1（<1）	4（2）	4.04（0.39~200.00）	0.37
泌尿生殖道出血（>3 级）	1（<1）	6（3）	6.11（0.73~282.00）	0.12

（四）结论

这项研究达到了它的一个主要终点：包括贝伐珠单抗的治疗方案可以降低宫颈癌患者的死亡风险。贝伐珠单抗的疗效在不同亚组之间具有一致性。本研究中对照组的中位生存期达到了 13.3 个月，与之前的类似试验中的结果基本一致。包含贝伐珠单抗的治疗方案还可以降低患者的疾病进展风险，增加疾病缓解的概率。贝伐珠单抗相关的毒性反应与之前在其他瘤种中观察到的一致。贝伐珠单抗在延长患者生存的同时并没有明显地降低患者的生活质量。因此贝伐珠单抗加化疗应该成为宫颈癌患者一线治疗的标准方案。

（五）统计学解读

1. 主要研究终点的选择　在本研究中研究者选择总生存，而不是无进展生存期作为主要研究终点。在针对一线治疗的临床研究中，PFS 作为主要研究终点，相比于 OS 具有以下几个优势，首先是不受后线治疗的影响，可以反映试验药物的直接效果，而 OS 容易受到后线治疗的影响，难以观察到具有统计学意义的差异，其次是 PFS 相对于 OS 更短，因此需要的样本量更小，研究持续时间也更短。而本研究是宫颈癌患者的二线治疗，而且尚无有效的三线治疗,因此 OS 主要取决于二线治疗的效果,基本不受后线治疗的影响。其次,患者预期的 OS 较短,因此样本量在可接受的范围内。第三,贝伐珠单抗会增加患者的毒副作用和经济压力,仅仅延长 PFS 而不能延长 OS,会大大降低导致其实际的临床价值。基于此,本研究选择 OS 作为主要的研究终点。

2. **析因设计** 本研究想要回答两个临床问题:①贝伐珠单抗加上化疗是否优于化疗? ②非铂类为基础的化疗方案是否优于铂类为基础的化疗方案? 如果单独回答这两个问题,需要设计两个随机对照的三期临床试验,而采用了 2×2 的析因设计,可以同时回答这两个问题。在临床试验中,采用析因设计的优势有以下几个:首先是同时考虑两个因素,比针对每个因素分别进行临床试验,起到了事半功倍的效果。其次可以发现各个因素之间的最佳组合,本研究最终发现贝伐珠单抗加以铂类为基础的化疗是最佳的治疗方案,优于贝伐珠单抗加非铂类的化疗,单纯铂类为基础的化疗以及单纯非铂类为基础的化疗。析因设计的一个重要考虑因素是观察两种干预之间是否存在交互效应(interaction effect)。交互效应是指某干预因素在另一干预因素的不同水平上表现不同或者不尽相同。具体到本研究是指,贝伐珠单抗与不同的化疗方案联合,疗效是否存在差异。研究采用交互检验(interaction test)发现,贝伐珠单抗的疗效与化疗方案无关。顺铂 - 紫杉醇 - 贝伐珠单抗组相比于顺铂 - 紫杉醇组,患者死亡风险显著降低(中位生存期 17.5 个月 *vs.* 14.3 个月;*HR* 0.68;95% 置信区间 0.48~0.97)。拓扑替康 - 紫杉醇 - 贝伐珠单抗组相比于拓扑替康 - 紫杉醇组,患者死亡风险降低(中位生存期 16.2 个月 *vs.* 12.7 个月;*HR* 0.74;95% 置信区间 0.53~1.05)。

二、SOLO1 研究

(一)研究背景和目的

晚期卵巢癌的标准治疗手段是肿瘤细胞减灭术和以铂类为基础的化疗。但是有 70% 的患者会在 3 年内复发。复发性卵巢癌无法治愈,大多数患者在最终死亡之前会接受多线的治疗。贝伐珠单抗加上化疗虽然可以延长患者的无疾病进展生存期,但是无法延长患者的总生存[4]。奥拉帕利是一个聚腺苷二磷酸核糖聚合酶(poly ADP-ribose polymerase,PARP)抑制剂。奥拉帕利已在美国和欧洲被批准作为铂敏感复发性卵巢癌患者(无论是否有 *BRCA* 突变)的维持治疗的药物。SOLO1 研究是由美国斯蒂芬森癌症中心牵头的国际多中心随机对照三期临床研究,研究从 2013 年 9 月 3 日至 2015 年 3 月 6 日共入组了 391 例患者,目的是评估使用奥拉帕利维持治疗对新诊断具有 *BRCA1*、*BRCA2* 或两者(*BRCA1* 和 *BRCA2*)突变的,在接受铂类化疗后完全或者部分缓解的晚期卵巢癌患者的疗效[5]。

(二)方法

1. **目标人群** 年龄在 18 岁或以上,新诊断且组织学确诊为晚期(国际妇产科联合会分期 Ⅲ或Ⅳ期)高级浆液或子宫内膜样卵巢癌、原发性腹膜癌或输卵管癌(或其组合)。患者需要具有 *BRCA1/BRCA2* 突变。接受过不含贝伐珠单抗的化疗方案并且获得完全缓解或部分缓解。所有的患者都必须签署知情同意书。

2. **研究设计** 本研究是随机、双盲、安慰剂对照的三期临床试验。试验在全球 15 个国家进行。采用了中央区组随机化,分层因素为接受铂类化疗后的临床疗效(完全缓解 *vs.* 部分缓解)。患者按照 2∶1 的比列,随机分配到奥拉帕利组(300mg,每天 2 次)或者安慰剂组。

3. **研究终点** 本研究的主要研究终点是研究者评估的无进展生存期(定义为从随机化

到疾病进展或者死亡的时间),独立评审委员会判定的无进展生存期是敏感性研究终点。本研究的次要研究终点包括无二次进展生存期(从随机化到二级疾病进展或者死亡)、总生存、生活质量等。

4. 样本量计算和统计分析计划　本研究根据主要研究终点(无进展生存期)计算样本量。假设奥拉帕利的维持治疗可以把患者的无进展生存期从 13 个月延长到 21 个月(对应的风险比是 0.62),在 90% 的把握和双侧 0.05 的显著水平的情况下,需要 206 个无进展生存事件(疾病进展或者死亡)。由于无进展生存事件发生率低于预期,研究者修改了研究方案,主要研究终点的分析将在累计事件数达到 196 例或者最后一个患者至少随访 3 年后进行。

疗效和生活质量的分析都遵循意向分析原则。为了控制本研究的一类错误(α)在双侧0.05 的水平,本研究采用了一个多重比较策略。首先对无进展生存期进行分析,如果研究结果阳性($P<0.05$),则继续进行二次无进展生存期的分析;如果无进展生存期和二次无进展生存期的分析都达到阳性,则再进行总体生存的统计分析。无进展生存期的分析采用分层的Log-rank 检验,风险比采用 Cox 等比例风险模型。无二次进展生存和总生存的分析方法与无进展生存期的分析方法类似。

(三) 结果

1. 疗效　如图 8-2 所示,2013 年 9 月 3 日~2015 年 3 月 6 日,研究共入组 391 例患者,其中奥拉帕利组 260 例,安慰剂组 131 例。截至 2018 年 5 月 17 日,奥拉帕利组的中位随

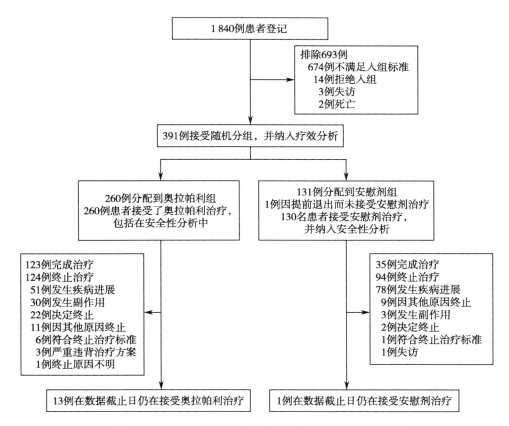

图 8-2　SOLO1 研究患者登记、随机以及接受治疗流程图

访时间是 40.7 个月,安慰剂组是 41.2 个月,共发生研究者评估的疾病进展事件 198 例。奥拉帕利组的 3 年无进展生存率是 60%,安慰剂组是 27%(HR 0.30,95% 置信区间 0.23~0.41;$P<0.001$)。安慰剂组中位无进展生存期是 13.8 个月,奥拉帕利组中位生存期尚未达到。独立评审委员为判定的无进展生存期结果与研究评估的结果类似。奥拉帕利组 3 年无进展生存率是 69%,安慰剂组是 35%(HR 0.28,95% 置信区间 0.20~0.39;$P<0.001$)。奥拉帕利组 3 年无二次进展生存率是 75%,安慰剂组是 60%(HR 0.50,95% 置信区间 0.35~0.72;$P<0.001$)。针对总生存的期中分析,由于数据成熟度较低(21%),目前两组的总生存并无统计学差异。奥拉帕利的三年生存率是 84%,安慰剂组是 80%(HR 0.95,95% 置信区间 0.60~1.53)。

2. 安全性　奥拉帕利组的中位治疗时间是 24.6 个月,安慰剂组是 13.9 个月。两组副作用的数据见表 8-3。大多数副作用是 1~2 级。奥拉帕利组严重副作用的发生率是 21%,安慰剂组的发生率是 12%。贫血是最常见的副作用(奥拉帕利组为 7%,安慰剂组未发生)。两组都未发生反应引起的死亡事件。

表 8-3　治疗相关不良事件

副作用	奥拉帕利		安慰剂	
	任何等级	三级以上	任何等级	三级以上
合计	256(98%)	102(39%)	120(92%)	24(18%)
恶心	201(77%)	2(1%)	49(38%)	0
疲劳或虚弱	165(63%)	10(4%)	54(42%)	2(2%)
呕吐	104(40%)	1(<1%)	19(15%)	1(1%)
贫血	101(39%)	56(22%)	13(10%)	2(2%)
腹泻	89(34%)	8(3%)	32(25%)	0
便秘	72(28%)	0	25(19%)	0
味觉障碍	68(26%)	0	5(4%)	0
关节痛	66(25%)	0	35(27%)	0
腹痛	64(25%)	4(2%)	25(19%)	1(1%)
中性粒细胞减少症	60(23%)	22(9%)	15(12%)	6(5%)
头疼	59(23%)	1(<1%)	31(24%)	3(2%)
头晕	51(20%)	0	20(15%)	1(<1%)
食欲下降	51(20%)	0	13(10%)	0
上腹部疼痛	46(18%)	0	17(13%)	0
消化不良	43(17%)	0	16(12%)	0
咳嗽	42(16%)	0	28(22%)	0
背疼	40(15%)	0	16(12%)	0
呼吸困难	39(15%)	0	7(5%)	0
血小板减少	29(11%)	2(1%)	5(4%)	2(2%)
导致治疗终止	30(12%)	未知	3(2%)	未知
导致剂量减少	74(28%)	未知	4(3%)	未知
导致剂量中断	135(52%)	未知	22(17%)	未知

3. 生活质量　奥拉帕利组的生活质量指数是 73.6,安慰剂组是 75.0。治疗 2 年后奥拉帕利组生活质量指数提高了 0.30(95% 置信区间 –0.72~1.32),安慰剂组的生活质量指数提高了 3.30(95% 置信区间 1.84~4.76)。两组变化的差值为 –3.00(95% 置信区间 –4.78~–1.22),该差异不具有临床意义。

(四) 结论

在 SOLO1 研究中,对于有 *BRCA1*、*BRCA2* 或两者(*BRCA1 和 BRCA2*)突变的晚期卵巢癌患者,奥拉帕利作为一线维持治疗,可以显著延长患者的无进展生存期,相比于安慰剂降低患者疾病进展或死亡风险达 70%。敏感性分析和亚组分析的结果与主要分析结果一致。奥拉帕利维持治疗应该成为此类患者的标准治疗。

(五) 统计学解读

1. 研究者评估的无进展生存期和独立委员会评估的无进展生存期　本研究采用研究者评估的无进展生存期作为主要研究终点,而独立委员会评估的无进展生存期作为次要研究终点。与总生存不同,无进展生存期并不是一个完全客观判定的研究终点。疾病进展的判定受到很多主观因素的影响,包括肿瘤直径测量的差异、靶病变的选择、未能发现新病变以及放射科医师和临床医师对进展的不同解释等[6]。特别是在开放标签的研究中,主观性可能导致评估标准在不同治疗组之间存在差异,影响结果的可信度。因此美国食品药品监督管理局和其他药物监督机构,要求在使用无进展生存期作为主要研究终点注册三期临床试验时,应当设立独立评估委员会,对疾病进展进行独立评估。独立评估委员会的无进展生存期可以作为主要研究终点,也可以作为次要研究终点。两者结果的一致性,可以增强研究结果的可信度。在本研究中,无论是研究者评估的无进展生存期,还是独立评估委员会评估的无进展生存期,表明奥拉帕利作为维持治疗可以显著延长患者的无进展生存期,增加了结果的可信度。

2. 样本量计算　本研究根据主要研究终点——无进展生存期计算样本量。假设奥拉帕利的维持治疗可以把患者的无进展生存期从 13 个月延长到 21 个月(对应的风险比是 0.62),在 90% 的把握和双侧 0.05 的显著水平的情况下,需要 206 个无进展生存事件(疾病进展或者死亡)。在以无进展生存期或者总生存等事件依赖性研究终点作为主要研究终点的三期随机对照临床试验中,样本量的计算主要取决于以下几个变量:检验效能(1–β);α(假阳性的概率);预计临床获益(预计的风险比),也是研究的目标;入组时间和随访时间。前三个变量决定了需要的事件数,入组时间和随访时间决定了累计事件数所需的入组人数。对于三期临床试验,检验效能一般在 80%~90% 之间,α 必须严格控制在双侧 0.05(等价于单侧 0.025)的水平,因此事件数主要取决于预计临床获益,临床获益的设定是一个复杂的过程,也是临床试验成败的关键。临床获益目标设定过低,一方面需要的样本量过大,另一方面研究的临床价值也会受到质疑。临床获益目标设定过于乐观也可能导致样本量过低,研究的检验效能过低,导致研究失败。临床获益目标的设定需要考虑前期研究对试验药物疗效的估计、现有标准治疗的效果、主要研究终点以及研究的可行性等因素。通常认为如果以总体生存作为主要研究终点,预计风险比至少为 0.8,才能被认为是一个具有临床意义的研究目标,而以无进展生存期作为主要研究终点,研究的预计获益目标需要设定得更高。

三、Study 42

(一)研究背景和目的

PARP 抑制剂已被研究作为乳腺癌和卵巢癌潜在治疗药物。PARP 抑制剂有几种作用机制,包括抑制碱基切除修复(通过阻断酶功能)和捕获 PARP[7,8]。这些机制导致双链断裂诱导后停滞和崩溃的复制叉。同源 DNA 配对有明显缺陷(因此双链断裂修复缺陷)的肿瘤似乎易受 PARP 抑制剂治疗的影响。迄今为止的临床试验已经证明口服活性 PARP 抑制剂奥拉帕利和其他 PARP 抑制剂对乳腺癌和卵巢癌的肿瘤反应和 / 或无进展生存益处与生殖系 *BRCA1/BRCA2* 突变有关。基础生物学表明,PARP 抑制剂也可能被证明对其他癌症有效,如前列腺癌和胰腺癌,这些瘤种中也存在着 *BRCA1/BRCA2* 突变患者的亚组。此外,关于 PARP 抑制剂在 *BRCA1/BRCA2* 突变携带者的铂耐药卵巢癌和化疗难治性乳腺癌患者中的疗效数据也非常有限。Study 42 研究是美国艾布拉姆森癌症中心领导的一个开放标签的国际多中心非比较性二期临床研究,研究从 2010 年 2 月 21 号开始,共入组了 298 例患者。研究目的是探索奥拉帕利在具有 *BRCA1/BRCA2* 突变的不限瘤种的晚期癌症中的疗效和安全性[9]。

(二)方法

1. **研究设计** 本研究是一个篮子试验(basket trial),纳入的对象是具有 *BRCA1/BRCA2* 突变的晚期实体瘤患者。与传统二期临床试验不同,篮子试验的入组对象不是针对特定瘤种,而是针对特定的基因突变类型。本研究针对的就是具有 *BRCA1/BRCA2* 突变的所有实体瘤。

2. **入组人群** 具有 *BRCA1/BRCA2* 突变;至少具有一个可测量病灶;ECOG 0~2 分;符合至少以下一个标准:铂类耐药(含铂治疗后 6 个月内复发)的上皮性卵巢癌、原发性腹膜癌或输卵管癌(或不适合进一步铂类治疗);三线化疗进展后的乳腺癌;在吉西他滨治疗期间进展(或不适合吉西他滨治疗)的胰腺癌;前列腺特异性抗原(prostate-specific antigen,PSA)值连续两次升高超过其最低值的激素难治性前列腺癌;其他至少经过一次系统治疗后进展的晚期实体瘤。

3. **研究终点** 本研究的主要研究终点是基于实体瘤的疗效评价标准(response evaluation criteria in solid tumors,RECIST)判定的总体人群的肿瘤缓解率。次要研究终点是基线有可测量病灶人群的肿瘤缓解率、无进展生存期和缓解持续时间。

4. **统计学分析** 本研究安全性和疗效分析集都是针对至少接受过一次奥拉帕利治疗的患者。基于 RECIST 标准判定的部分缓解和完全缓解的患者,需要在至少 28 天后再次进行评价,再次评价中完全缓解或者部分缓解未能延续的,被认为是未证实的完全缓解或部分缓解。

(三)结果

1. **客观缓解率以及缓解持续时间** 本研究入组 298 人,其中卵巢癌 193 人,乳腺癌 62 人,胰腺癌 23 人,前列腺癌 8 人,其他瘤种 12 人。所有 298 例患者的肿瘤缓解率为 26.2%(78/298;95% 置信区间 21.3~31.6);卵巢、乳腺、胰腺和前列腺癌肿瘤缓解率分别是 31.1%(95% 置信区间 24.6~38.1)、12.9%(95% 置信区间 5.7~23.9)、21.7%(95% 置信区间 7.5~43.7)和 50.0%(95% 置信区间 15.7~84.3)(表 8-4)。持续 8 周以上的疾病稳定率,总体

表 8-4 奥拉帕利在总体人群和不同肿瘤中的疗效

	卵巢癌 （N=193）	乳腺癌 （N=62）	胰腺癌 （N=23）	前列腺癌 （N=8）	其他 （N=12）	合计 （N=298）
缓解率	60（31.1）	9（12.9）	5（21.7）	4（50）	1（8.3）	78（26.2）
95% 置信区间	24.6~38.1	5.7~23.7	7.5~43.7	15.7~84.3	0.02~38.5	21.3~31.6
完全缓解	6（3）	0	1（4）	0	0	7（2）
部分缓解	54（28）	8（13）	4（17）	4（50）	1（8）	71（24）
病情稳定 >8 周	78（40）	29（47）	8（35）	2（25）	7（58）	124（42）
95% 置信区间	33.4~47.7	34.0~59.9	16.4~57.3	3.2~65.1	27.7~84.8	36.0~47.4
病情稳定	64（33）	22（36）	5（22）	2（25）	6（50）	99（33）
未确认的部分 缓解	12（6）	7（11）	3（13）	0	1（8）	23（8）
疾病进展	41（21）	23（37）	9（39）	2（25）	3（25）	78（26）
95% 置信区间	15.7~27.7	25.2~50.3	19.7~61.5	3.2~65.1	5.5~57.2	21.3~31.6
进展	33（17）	16（26）	6（26）	1（13）	3（25）	59（20）
死亡	8（4）	7（11）	7（11）	1（13）	0	19（6）

人群是 41.6%（95% 置信区间 36.0~47.4），卵巢癌是 40.4%（95% 置信区间 33.4~47.7），乳腺癌是 46.8%（95% 置信区间 34.0~59.9），胰腺癌是 34.8%（95% 置信区间 16.4~57.3），前列腺癌是 25%（95% 置信区间 3.2~65.1），其他瘤种是 58.3%（95% 置信区间 27.7~84.8）。总的中位反应持续时间为 208 天（卵巢癌 225 天；乳腺癌 204 天；胰腺癌 134 天；前列腺癌 327 天）。中位缓解时间为 56.0 天（卵巢癌 56.5 天；乳腺癌 54.5 天；胰腺癌 113.0 天；前列腺癌 54.5 天）。客观缓解率（仅限于基线时可测量疾病的患者）为 29.3%（95% 置信区间 23.9~35.2）。

2. 无进展生存期和总生存 卵巢癌、乳腺癌、胰腺癌和前列腺癌组的中位无进展生存期分别为 7、3.7、4.6 和 7.2 个月。卵巢癌、乳腺癌、胰腺癌和前列腺癌组 6 个月无进展的患者比例分别为 54.6%、29.0%、36.4% 和 62.5%。卵巢癌、乳腺癌、胰腺癌和前列腺癌的中位生存期分别为 16.6、11、9.8 和 18.4 个月。卵巢癌、乳腺癌、胰腺癌和前列腺癌组 12 个月存活率分别为 64.4%、44.7%、40.9% 和 50.0%。

3. 末线卵巢癌患者的疗效 研究者特别对奥拉帕利在既往接受过三线及以上化疗失败后卵巢癌患者的疗效进行了分析。对于既往接受过三线以上化疗（N=137）的可测量疾病患者，有 46 例确定的肿瘤缓解。如表 8-5 所示，总体疾病缓解率为 34%；完全缓解在 2/137（2%）

表 8-5 奥拉帕利在接受过三线及以上化疗卵巢癌患者中的疗效

铂类敏感状态	缓解人数	缓解率（95% 置信区间）	中位缓解持续时间（95% 置信区间）
合计（N=137）	46	34（26~42）	7.9（5.6~9.6）
铂类敏感（N=39）	18	46（30~63）	8.2（5.6~13.5）
铂类耐药（N=81）	24	30（20~41）	8.0（4.8~14.8）
铂类难治（N=14）	2	14（2~43）	6.4（5.4~7.4）
状态未知（N=3）	2	67（9~99）	6.3（4.7~7.9）

表 8-6 奥拉帕利治疗相关不良事件

副作用	卵巢癌 (N=193)		乳腺癌 (N=62)		胰腺癌 (N=23)		前列腺癌 (N=8)		其他 (N=12)		合计 (N=298)	
	总体	≥3 级	总体	≥3 级	总体	≥3 级	总体	≥3 级	总体	≥3 级	总体	≥3 级
疲劳	116(60.1)	12(6.2)	30(48.4)	3(4.8)	17(73.9)	3(13.0)	1(125.0)	0	12(100.0)	1(8.3)	176(59.1)	19(6.4)
恶心	119(61.7)	1(0.5)	33(53.2)	0	11(47.8)	0	3(37.5)	0	10(83.3)	0	176(59.1)	1(0.3)
呕吐	75(38.9)	5(2.6)	21(33.9)	1(1.6)	9(39.1)	1(4.3)	0	0	6(50.0)	0	111(37.2)	7(2.3)
贫血	62(32.1)	36(18.7)	16(25.8)	9(14.5)	9(39.1)	4(17.4)	5(62.5)	1(12.5)	6(50.0)	2(16.7)	98(32.9)	52(17.4)
腹泻	56(29.0)	3(1.6)	11(17.7)	1(1.6)	7(30.4)	0	3(37.5)	0	4(33.3)	0	81(27.2)	4(1.3)
腹痛	58(30.1)	14(7.3)	5(8.1)	1(1.6)	7(30.4)	1(4.3)	0	0	7(58.3)	1(8.3)	77(25.8)	17(5.7)
食欲减退	36(18.7)	1(0.5)	17(27.4)	0	4(17.4)	0	2(25.0)	0	3(25.0)	0	62(20.8)	1(0.3)
消化不良	38(19.7)	0	9(14.5)	0	2(8.7)	0	0	0	3(25.0)	0	52(17.4)	0
头疼	32(16.6)	0	14(22.6)	1(1.6)	1(4.3)	0	0	0	1(8.3)	0	48(16.1)	1(0.3)
味觉障碍	39(20.2)	0	4(6.5)	0	1(4.3)	0	0	0	3(25.0)	0	47(15.8)	0

患者中观察到,部分缓解在 44/137(32%)患者中观察到。另有 31/137(23%)患者病情稳定(治疗开始后持续至少 16 周)。中位无进展生存期为 6.7 个月,其中铂类敏感人群中位无进展生存期为 9.4 个月(95% 置信区间 6.7~11.4)铂类耐药人群的中位无进展生存期为 5.5 个月(95% 置信区间 4.2~6.7)。

4. 安全性 298 例患者中有 162 例(54.4%)出现 3 级及以上不良事件;92 例(30.9%)患者的 3 级及以上的不良事件被认为与奥拉帕利有因果关系;最常见的是贫血和疲劳(表 8-6)。卵巢癌、乳腺癌、胰腺癌和前列腺癌组分别有 30.1%、25.8%、30.4% 和 50.0% 的严重不良事件。在这些组中,分别有 10.4%、9.7%、17.4% 和 12.5% 的患者出现与奥拉帕利相关的严重不良事件。9 例因不良事件死亡,包括脓毒症(2 例)、白血病(2 例)、慢性阻塞性肺疾病(1 例)、肺栓塞(1 例)、骨髓增生异常综合征(1 例)、伤口裂开(1 例)和脑血管意外(1 例)。其中两个死亡事件(败血症和骨髓增生异常综合征)被认为与奥拉帕利有因果关系。

(四)结论

在这项针对携带 *BRCA1/BRCA2* 突变患者的临床试验中,奥拉帕利在各个瘤种,包括卵巢癌、乳腺癌、前列腺癌、胰腺癌等,都显示了延长肿瘤缓解的效果。特别是奥拉帕利单药治疗在之前接受过三线以上化疗的具有 *BRCA1/BRCA2* 突变晚期的卵巢癌患者(包括铂类耐药患者)中表现出显著的抗肿瘤活性,基于此,FDA 加速审批,批准奥拉帕利作为三线治疗失败后的晚期卵巢癌患者的标准治疗。但是本研究是二期临床试验,缺乏对照组,奥拉帕利的疗效还需要通过确证性的三期临床试验验证。

(五)统计学解读

篮子试验是将针对某个特定分子事件如基因突变、融合、扩增等的药物比喻为篮子,将带有这种相同分子事件的不同瘤种放进同一个篮子里进行临床试验;篮子试验本质是一种二期临床试验,通过对同一分子事件进行管理,使得带有相同靶点的不同瘤种患者都能用同一种靶向药物进行治疗,实现肿瘤异病同治。传统二期临床试验主要围绕回答某一个药物是否在某一个特定肿瘤中具有疗效,仅限定于某一个特定的肿瘤;而篮子试验往往限定于一个或多个特定的基因突变类型,基于多个瘤种,主要回答某一个特定的靶向药物是否在所有或某些带有特定基因突变的肿瘤患者中有效。在篮子试验中,研究对象是具有同一基因突变的多个瘤种的患者,通常以每个瘤种为分层因素,在各个瘤种的亚组中,采用的治疗方案是相同的,各个瘤种的主要研究终点和次要研究终点也是相同的。

在篮子试验中,安全性评价可以把各个瘤种的对象合在一起进行分析。而对于疗效的分析则需要视情况而定,如果各个瘤种亚组的疾病缓解率的估计比较接近,则通常可以把各个瘤种合并在一起进行统计分析。如果各个瘤种之间的客观缓解率差异较大,则需要按照每个瘤种分别进行疗效的统计学分析。在本研究中,由于各个瘤种的客观缓解率差异较大,因此研究者分别报道了各个瘤种的客观缓解率,并且特别对既往接受过 3 种及以上化疗失败后卵巢癌患者的疗效进行了分析。

(梁 斐)

参考文献

［1］Leung DW,Cachianes G,Kuang WJ,et al. Vascular endothelial growth factor is a secreted angiogenic mitogen. Science,1989,246:1306-1309.

［2］Monk BJ,Sill MW,Burger RA,et al. Phase Ⅱ trial of bevacizumab in the treatment of persistent or recurrent squamous cell carcinoma of the cervix:a gynecologic oncology group study. J Clin Oncol,2009,27:1069-1074.

［3］Tewari KS,Sill MW,Long HJ,et al. Improved survival with bevacizumab in advanced cervical cancer. N Engl J Med,2014,370:734-743.

［4］Burger RA,Brady MF,Bookman MA,et al. Incorporation of bevacizumab in the primary treatment of ovarian cancer. N Engl J Med,2011,365:2473-2583.

［5］Moore K,Colombo N,Scambia G,et al. Maintenance Olaparib in patients with newly diagnosed advanced ovarian cancer. N Engl J Med,2018,379:2495-2505.

［6］Dodd LE,Korn EL,Freidlin B,et al. Blinded independent central review of progression-free survival in phase Ⅲ clinical trials:important design element or unnecessary expense? J Clin Oncol,2008,26:3791-3796.

［7］Murai J,Huang SY,Das BB,et al. Trapping of PARP1 and PARP2 by clinical PARP inhibitors. Cancer Res,2012,72:5588-5599.

［8］Bryant HE,Schultz N,Thomas HD,et al. Specific killing of BRCA2-deficient tumours with inhibitors of poly（ADP-ribose）polymerase. Nature,2005,434:913-917.

［9］Kaufman B,Shapira-Frommer R,Schmutzler RK,et al. Olaparib monotherapy in patients with advanced cancer and a germline BRCA1/2 mutation. J Clin Oncol,2015,33:244-250.

第三节　临床试验的注册与检索

一、临床试验的注册

在医学研究领域,临床试验是推动人类健康事业向前发展的重要手段,临床试验注册的重要性和必要性已日益凸显,也越来越引起人们的重视。现就临床试验注册和检索的有关内容介绍如下。

（一）临床试验注册的定义和原因

临床试验注册,是指一种新药或干预措施的临床试验,在实施之前就要在公共的数据库上公开试验设计信息,并公开登记足以反映该试验进展的关键信息,以使临床试验的设计和实施透明化[1]。临床试验注册是医学伦理的需要,是临床试验研究者的责任和义务。未注册的临床试验不能为循证医学做贡献。2004 年 9 月,国际医学杂志编辑委员会(International Committee of Medical Journal Editors,ICMJE)发表声明:只有注册过的临床试验的结果才会被考虑发表于该委员会的成员刊物。目前美国和英国的主要医学期刊以及印度的某些期刊均加入了此行动。

（二）临床试验注册机构

临床试验注册要求在临床试验开始前就将其有关信息在公共数据库上公布,该公共数据库称临床试验注册库,也叫临床试验注册中心。目前世界上已有几百个注册库,主要的国际临床试验注册库有:美国的 ClinicalTrials 注册资料库(http://www.clinicaltrials.gov),英国国立研究注册库(BNRR,http://www.nrr.nhs.uk),澳大利亚临床试验注册库(ACTR,http://www.actr.org.au/)等。2005年8月,为使国家、地区间建立符合同一标准的注册库协作网络以减少重复注册,世界卫生组织(World Health Organization,WHO)建立了国际临床试验注册平台(International Clinical Trials Registry Platform,ICTRP),对符合条件的各国注册机构进行认证,成为WHO一级机构(primary registry)。获得认证的一级机构负责临床试验的注册,已完成注册的临床试验资料由一级注册机构上传到WHO ICTRP,由此组成全球临床试验注册机构制度。ICMJE除接受原指定的5个国际临床试验注册库以外,还接受WHO一级注册机构。

(三)临床试验注册的流程

中国临床试验注册中心(Chinese Clinical Trial Registry,ChiCTR)是世界卫生组织国际临床试验注册平台的一级注册机构,负责中国地区的临床试验注册。跨国多中心试验可在实施试验的多个所在国同时注册,但需在WHO ICTRP申请唯一识别码(unique trial number,UTN),以避免重复统计和区别重复注册。以下介绍如何在ChiCTR上进行临床试验注册。

1. 首先在中国临床试验注册中心网站上建立申请者账户(图8-3)。

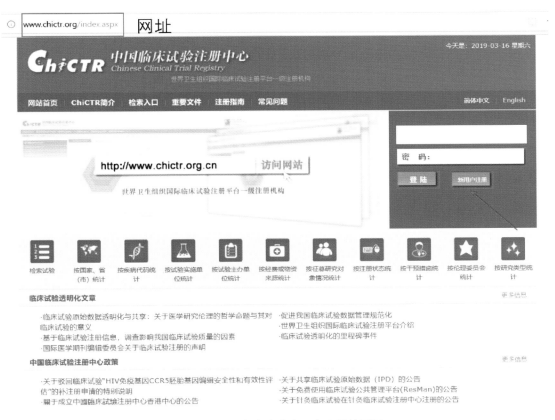

图8-3　中国临床试验注册中心网站页面

2. 建立好账户以后,返回 ChiCTR 首页,输入用户名和密码,登陆进入用户页面(图 8-4)。

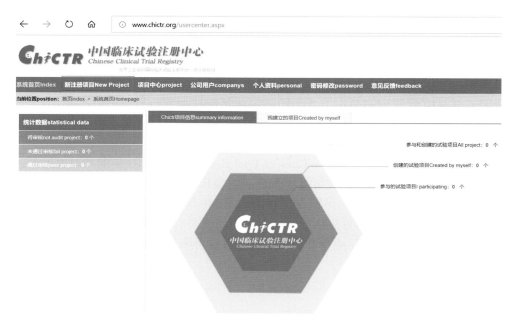

图 8-4　中国临床试验注册中心网站页面

3. 点击"新注册项目",弹出注册表,在第一行的语言选择项选择"中、英文"注册(图 8-5)。

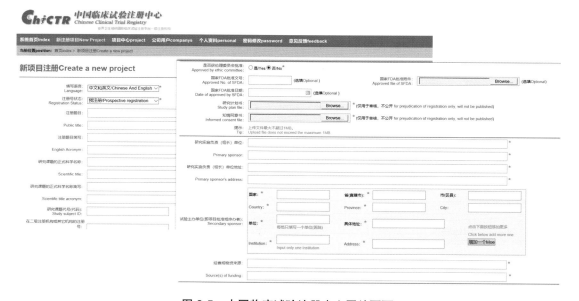

图 8-5　中国临床试验注册中心网站页面

4. 将所有标注有红色"*"号的栏目填完后,点击注册表最后的"提交";如一次填不完注册表内容,可分步完成,每次只点击"保存"。

5. 申请注册的试验均需提交伦理审查批件复印件(扫描后在注册表中"伦理批件"上传文件中提交)。

6. 申请注册的试验均需提交研究计划书全文和受试者知情同意书(模版可在网站"重要文件"栏中下载)。

7. 提交注册表后,ChiCTR 审核专家将审核表中信息,必要时询问申请者。

8. 审核完成后,自提交注册表之日起 2 周内获得注册号。

9. 在获得注册号后第 2 周即可在 WHO ICTRP 检索到已注册试验,目前 WHO ICTRP 每周四更新。

10. 纳入受试者完成后,应及时在 ChiCTR 上更新信息。

11. 试验完成后,结果数据需上传到临床试验公共管理平台 ResMan ,1 年后公布结果。

不同于其他国际临床试验注册库,ChiCTR 目前尚接受补注册(征募第一例参试者后进行注册)。凡申请补注册者,必须通过临床试验数据库公共管理平台 ResMan 提供原始数据,供 ChiCTR 审核和向公众公示,以保证其真实性。只有通过提供原始数据并通过审核的试验才予以补注册。需要注意的是,有些国际医学期刊已明确政策只接收预注册试验(征募第一例参试者前进行的注册)、不接收补注册试验。

二、临床试验的检索

通过检索注册的临床试验,研究者可以知道谁在做或者已经完成了什么研究,方法为何,以避免不必要的重复研究。患者则可查询是否有可以参与的临床试验。WHO ICTRP 目前尚未提供临床试验注册服务,但它为国际上每一项临床试验指定全球唯一的临床试验编号,建立了世界范围内的注册检索查询平台。以下介绍如何使用 WHO ICTRP 进行临床试验检索。

(一) 标准检索

打开 ICTRP 一站式检索入口,在"Search"框里键入检索词,系统将对临床试验的题目、主要资助者、疾病、干预手段、招募国家、试验编号等字段进行检索。字(词)之间可使用逻辑运算符 AND、OR、NOT 连接(图 8-6)。

1. 例如,用"PARP inhibitor"进行快速检索,得到结果如图 8-7 所示。

2. 以图 8-7 中第二条检索信息为例,点击进入,获得该项临床试验的部分信息(图 8-8)。

3. 点击 URL 进入该临床试验在注册库中的原始记录,获取全面的临床试验信息(图 8-9)。

(二) 高级检索

要进行更有针对性的检索,可在 ICTRP 一站式检索入口点击"Advanced Search",将检索词的出现限定在特定的字段内,并且可通过招募状态、注册日期等附加条件进一步筛选结果(图 8-10)。

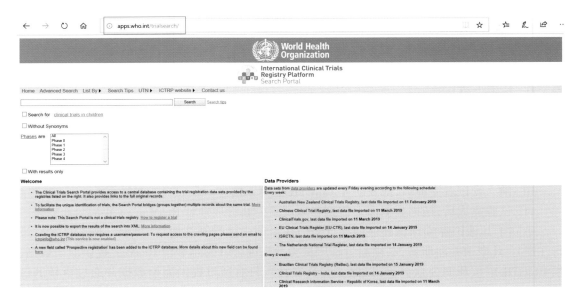

图 8-6　国际临床试验注册平台网页

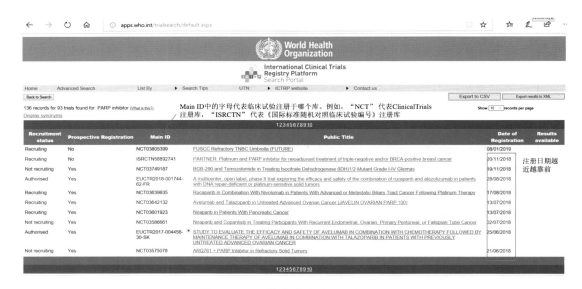

图 8-7　国际临床试验注册平台网页

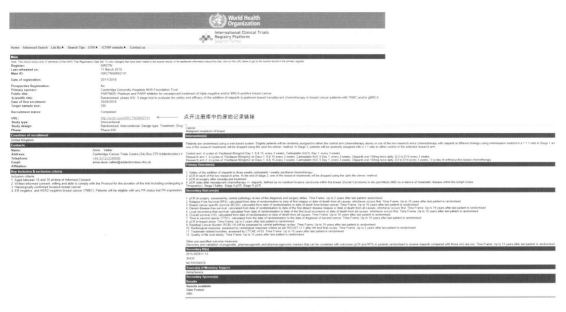

图 8-8　国际临床试验注册平台网页

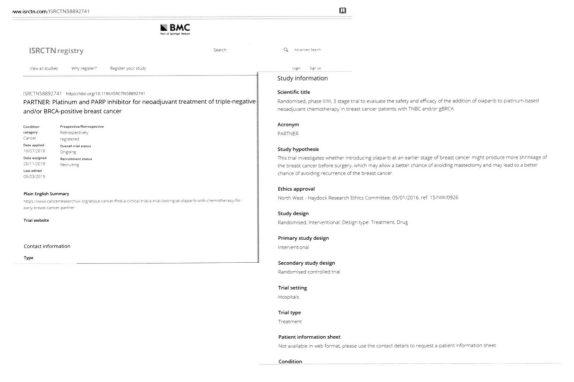

图 8-9　临床试验在注册库中的原始记录网页

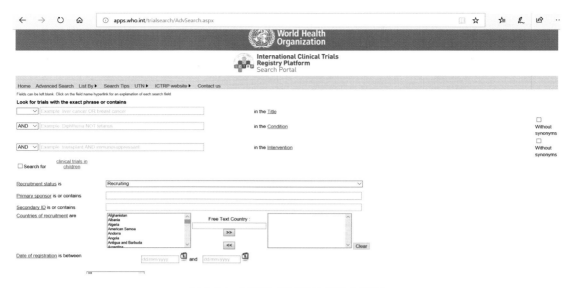

图 8-10　国际临床试验注册平台网页

（唐浩莎）

参考文献

[1] Steinbrook R. Public Registeration of Clinical Trails. N Engl J Med, 2004, 351: 315-317.

案例分析篇

病案实例一

BRCA 基因相关乳腺癌 / 卵巢癌 综合征漏诊病例

目前,已明确包括 *BRCA1*、*BRCA2*、*RAD51C*、*BRIP1* 等在内的多个抑癌基因的胚系突变与遗传性卵巢癌发病相关,其中超过 80% 的遗传性卵巢癌与 *BRCA1/BRCA2* 胚系突变有关,并呈现出常染色体显性遗传的特征[1]。在不同的研究报道中,非选择性的上皮性卵巢癌患者携带 *BRCA1/BRCA2* 致病突变的比例介于 10%~28.5%[2,3]。除了增加卵巢癌的发病风险外,*BRCA1/BRCA2* 胚系突变还会导致乳腺癌、胰腺癌、恶性黑色素瘤、前列腺癌及男性乳腺癌发病风险显著增高,并在家族中呈现出早发、多发的特点,引起所谓的 *BRCA* 相关遗传性乳腺癌 / 卵巢癌综合征(*BRCA*-related hereditary breast /ovarian cancer syndrome,HBOCS)。

一、病史

咨询者,女,45 岁,因"检出 *BRCA2* 致病突变"于复旦大学附属肿瘤医院遗传咨询门诊就诊。咨询者母亲在 2016 年因"卵巢癌"于外院行全子宫双附件大网膜阑尾切除术 + 盆腔及腹主动脉旁淋巴结清扫术,术后诊断为卵巢高级别浆液腺癌Ⅲc 期,并接受卡铂 + 紫杉醇方案化疗,目前疾病缓解,手术同年于商业检测公司行外周血遗传性乳腺癌 / 卵巢癌多基因 panel 检测,检测结果显示"未检出已知致病或疑似致病突变"。咨询者本人于 2019 年自行于同一商业检测公司接受外周血遗传性乳腺癌 / 卵巢癌多基因 panel 检测,检测结果提示 *BRCA2* 致病突变。本次门诊就诊,行遗传咨询。

【既往史】39 岁因"甲状腺乳头状癌"行甲状腺切除。

【婚育史】已婚已育,1-0-0-1,2008 年足月顺产一女婴,体健。

【家族史】母亲单侧乳腺癌、卵巢癌病史;否认其他肿瘤家族史。

二、家系图及基因检测结果

（一）根据患者所提供家族史，绘制家系图（图 1）

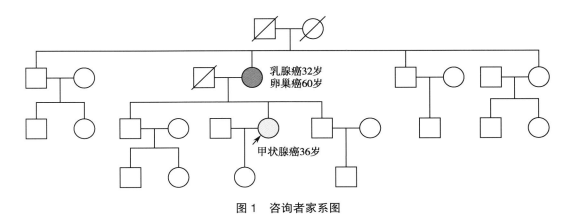

图 1　咨询者家系图

（二）咨询者基因检测结果

外周血多基因 panel 检测（next generation sequencing，NGS）及 Sanger 测序结果（表 1 和图 2）。

表 1　多基因 panel 检测结果

基因 （NM 号）	核苷酸改变	氨基酸改变	基因亚区	杂合性	功能改变	遗传方式	突变类型
BRCA2 （NM_000059）	c.9117G>A	p.Pro3039Pro	CDS22	Het	同义	AD	已知致病突变

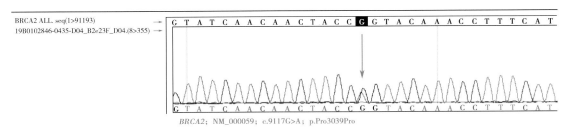

图 2　致病位点 Sanger 验证

三、遗传咨询及治疗策略建议

（一）咨询者 SNV 变异类型为同义突变

查阅公共数据库，确定该 SNV 为已知致病变异，该变异位于 *BRCA2* 23 号外显子编码区的最后一个核苷酸（图 3），该变异会导致异常剪辑的发生，引起 *BRCA2* mRNA 23 号外显子

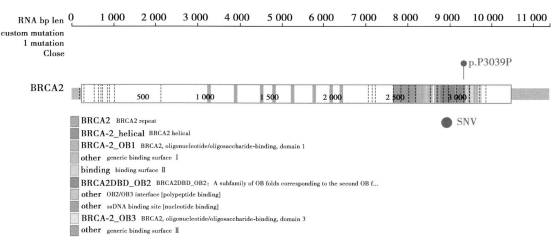

图 3　致病变异位于 23 号外显子的内含子连接区

的丢失,导致 2985 密码子处发生框移,并提前产生终止信号(Val2985Glyfs*3),并最终导致 BRCA2 蛋白产物的缺失或破坏。因咨询者已行 Sanger 测序验证,故不需接受进一步检测。咨询者确诊为 *BRCA* 相关乳腺癌 / 卵巢癌综合征患者。

(二)咨询者致病变异来源于母系

　　根据患者家系图,需要明确胚系致病变异来源于父系或母系,结合其母亲卵巢高级别浆液性癌以及早发性乳腺癌病史,首先,建议咨询者母亲行致病变异位点验证(Sanger 测序),并联系商业检测公司,重新解读此前 NGS 检测数据,Sanger 检测结果及 NGS 数据解读结果返回均提示 *BRCA2* 存在相同位点的致病变异(图 4)。确定其母亲同样为 *BRCA* 相关乳腺癌 / 卵巢癌综合征患者,咨询者致病变异来源于母系。检测公司对于先前阴性报告的解释为该致病 SNV 在 2016 年咨询者母亲检测时,并未被纳入该公司致病变异数据库。

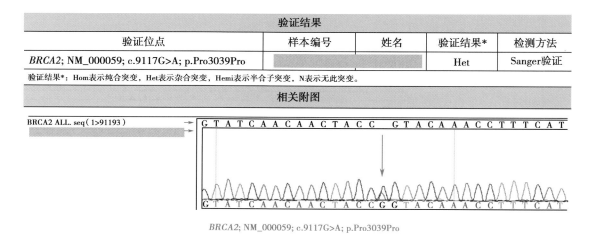

图 4　咨询者母亲 Sanger 位点验证结果

（三）对咨询者的建议

咨询者携带 *BRCA2* 致病变异，目前 45 岁，已生育，既往有甲状腺乳头状癌病史。甲状腺乳头状癌为女性常见恶性肿瘤之一，告知其甲状腺癌发病与 *BRCA2* 致病变异无明确关联。告知乳腺癌、卵巢癌及其他相关肿瘤（胰腺癌、恶性黑色素瘤）的临床体征及症状，强烈建议行预防性输卵管 - 卵巢切除术，可同时降低卵巢癌及乳腺癌的发病风险，如拒绝预防性手术，则建议定期接受血清 CA125 检测及妇科阴道超声检查。针对乳腺癌发病风险，与咨询者讨论预防性乳腺切除的可能性及利弊，或者定期行乳腺自检，每年行 1~2 次的乳腺临床检查及每年行 1 次的钼靶及乳腺增强磁共振筛查。因 *BRCA2* 致病变异会增加恶性黑色素瘤以及胰腺癌发病风险，可以根据家系中具体发病情况考虑进行恶性黑色素瘤及胰腺癌的筛查，然而，目前尚未形成针对恶性黑色素瘤及胰腺癌的筛查指南。恶性黑色素瘤的筛查方法有定期的全身皮肤检查及眼部的检查，而胰腺癌的潜在筛查方法有超声内镜以及经内镜逆行性胰胆管造影术（endoscopic retrograde cholangiopancreatography，ERCP）。

（四）对亲属的建议

1. 母系亲属 咨询者 *BRCA2* 致病变异遗传自母亲，建议从咨询者及其母亲的一级亲属逐级进行致病变异位点验证，并根据检测结果决定后续肿瘤监测及干预方案。咨询者母亲既往有单侧乳腺癌病史，仍应定期对健侧乳腺进行监测（定期自检，每年行 1~2 次的乳腺临床检查及每年行 1 次钼靶及乳腺增强磁共振筛查）。

2. 父系亲属 咨询者致病变异来自于母亲，并且其父系亲属无恶性肿瘤病史，父系亲属应被认定是一般风险人群，无特殊筛查干预建议。

3. 子代 咨询者育有一女，目前 10 岁，考虑到携带有 *BRCA2* 致病变异的未成年女性无需接受额外的医疗干预，且肿瘤遗传基因检测本身会带来较大的心理应激，目前的指南均不推荐对 18 岁以下的未成年人进行遗传易感基因的检测。在咨询者女儿成年以后，鼓励其接受致病变异位点验证，并最终由其自身决定是否接受检测。因 *BRCA2* 致病变异有 50% 的机会继续遗传给下一代，并且 *BRCA2* 双等位基因突变会引起罕见的常染色体隐性遗传病——范可尼贫血（夫妻双方均为 *BRCA2* 致病 / 疑似致病变异携带者时，后代有 1/4 概率发生），咨询者女儿如在计划进行生育前接受检测，一旦检出致病变异，还将有机会接受生殖咨询及干预。

（五）个体化治疗建议

咨询者母亲为晚期卵巢癌患者，目前手术化疗均已结束，疾病缓解，因携带 *BRCA2* 致病变异，可考虑应用奥拉帕利单药维持治疗。另外，因携带有 *BRCA2* 致病变异，在整个卵巢癌自然病程中，如经历三线或三线以上化疗失败，亦可以考虑奥拉帕利单药挽救治疗。

四、分析讨论

BRCA1 位于人类染色体 17q21，由 24 个外显子构成，编码 1 863 个氨基酸[4]。*BRCA2* 位于人染色体 13q12.3，由 27 个外显子构成，编码 3 418 个氨基酸[5]。*BRCA1/BRCA2* 同为抑癌基因，在 DNA 损伤修复、细胞周期调节、基因转录激活、染色质稳定等方面发挥着重要作用。*BRCA1/BRCA2* 胚系突变会导致乳腺癌、卵巢癌、胰腺癌、前列腺癌及男性乳腺癌等多种恶性肿瘤的发病风险显著增高，引起所谓的 *BRCA* 相关乳腺癌 / 卵巢癌综合征[6-8]。指南推荐，具有相关肿瘤病史或家族史的个体应考虑接受 *BRCA* 检测，所有的非黏液性卵巢癌患者

均应当接受 *BRCA* 检测。

　　BRCA1/BRCA2 具有较长的基因序列,其致病变异散布于编码区及邻近外显子的内含子区域,缺乏变异热点。因此,*BRCA* 检测需要针对整个外显子区域及邻近内含子区域进行测序。各种类型的变异均可见到,包括点突变、插入缺失突变等,以无义突变、移码突变最为常见。此外,致病变异个体中约 6%~10% 为大片段的重排,而传统的 Sanger 测序不能检出大片段重排,NGS 虽然可以通过生物信息学分析检出部分大片段重排,但仍有可能遗漏,大片段重排检测的金标准仍然是多重连接探针扩增(multiplex ligation-dependent probe amplification,MLPA)技术[9]。

　　此外,随着近年来 NGS 检测的开展,越来越多的卵巢癌及乳腺癌遗传易感基因被发现,如 *BRIP1*、*RAD51C*、*RAD51D*、*PALB2*、*BARD1* 等。多基因 panel 检测相比传统的 Sanger 测序,可以同时对多个基因同时进行检测,更全面地评估肿瘤患者的遗传风险。

　　因此,对于非黏液性卵巢癌患者,特别是同时合并有乳腺癌等第二原发肿瘤或有相关肿瘤家族史(乳腺癌、胰腺癌、前列腺癌等)的个体,如单纯的 *BRCA1/BRCA2* 检测结果为阴性时,需要考虑所采用的检测方法是否全面(有无进行 MLPA 大片段重排检测),另外,需要考虑补充其他遗传易感基因的检测。当然,我们也需要考虑到数据解读能力不足等因素造成假阴性检测结果的可能。

(冯　征)

 专家点评

　　　　国内外的指南及专家共识一致推荐所有的非黏液性卵巢癌患者均应接受 *BRCA1/BRCA2* 胚系检测,以评估其遗传致病的可能性。目前,针对 *BRCA1/BRCA2* 突变携带者已经有了相对完善的肿瘤预防及筛查策略,*BRCA1/BRCA2* 胚系检测可以为卵巢癌患者家属提供一个预防及早期发现肿瘤的关键机会。另外,随着近年来聚腺苷二磷酸核糖聚合酶(PARP)抑制剂在卵巢癌治疗中大放异彩,*BRCA1/BRCA2* 胚系检测还可以为卵巢癌患者本身提供重要的个体化治疗信息。因而,为了提高 *BRCA1/BRCA2* 胚系检测率,国外的专家相继提出了卵巢癌的"普遍检测(universal testing)"策略以及将 *BRCA1/BRCA2* 检测纳入临床诊疗流程的"主流模式(mainstreaming model)"。

　　　　由于 *BRCA1* 和 *BRCA2* 较长的基因序列及基因突变的高度异质性(散布于整个编码区及每个外显子两侧的内含子序列),使得 *BRCA1/BRCA2* 胚系突变的分析复杂化。具有临床意义的有害突变多数为移码突变及无义突变,少数为错义突变。基因内突变热点的缺失使得有必要对编码区及邻近内含子区域进行彻底分析,以便准确地确定突变状态。另外,*BRCA1* 和 *BRCA2* 中 DNA 片段的大片段重排也会破坏基因的功能,从而导致癌症的发生。这些基因组重排估计占遗传性乳腺癌和卵巢癌的 6%~10%,目前大片段重排检测的金标准为 MLPA 方法。此外,*BRCA1/BRCA2* 之外其他同源重组相关基因(*BRIP1*、*RAD51C*、*RAD51D*、*ATM*、*PALB2*、*BARD1*)以及错配修复基因(*MLH1*、*MSH2*、*MSH6*、*PMS2*、*EPCAM*)的致病变异亦会导致卵巢癌发病风险的增高。

目前，国内针对 *BRCA1/BRCA2* 的商业化检测多基于 NGS，也有少数检测机构可以提供传统的 Sanger 测序。基于国内外的研究数据，NGS 方法对 *BRCA1/BRCA2* 的检测的准确性近似等同于传统的 Sanger 测序，但仍有产生假阳性检测结果的可能，故而，要求对 NGS 检测阳性的样本进行 Sanger 测序验证。相比于传统的 Sanger 测序，NGS 可以更为经济地、在更短的时间内同时对多个样本、进行多个基因的检测。包含多个遗传易感基因的多基因 panel 检测能够更为全面地评估受检者的遗传风险。

目前，商业化的多基因 panel 检测通常以"套餐"的形式出现，如针对遗传性乳腺癌 / 卵巢癌的多基因检测，或针对泛癌种、涵盖所有已知肿瘤遗传易感基因的多基因检测。基因数目的增多会增加数据及报告解读的复杂性，这些多基因 panel 往往会纳入一些临床意义未明的基因，会增加 VUS（临床意义未明的变异）的检出。另外，还会有一些"意外"的发现，例如在高级别浆液性卵巢癌患者中检出 *CDH1* 致病变异，但家族中并无胃癌病史，这种基因型与表型不符的检测结果往往会给临床医师及受检者带来困惑。因此，在选择基因检测时，并非 panel 越大越好，而是"够用就行"。此外，NGS 检测并不能检出所有的 *BRCA1/BRCA2* 大片段重排，在检测阴性的患者中，我们仍需要进行 *BRCA1/BRCA2* 的 MLPA 检测。最后，对于阴性检测结果，我们仍需考虑到目前检测技术及解读能力限制所致假阴性的可能。本案例中，造成咨询者本人和咨询者母亲检测结果解读差异的主要原因，在于"同义突变"这一变异形式，因不引起所编码的氨基酸改变，所以通常分类为良性变异，易被忽略，而数据库后期的补充则最终解决了这一问题。

对于具有明确乳腺癌 / 卵巢癌家族史的个体，即便家族中未检出致病性基因变异，这些未患病的健康个体并不可以简单等同于一般风险人群，仍需接受更为密切的肿瘤监测。目前，由于受肿瘤遗传易感基因认知所限或者因检测技术及变异解读能力的限制，阴性的基因检测结果并非 100% 可靠，此例漏诊病例恰巧说明了这个问题。同时，随着数据库的不断更新，应及时对相应基因的变异分类进行更新，并主动告知受检者。

（温　灏）

参考文献

［1］Pennington KP, Swisher EM. Hereditary ovarian cancer: beyond the usual suspects. Gynecol Oncol, 2012, 124(2): 347-353.

［2］Alsop K, Fereday S, Meldrum C, et al. BRCA mutation frequency and patterns of treatment response in BRCA mutation-positive women with ovarian cancer: a report from the Australian ovarian cancer study group. J Clin Oncol, 2012, 30(21): 2654-2663.

［3］Wu X, Wu L, Kong B, et al. The first nationwide multicenter prevalence study of germline BRCA1 and BRCA2 mutations in Chinese ovarian cancer patients. Int J Gynecol Cancer, 2017, 27(8): 1650-1657.

［4］Narod SA, Feunteun J, Lynch HT, et al. Familial breast-ovarian cancer locus on chromosome 17q12-q23.

Lancet,991,338(8759):82-83.

[5] Milne RL,Antoniou AC. Genetic modifiers of cancer risk for BRCA1 and BRCA2 mutation carriers. Ann Oncol,2011,22(Suppl 1):i11-17.

[6] Risch HA,McLaughlin JR,Cole DE,et al. Prevalence and penetrance of germline BRCA1 and BRCA2 mutations in a population series of 649 women with ovarian cancer. Am J Hum Genet,2001,68(3):700-710.

[7] Tung N,Lin NU,Kidd J,et al. Frequency of germline mutations in 25 cancer susceptibility genes in a sequential series of patients with breast cancer. J Clin Oncol,2016,34(13):1460-1468.

[8] Zhen DB,Rabe KG,Gallinger S,et al. BRCA1,BRCA2,PALB2,and CDKN2A mutations in familial pancreatic cancer:a PACGENE study. Genet Med,2015,17(7):569-577.

[9] Engert S,Wappenschmidt B,Betz B,et al. MLPA screening in the BRCA1 gene from 1 506 German hereditary breast cancer cases:novel deletions,frequent involvement of exon 17,and occurrence in single early-onset cases. Hum Mutat,2008,29(7):948-958.

病案实例二

铂耐药和 PARP 抑制剂耐药后的
卵巢癌治疗病例

随着 PARP 抑制剂在 HBOCS 的应用日益广泛,针对 *BRCA1/BRCA2* 变异患者的一线维持和所有铂敏感复发患者的维持治疗改变了原有卵巢癌的治疗模式[1,2],也将改变卵巢癌的五年生存率。然而,当患者发生铂耐药复发后,临床治疗变得棘手。随之而来的 PARP 抑制剂耐药后的临床用药也成为临床医师关注的问题。

一、病史

患者,女,61 岁,2015 年 4 月因"卵巢癌"行"巨大盆块切除术 + 次广泛全子宫 + 双侧附件切除术 + 大网膜切除术 + 复杂肠粘连松解术 + 盆腔肿瘤减灭术 + 部分直肠乙状结肠切除术远端关闭近端乙状结肠造口术"(R0)。病理:卵巢高级别浆液性腺癌。术后紫杉醇 + 铂类(TC)化疗 3 次,因严重骨髓抑制和肠梗阻而中断化疗。CA125 持续上升,2016 年 5 月盆腔及上腹部 MRI 提示直肠下段近肛门口约 2cm 处肿块,肝脏、脾脏及双肾多发结节,考虑转移灶可能。2017 年 1 月开始口服 PARP 抑制剂尼拉帕尼 11 个月后换成口服奥拉帕利 2 个月,CA125 波动在 67.11~575.7U/ml。2018 年 1 月 PET-CT 提示肝脏、脾脏、右肾、胰尾、肝包膜、膈下、肝门区、腹腔、腹腔肠系膜、双侧髂窝、双侧腹股沟区及肛管右前缘多发种植转移、膈下淋巴结转移。2018 年 4 月因"扪及腹壁肿块进行性增大"入院,行"腹壁转移病灶 + 盆腔转移灶 + 残存大网膜 + 部分小网膜 + 肝隐窝病灶 + 肾隐窝病灶 + 部分胰尾 + 部分肝 + 部分胃 + 脾联合病灶 + 左侧部分肾上腺 + 部分膈肌切除"(R0)。术后 TC 方案 5 个疗程后(末次化疗时间 2018 年 9 月 4 日),CA125 降至正常。2018 年 10 月起 CA125 逐渐上升,且 2019 年 1 月 MRI 提示肿瘤转移瘤可能,故考虑铂耐药复发入院。

【既往史】否认有高血压、糖尿病史,无心、肺、肝、肾等器官慢性病史,无药物过敏史。

【家族史】无恶性肿瘤相关家族史(图 5)。

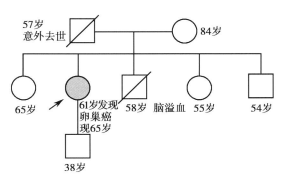

图 5　患者家系图

二、实验室和辅助检查

【肿瘤标志物】见图6。

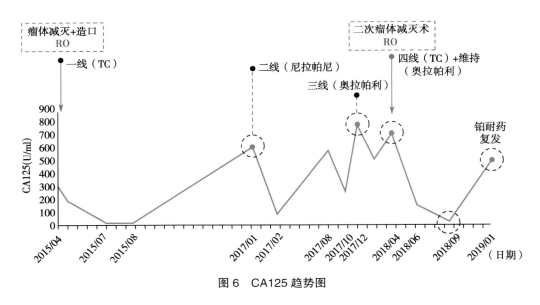

图 6　CA125 趋势图

【影像学】2019 年 1 月 15 日 MRI 显示肝、肾、弥漫性囊性、囊实性结构、胰尾部占位,腹膜不均匀增厚,左下腹皮下脂肪层内结节灶,腹主动脉旁肿大淋巴结影,均考虑为转移瘤。

【基因检测】

1. 患者 2018 年 4 月第二次手术切除的肿瘤组织样本送基因检测结果提示包括 *RAD51D*(NM_002878.3)在内的 14 个临床意义未明的变异(VUS)。

2019 年 1 月铂耐药复发时通过对患者血液和 *ctDNA* 基因检测均发现 *RAD51D* 同一位点(NM_002878.3)变异,经重新评级为致病变异(表 2)。此外,肿瘤组织中还检测到 *TP53* 的致病变异。

表 2　患者 *RAD51D* 基因变异类型、位点和风险评估

基因	变异类型	变异	风险评估
RAD51D	移码变异	NM_002878.3(*RAD51D*): c.270_271dup(p.Lys91fs)	致病变异

变异评级:根据美国医学遗传学与基因组学学会(The American College of Medical Genetics and Genomics,ACMG)指南,该变异定义为致病变异。证据包括:

(1) PVS1:患者所携变异 c.270_271dupTA 为 *RAD51D* 基因编码区发生的移码变异,理论上导致该基因蛋白编码的提前终止,该变异下游有多个无效变异致病的报道,提示蛋白缺失部分对蛋白功能仍有重要影响。

(2) PM2:该变异在 gnomAD 数据库中最高人群频率(东亚人群)为万分之八,考虑到 *RAD51D* 为易感基因,可能该变异在人群中有低频的存在。

（3）PP5：该变异被 HGMD 和 ClinVar 数据库收录为致病或疑似致病变异，被多家机构评级为致病或疑似致病变异。

2. 患者儿子血液样本基因检测结果发现，其同样存在 *RAD51D*（NM_002878.3）上述致病变异（图 7）。

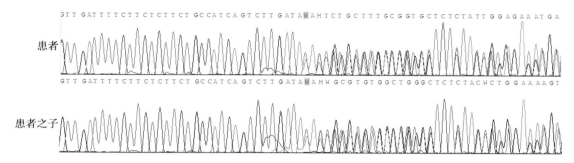

图 7　患者及患者之子胚系 Sanger 验证结果

三、治疗经过

【化疗经过】

患者影像学发现肝脏转移性肿块（图 8），故行肝穿刺活检术，取部分肿瘤组织利用迷你患者来源肿瘤异种移植模型（mini patient-derived xenografts，miniPDX）筛选出高度敏感的化疗药物白蛋白紫杉醇（图 9）。遂以白蛋白紫杉醇周疗化疗 4 个疗程，后白蛋白紫杉醇 + 贝伐珠单抗巩固 2 个疗程。

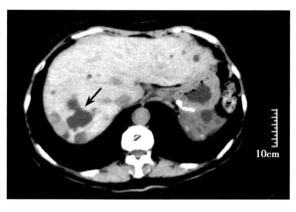

图 8　患者 MRI 结果

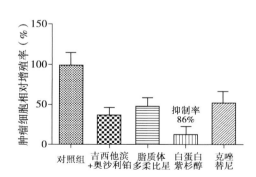

图 9　MiniPDX 药物敏感试验

【结局】化疗期间 CA125 持续下降至正常，盆腔增强 MRI 显示病灶缩小 70%（PR）。

四、遗传咨询及治疗策略建议

（一）给患者的建议

1. 铂耐药和 PARP 抑制剂耐药后化疗达到部分缓解（PR），再次选用 PARP 抑制剂维持治疗是否能获益尚缺乏临床试验证据。

2. 若再次复发，可参加临床实验（针对 *TP53* 的 AZD1775）。

（二）给患者家属的建议

1. 建议患者姐姐、妹妹、弟弟和儿子进行 *RAD51D* 该位点（c.270_271dupTA）Sanger 验证。

2. 经 Sanger 验证携带 *RAD51D* 致病变异的未患病女性亲属

（1）筛查：建议 30 岁开始每 6 个月一次 CA125+ 经阴道妇科彩超，每年进行 2 次乳腺的定期检查，如钼靶或增强型 MRI。

（2）预防：建议 *RAD51D* 致病变异携带者完成生育后，45~50 岁之间做双侧卵巢和输卵管切除术[3]。

（3）生育：第三代体外受精 - 胚胎移植辅助生育技术可以阻断该变异在家族中的传递。但由于该基因属于易感基因，有外显不全的现象，能否进行辅助生殖可能还需要经过生殖伦理委员会讨论决定。

3. 患者儿子 *RAD51D* 该位点（c.270_271dupTA）Sanger 验证阳性

（1）建议 40 岁开始进行前列腺癌、胰腺癌和乳腺癌相关的早期筛查。

（2）对于 *RAD51D* 致病变异携带者进行前列腺癌筛查时，建议以血前列腺特异性抗原（prostate-specific antigen，PSA）正常筛查值降低一半进行筛查。

五、分析讨论

（一）谨慎对待基因检测结果中的 VUS

基因检测结果中的 VUS 表明此变异的临床意义未明，即目前已有研究尚未证实此基因变异与患者的表型有关联[4]。但随着数据库中致病性的位点不断明确和对功能研究的不断深入，VUS 可能被证明是良性多态性，也有可能被证明是致病的。就像本例患者在 2018 年 4 月第二次手术切除的肿瘤组织样本送基因检测结果提示包括 *RAD51D*（NM_002878.3）为 VUS，至 2019 年 1 月铂耐药复发时 *RAD51D* 同一位点变异，按照 ACMG 指南的规则重新评级为致病变异。这种变化对于临床靶向用药的指导是有影响的，*RAD51D* 基因作为同源重组修复（homologous recombination repair，HRR）通路上重要的基因，同样对 PARP 抑制剂敏感[5]。这也就是为什么本例患者在最初铂敏感复发时表现为对尼拉帕尼和奥拉帕利有效的原因。

由此可见，临床医师对于基因检测报告中 VUS 的解读需要非常慎重[6]。对于 VUS 的致病性，可通过不同测序机构的数据和功能研究去进一步分析，其中如果 NGS+MLPA 检测后仍然高度怀疑的 VUS，后续分析中若有足够的致病性证据可以升级为疑似致病或者致病性的变异。但是，无论是胚系检测还是肿瘤组织的体系变异检测中发现的 VUS，在没有进一步的证据证明其致病性之前，都不能作为指导临床进行相应的风险管理或者个体化用药的证据。

（二）关于功能性诊断技术在个体化敏感性药物筛选中的应用

目前针对铂耐药患者的治疗主要依靠主诊医师的临床经验，具有一定的盲目性和随机性。因此我们依据患者基因检测结果及既往用药史，筛选出可能对其有效的给药方案（吉西他滨＋奥沙利铂、脂质体多柔比星、白蛋白紫杉醇和克唑替尼），并利用一种功能性诊断技术——miniPDX，对筛选出的给药方案进行个体化验证。这种模型是从新鲜肿瘤标本或者胸腹水中分离出肿瘤细胞，然后将这些肿瘤细胞置于专用的 miniPDX 装置中并植入免疫缺陷小鼠体内。在后续实验中对小鼠给药 7 天，结束取出 miniPDX 装置，利用体外 ATP 方法检测肿瘤细胞活力，从而评估各种给药方案的有效性[7]。本案例通过 miniPDX 选出相对敏感药物为白蛋白紫杉醇（肿瘤细胞抑制率高达 86%），结果显示患者使用白蛋白紫杉醇周疗后，CA125 持续下降达到正常水平，病灶缩小 70%。

miniPDX 作为一种新型功能性诊断方法，其临床应用价值还有待更多临床证据的支持。由于临床上对于不同患者按照每千克体重或者体表面积计算个体化剂量，而 miniPDX 在动物体内的药物剂量很难直接反映特定患者的用药剂量和疗效。此外，多药联合化疗方案组合涉及前后用药顺序和用药途径，miniPDX 不能很好地模拟这些组合方案在人体内的实际应用效果。进一步从作用机制上来看，miniPDX 对化疗药和小分子靶向药的药物敏感性筛选可供参考，而在抗血管生成药物和免疫治疗疗效判定方面的应用非常局限。

（胥　婧）

专家点评

铂耐药复发卵巢癌的临床选药需要综合考虑以下因素：①个体的"最有效性"；②基于有循证医学依据的各类指南和共识（来源于不同可信度等级的临床试验数据）；③基于经验用药（试错性治疗）；④基于基因检测结果（多个靶点、无靶向药、"off-label"时难以抉择）；⑤既往用药史和毒副作用；⑥反指征（手术后使用贝伐珠单抗（bevacizumab）、心肝肾功能异常）；⑦医保；⑧患者家庭经济承受能力等。其中最重要的是个体的"最有效性"。功能性诊断技术可以作为参考，但其临床指导价值还有待于更多数据验证。

PARP 抑制剂可能的耐药机制包括同源重组修复（homologous recombination repair, HRR）功能的回复、复制叉保护、PARP 捕获减少、以及药物外排增强等等。对于 PARP 抑制剂耐药后 PARP 抑制剂的使用，有待进一步临床试验结果支持。不同作用机制的多药协同治疗研究是当前卵巢癌靶向治疗的热点。

（康　玉）

参考文献

［1］Moore K, Colombo N, Scambia G, et al. Maintenance Olaparib in patients with newly diagnosed advanced ovarian cancer. N Engl J Med, 2018, 379(26): 2495-2505.

［2］Friedlander M，Gebski V，Gibbs E，et al. Health-related quality of life and patient-centred outcomes with olaparib maintenance after chemotherapy in patients with platinum-sensitive，relapsed ovarian cancer and a BRCA1/2 mutation（SOLO2/ENGOT Ov-21）：a placebo-controlled，phase 3 randomised trial. Lancet Oncol，2018，19（8）：1126-1134.

［3］National Comprehensive Cancer Network. Genetic/familial high-risk assessment：Breast and ovarian（Version 3.2019）. 2019.

［4］Vears DF，Niemiec E，Howard HC，et al. Analysis of VUS reporting，variant reinterpretation and recontact policies in clinical genomic sequencing consent forms. Eur J Hum Genet，2018，26（12）：1743-1751.

［5］Hurley RM，Wahner Hendrickson AE，Visscher DW，et al. 53BP1 as a potential predictor of response in PARP inhibitor-treated homologous recombination-deficient ovarian cancer. Gynecol Oncol，2019，153（1）：127-134.

［6］Vears DF，Senecal K，Borry P. Reporting practices for variants of uncertain significance from next generation sequencing technologies. Eur J Med Genet，2017，60（10）：553-558.

［7］Zhao P，Chen H，Wen D，et al. Personalized treatment based on mini patient-derived xenografts and WES/RNA sequencing in a patient with metastatic duodenal adenocarcinoma. Cancer Commun（Lond），2018，38（1）：54.

病案实例三

降低风险的附件切除术后
卵巢癌病例

手术治疗是降低遗传性肿瘤易感综合征患者患癌风险的重要手段。HBOCS患者发生卵巢癌/乳腺癌的风险明显高于普通人群,而卵巢癌发病隐匿,缺乏有效的筛查方法,70%的患者就诊时处于疾病晚期。研究证实,预防性输卵管-卵巢切除手术(risk-reducing salpingo-oophorectomy,RRSO)能明显降低HBOC患者卵巢癌的发病风险。NCCN指南亦推荐,携带 *BRCA1*、*BRCA2*、*BRIP1*、*RAD51C*、*RAD51D*、*MSH2*、*MLH1* 等基因致病性或疑似致病性变异的女性在适当年龄可进行RRSO,预防卵巢癌的发生。

一、病史

患者,女,46岁,因"双侧附件切除术后5个月,发现腹壁肿物1个月"于2016年1月就诊中山大学肿瘤防治中心。患者母亲及妹妹2015年于国外行基因检测发现 *BRCA1* 致病性变异,根据医师建议,患者2015年8月于外院行"经腹腔镜双侧附件切除术",术后病理阴性。2016年1月发现左侧腹壁原腹腔镜穿刺器切口处肿块,穿刺病理提示:左侧腹壁肿物穿刺组织中见腺癌浸润,结合免疫组化,倾向于乳腺浸润性导管癌转移,未能除外卵巢癌转移的可能。免疫组化:ER(+,90%)、PR(+,10%)、CA125(+)、CK7(+)、P53(+++)、PAX-8(+)、Mam(-)、GATA-3部分细胞(+)。

【既往史】2005年因"右侧乳腺癌",外院行"右侧乳腺改良根治及硅胶假体植入术",术后病理提示右侧乳腺浸润性导管癌,腋窝淋巴结未见癌转移。笔者医院完成术后辅助化疗6个疗程(CTX+阿霉素+5-氟尿嘧啶方案化疗2个疗程,阿霉素+多西他赛方案化疗4个疗程)。2010年12月因"左侧乳腺癌"再次于外院手术,行"左乳肿块切除活检及左乳改良根治术",术后病理提示左侧乳腺浸润性导管癌,使用白蛋白紫杉醇+CTX方案辅助化疗4程。术后定期复查。无心、肺、肝、肾等器官慢性病史。

【婚育史】已婚已育,1-0-2-1,2001年顺产一男婴,体健。

【家族史】否认恶性肿瘤家族史(图10)。

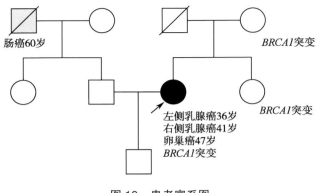

图 10　患者家系图

二、实验室和辅助检查

【肿瘤标志物】2018 年 1 月（笔者医院手术前）：CA125 57U/ml；HE4 219pmol/L。

【影像】2016 年 1 月 15 日 PET-CT 检查提示：胸部未见明显恶性征象，左侧前下腹壁病灶代谢活跃，结合病史，符合恶性病变，转移可能；双侧附件区（右侧为甚）病灶代谢活跃，疑恶性病变，转移可能。

【基因检测】胚系检测：二代测序显示 *BRCA1* 致病性变异［*BRCA1* 基因检出已知致病变异：EX1-20DEL（Het），见表 3］。

表 3　患者 *BRCA* 基因检测结果

基因	转录本	基因亚区	核苷酸改变	氨基酸改变	纯合或杂合	功能改变	变异类型
BRCA1	NM_007294	EX1-20 DEL	EX1-20 DEL	—	杂合	缺失变异	已知致病变异

三、治疗经过

【手术】2016 年 2 月 2 日行"卵巢癌肿瘤细胞减灭术（Ⅱ型子宫切除 + 腹壁肿物切除 + 腹膜后淋巴结切除 + 直肠前肿物切除修补 + 阑尾切除 + 大网膜切除）"。手术中探查：左下腹壁腹膜肿物 6cm×4cm，脐孔穿刺部位结节 3cm×2cm。直肠子宫陷凹、盆壁腹膜、乙状结肠外侧可见多个大小不等的结节，最大位于直肠子宫陷凹右侧，约 2.5cm×2cm×2cm，直肠前壁偏右扪及片状增厚组织，部分呈结节状，左侧髂外上、腹主动脉旁左下均可扪及稍肿大淋巴结，质地软，约 1cm×0.8cm。术中同时切除左侧髂外上，左髂总，腹主动脉旁左上、左下、右下淋巴结。手术达满意减灭，肉眼未见肿瘤残留。术中腹腔放置顺铂 50mg（腹腔化疗）。

病理结果：子宫颈外膜层、双侧阔韧带低分化腺癌，结合免疫组化，考虑为浆液性腺癌，腹壁肿物、大网膜、直肠前肿物等见腺癌转移，腹腔冲洗液可见腺癌细胞。切除的淋巴结、脐孔穿刺部位结节未见癌转移。诊断为"卵巢高级别浆液性癌Ⅳb 期"。

【化疗】2016 年 2 月 15 日 ~2016 年 6 月 3 日使用"紫杉醇 + 顺铂"方案静脉化疗 6 个疗程（2 月 15 日仅用紫杉醇化疗），过程顺利。化疗 1 个疗程后，肿瘤标志物即降至正常。

2016 年 8 月 ~2017 年 7 月口服"奥拉帕利 200mg，b.i.d."维持治疗，共 12 个月。治疗结束后定期复查。

【随访情况】2018 年 8 月 6 日常规复查，检查 CA125 208U/ml，HE4 110pmol/L。2018 年 8 月 11 日检查 PET-CT 提示：左锁骨上淋巴结代谢活跃，右锁骨上、纵隔血管前及左内乳区数个淋巴结代谢活跃，考虑转移。盆、腹腔腹膜增厚代谢活跃，考虑转移。盆腔少量积液。乳腺术后改变，未见明显复发征象。考虑"复发性卵巢癌"，2018 年 8 月 17 日 ~2018 年 12 月 16 日使用"紫杉醇 + 卡铂"方案静脉化疗 6 个疗程，化疗 2 个疗程后肿瘤标志物降至正常。2018 年 10 月复查胸部、盆腹腔 CT，未见明显病灶。2019 年 2 月 9 日再次开始口服"奥拉帕利 200mg，b.i.d."维持治疗至今，目前无明显复发征象（末次随访：2019 年 7 月中旬）。

四、遗传咨询及治疗策略建议

（一）对患者的建议

患者先后患双侧乳腺癌及卵巢癌，患者本人、母亲及妹妹经基因检测已证实携带 *BRCA1* 基因致病性变异，可诊断为"遗传性乳腺癌 / 卵巢癌综合征（HBOCS）"。患者已进行了乳腺癌和卵巢癌的治疗，目前按照乳腺癌和卵巢癌进行常规随访即可。

（二）对亲属的建议

本案例患者本人、母亲及妹妹均携带 *BRCA1* 致病性变异，建议患者母亲及妹妹定期进行乳腺筛查，包括乳腺自检、影像学检查（乳腺钼靶、乳腺彩超和乳腺磁共振检查）等，对患者的妹妹，可讨论预防性乳腺切除的利弊；*BRCA1* 基因变异可能轻度增加子宫内膜浆液性癌的发病风险，需告知子宫内膜癌的相关临床表现（例如不规则阴道出血、阴道排液、腹部包块等），并定期进行相关体检，例如妇科检查和盆腔彩超检查。建议患者母亲的同胞、患者儿子和妹妹的孩子进行 *BRCA1* 基因验证。

五、分析讨论

（一）降低风险的预防性附件切除术

BRCA 相关 HBOCS 患者发生乳腺癌、卵巢癌的风险较普通人群明显升高，卵巢癌发病隐匿，难以早期发现，至今仍缺乏有效的筛查方法。降低风险的 RRSO 能有效降低 *BRCA* 相关 HBOCS 患者发生乳腺癌和卵巢癌的风险[1]。NCCN 指南推荐，*BRCA1* 变异的女性 35~40 岁可考虑进行 RRSO，*BRCA2* 变异者发生卵巢癌的平均年龄较 *BRCA1* 变异者推迟 8~10 年，进行 RRSO 的年龄也相应延迟[2,3]。

RRSO 并不是简单地切除双侧附件。推荐使用创伤较小的腹腔镜手术，首先使用生理盐水冲洗盆腹腔，取冲洗液送细胞学检查；然后仔细地探查上下腹腔、盆腔腹膜和盆腹腔各个器官，对可疑的部位进行活检。手术需切除 2cm 长的卵巢悬韧带、卵巢、全部输卵管至子宫角，并且切除卵巢和输卵管周围的所有腹膜，尤其是和附件相粘连（如果有）的盆壁腹膜。术中避免拉扯组织，以免造成细胞脱落。切除的标本应放在取物袋中取出[3]。标本的取材需按照 SEE-FIM[4] 流程进行，对输卵管，尤其是输卵管伞端进行多部位连续切片，以除外早期隐匿病灶。有研究报道，进行预防性附件切除的 *BRCA* 变异携带者，经连续切片病理检查，9.1% 的病例存在输卵管和 / 或卵巢的隐匿病灶[5]。

该病例既往有双侧乳腺癌病史，基因检测提示 *BRCA1* 变异，母亲及妹妹也携带基因变异,HBOCS 诊断成立。为降低卵巢癌发病风险,患者于外院行预防性手术切除双侧附件,病理结果为阴性,但术后 5 个月即出现腹部手术穿刺器切口及盆腹腔多部位肿瘤种植转移,推测原因,可能为:①进行预防性手术时未仔细探查盆腹腔,当时盆腹腔可能已经存在小病灶;②术中经穿刺器取出切除的附件时,未遵守"无瘤原则",拉扯标本或未将标本放在标本袋中取出,部分肿瘤细胞脱落在穿刺口周围及盆腹腔;③术后进行标本取材时,未对标本进行连续切片,没有发现标本中的隐匿病灶。所以,只有规范的手术操作和病理检查才能真正起到"降低风险"的作用。

(二)卵巢癌 PARP 抑制剂治疗后再次复发的治疗

PARP 抑制剂的出现可以说是卵巢癌治疗的一个里程碑事件,无论是初治卵巢癌的维持治疗,还是铂敏感复发卵巢癌的维持治疗,PARP 抑制剂都取得了令人瞩目的效果,尤其是携带 *BRCA* 基因胚系变异的卵巢癌患者,PARP 抑制剂治疗获益更大[6-9]。该病例在诊断"卵巢癌",完成初次手术和 6 个疗程的辅助治疗后,接受 PARP 抑制剂——奥拉帕利维持治疗 1 年,获得了 26 个月的无疾病进展间期。

随着 PARP 抑制剂的应用,PARP 抑制剂治疗后复发的卵巢癌如何选择治疗方案成为值得探索的问题。该病例初次治疗后使用 PARP 抑制剂作为维持治疗,末次化疗 26 个月后出现复发,为铂敏感复发;复发时肿瘤全身多部位转移,再次减瘤手术难以达到满意减灭;患者为 *BRCA1* 变异携带者,对铂类为基础的化疗可能较无变异的患者敏感[10]。结合患者特点,我们继续使用了铂类为基础的联合化疗,患者对化疗也非常敏感,两个疗程后肿瘤标志物就降到了正常水平,影像学检查未见转移病灶。

初次使用 PARP 抑制剂治疗,复发后再次使用 PARP 抑制剂治疗是否有效? Essel 等[11]回顾分析了 22 例曾使用≥二线包含 PARP 抑制剂治疗的复发性卵巢癌,共有 45.5% 的病例曾获得完全缓解(complete response,CR),13.6% 部分缓解(partial response,PR),18.2% 疾病稳定(stable disease,SD),13.6% 的病例出现疾病进展(progression disease,PD)。第 2 次使用 PARP 抑制剂的病例,13.6% 获得 PR,59.1% 为 SD,13.6% 出现 PD。值得注意的是,获得 PR 的病例均为 *BRCA* 变异携带者,且初次使用 PARP 抑制剂治疗时达到了 CR。虽然该研究病例数少,且为回顾性研究,但该研究提示,对于 *BRCA* 变异、初次使用 PARP 抑制剂效果好的卵巢癌患者,复发时继续使用 PARP 抑制剂可能仍然能够获益。为此,在本案例患者出现复发的时候,我们再次选择了 PARP 抑制剂作为维持治疗,希望能让患者获得更长的疾病缓解时间。

(张楚瑶)

 专家点评

对于早发乳腺癌(≤50 岁)以及所有的上皮性卵巢癌患者,或者已有亲属携带肿瘤易感基因者,推荐进行遗传咨询和基因检测。

HBOCS 患者发生乳腺癌、卵巢癌、前列腺癌、胰腺癌等的风险明显高于普通人群,经基因检测确诊携带 *BRCA* 基因变异的患者,应根据患者具体情况制定风险管理策略。由于卵巢癌发病隐匿,目前缺乏有效的筛查手段,携带 *BRCA* 基因致病性或可疑致病性变异的患者可考虑进行降低风险的附件切除术。手术应全面探查盆腹腔，规范操作，避免造成医源性肿瘤播散种植。术后标本应进行多部位连续切片检查，避免漏诊。本案例患者进行预防性附件切除后短期出现盆腹腔肿瘤播散种植，可能存在操作不规范、病理切片不全面的问题。

BRCA 基因变异携带者使用 PARP 抑制剂维持治疗明显降低复发风险，复发后是否可再次尝试 PARP 抑制剂，或者使用 PARP 抑制剂联合化疗、免疫治疗等综合治疗，值得进一步探索。

（刘继红）

参考文献

［1］Kauff ND，Satagopan JM，Robson ME，et al. Risk-reducing salpingo-oophorectomy in women with a BRCA1 or BRCA2 mutation. New England Journal of Medicine，2002，346（21）：1609-1615.

［2］National Comprehensive Cancer Network（NCCN）. Genetic/Familial high-riks assessment：breast and ovarian. Version 3. 2019. NCCN clinical practice guidelines in Oncology，2019，2.

［3］National Comprehensive Cancer Network（NCCN）. Ovarian cancer，including fallopian tube cancer and primary peritoneal cancer. Version 1. 2019. NCCN clinical practice guidelines in Oncology，2019，3.

［4］Medeiros F，Muto MG，Lee Y，et al. The tubal fimbria is a preferred site for early adenocarcinoma in women with familial ovarian cancer syndrome.The American Journal of Surgical Pathology，2006，30（2）：230-236.

［5］Powell CB，Chen L，McLennan J，et al. Risk-reducing salpingo-oophorectomy（RRSO）in BRCA mutation carriers：Experience with a consecutive series of 111 patients using a standardized surgical-pathological protocol. Int J Gynecol Cancer，2011，21（5）：846.

［6］Moore K，Colombo N，Scambia G，et al. Maintenance Olaparib in patients with newly diagnosed advanced ovarian cancer. New England Journal of Medicine，2018，379（26）：2495-2505.

［7］Mirza MR，Monk BJ，Herrstedt J，et al. Niraparib maintenance therapy in platinum-sensitive，recurrent ovarian cancer. New England Journal of Medicine，2016，375（22）：2154-2164.

［8］Ledermann J，Harter P，Gourley C，et al. Niraparib maintenance therapy in platinum-sensitive relapsed ovarian cancer. New England Journal of Medicine，2012，366（15）：1382-1392.

［9］Coleman RL，Oza AM，Lorusso D，et al. Rucaparib maintenance treatment for recurrent ovarian carcinoma after response to platinum therapy（ARIEL3）：a randomised，double-blind，placebo-controlled，phase 3 trial. The Lancet，2017，390（10106）：1949-1961.

［10］Madariaga A，Lheureux S，Oza A. Tailoring Ovarian Cancer Treatment：Implications of BRCA1/2 Mutations. Cancers，2019，11（3）：416.

［11］Essel KG，Behbakht K，Lai T. PARPi after in epithelial ovarian cancer. 2019 SGO Annual Meeting，March 16-19，2019，Honolulu，HI. Gynecologic Oncology，2019，154：6.

病案实例四

BRCA 基因为临床意义未明变异的卵巢癌病例

卵巢癌(ovarian cancer,OC)是病死率最高的妇科恶性肿瘤[1]。研究证实,卵巢癌最强的危险因素是卵巢癌或乳腺癌家族史[2],18%上皮性卵巢癌是由以 *BRCA* 基因为主的致病变异导致[3],与中国人群卵巢癌 *BRCA* 变异研究报道一致[4]。然而,随着 *BRCA* 基因检测的广泛开展,我们发现相当多的遗传变异,其临床意义不能仅从序列信息或数据库中推断出来,因此称为临床意义未明的变异(variants of uncertain clinical significance,VUS)。ENIGMA (evidence-based network for the interpretation of germline mutant alleles)临床工作组观察到 VUS 患者的报告,披露和临床管理实践中存在很大差异,尽管大多数 VUS 不会与癌症高风险相关联,但误解的 VUS 有可能导致患者及其亲属的风险管理不善[5]。

一、病史

患者,女,45 岁。因"卵巢癌Ⅲb 期术后化疗后 7 个月余,再次发现盆块 10 天"就诊。一年前因下腹疼痛就诊于当地医院,腹、盆腔 CT 示:双附件占位,考虑卵巢癌并腹膜广泛转移。肿瘤标志物 CA125 310U/ml,HE4 221pmol/L。行盆腔肿块穿刺,病理提示:腺癌。于 2016 年 10 月 28 日、11 月 18 日行 2 次新辅助化疗(脂质体紫杉醇 + 卡铂),化疗后 CA125 39.0U/ml。2016 年 11 月 24 日就诊于北京某医院,胸腹盆 CT 示:右侧附件区肿物,左侧附件区及子宫左侧软组织影增厚,腹膜后多发小淋巴结。病理会诊示:腺癌,伴坏死。2016 年 12 月 2 日行中间型肿瘤细胞减灭术(全子宫双附件 + 大网膜 + 阑尾切除 + 盆腔淋巴结清扫 + 部分腹膜切除),术后残留病灶未知。术后病理:双侧卵巢、子宫内膜及肌壁可见低分化腺癌。复旦大学附属肿瘤医院病理会诊显示为:双附件高级别浆液性癌,子宫内膜原发性浆液性癌。术后脂质体紫杉醇 + 卡铂方案静脉化疗 4 次,末次化疗:2017 年 3 月 15 日。化疗期间 CA125 最低至 8.75U/ml,后随访发现 CA125 逐渐升高,2017 年 10 月 25 日当地医院盆腔 CT 提示:阴道残端旁、腹盆腔多发结节、肿物,考虑转移;右输尿管下段受累。2017 年 11 月 3 日于复旦大学附属中山医院就诊,查 CA125 32.8U/ml,HE4 141pmol/L;PET/CT 提示腹、盆腔多发种植转移伴右侧输尿管下段受累可能。

【既往史】甲亢病史 18 年,目前控制可;否认其他内科合并症。否认食物、药物过敏史;手术见病史,术中输血 1 次;化疗药物应用见病史。

【婚育史】已婚,1-0-0-1,2002 年足月顺产一子,体健。

【家族史】母亲 65 岁患卵巢癌;父亲多年前因肿瘤病故,具体不详;爷爷因颈部肿瘤过世;大姑 50 岁左右患宫颈癌,已病故;二姑 80 岁因肺癌病故;三叔患喉癌。

二、专科检查

美国东部肿瘤协作组（Eastern Cooperative Oncology Group，ECOG）评分：0分（活动能力完全正常，与起病前活动能力无任何差异）；美国麻醉医师协会（American Society of Anesthesiologists，ASA）分级：I级（正常健康。除局部病变外，无系统性疾病）。双侧腹股沟可及条索状淋巴结，余浅表淋巴结未及肿大。

外阴已婚式，阴道畅，残端黏膜光；左右盆腔可触及囊实性包块，左侧直径约4cm，右侧直径约5cm，活动度差。

三、实验室及辅助检查

【肿瘤标志物】2017年11月3日笔者医院检测 CA125 32.8U/ml，HE4 141pmol/L。

【影像】2017年10月25日外院盆腔增强 CT 提示：盆腔术后改变，阴道残端旁、腹盆腔多发结节、肿物，部分环形强化，考虑转移；右输尿管下段受累，伴右侧输尿管积液、右肾显影延迟；双侧腹股沟多发淋巴结，大者直径约1cm。

2017年11月3日笔者医院 PET/CT 示：①腹、盆腔多发种植转移伴右侧输尿管下段受累可能；②腹膜后及双侧腹股沟慢性炎性淋巴结可能。

【基因检测】本例患者有肿瘤家族史（图11），患者携带有胚系 *BRCA1* 基因 c.5236C>G 位点的临床意义未明的变异（VUS），以及胚系 *BRCA2* 基因 c.1114A>C 位点的良性变异（图12）。

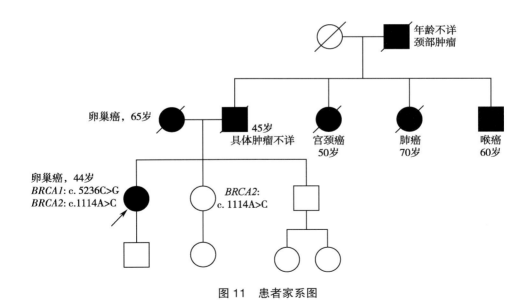

图 11　患者家系图

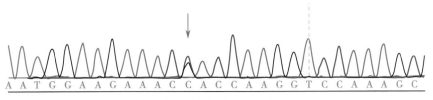

BRCA1: c. 5236C>G(p.His1746Asp)

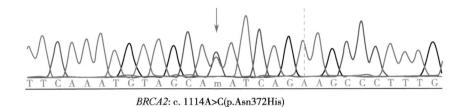

BRCA2: c. 1114A>C(p.Asn372His)

图 12 先证者胚系 *BRCA* 基因检测结果

四、治疗经过

【手术】2017 年 11 月 14 日行姑息性肿瘤切除。术后残留病灶 >1cm。2018 年 2 月 5 日行三次肿瘤细胞减灭术(包括肠系膜肿块、小肠壁肌层肿块、盆底肿块、右侧盆腔肿块、左侧盆腔肿块、膀胱反折腹膜、右侧输尿管膀胱入口处肿块、左侧膀胱角肿块、右侧髂内外动脉表面肿块、右侧盆壁肿块切除 + 部分乙状结肠部分直肠切除、乙状结肠直肠端端吻合术 + 部分回肠、回盲部切除、回肠横结肠侧 - 侧吻合术 + 右侧输尿管支架置入术)。术后无肉眼残留病灶。

【化疗和靶向治疗】2017 年 11 月 14 日将姑息性肿瘤切除手术的肿瘤组织送化疗基因敏感性检测,并根据检测结果选择术后辅助化疗药物(表 4)。

表 4 化疗基因敏感性检测报告

检测基因	检测位点	检测结果	临床意义		
			化疗药物	响应率	毒副风险
ABCB1(*MDR1*)	C3435T 位点多态性	纯合变异型	阿霉素 / 表柔比星 / 多柔比星	较高	较高
GSTP1	Exon5 A313G 位点多态性	野生型			
GSTT1	基因缺陷	缺陷变异			
MnSOD	T43C 位点多态性	野生型			
ABCB1(*MDR1*)	C3435T 位点多态性	纯合变异型	依托泊苷	较高	较低
DYNC2H1	*DYNC2H1* 基因多态性	野生型			
ABCB1(*MDR1*)	C3435T 位点多态性	纯合变异型	米托蒽醌 / 替尼泊苷	较高	/
GSTP1	Exon5 A313G 位点多态性	野生型			
GSTT1	基因缺陷	缺陷变异			

2017 年 11 月 14 日姑息性肿瘤切除术后根据化疗敏感性基因检测结果,采用多西他赛联合吡柔比星静脉化疗 2 次,化疗后 CA125 自 44U/ml 下降至 22.5U/ml。2018 年 2 月 1 日增强 CT 提示:盆腹腔多发转移伴输尿管下段及部分肠管受累。

2018 年 2 月 5 日 3 次肿瘤细胞减灭术后继续多西他赛联合吡柔比星方案化疗,CA125 降至 14U/ml。自 2018 年 8 月 15 日起口服奥拉帕利靶向维持治疗,3 个月后影像学评估为疾病进展。

五、遗传咨询要点

(一)对患者的建议

尽管患者肿瘤家族史明确,但胚系基因检测提示携带 *BRCA1* 和 *BRCA2* 基因的 VUS 和良性变异,且治疗上对铂类化疗及 PARP 抑制剂耐药,难以简单用 *BRCA* 基因变异相关的遗传性卵巢癌进行解释和遗传咨询,建议进行较为全面的肿瘤遗传基因检测,包括 MMR/*MSI*、*HRD*、*TMB* 等,寻找新的治疗靶点和家族遗传相关位点。对于 VUS 的变异,在条件允许的情况下,可以对先证者的一级亲属和二级亲属(特别是患癌亲属)进行同位点验证,观察共分离现象是否存在,增加对该变异致病性分类的证据。遗憾的是,在本案例中的患癌亲属中,喉癌与遗传相关性弱,而其他患癌亲属均已过世,样本无法获取。

二次手术肿瘤标本基因检测提示,患者携带 *EGFR* 基因的体系变异(NM_005228:exon20:c.C2369T:p.Thr790Met),在 ClinVar 数据库中,该基因变异为 drug response 类型变异。目前国际上有一项针对携带该靶向变异,用于包括卵巢癌在内的晚期实体肿瘤患者的临床试验正在进行中:奥西替尼(AZD9291)[NCT02923947]。对于复发性卵巢癌,尤其是化疗耐药的患者,NCCN 指南建议首选进入临床研究。因此,如经过筛选,符合该临床研究的入组标准,可考虑进入类似的临床研究项目。

(二)对亲属的建议

患者虽具有肿瘤家族史,并检出 *BRCA* 胚系变异,但为非致病变异,也缺乏对 VUS 进一步分类的条件,结合上述情况,在发现新的致病基因或位点前,不建议未患病家属进行基因检测。但考虑到该家族的肿瘤病史,建议亲属加强筛查和体检。

六、分析讨论

(一)基因检测在有效药物(靶向药物和化疗药物)选择中的作用

复发性卵巢癌化疗方案选择不一,预后不一。该病例选择针对卵巢癌及其他复发实体肿瘤常用的化疗药物,进行敏感性基因检测,筛选出敏感性高的化疗药物,在二次及三次肿瘤细胞减灭术后,采用多西他赛联合吡柔比星静脉化疗方案,化疗过程中 CA125 下降满意,并在 PARP 抑制剂维持治疗下,疾病稳定 9 个月。后续治疗可考虑其他敏感性高的化疗药物。

患者携带 *EGFR* 基因的体系变异(NM_005228:exon20:c.C2369T:p.Thr790Met),ClinVar 数据库定义该基因变异为 drug response 类型变异。2017 年,发表在新英格兰杂志上的 AURA3 研究表明,携带该变异的非小细胞肺癌患者对奥西替尼(AZD9291)药物敏感,AZD9291 是第三代表皮生长因子受体酪氨酸激酶抑制剂(epidermal growth factor receptor tyrosine kinase inhibitors,EGFR-TKIs),是治疗 *EGFR* T790M 变异阳性非小细胞肺癌的靶向药物[6]。此外,艾维替尼(abivertinib)是我国首个研发的第三代 EGFR-TKI 靶向药,可以同时

抑制 *EGFR* 基因 L858R、Exon19del 以及 T790M 变异,用于治疗具有 *EGFR* 变异或耐药变异的非小细胞肺癌[7],目前已经被纳入中国 FDA 优先评审程序。然而,目前针对此靶向变异的药物临床试验绝大多数都仅限于肺癌,无卵巢癌适应症。因此,不推荐本例患者不加选择地直接采用该类药物治疗。

鉴于 NCCN 指南强调,对于复发性卵巢癌,尤其是化疗耐药的患者,首选进入临床研究。我们在 Clinicaltrials 注册网站中查阅到,目前国际上仅一项 AZD9291 的晚期实体肿瘤的临床试验正在进行中[NCT02923947],该项研究的入组标准包括了卵巢癌在内的晚期和耐药实体肿瘤患者。因此,如经过筛选,符合所有入组标准,可考虑进入该临床研究项目,使患者获得生存获益的机会。

(二)遗传性卵巢癌亲属的遗传咨询

卵巢癌家族史是卵巢癌发病主要的危险因素之一。如果确定为 *BRCA1/BRCA2* 基因致病变异有关的遗传性卵巢癌或乳腺癌家族,则发生卵巢癌的机会增加到 40%~50%[4,8]。NCCN 国际指南推荐,所有上皮性卵巢癌患者均应该接受 *BRCA* 基因检测和遗传咨询。复旦大学附属中山医院开展的中国卵巢癌 *BRCA* 变异研究显示[4],16.7% 的中国卵巢癌患者携带 *BRCA1/BRCA2* 基因的致病变异,而在有卵巢或乳腺癌家族史的患者中变异比例高达50%,遗传风险高。本例患者虽携带 *BRCA1* 和 *BRCA2* 基因的胚系变异,但为非致病变异,鉴于患者肿瘤家族史,我们建议患者及其健康直系亲属加强对包括妇科肿瘤在内的多种肿瘤筛查与体检。

(史庭燕)

专家点评

本例患者有明显家族遗传倾向,但遗传基因不明,为铂类和紫杉类一线药物耐药卵巢癌。结局:新辅助化疗 + 中间型肿瘤细胞减灭 + 二次肿瘤细胞减灭 + 三次肿瘤细胞减灭等多次手术,虽然手术做到肉眼无残留,但由于化疗和 PARP 抑制剂耐药,肿瘤迅速进展。

中国人群家系较小,做遗传背景研究需要时间积累。建议该家系的健存者和后代健康子女进一步进行遗传家系遗传基因研究,以开展后代肿瘤预防和生殖健康保障。

(臧荣余)

参考文献

[1] Siegel RL, Miller KD, Jemal A. Cancer statistics, 2019. CA Cancer J Clin, 2019, 69 (1): 7-34.

[2] Jones MR, Kamara D, Karlan BY, et al. Genetic epidemiology of ovarian cancer and prospects for polygenic risk prediction. Gynecol Oncol, 2017, 147: 705-713.

[3] Norquist BM, Harrell MI, Brady MF, et al. Inherited mutations in women with ovarian carcinoma. JAMA Oncol, 2016, 2: 482-490.

［4］Shi T,Wang P,Xie C,et al. BRCA1 and BRCA2 mutations in ovarian cancer patients from China:ethnic-related mutations in BRCA1 associated with an increased risk of ovarian cancer. Int J Cancer,2017,140(9):2051-2059.

［5］Eccles DM,Mitchell G,Monteiro AN,et al. ENIGMA Clinical Working Group. BRCA1 and BRCA2 genetic testing-pitfalls and recommendations for managing variants of uncertain clinical significance. Ann Oncol,2015,26(10):2057-2065.

［6］Mok TS,Wu Y-L,Ahn M-J,et al. AURA3 investigators. Osimertinib or Platinum-pemetrexed in EGFR T790M-positive lung cancer. N Engl J Med,2017,376(7):629-640.

［7］Zhang YC,Chen ZH,Zhang XC,et al. Analysis of resistance mechanisms to abivertinib,a third-generation EGFR tyrosine kinase inhibitor,in patients with EGFR T790M-positive non-small cell lung cancer from a phase I trial. EBioMedicine,2019,Apr 23. pii:S2352-3964(19)30269-5.

［8］Wentzensen N,Poole EM,Trabert B,et al. Ovarian cancer risk factors by histologic subtype:an analysis from the Ovarian Cancer Cohort Consortium. J Clin Oncol,2016,34:2888-2898.

病案实例五

BRCA 基因致病变异乳腺癌病例

乳腺癌易感基因(breast cancer susceptibility gene)*BRCA* 胚系致病变异所导致的乳腺癌是一种常染色体显性遗传病,其占遗传性乳腺癌总发病率的 15%[1,2]。已鉴定出的 *BRCA* 包括 *BRCA1* 和 *BRCA2*,属肿瘤抑制基因,其编码的蛋白参与基因转录调控、细胞周期调节以及 DNA 损伤修复等。中国人群数据显示,*BRCA1* 基因变异携带者乳腺癌发生风险在 79 岁前为 37.9%,*BRCA2* 基因变异携带者为 36.5%[3]。*BRCA1* 基因变异乳腺癌总生存期短于未变异患者(*HR* 1.50,95% 置信区间 1.11~2.04),而 *BRCA2* 基因变异与患者总生存期无相关性[4]。

一、病史

患者,女,27 岁。因"左乳高级别导管原位癌术后 11 个月,随访体检发现右乳钙化灶"于 2019 年 3 月 5 日入院。

【既往史】2018 年 4 月 12 日于全麻下行左乳皮下腺体切除 + 左腋下前哨淋巴活检 + 假体置入术,手术达到 R0 切除。术后病理示:(左侧乳腺皮下腺体)乳腺广泛高级别导管原位癌,伴钙化,病灶大小 5cm×3cm×2cm,见穿刺后组织移位,基底切缘未见病变累及。(左侧腋下前哨淋巴结)淋巴结 3 枚,未见病变。免疫组化结果:ER(+,80%,强)、PR(+,30%,强)、HER 2(++)、Ki-67(+,10%)、E-cad(+)、P120(膜 +)、AE1/AE3(+)、P63 及 Calponin(原位癌周围肌上皮 +)。否认有高血压、糖尿病史,无心、肺、肝、肾等器官慢性病史。无药物过敏史。

【婚育史】未婚未育。

【家族史】患者父亲有前列腺增生病史。爷爷因突发心梗于 81 岁去世,余亲人健在(图 13)。否认恶性肿瘤家族史,否认性激素类药物使用史。

二、检查

【查体】左乳假体置入术后改变,左乳外侧可见纵向 4cm 陈旧性手术瘢痕;右乳未扪及明显肿块,右乳头未及溢液,腋下淋巴结未及明显肿大。其他:外院胸部 CT 平扫未见异常。

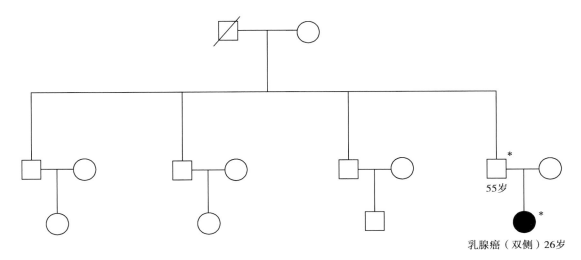

图 13　患者家系图

【肿瘤标志物】2018 年 7 月 6 日检测：甲胎蛋白 AFP 3.01ng/ml；CA153 抗原 5.60U/ml；CA199 抗原 3.85U/ml；铁蛋白 50.4ng/ml；癌胚抗原 CEA <0.5ng/ml。

【影像】2019 年 2 月 18 日乳腺钼靶描述：右侧乳腺皮肤及乳晕未见明显增厚，乳头无凹陷。皮下脂肪组织结构层次清晰。致密型乳腺，腺体内未见异常肿块，右乳外上象限见簇状细小钙化灶。右腋下未见明显肿大的淋巴结。影像结论：右乳外上簇状细小钙化灶，乳腺影像学数据报告评估（breast imaging reporting and data system，BI-RADS）4A 类，即 BI-RADS：4A。

2019 年 3 月 2 日乳腺 MR 影像描述：双乳表面皮肤光整，皮肤及乳晕未见明显增厚，左乳头显示不清，右侧乳头无凹陷，皮下结构层次清晰。左乳深部见假体影，边界清，未见外溢；右乳腺体丰富致密，右侧腺体内未见明显异常信号灶，增强后右乳外上见小片强化灶，范围约 5mm×6mm。双侧乳后间隙未见异常信号影。所示双侧腋下未见明显肿大淋巴结影。影像结论：左乳深部假体，左乳外下象限结节，BI-RADS：3。右乳外上小片强化灶，考虑良性，BI-RADS：2。

2019 年 3 月 6 日乳腺彩超描述：左乳切除术后，左侧假体植入术后，假体内透声良好，未见漏出。右乳 11 点钟方向距乳头 5cm 腺体浅层探及散在点状强回声聚集成簇状，范围分别为 7mm×5mm×4mm，其稍深部另一簇，6mm×5mm×3mm，余散在点状强回声沿导管走行，边界清晰，形态规则，彩色血流不明显。双侧腋下未见明显肿大淋巴结，彩色超声未见异常血流信号。影像结论：右乳外上方散在簇状钙化灶，BI-RADS：4C。

2019 年 3 月 6 日肝胆胰脾彩超影像描述：肝：大小形态正常，肝内光点分布均匀，血管走行尚清晰。胆：大小形态正常，壁光整，厚 2mm，囊内未见异常回声区，胆总管直径 5mm，显示段未见明显异常。胰：形态大小正常，内部回声均匀。脾：厚正常，肋下未及。影像结论：肝、胆、胰、脾未见异常。

【基因检测】

血液样本基因检测结果见图 14。

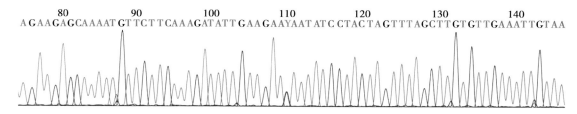

图 14　基因变异测序峰图图谱

BRCA2 致病变异为 NM_000059：c.3109C>T（p.Q1037*）。

三、治疗经过

【手术一】2019 年 3 月 6 日行右乳钙化灶切除活检术。

【术后病理】（右侧乳腺钙化灶）乳腺高级别导管原位癌，伴坏死及钙化，最大直径 1.3cm。免疫组化结果：ER（+，100%，强）、PR（+，30%，中 - 强）、HER 2（++）、Ki-67（+，20%）、CK5/6（-）、CK14（+）、P63（+）、Calponin（+）。

【手术二】2019 年 3 月 20 日行保留乳头乳晕皮下腺体切除术 + 右侧腋窝前哨淋巴结活检术 + 右侧假体植入术，手术达到 R0 切除。

【术后病理】（右侧乳腺皮下腺体）乳腺残腔周围未见病变残留，周围乳腺局灶钙化。（右侧腋下前哨淋巴结）淋巴结共 3 枚均未见异常。乳腺组织（右侧乳头乳晕后方组织）未见病变。

四、遗传咨询及治疗策略建议

（一）对患者的建议

目前患者 27 岁，建议其定期全身体检（包括妇科彩超和 CA125），术后 2 年内每 3 个月随访包括 CA125 在内的血液学肿瘤标志物，超声评估乳腺皮瓣及双侧腋下部位（证据等级 2B 类）[5]、肝胆胰脾等情况，术后 3 年以上评估可延至每 6 个月一次；每 6 个月左右评估包括卵巢、输卵管等在内的妇科超声；每年行胸部 CT 检查评估肺部情况。因患者已行双侧乳腺切除手术，可免于每年一次的乳腺钼靶及乳腺增强磁共振检查（证据等级 2B 类）[5]。推荐患者婚后采取第三代体外受精 - 胚胎移植辅助生育技术妊娠。考虑患者为 BRCA2 基因致病性变异的年轻乳腺癌患者，建议根据届时最新研究进展以进一步确定是否在 40~45 岁行预防性输卵管 - 卵巢去势手术及相应同等治疗。

（二）对亲属的建议

经 Sanger 验证，本病例患者所携上述 BRCA2 基因致病变异来源于父亲。BRCA2 变异的男性患者乳腺癌终生发病风险低于 10%，但前列腺癌的终生发病风险增至 5~7 倍。患者父亲目前 55 岁，推荐其每年行前列腺癌筛查，并了解男性乳腺癌相关知识，当出现相关症状体征时及时就诊。患者爷爷因急性心梗已去世（生前体健），患者奶奶健在，患者父亲有三位兄长,有两位兄长后代为女儿,一位兄长后代为儿子。建议患者父亲的三位兄长对 *BRCA2* 上述位点进行 Sanger 验证,根据变异携带情况给予相应建议。

五、分析讨论

BRCA2 基因通过编码抑癌蛋白参与 DNA 损伤修复等过程,*BRCA2* 表达缺失与乳腺癌发生及肿瘤高分级密切相关。本病例患者 *BRCA2*:c.3109C>T(p.Q1037*)无义变异使 *BRCA2* 基因第 1037 位编码子变为终止密码子从而导致其编码蛋白截短,引起 BRCA2 蛋白功能异常,增加恶性肿瘤发病风险。

对于携带 *BRCA* 致病变异的乳腺癌患者,多数研究认为预防性健侧乳腺切除手术(risk-reducing mastectomy,RRM)可降低其 90% 的乳腺癌再发风险[6,7];一项名称为外科治疗终点的预防与观察(prevention and observation of surgical endpoints,PROSE)的前瞻性非随机队列研究通过 6.4 年的随访发现,RRM 可以降低 *BRCA* 基因变异者 95% 的乳腺癌发病风险[8],因此,RRM 后即刻乳房重建术是该类患者的可行性选择。既往研究对 RRM 后即刻乳房重建术患者进行了 2.8 年随访,其中 10% 发生出血、9% 发生感染、14% 发生包膜挛缩,共有 33% 女性患者需要再次手术[9],因此,有必要充分告知患者 RRM 的风险,并考虑家族史以及对侧乳腺癌的患癌风险以及生存预期等。

BRCA 基因致病变异患者卵巢癌发病风险较高,预防性输卵管-卵巢切除术(risk-reducing salpingo-oophorectomy,RRSO)/联合 RRM 可使 *BRCA1* 和 *BRCA2* 变异携带者的卵巢癌风险降低 96%,乳腺癌风险降低 53%[10]。PROSE 研究分层分析发现 PBSO 对 *BRCA1* 组存在显著意义的生存获益,而 *BRCA2* 组无显著生存获益[11];在 *BRCA1* 变异携带者中,卵巢切除术与 50 岁之前的乳腺癌风险无关(*HR*0.79,95% 置信区间 0.55~1.13;*P*=0.51);卵巢切除术对 50 岁之前确诊的 *BRCA2* 变异携带者乳腺癌的影响具有统计学意义(*HR* 0.18,95% 置信区间 0.05~0.63;*P*=0.007)[12]。由此建议 *BRCA* 基因致病变异携带患者适时考虑行双侧输卵管-卵巢切除术。由于携带 *BRCA2* 基因致病变异的卵巢癌患者发病年龄比携带 *BRCA1* 基因致病变异的患者平均晚 8~10 年,对于该病例已行双侧乳腺切除术等乳腺癌最大防护措施的 *BRCA2* 致病变异患者,待患者完成生育后,可延至 40~45 岁行预防性输卵管-卵巢切除术[13]。

此外,*BRCA* 基因胚系致病变异患者、携带者亲属应首先明确是否携带相应基因变异。*BRCA* 基因变异阳性携带的健康人群,建议女性从 18 岁开始乳腺自检,25 岁开始首选于月经期末行乳腺增强磁共振检查,定期每半年至一年行乳腺超声检查,每年 1 次乳腺钼靶检查。本病例患者双侧乳腺癌的临床特征表现为钙化灶,病理诊断为乳腺原位癌,乳腺增强磁共振检查不敏感。因此 *BRCA* 致病变异携带患者基于每年 1 次的乳腺增强磁共振首选检查基础上,仍需辅以乳腺超声、乳腺钼靶等评估,对高风险病灶及时予以病理活检。

(张　鹏)

专家点评

年轻乳腺癌患者应明确患者家族史信息,包括一级、二级及三级双方亲属是否有乳腺癌、卵巢癌、前列腺癌及胰腺癌等病史。

小于 40 岁的年轻乳腺癌患者强烈建议其行乳腺癌遗传相关基因变异位点筛选检测,若有乳腺癌相关胚系变异,拟妊娠者建议通过第三代辅助生殖技术选择无变异的胚胎,以切断基因变异在家族中的传播。

确诊为 BRCA 胚系致病变异的先证者,应鼓励其推荐亲属对相同变异位点进行验证,并根据验证结果给予相应诊治随访的指导建议。女性 BRCA 变异携带人群需密切随访乳腺癌、卵巢癌筛查,男性 BRCA 变异携带人群需密切随访前列腺癌筛查,并根据家族史确定是否随访胰腺癌及黑色素瘤筛查。

若 BRCA 致病变异乳腺癌患者的病理组织学分级、细胞增殖指数较高,且激素受体表达阴性,可考虑行对侧乳房预防性切除手术(证据等级 2B 类)。

为取得发病及生存最大获益,可以推荐 <50 岁的高危年轻乳腺癌患者尽早行预防性双侧输卵管 - 卵巢切除术(证据等级 2B 类)。

(吴克瑾)

参考文献

[1] Nielsen FC, van Overeem Hansen T, Sørensen CS. Hereditary breast and ovarian cancer: new genes in confined pathways. Nat Rev Cancer, 2016, 16(9): 599-612.

[2] Stratton MR, Rahman N. The emerging landscape of breast cancer susceptibility. Nat Genet, 2008, 40(1): 17-22.

[3] Yao L, Sun J, Zhang J, et al. Breast cancer risk in Chinese women with BRCA1 or BRCA2 mutations. Breast Cancer Res Treat, 2016, 156(3): 441-445.

[4] Zhong Q, Peng HL, Zhao X, et al. Effects of BRCA1 and BRCA2-related mutations on ovarian and breast cancer survival: a meta-analysis. Clin Cancer Res, 2015, 21(1): 211-220.

[5] 王红霞, 盛湲, 刘赟, 等. 中国乳腺癌患者 BRCA1/2 基因检测与临床应用专家共识(2018 年版). 中国癌症杂志 2018, 28(10)787-798.

[6] Hartmann LC, Schaid DJ, Woods JE, et al. Efficacy of bilateral prophylactic mastectomy in women with a family history of breast cancer. N Engl J Med, 1999, 340(2): 77-84.

[7] Meijers-heijboer H, van Geel B, van Putten WL, et al. Breast cancer after prophylactic bilateral mastectomy in women with a BRCA1 or BRCA2 mutation. N Engl J Med, 2001, 345(3): 159-164.

[8] Rebbeck TR, Friebel T, Lynch HT, et al. Bilateral prophylactic mastectomy reduces breast cancer risk in BRCA1 and BRCA2 mutation carriers: the PROSE Study Group. J Clin Oncol, 2004, 15, 22(6): 1055-1062.

[9] Contant CM, Menke-Pluijmers MB, Seynaeve C, et al. Clinical experience of prophylactic mastectomy followed by immediate breast reconstruction in women at hereditary risk of breast cancer (HBOC) or a proven BRCA1 and BRCA2 germ-line mutation. Eur J Surg Oncol, 2002, 28(6): 627-632.

[10] Olopade OI, Artioli G. Efficacy of risk-reducing salpingo-oophorectomy in women with BRCA-1 and BRCA-2

mutations. Breast J, 2004, 10 (Suppl 1): S5-9.

[11] Kotsopoulos J, Huzarski T, Gronwald J, et al. Bilateral oophorectomy and breast cancer risk in BRCA1 and BRCA2 mutation carriers. J Natl Cancer Inst, 2017, 109 (1): djw177.

[12] Metcalfe K, Lynch HT, Foulkes WD, et al. Effect of oophorectomy on survival after breast cancer in BRCA1 and BRCA2 mutation carriers. JAMA Oncol, 2015, 1 (3): 306-313.

[13] National Comprehensive Cancer Network. Genetic/familial high-risk assessment: Breast and ovarian (Version 3.2019). 2019.

病案实例六

Lynch 综合征之子宫内膜癌病例

Lynch 综合征(Lynch syndrome,LS)又称遗传性非息肉病性结直肠癌(hereditary nonpolyposis colorectal cancer,HNPCC),是由 DNA 错配修复(mismatch repair,MMR)基因变异,主要包括 *MLH1*(*mutL homolog 1,MLH1*)、*MSH2*(*mutS homolog 2,MSH2*)、*MSH6*(*mutS homolog 6, MSH6*)、*PMS2*(*PMS1 homolog 2,PSM2*)变异或 *EPCAM*(*epithelial cell adhesion molecule, EPCAM*)缺失导致 *MSH2* 失活引起的一种常染色体显性遗传病。Lynch 综合征分为两型:Ⅰ型 Lynch 综合征为遗传性部位特异性结直肠癌,肠癌是唯一的恶性肿瘤;Ⅱ型 Lynch 综合征为肠外恶性肿瘤,主要包括子宫内膜癌、卵巢癌、胃癌、胆囊癌、肾癌等。Lynch 综合征是遗传性结直肠癌最常见的病因,Lynch 综合征患者子宫内膜癌、卵巢癌、胃癌、胰腺癌、小肠癌、泌尿系统肿瘤等发病风险显著增加[1]。在 Lynch 综合征相关妇科肿瘤中,子宫内膜癌发病风险为 15%~60%,50% 的患者以妇科肿瘤为首发肿瘤。确诊 Lynch 综合征患者并提供遗传咨询建议对 Lynch 综合征的筛查及管理至关重要。

一、病史

患者,女,45 岁,因"不规则阴道流血 2 个月"于 2007 年 4 月来笔者医院(复旦大学附属肿瘤医院)就诊。入院前 2 个月,患者无明显诱因出现不规则阴道流血,量时多时少,时有时无,呈红色,无下腹痛等不适。患者未予重视,期间未进行治疗。于笔者医院行分段诊刮术,术后病理报告:宫颈及宫腔刮出物均为内膜样腺癌。

【既往史】1 年前患者因"降结肠癌"在本院行左半结肠切除术,术后病理:降结肠管状绒毛状腺瘤癌变(腺癌,部分为黏液腺癌)。肿瘤浸润肠壁全层及肠外纤维脂肪组织。组织分化呈高 - 中分化。术后予以卡培他滨 1g b.i.d.+ 奥沙利铂 200mg 化疗 8 个疗程后达完全缓解。否认有高血压、糖尿病史,无心、肺、肝、肾等器官慢性病史。无药物过敏史。

【月经史】患者平素月经规律,初潮年龄 13 岁,月经周期 30 天,行经天数为 6 天,量中,无痛经。白带正常。

【婚育史】已婚,2-0-0-2,分别于 1989 年和 1999 年足月顺产 1 女婴和 1 男婴,均体健。

【家族史】其母患结肠癌去世,父体健,其弟患结肠癌,子女健康。否认其余家族成员恶性肿瘤病史。

二、实验室和辅助检查

【查体】外阴已婚已产式；阴道畅，黏膜光滑；宫颈光；宫体前位，饱满，活动可，无压痛；附件区未及明显肿块；肛诊阴性。

【肿瘤标志物】术前 CA125 25.4U/ml；AFP 3.2ng/ml；CA199 28U/ml；CEA 3.19ng/ml，均在正常范围内。

【影像】腹部增强 CT 及盆腔增强 CT 未见明显异常。

三、治疗经过

【手术】排除手术禁忌后，2007 年 04 月 12 日在连续硬膜外麻醉下行广泛全子宫 + 双附件切除 + 盆腔淋巴结清扫 + 腹主动脉旁淋巴结清扫术，手术顺利，手术达 R0 切除。术后病理:(宫腔)子宫内膜样腺癌 I 级，浸润至浅肌层。未见肯定神经、脉管侵犯。左右宫旁、阴道残端未见癌累及。左右输卵管及双侧卵巢未见异常。宫颈慢性炎症，盆腔淋巴结及腹主动脉旁淋巴结未见癌转移。免疫组化结果:ER(+)、PR(++)、P53(+)、PCNA 约 60%(+)、PS2(-)、P21(-)、Neu(-)、nm23(-)。无预后不良高危因素。未进行辅助治疗，建议患者定期随访。

【基因检测】取患者外周血进行 MMR 基因缺失的多重连接探针扩增(multiplex ligation-dependent probe amplification，MLPA)技术提示 *MLH1* exon7 c.C1319T:p.A440V 胚系变异(意义不明变异);大片段检测显示 *MSH6* 第 7 外显子大片段缺失。但送检标本质量满意度不佳，检测结果仅做参考，建议重新取材后检测(图 15)。

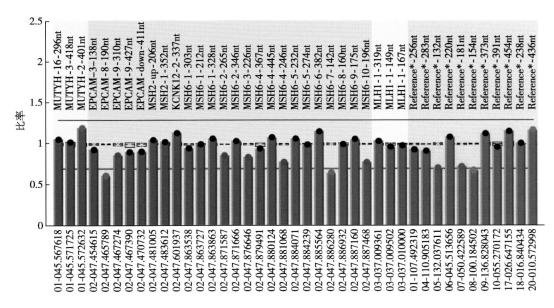

图 15　基因检测结果

【后续随访及结局】子宫内膜癌术后 8 年，复查结肠镜发现乙状结肠新生物，活检提示:乙状结肠腺癌。后于笔者医院行全结肠切除回肠直肠吻合术。术后病理:降、乙状结肠腺癌，部分为黏液腺癌，肿瘤浸润至固有肌层外纤维脂肪组织，肿瘤周围淋巴结、肠系膜淋巴结未见癌转移，未侵犯邻近器官；无脉管内癌栓；切缘阴性。术后免疫组化结果提示 MLH1（个别+）；MSH6（−）；PMS2（−）；MSH2（+）。后定期复查，截至末次随访时间（2018 年 05 月）未出现肿瘤复发。

四、遗传咨询及随访策略建议

（一）对患者的建议

患者病史及家族史符合 Lynch 综合征临床诊断标准，且 IHC 结果提示 MSH6 和 PMS2 蛋白缺失，同时 MLPA 检测结果提示 *MSH6* 基因存在外显子大片段缺失，符合 Lynch 综合征诊断。鉴于该患者先后罹患结肠癌及子宫内膜癌，已经行全结肠切除术及根治性子宫切除 + 双附件切除手术，建议患者定期随访结肠镜及盆腔超声、CA125 等。

（二）对亲属的建议

该患者已确诊为 Lynch 综合征，因此该家族成员为遗传咨询推荐的人群，结合指南及专家共识，建议该家族成员接受针对 MMR 突变的基因检测。若家族成员中存在相同基因变异者，可进行预防性手术切除或定期进行各类筛查以降低 Lynch 综合征相关肿瘤发病风险。

五、分析讨论

（一）Lynch 综合征遗传咨询推荐人群

多个学科团队对于 Lynch 综合征的筛查推荐人群及策略有不同的建议。2014 年 ACOG 和 SGO 指南[1,6]推荐具有以下条件者应进行遗传咨询：①有子宫内膜癌或结肠癌病史且经证实存在 MSI 或 IHC 证实 MMR 缺陷者；②一级亲属患子宫内膜癌或结肠癌，且首诊年龄 <60 岁或经系统性评估结合个人史及家族史有患 Lynch 综合征风险者；③一级亲属或二级亲属有已知的 *MMR* 基因变异者。SGO 指南认为[2]，遗传性乳腺癌卵巢癌综合征和 Lynch 综合征在 20 岁以下的年轻女性中发病率较低，在无家族史或早期肿瘤史的前提下，不推荐其进行基因检测。2014 年 ACMG 指南推荐[3]：①子宫内膜癌的诊断在 50 岁之前；②子宫内膜癌在 50 岁之后诊断，但一级亲属有结肠癌或子宫内膜癌，年龄不限；③同一人身上发生同时或异时结肠癌或子宫内膜癌；④子宫内膜癌患者存在 MMR 缺陷；⑤同一人或近亲属患子宫内膜癌或 2 种与 Lynch 综合征相关的其他肿瘤；⑥同一人患上皮性内膜癌或满足 2 种 Cowden 综合征相关的诊断标准。2014 年临床实践指南推荐[7]：①子宫内膜癌或结肠癌的患者通过临床评估其个人史和家族史认为有可疑的患 Lynch 综合征风险应进行基因检测；②子宫内膜癌或结肠癌患者都应进行基因检测，年龄不限；③子宫内膜癌或结直肠癌患者诊断年龄在 60 岁之前都应进行基因检测。结合以上指南及专家共识，我们认为：①经 MSI 或 IHC 证实符合子宫内膜癌或结肠癌诊断或一级亲属有子宫内膜癌或结直肠癌病史者应进行基因检测；②对于疑似 Lynch 综合征高危人群应进行基因检测。

（二）女性 Lynch 综合征患者的预防及管理

女性 Lynch 综合征患者管理策略美国专家共识[3,4,5]：① 20~25 岁或最小患病年龄（25 岁以下者前 2~5 年起），每 1~2 年做一次结肠镜；② 30~35 岁起每 1~2 年做一次子宫内膜活检；③保持规律月经周期及评估有无异常出血。目前国际上认为盆腔 B 超对未绝经者因其可靠性及检出率较低，不推荐使用，对绝经者，虽暂无证据支持获益，但有经验的医师可根据自身情况考虑选择。30~35 岁起每 1~2 年子宫内膜活检，但检出率只有 5% 左右，NCCN 指南不做常规推荐。口服避孕药可减少子宫内膜增生,但是否能降低子宫内膜癌的发病风险尚不可知。少数研究认为存在 MSI-H 的患者可考虑预防性化疗如 5- 氟尿嘧啶等,但其效果尚不可知[3]。子宫及双附件切除能有效降低相关子宫内膜癌及卵巢癌的发病风险。NCCN 指南认为 35~40 岁 Lynch 综合征患者在完成生育后可考虑进行预防性全子宫 + 双侧附件切除术。数据表明,Lynch 综合征相关子宫内膜癌的发病率在 40 岁时为 2%~5%,50 岁时为 8%~17%。Lynch 综合征相关卵巢癌的发病率在 40 岁时为 1%~2%,50 岁时为 3%~7%[6]。因此 SGO 指南认为可将预防性手术切除时间推迟至 40 岁中期。

六、结语

　　Lynch 综合征的诊断主要依赖 Amsterdam 标准Ⅱ和修订的 Bethesda 指南的临床诊断,可结合 Lynch 综合征的风险预测模型及 MSI 和 IHC 结果。Amsterdam 标准Ⅱ的敏感性较低,不利于 Lynch 综合征患者遗传咨询的筛查,而 Bethesda 指南中关于 Lynch 综合征筛查的年龄分界(60 岁)会导致一定的漏诊率。同时,部分散发性子宫内膜癌患者中也存在 MMR 蛋白缺失及 MSI-H,且 Lynch 综合征患者中 IHC 结果可能与 MSI 检测结果存在不一致性。因此,在 Lynch 综合征诊断中不能仅依赖单一临床诊断标准或分子检测结果,而是应该将患者个人史、家族史与临床诊断标准及分子检测结合起来,以提高诊断的敏感性和特异性。而 NGS 或 MLPA 在 Lynch 综合征的诊断、筛查及预防中有较好的应用前景[7-12]。在妇科肿瘤学领域,Lynch 综合征相关的子宫内膜癌、卵巢癌等遗传性肿瘤综合征的发病机制随着分子检测技术的发展逐渐被深入,但与之相应的遗传咨询、遗传预防及管理策略尚且不足。

(周宏宇　廉　朋　李　聪)

 专家点评

　　Lynch 综合征是遗传性肿瘤综合征中最常见的一种,50% 的女性 Lynch 综合征患者以妇科肿瘤为首发肿瘤,Lynch 综合征患者子宫内膜癌、卵巢癌的发病风险显著增加。如何有效地预防 Lynch 综合征相关妇科肿瘤的发生及管理 Lynch 综合征患者及其家族成员在妇科肿瘤的临床工作中显得十分重要。

　　MMR 缺陷是 Lynch 综合征的重要分子特征,Lynch 综合征的临床诊断主要依赖 Amsterdam 标准Ⅱ和修订的 Bethesda 指南,结合 IHC 检测 MMR 蛋白情况或 MSI 检测。近年来,随着基因检测技术的不断发展,直接针对 MMR 基因的检测使得 Lynch 综合征诊断更加明确。因此,有条件者可直接进行 NGS 或针对 MMR 基因缺失 /EPCAM 基因突变的 MLPA 检测以明确有无 MMR 基因变异。

　　Lynch 综合征是一种常染色体显性遗传病,携带致病基因者有 50% 的概率将致病基因传递给家族成员,导致其家族成员患 Lynch 综合征相关肿瘤的风险也显著增高,其所造成的影响是巨大的。因此,在临床诊疗中,对于疑似 Lynch 综合征高危患者,我们应该结合患者家族史和 Amsterdam 诊断标准及 Bethesda 指南推荐其进行基因检测并提供有效的预防和管理策略,同时建议其家族成员接受遗传咨询。

　　为降低 Lynch 综合征相关妇科肿瘤发病风险,药物预防和预防性手术切除是目前主要的预防策略,目前看来,化学预防的效果不明确,尚需临床试验进一步证实。NCCN 指南及 SGO 指南均认为预防性手术切除是目前最有效的预防手段,能显著降低发病风险。因此,对于女性 Lynch 综合征患者,可以考虑将预防性全子宫 + 双附件切除作为 Lynch 综合征相关妇科肿瘤的主要预防策略,同时可考虑将预防性手术的年龄放在完成生育后 40 岁以后。但在临床工作中,应结合患者实际情况制定个性化预防策略。

(程　玺)

参考文献

［1］Sinicrope FA. Lynch syndrome-asociated colorectal cancer. N Engl J Med,2018,379:764-773.

［2］Goodfellow PJ,Billingsley CC,Lankes HA,et al. Combined microsatellite instability,MLH1 methylation analysis,and immunohistochemistry for Lynch syndrome screening in endometrial cancers from GOG210:An NRG oncology and gynecologic oncology group study. Journal of Clinical Oncology,2015,33:4301-4308.

［3］Giardiello FM,Allen JI,Axilbund JE,et al. Guidelines on genetic evaluation and management of Lynch syndrome:A consensus statement by the US multi-society task force on colorectal cancer. Gastroenterology,2014,147:502-526.

［4］Ladabaum U,Ford JM,Martel M,et al. American gastroenterological association technical review on the diagnosis and management of Lynch syndrome. Gastroenterology,2015,149:783-813.e20.

［5］Lynch HT,Snyder CL,Shaw TG,et al. Milestones of Lynch syndrome:1895—2015. Nature Reviews Cancer,2015,15:181-194.

［6］ACOG Practice Bulletin No. 147:Lynch syndrome. Obstet Gynecol,2014,124(5):1042-1054.

［7］Pasche B,Pennison MJ,DeYoung B. Lynch syndrome testing:A missed opportunity in the era of precision medicine. JAMA,2016,316:38-39.

［8］ACOG.ACOG Practice Bulletin No. 147:Lynch syndrome. Obstet Gynecol,2014,124:1042-1054.

［9］Randall LM,Pothuri B. The genetic prediction of risk for gynecologic cancers. Gynecologic Oncology,2016,141:10-16.

［10］Randall LM,Pothuri B,Swisher EM,et al. Multi-disciplinary summit on genetics services for women with gynecologic cancers:A society of gynecologic oncology white paper. Gynecologic Oncology,2017,146:217-224.

［11］Ring KL,Garcia C,Thomas MH,et al. Current and future role of genetic screening in gynecologic malignancies. American Journal of Obstetrics and Gynecology,2017,217:512-521.

［12］Tafe LJ. Targeted next-generation sequencing for hereditary cancer syndromes. The Journal of Molecular Diagnostics,2015,17:472-482.

病案实例七

Peutz-Jeghers 综合征之宫颈癌病例

Peutz-Jeghers 综合征（Peutz-Jeghers syndrome，PJS），又被称为黑斑息肉综合征或黑斑息肉病，以青少年多见，无性别和种族差异性，是一种以消化道错钩瘤性息肉和皮肤黏膜、肢端色素沉着为特征的常染色体显性遗传性疾病。女性患者生殖道恶性肿瘤发生风险显著增加。研究发现 19 号染色体短臂的 *STK11*（或称 *LKB1*）基因变异与该病的发生密切相关。双亲中有一位患病时，子代有 50% 的概率患病。不同区域发病率不同，大约每 25 000~300 000 人中有 1 人发病[1]。

一、病史

患者，女，37 岁。2016 年 5 月因"不规则阴道流血"外院行诊刮术，未予特殊处理。2017 年 1 月我院（复旦大学附属妇产科医院）病理会诊提示子宫内膜非典型增生，2017 年 1 月起予醋酸甲地孕酮 160mg q.d.+ 二甲双胍 500mg t.i.d. 保留生育功能治疗，每 3 个月复查宫腔镜。2017 年 9 月第三次宫腔镜随访内膜病理未见异常病变，予改达英 -35 周期服用，预防复发。2018 年 01 月 03 日宫颈 LCT 检测提示：非典型腺细胞（无指定）（子宫内膜来源可能）。诊刮病理：（宫腔刮出物）少量游离颈管黏液腺上皮重度非典型增生（图 16），建议临床进一步检查宫颈管情况并行 HPV 检测；少量子宫内膜复杂性增生过长伴黏液乳头状增生（图 17）。

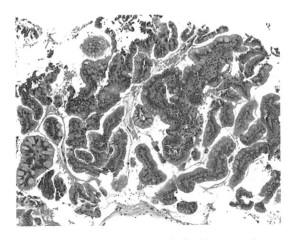

图 16　颈管黏液腺上皮非典型（HE×40）

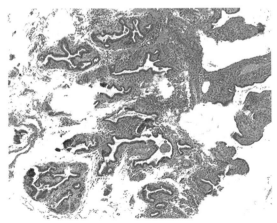

图 17　内膜黏液乳头状增生（HE×40）

高危型 HPV 检测:阴性。2018 年 1 月 16 日行阴道镜检查,提示:见后唇溃疡,予取活检,病理:①(颈管内膜)少量游离腺癌组织;②(宫颈 5° 7° 12°)宫颈浸润性腺癌(图 18)。查体:宫颈后唇可及质硬病灶,直径约 2cm,无触血。2018 年 2 月 2 日盆腔 MRI:宫颈后唇肿块,大小约 2.1cm×2.4cm×2.1cm,考虑宫颈癌。

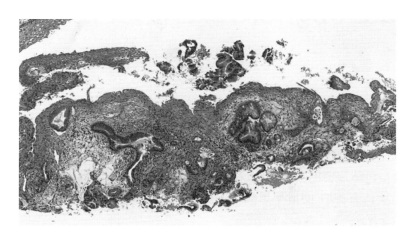

图 18　宫颈活检:浸润性腺癌(HE×40)

【既往史】否认有高血压、糖尿病史,否认心、肺、肝、肾等器官慢性病史。2016 年 3 月于当地医院因"乳腺增生"手术治疗。否认药物过敏史。

【婚育史】已婚,0-0-0-0,原发不孕 12 年。

【家族史】大伯父 63 岁患有食管癌,二伯父 64 岁患有脑癌,爸爸 57 岁患有口腔鳞癌,妈妈 49 岁患有肝癌,已逝,母亲亦有类似皮肤黏膜色素斑(图 19)。

【查体】面部、口唇周围、颊黏膜、指和趾,以及手掌、足底部皮肤等处均见密集黑色、褐色素斑,呈圆形、椭圆形,界限清楚,未高出于皮肤及黏膜表面(图 20、21);患者自诉斑点在婴幼儿时已发生,青春期时斑点更明显,自诉家族中母亲有类似色素斑。

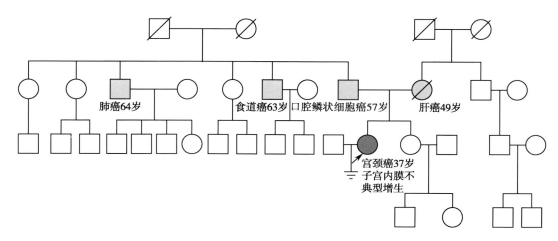

图 19　患者家系图

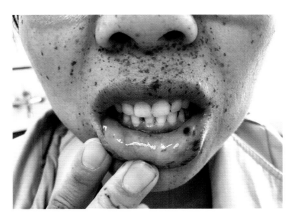

图 20 面部、口唇周围密集黑色、褐色素斑

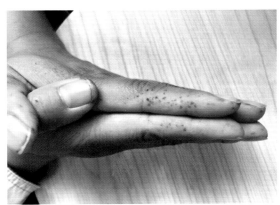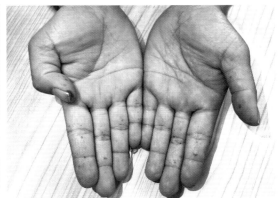

图 21 手指黑斑

二、实验室和辅助检查

【影像】2018 年 2 月 2 日上腹部 CT:胆囊多发小结石。2018 年 2 月 2 日盆腔 MRI(图 22):宫颈后唇肿块,大小约 2.1cm×2.4cm×2.1cm,T_2WI 稍高信号、T_1WI 等低信号,DWI 呈明显高信号,ADC 呈稍低信号,增强后肿块稍弱于宫颈信号,考虑宫颈癌;宫颈纳氏囊肿;子宫后壁小肌瘤。与 2017 年 09 月 14 日患者因内膜非典型增生盆腔 MRI(宫颈多个小类圆形,未见确切肿块)比较,病情进展快(图 23)。

三、诊疗经过

【手术】于 2018 年 2 月 24 日在全麻下行广泛子宫切除 + 双侧输卵管 - 卵巢切除 + 盆腔淋巴结清扫术 + 腹主动脉旁淋巴结活检术,手术达到 R0 切除。

【术后病理】①广泛全子宫:a.宫颈浸润性黏液腺癌,胃型(图 24),癌灶大小为 2.2cm×2.0cm×1.5cm,浸润宫颈深纤维肌层,见大量脉管内癌栓,向下未累及阴道壁,双侧宫旁组织及阴道壁切缘未见癌累及;b.子宫内膜呈分泌性改变伴间质蜕膜样变,部分增生

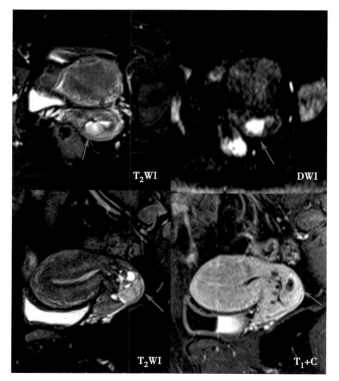

图 22   2018-2-2 盆腔 MRI

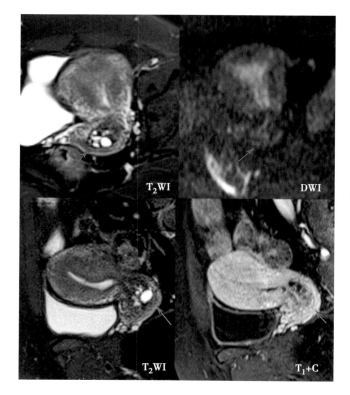

图 23   2017-09-14 盆腔 MRI

紊乱;c. 子宫肌层未见病变。②(双侧)卵巢多发性环小管性索瘤,肿瘤最大径为 0.1~0.5cm。合并多发性囊状卵泡(图 25)。③(双侧)输卵管未见病变。(右侧)输卵管系膜:副中肾管囊肿。④(右侧盆腔淋巴结)淋巴结(1/13)见腺癌转移。(左侧盆腔淋巴结)淋巴结(1/6)见腺癌转移。(右侧髂总淋巴结)淋巴结 1 枚,未见癌转移。(左侧髂总淋巴结)纤维脂肪组织,未见癌累及。(腹主动脉旁淋巴结)淋巴结 1 枚,未见癌转移。

免疫组化结果:

宫颈肿瘤:AE1/AE3(+)、CD31 及 D240(脉管内皮 +,脉管内见癌栓)、P16(小灶 +)、Ki67(+,20%)、P53(散在 +)、CK7(+)、MUC6(+)、CK20(−)、CEA(−)。

卵巢肿瘤:Inhibin-a(+)、Calretinin(+)、FOXL2(−)、EMA(−)、Ki-67(+,1%)、WT-1(−)、P53(−)、AE1/AE3(局灶 +)。

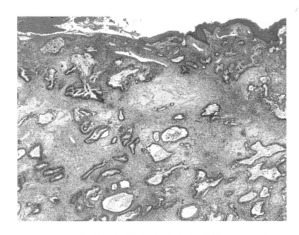

图 24　宫颈浸润性黏液腺癌,胃型(HE×40)

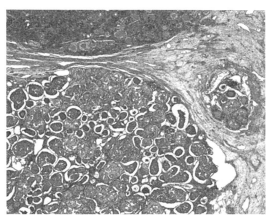

图 25　多发卵巢环小管性索瘤(HE×40)

【术后诊断】①宫颈浸润性黏液腺癌Ⅲc1(p)(FIGO 2018)/T1b1N1M0;②卵巢多发性环小管性索瘤;③子宫内膜非典型增生保守治疗史。

【基因检测】胚系变异(外周血):STK11 致病变异,chr19:1220640C>T,STK11,NM_000455.4:c.658C>T(p.Gln220Ter)。

【辅助治疗】2018 年 3 月 12 日、2018 年 4 月 2 日、2018 年 4 月 23 日、2018 年 5 月 14 日行 TP 方案静脉化疗(D1 紫杉醇 210mg+ 顺铂 80mg)共 4 个疗程。

2018 年 4 月 12 日开始盆腔外照射 28 次,剂量为 50.4Gy/28fx。

【术后随访】患者辅助治疗期间及治疗结束后定期复查,CA199 一直持续高于正常范围,术后一年复查时 CA199 升至 279.48U/ ml(图 26)。

【消化科就诊】患者于 2019 年 6 月于当地医院消化科就诊,胃镜检查结果:胃底、胃体见数十枚息肉样隆起,直径大小 0.2~1.0cm,表面黏膜充血(图 27)。十二指肠降段可见多个息肉样隆起。肠镜检查见升结肠、横结肠、降结肠、乙状结肠处有数十枚大小不一、形状多样的息肉样隆起,最大约 3.0cm×3.0cm。考虑结肠多发息肉(图 28)。

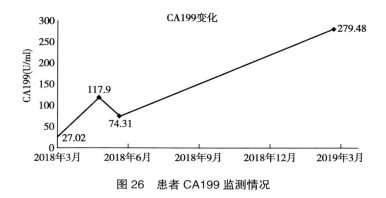

图 26　患者 CA199 监测情况

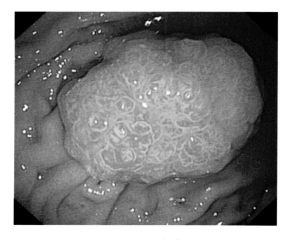

图 27　胃息肉

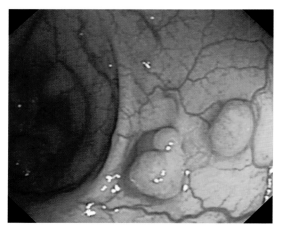

图 28　结肠多发息肉

四、遗传咨询及治疗策略建议

（一）对患者的建议

该患者 Peutz-Jeghers 综合征诊断明确，目前没有有效的根治方法，因此，对症处理和癌症筛查是主要治疗原则。该患者表现在妇科方面的肿瘤和癌前病变（宫颈胃型腺癌、卵巢多发性环小管性索瘤、子宫内膜非典型增生）已接受手术和放化疗，建议后期定期正规随访。由于患者胃肠镜发现胃肠道多发性息肉，且>0.5cm，建议外科治疗。黑色素斑因无恶变风险，可不予处理[2]。由于 Peutz-Jeghers 综合征的高癌症风险，建议后期做好其他部位的肿瘤筛查，包括乳腺、胰腺、肺等。

（二）对亲属的建议

建议家族成员接受遗传咨询及同位点基因检测。该患者存在 STK11 胚系致病变异，其变异的获得来自父母的可能性大。其母具有相同色素沉着的表现，因肝癌已逝，故无法进行遗传验证。父亲和姐姐虽没有色素沉着表现，同样建议其父亲和姐姐进行 STK11 基因的检测，根据检测结果决定下一步遗传咨询建议，包括癌症的筛查和其他亲属的遗传咨询。

五、分析讨论

（一）Peutz-Jeghers 综合征的流行病学及临床表现

Peutz-Jeghers 综合征是一种常染色体显性遗传病,发病机制尚不完全明确[3],可能与多个致病基因有关,其中位于 19p13.3 位点的 STK11 胚系变异是 Peutz-Jeghers 综合征发病的最常见原因,变异率为 30%~80%[4]。其他相关致病基因主要包括 19q13.4 区域可能基因、IFTTM1 基因以及 Brg1 基因。

Peutz-Jeghers 综合征的临床表现差异很大,主要特征为皮肤黏膜色素斑和胃肠道多发息肉。其次,胃肠道和肠外恶性肿瘤的风险显著增加。

Peutz-Jeghers 综合征的错构瘤型息肉可发生在胃肠道的任何地方,最常见于小肠,也可发生在胃肠道以外的部位。胃肠道息肉多发生于 11~13 岁,息肉的恶性潜能尚不清楚,但可引起严重并发症,包括肠梗阻、直肠脱垂和 / 或严重消化道出血。

Peutz-Jeghers 综合征患者黑色素斑发生的部位 94% 在肛周,73% 出现在手指,65% 在颊黏膜,21% 人在其他部位[5],黑色素斑并无恶性风险。

Peutz-Jeghers 综合征的女性易患卵巢环小管性索瘤(sex-cord tumor with annular tubules, SCTATs)和卵巢及输卵管黏液性肿瘤。可出现月经不规律,偶尔也会出现性激素过高导致的性早熟。散发性的 SCTATs 有 20% 恶性的风险,Peutz-Jeghers 综合征的 SCTATs 通常表现为良性病程。

Peutz-Jeghers 综合征患者恶性肿瘤风险增加,不同部位患恶性肿瘤的风险详见第五章第四节[6]。男女患癌的相对风险有所不同,男性患癌相对风险是 6.2,而女性则高达 18.5。

（二）Peutz-Jeghers 综合征的诊断

Peutz-Jeghers 综合征现阶段广泛使用的诊断标准[7]:

1. 胃肠道息肉≥2 个,且经组织学检查证实为 Peutz-Jeghers 综合征的错构瘤性息肉。

2. 具有 Peutz-Jeghers 综合征家族史且伴有任意数量的 Peutz-Jeghers 综合征息肉。

3. 具有 Peutz-Jeghers 综合征家族史且有典型的皮肤黏膜色素沉着。

4. 典型的皮肤黏膜色素沉着且伴有 Peutz-Jeghers 息肉的发生。

对于符合上述临床诊断标准的个体,应进行基因检测确定是否存在 STK11 基因的变异,对于没有 STK11 基因变异的家族,不能排除 Peutz-Jeghers 综合征的诊断。在没有家族病史的个体中,Peutz-Jeghers 综合征的发现可能由 STK11 以外的基因变异所致。部分患者可以不出现特征性皮肤色素沉着。

本例中患者有典型的皮肤黏膜色素沉着,出现胃肠道息肉,胃肠道以外的肿瘤,包括宫颈浸润性黏液腺癌,胃型;双侧 SCTATs,子宫内膜癌前病变,最关键的是基因检测发现 STK11 致病变异,因此,诊断 Peutz-Jeghers 综合征明确。

（三）Peutz-Jeghers 综合征的综合治疗

Peutz-Jeghers 综合征目前没有有效的根治方法,因此重视早诊断、早治疗及规律随访,主要治疗方法包括胃肠道息肉处理、癌症筛查和相应处理,以期望达到缓解症状、提高生活质量、避免严重并发症的目标,由于皮肤色素沉着不引起临床症状及恶变风险,一般不予处理。值得一提的是:考虑 STK11 基因可发生杂合性缺失、移码变异或无义变异,使哺乳动物雷帕霉素(mammalian target of rapamycin,mTOR)靶点活性增加,导致皮肤黏膜黑斑及妇科肿瘤、胃肠多发息肉的发生,因此 mTOR 信号通路抑制药西罗莫司及其衍生物依维莫司[8]被认为可能具有良好的应用前景。

　　由于 Peutz-Jeghers 综合征患者患癌风险较高,应特别重视癌症的筛查。在小肠息肉的筛查中,胶囊内镜可行、安全、敏感性高且可以观察整个小肠,也可以采取 CT 小肠成像(CTE)、磁共振小肠灌肠造影(MRE)等方法,肿瘤好发部位的筛查和相应筛查起始年龄(表 5)(2013 年 Wangler[9])。

表 5　Peutz-Jeghers 综合征患者肿瘤筛查和监测指南

部位	监测方法	开始筛查年龄	筛查频率
胃	胃镜	8,18[1]	3 年[1]
小肠	磁共振小肠造影或胶囊内镜	8,18[2]	3 年
大肠	肠镜	8,18[1]	3 年[1]
乳腺	乳房自检	18	每月
	门诊乳房检查		6 个月
	乳腺 MRI 或钼靶	25	每年
卵巢、宫颈、子宫	经阴道超声和 CA125 检查	18~20	每年
	盆腔检查同时进行宫颈防癌涂片检查		
胰腺	磁共振胰胆管成像或超声内镜检查	30	1~2 年
睾丸	睾丸检查,查体如有异常或临床相关症状予超声检查	出生至青春期	每年

　　注:此类监测对发病率和死亡率的影响尚未进行对照试验进行评估。[1] 如果初始筛查即有明显息肉,每三年重复一次胃镜/结肠镜检查。如果初始筛查没有明显息肉,18 岁时重复,然后每三年重复一次。[2] 如果初始筛查时很少或没有息肉,则在 18 岁时重复即可

(四)遗传咨询

　　Peutz-Jeghers 综合征以常染色体显性遗传方式遗传,大约 45% 的受影响者没有 Peutz-Jeghers 综合征家族史。后代携带致病 STK11 变异的风险为 50%。如果已知家庭中的致病变异,则应对有遗传风险的亲属进行分子遗传检测,以便通过对家庭成员的适当监测及早诊断和预防疾病,从而降低发病率和死亡率。一般来说,首先对于一级亲属进行筛查,确定来自于父系或是母系后,再对患病家系进行进一步筛查。一旦在受影响的家庭成员中发现了 STK11 的致病变异,可考虑在体外受精-胚胎移植(in vitro fertilization and embryo transfer,IVF-ET)时进行胚胎植入前遗传学诊断,以阻断致病变异在家族的垂直传播风险。

(石　月)

 专家点评

　　Peutz-Jeghers 综合征是 STK11 基因变异导致的罕见常染色体显性遗传性疾病。由于其导致消化道和妇科恶性肿瘤的发病风险显著增加,危及患者生命安全,因此,应当引起临床医师高度重视。

　　由于 Peutz-Jeghers 综合征具有特征性皮肤黏膜色素沉淀，因此只要认识和了解该病，临床诊断并不困难。

　　鉴于 Peutz-Jeghers 综合征女性患者包括消化道、生殖系统、乳腺等恶性肿瘤发生率均显著增加，但无有效的治疗或预防措施，对于该病更重要的是早期诊断、早期规律地进行全身各系统恶性肿瘤的筛查，以便早期发现和治疗该病相关各类肿瘤，改善患者生存预后和生活质量。

　　另外，由于 *STK11* 基因变异可使 mTOR 靶点活性增加，因此对于晚期、其他方法治疗无效的该病相关肿瘤，可考虑尝试 mTOR 靶向药物治疗。

（陈晓军）

参考文献

[1] Jerry E, Bouquot N, Brad W, et al. Oral and Maxillofacial Pathology. Philadelphia: Saunders, 2009.

[2] Cheng HX, Dong JH, Yu S, et al. Diagnosis and treatment of 21 cases with Peutz-Jeghers syndrome. Chinese Journal of Integrated Traditional and Western Medicine on Digestion, 2013, 21 (8): 419-422.

[3] Chen FH, Wang Y. Progress in the diagnosis and treatment of Peutz-Jeghers syndrome. Chinese Journal of Critical Care Medicine, 2014, 7 (6): 53-55.

[4] V Schumacher, T Vogel, B Leube, et al. STK11 genotyping and cancer risk in Peutz-Jeghers syndrome. J Med Genet, 2005, 42: 428-435.

[5] Utsunomiya J, Gocho H, Miyanaga T, et al. Peutz-Jeghers syndrome: its natural course and management. Johns Hopkins Med J, 1975, 136: 71-82.

[6] McGarrity TJ, Amos CI, Baker MJ. Peutz-Jeghers Syndrome// Adam MP, Ardinger HH, Pagon RA, et al, editors. Seattle (WA): University of Washington, Seattle , 1993-2019.

[7] Beggs AD, Latchford AR, Vasen HF, et al. Peutz-Jeghers syndrome: a systematic review and recommendations for management. Gut, 2010, 59: 975-986.

[8] Syngal S, Brand RE, Church JM, et al. Clinical guideline: genetic testing and management of hereditary gastrointestinal cancer syndromes. AM J Gastroenterol, 2015, 110: 223-262.

[9] Wangler MF, Chavan R, Hicks MJ, et al. Unusually early presentation of small-bowel adenocarcinoma in a patient with peutz-Jeghers syndrome. J Pediatr Hematol Oncol, 2013, 35: 323-328.

Peutz-Jeghers 综合征合并卵巢恶性肿瘤病例

Peutz-Jeghers 综合征又称黑斑息肉综合征,为家族性黏膜皮肤色素沉着胃肠道息肉病,是一种少见的常染色体显性遗传病,其多由位于 19p13.3 染色体上 *STK11/LKB1* 基因变异导致。胃肠道息肉以错构瘤或腺瘤为主要病理类型,息肉可能会引起贫血、腹痛、肠梗阻、肠套叠等并发症,同时伴有高风险的胃肠或胃肠以外的恶性肿瘤。

一、病史

患者,女,20 岁,因"间断性腹痛、双足痛 10 年,腹痛伴腹胀 1 周"就诊。患者平素月经规则,12 岁初潮,周期 28 天,经期 7 天,量中,无痛经,末次月经 2018 年 5 月 28 日,自诉行经如常。患者既往诊断为 Peutz-Jeghers 综合征,患者 1 周前再次因腹痛伴腹胀至笔者医院就诊,下腹部增强 CT(2018 年 06 月 20 日)示:盆腔占位,考虑附件来源,转移瘤可能;乙状结肠管壁增厚,请结合内镜检查;宫颈部良性囊性灶可能,盆腔淋巴结肿大,腹腔及盆腔大量积液。子宫及双附件 MRI 增强:盆腔肿块,右侧附件结节,考虑恶性肿瘤;腹膜及网膜转移瘤可能大;左侧盆壁散在稍肿大淋巴结;宫颈囊肿可能。消化内科行腹腔穿刺放腹水、抗感染、保肝、补蛋白、抑酸等对症支持治疗。2018 年 06 月 28 日转至我科就诊,拟"盆腔恶性肿瘤?黑斑息肉综合征"收住入院。起病以来,患者精神状态较差,体力情况较差,食欲食量较差,睡眠情况一般,体重无明显变化,大便少解,有排气,小便正常。

【既往史】既往一般健康状况良好,否认"伤寒、结核、肝炎"等传染病史,否认"高血压、冠心病、糖尿病"史,2009 年在当地县医院就诊,诊断为肠套叠,行肠镜下肠息肉切除术,2010 年于笔者医院行坏死小肠切除 + 小肠吻合术 + 小肠息肉切除术,术后病理:Peutz-Jeghers 息肉,小肠出血性梗死。2011 年 3 月、2013 年 5 月相继于笔者医院行小肠镜下息肉摘除。否认输血史,否认食物、药物过敏史,预防接种史不详。

【婚育史】未婚,有性生活史,0-0-0-0,平时避孕方式:无。

【家族史】患者为领养,家族史不详。

【体格检查】身高 168cm,体重 57.5kg。患者生命体征平稳,营养较差,发育正常,表情痛苦,呈恶病质改变,意识清楚,自主体位,对答切题,查体合作。全身皮肤黏膜无黄染,口唇黏膜及脚趾散在黑斑,未见瘀点、瘀斑及紫癜,未见皮下血肿。眼睑无殊,睑结膜色淡红,巩膜无黄染,眼球运动正常,双侧瞳孔等大等圆,直径 3mm,集合反射、对光反射无异常,双眼视力正常,视野无缺损。颈软,无抵抗。心肺听诊无殊。腹膨隆,无腹壁静脉曲张,腹部张力大,有压痛、无反跳痛,腹部似可触及包块,边界不清。肝脾肋下未触及,肝、肾叩痛(−)。移动性浊音（+）。双下肢无水肿，各关节无畸形、红肿，关节活动正常。全身肌力 5 级，肌张力正常，生理反射存在，病理征未引出，脑膜刺激征（−）。

【妇科检查】外阴、阴道未见异常，宫颈光滑，盆腔可触及直径约 15cm 大小肿块伴压痛，余触诊不满意。

二、实验室和辅助检查

【肿瘤标志物】2018 年 6 月 19 日检查显示：CA125>1 000U/ml；CA153 8.10U/ml；SCC 0.60pg/ml；CEA 0.73ng/ml；CA199 12.39U/ml。

【T-spot 检测】2018 年 6 月 21 日：阴性对照管 IFN-γ（N）<2.00pg/ml、测试管 IFN-γ（T）<2.00pg/ml、测试管 - 阴性对照管 IFN-γ（T-N）为 0、结核感染 T 细胞检测阴性。

【胃镜】2018 年 6 月 21 日检查显示：黑斑息肉综合征。

【PET-CT】2018 年 6 月 21 检查显示：盆腔肿块（11cm×11cm），考虑双侧附件转移瘤可能，后腹膜及盆腔淋巴结转移；胸腔及盆腔积液；胃及小肠内高摄取软组织结节考虑为多发息肉改变，符合 P-J 综合征表现。

【子宫及双附件 MRI 增强】2018 年 6 月 24 日检查显示：盆腔巨大肿块，右侧附件结节，考虑恶性肿瘤；腹膜及网膜转移瘤可能大；左侧盆壁散在稍粗大淋巴结；宫颈囊肿可能。

【腹水细胞学检查】2018 年 6 月 29 日检查显示：脱落细胞学检查到异型细胞，核分裂增多。

【基因检测】送检 2010 年笔者医院手术切除的正常肠黏膜组织、肠道息肉组织及此次卵巢肿瘤切除标本，发现均存在 STK11 的错义变异（c.582C>A，p.Asp194Glu），该变异是一个疑似致病变异（图 29）。

三、治疗经过

因检查提示盆腔包块，大量腹水，腹腔穿刺腹水呈血性，且腹水脱落细胞学提示异型细胞，核分裂象增多，于 2018 年 7 月 2 日急诊行剖腹探查术，术中：盆腔腹水约 5 000ml，淡红色，吸出腹水后，见左卵巢增大形成实质性肿瘤呈南瓜形，大小约 15cm×16cm×14cm，暗红色，表面呈桑葚样改变，未见正常卵巢组织。左输卵管增粗，大小约 15cm×3cm×2.5cm，僵硬、质脆；伞端增大，约 5cm×6cm×4cm，呈质硬菜花样改变；右侧卵巢增大，大小约 5cm×6cm×5cm，质硬，表面见数个赘生物呈脚趾样突起，约 3cm×2cm×1cm。子宫正常大小，子宫浆膜层、膀胱反折腹膜表面散在小结节样病灶组织，大网膜及部分肠管相互粘连，且部分与右侧腹部原手术切口部位壁腹膜粘连致密，大网膜及肠管未及异常赘生物。因患者无法耐受大手术，告知病情并征求家属意见，行双附件切除术 + 盆腔肿物切除术。术后病理示：（左卵巢、左输卵管、右卵巢、左侧盆壁、左侧宫旁赘生物）未分化恶性肿瘤，倾向高级别未分化肉瘤；右侧输卵管未见病变。术后一般状态差，术后每日腹水穿刺引流量约 1 500~4 000ml，多科专家会诊讨论，考虑卵巢恶性肿瘤晚期，术后症状无明显缓解，白细胞进行性上升，伴大量腹水及顽固性低蛋白、低氯低钠血症，预后差。

拟订下一步治疗计划：①目前有菌群失调倾向，暂停用抗生素，加用肠道菌群调节剂；②腹水较多，如一般情况改善，可考虑经腹腔给少量顺铂或肿瘤坏死因子；③对症治疗：输注白蛋白、血浆、维持电解质平衡。患者及家属了解目前病情及诊疗计划，经再三考虑后，要求

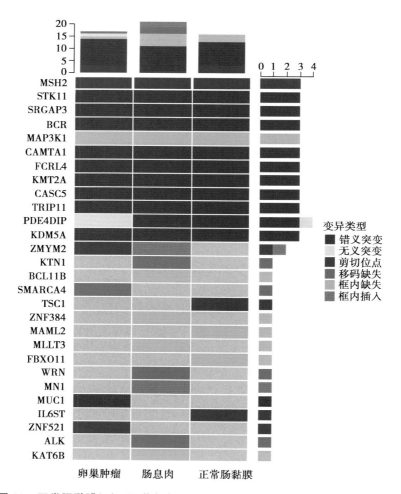

图 29　正常肠黏膜组织、肠道息肉组织及此次卵巢肿瘤切除标本基因检测热图

出院回当地医院治疗。出院 2 周后患者放弃治疗死亡。

四、遗传咨询及治疗策略建议

（一）对患者的建议

Peutz-Jeghers 综合征发生癌变的风险非常高，最常见的受累器官是胃肠道（食管，胃，小肠，结、直肠和胰腺）、肺、前列腺、乳腺和女性生殖器官[1]。为方便检测和切除 Peutz-Jeghers 息肉，建议 Peutz-Jeghers 综合征患者及时筛查，相应的筛查见案例分析七中表 5。

（二）对亲属的建议

本案例中患者为领养，无血缘关系，则无需考虑亲属验证。

五、分析讨论

黑斑息肉病是以消化道错构瘤性息肉和特征性黏膜、肢端皮肤色素沉着为特点的常染色体显性遗传病，大部分患者因位于 19 号染色体短臂的 *LKB1/STK11* 胚系致病变异导致[2]。

本例患者上述变异是在组织样本中检出的,建议进行血液样本的验证。文献报道长期生存者恶性肿瘤发生率明显升高,但国内对于黑斑息肉病患者肿瘤易感性尚未引起足够重视。对于黑斑息肉病患者,尤其是年轻女性,需重点定期复查卵巢和宫颈[3,4]。该患者目前已达到恶性肿瘤晚期,与忽视复查和监测有一定关系。Peutz-Jeghers 综合征患者常表现为一侧卵巢或双侧卵巢的环状小管性索间质肿瘤,多数预后相对较好。但该患者为未分化恶性肿瘤,倾向高级别未分化肉瘤,表现恶性程度较高,预后差。

(夏蕾蕾)

专家点评

　　Peutz-Jeghers 综合征合并卵巢肿瘤的概率约 20%,病理类型多为性索间质肿瘤,患者多为 20~30 岁发病,约 50% 的患者出现不规则阴道出血,肿瘤以双侧多见,病理特点为环状小管及钙化;此类肿瘤多为良性,预后相对较好,根据文献报道,一例患者为 PJ 综合征合并卵巢环状小管性索间质肿瘤,随访 28 年未复发。本病例病理类型为未分化恶性肿瘤,术后症状无明显缓解,预后较差,家属放弃治疗,2 周后死亡。

　　黑斑息肉综合征患者为肿瘤高发人群,患者发生恶性肿瘤与年龄有关,年龄越大发生肿瘤的概率越高,一定要重视定期复查。对于黑斑息肉病患者,尤其是年轻女性,要定期进行相关检查。

(徐明娟)

参考文献

[1] Khanna K,Khanna V,Bhatnagar V. Peutz-Jeghers syndrome:need for early screening. BMJ Case Rep,2018,13;11(1),pii:e225076.

[2] Wu M,Krishnamurthy K. Peutz-Jeghers Syndrome. StatPearls[Internet]. Treasure Island(FL):StatPearls Publishing,2018-2019:17.

[3] Latchford A,Cohen S,Auth M,et al. Management of Peutz-Jeghers syndrome in children and adolescents:A position paper from the ESPGHAN polyposis working group. J Pediatr Gastroenterol Nutr,2019,68(3):442-452.

[4] Sengupta S,Bose S. Peutz-Jeghers Syndrome. N Engl J Med,2019,31;380(5):472.

病案实例九

遗传性平滑肌瘤病和肾细胞癌病例

遗传性平滑肌瘤病和肾细胞癌(hereditary leiomyomatosis and renal cell cancer,HLRCC)是一种由延胡索酸水化酶(fumarate hydratase,FH)基因变异的常染色体显性遗传综合征[1]。患者好发皮肤和子宫平滑肌瘤,某些家族好发肾细胞癌和子宫平滑肌肉瘤。目前,世界上仅有数百个家庭被报道患有此综合征,但由于该疾病不完全外显,较少Ⅱ型乳头状肾细胞癌患者有明显的临床症状或家族史,可能有潜在的 HLRCC 患者群体未得到明确诊断[2]。

一、病史

患者,女,32 岁。因"检查发现子宫增大 8 年,经量增多 1 年"就诊。2011 年妊娠期产检行 B 超提示多发子宫肌瘤可能,大者直径约 2cm,2011 年 9 月外院行剖宫产,术中剥除一枚肌瘤,直径约 3cm,产后未定期随访。2018 年外院因早孕行 B 超检查提示子宫多发肌瘤可能,大者直径约 6cm。患者自述近一年经量较前增多,伴血块,最多时每 1~2 小时 1 片卫生巾,7~8 天净,患者有手术治疗要求前来就诊。

【既往史】2011 年外院剖宫产 + 子宫肌瘤剥除术。

【月经史】平素月经规则,6~7 天 /30 天,量中,无痛经。末次月经:2019 年 2 月 20 日,行经如常。

【婚育史】已婚,2-0-3-2,2011 年剖宫产一男婴,2016 年顺产一女婴,均体健。

【家族史】妈妈 50 岁诊断为宫颈癌,目前健在(图 30)。

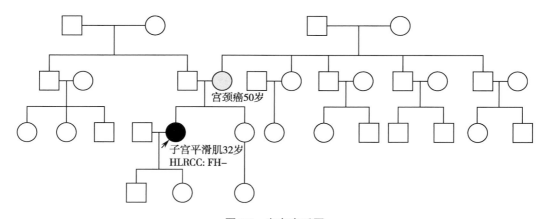

图 30　患者家系图

二、实验室和辅助检查

【影像】B超显示子宫大小：长径91mm，左右径100mm，前后径102mm；内膜厚度13mm；子宫后壁宫底肌层中低回声区，大小为50mm×44mm×40mm；后壁肌层中低回声区，大小为61mm×49mm×44mm；宫底肌层中低回声区，大小为63mm×59mm×53mm；右侧壁肌层中低回声区，大小为58mm×45mm×44mm；前壁肌层中低回声区，大小为41mm×40mm×40mm，另一直径9mm；右前壁下段肌层中低回声区，大小为46mm×40mm×35mm；左侧壁肌层中低回声区，大小为44mm×40mm×36mm（两个融合而成）；右卵巢大小为27mm×20mm×20mm；左卵巢大小为24mm×19mm×14mm；无盆腔积液。

诊断结论：子宫多发肌瘤可能。

【基因检测】抽取患者的外周血，进行基因全外显子测序，最后结果为：胚系致病变异，*FH* 基因7号外显子缺失1bp（NM_000143.3：c.1082delA，p.N361fs），引起 *FH* 的移码变异，导致 FH 蛋白缺陷。

三、治疗经过

【手术】与患者及家属充分沟通告知治疗方案，建议手术治疗，并就手术方式进行讨论后，患者及家属选择全子宫切除。2019年3月11日行腹腔镜下全子宫加双侧输卵管切除术。术中冷冻切片显示为子宫平滑肌瘤。术后病理：①全子宫：a.子宫多发性平滑肌瘤，局部伴奇异核，见核分裂象1个/10HPF；b.早期分泌期子宫内膜；c.慢性宫颈炎。②双侧输卵管未见病变。一侧副中肾管囊肿。免疫组化结果：SMA（+）、Des（+）、CD10（-）、ER（+）、PR（+）、Ki-67（+，5%）、ALK（-）、FH（-）。因病理报告免疫组化提示FH（-），建议患者进行FH基因检测，其结果见前面基因检测部分。

【结局】术后恢复好，正常生活。

四、遗传咨询及治疗策略建议

(一) 对患者的建议

可以先进行Sanger验证，再次确定基因变异情况，如果结果吻合，建议每年进行腹部/盆腔CT或磁共振成像检查1次。

(二) 对亲属的建议

建议有患病危险的家庭中8岁以上的成员进行预测性的胚系变异检测。对于致病性 *FH* 基因胚系变异携带者，建议8岁以后每年进行肾脏MRI检查，若检测到肾细胞癌病灶，应尽早进行手术干预。儿童期建议每年由儿科医师进行全面皮肤检查，评估皮肤平滑肌瘤的存在与发展。成年期女性建议至少从20岁起进行每年的妇科检查，评估子宫平滑肌瘤的生长情况。

五、分析讨论

HLRCC受累家庭成员表现为皮肤或子宫平滑肌瘤，并发Ⅱ型乳头状肾细胞癌，因此，该综合征也称多发性皮肤和子宫平滑肌瘤病综合征（multiple cutaneous and uterine leiomyomatosis syndrome，MCULS）或Reed综合征（Reed's syndrome）。HLRCC是一种不同于普通家族性的肾癌[如 Von Hippel-Lindau 综合征（VHL）、遗传性乳头状肾癌]，通常孤立及单侧出现肾肿瘤，比其他类型的家族性肾癌更具侵袭性[3]。

HLRCC 为常染色体显性遗传，HLRCC 相关基因定位于染色体 1q42.3-q43，目前证实为抑癌基因 *FH* 基因，大小约 22kb，含 10 个外显子，在物种间呈高度保守，1q32 和 1q42~43 杂合性缺失变异。*FH* 若出现胚系致病变异，如错义变异（最为普遍）、无义变异、插入变异、缺失变异或剪切变异，均可能将 HLRCC 遗传至子代[4]。

HLRCC 主要临床表现是子宫平滑肌瘤，且症状多较严重需手术治疗；平滑肌瘤肉瘤变罕见；发生在皮肤的平滑肌瘤呈肉色、红棕色的丘疹或结节，分散或节段性聚集，好发于四肢、躯干，大多生长于立毛肌中，与毛孔相连，常有痛感，由冷、热或触摸引发。通常在十几岁出现，也可在童年时发病，患病率随着年龄的增加而增加。并发肾脏肿瘤患者占 HLRCC 的 20%~30%，肾细胞癌常呈高侵袭性，易出现远处转移[5]。

HLRCC 临床诊断标准，包括 2 条主要标准和 4 条次要标准[6]。主要标准为：①多发性皮肤平滑肌瘤，特别是伴随刺痛；②一个或多个毛发平滑肌瘤，伴随特征性刺痛。次要标准为：①孤立性平滑肌瘤和 HLRCC 家族史；② 40 岁前出现Ⅱ型乳头状肾细胞癌；③女性 40 岁前出现严重的伴有临床表现的子宫肌瘤；④有一级家庭成员满足以上任意一条标准，或有二级父系家庭女性成员在 40 岁前出现严重的伴有临床表现的子宫肌瘤。患者符合任意一条主要标准时，表明患 HLRCC 综合征的可能性很高；若符合不少于 2 条次要标准，则可怀疑其为 HLRCC。如出现以下症状时也应警惕 HLRCC 的可能：多发性皮肤平滑肌瘤，体积较大的子宫多发肌瘤，年轻患者的子宫肌瘤，子宫外的平滑肌瘤，如弥漫性腹膜平滑肌瘤、静脉内平滑肌瘤、良性转移性平滑肌瘤、腹膜后平滑肌瘤和寄生性平滑肌瘤，散发肾细胞癌年轻患者，或有乳头状肾细胞癌家族史者，应怀疑其为 HLRCC，需进行进一步的检测以辅助诊断，如病理学分析、基因检测等。

HLRCC 相关子宫肌瘤的共同组织学特征：细胞增多，多核，核仁显著，嗜酸性，核仁外周有空区，细胞质呈纤丝状并分布有粉色嗜酸性颗粒，脉管系统呈鹿角状[4,7]。HLRCC 相关肾癌病理学特征：癌细胞中可见嗜酸性巨细胞核，核仁外周空区。HLRCC 相关皮肤平滑肌瘤细胞至今未发现与上述两种细胞相似的组织学特征。

由于实验检测出的 *FH* 变异阳性率不足够高，目前无法单独将基因检测作为 HLRCC 综合征诊断的金标准，需结合临床症状综合考虑。

由于 HLRCC 综合征多以皮肤及子宫平滑肌瘤较早发病，而其肾癌具有明显侵袭性，大多数专家建议此类患者需要筛查和尽早干预，临床遇见上述情况时，应该根据患者的临床表现反复询问其家族史、吸烟史、月经初潮及治疗等，条件允许可对血液、皮肤、子宫肿瘤瘤体等样本进行 *FH* 基因检测。建议有患病危险的家庭中 8 岁以上的成员进行预测性的胚系变异检测。对于 *FH* 基因胚系致病变异携带者，建议 8 岁以后每年进行肾脏 MRI 检查，若检测到肾细胞癌病灶，应尽早进行手术干预。建议每年由儿科医师进行全面皮肤检查，评估皮肤平滑肌瘤的存在与发展。建议至少从 20 岁起进行每年的妇科检查，评估子宫平滑肌瘤的生长情况。

（王　超）

专家点评

　　遗传性平滑肌瘤病和肾细胞癌是一种罕见的遗传性疾病,其风险在于两点:第一,为常染色体显性遗传,子代无论男女都可能患病;第二,发生的肾细胞癌恶性程度高,危及患者生命安全。从妇科医师角度讲,虽然子宫平滑肌瘤是常见良性疾病,但对于年轻、多发肌瘤患者,尤其合并子宫外平滑肌瘤时,应考虑遗传性平滑肌瘤病和肾细胞癌的可能,通过仔细询问病史、家族史,全面查体,遗传咨询和基因检测等途径进行全面评估以助诊断。对基因检测证实遗传性平滑肌瘤病和肾细胞癌的患者,应重视对患者及其基因检测证实 *FH* 基因变异的家族成员进行严密肾癌筛查及手术干预。

(陈晓军)

参考文献

[1] Adam J, Yang M, Soga T, et al. Rare insights into cancer biology. Oncogene, 2014, 33 (20): 2547-2556.

[2] Smit DL, Mensenkamp AR, Badeloe S, et al. Hereditary leiomyomatosis and renal cell cancer in families referred for fumarate hydratase germline mutation analysis. Clinical Genetics, 2011, 79 (1): 49-59.

[3] Linehan WM, Walther MM, Zbar B. The genetic basis of cancer of the kidney. J Urol, 2003, 170 (6 Pt 1): 2163-2172.

[4] Reyes C, Karamurzin Y, Frizzell N, et al. Uterine smooth muscle tumors with features suggesting fumarate hydratase aberration: detailed morphologic analysis and correlation with S-(2-succino)-cysteine immunohistochemistry. Modern Pathology: an Official Journal of the United States and Canadian Academy of Pathology, Inc, 2014, 27 (7): 1020-1027.

[5] Grubb RL, Franks ME, Toro J, et al. Hereditary leiomyomatosis and renal cell cancer: a syndrome associated with an aggressive form of inherited renal cancer. J Urol, 2007, 177: 2079-2080.

[6] Patel VM, Handler MZ, Schwartz RA, et al. Hereditary leiomyomatosis and renal cell cancer syndrome: an update and review. Journal of the American Academy of Dermatology, 2017, 77 (1): 149-158.

[7] Miettinen M, Felisiak-Golabek A, Wasag B, et al. Fumarase-deficient uterine leiomyomas: an immunohistochemical, molecular genetic, and clinicopathologic study of 86 cases. The American Journal of Surgical Pathology, 2016, 40 (12): 1661-1669.

病案实例十

卵巢高钙血症型小细胞癌病例

卵巢高钙血症型小细胞癌（small cell carcinoma of the ovary hypercalcemic type, SCCOHT）是一种高度恶性且组织学起源目前仍未确定的未分化癌，好发于年轻女性（平均发病年龄约24岁）[1]。自1982年Dicksin首次报道至今，世界范围内仅有200余例[2]。*SMARCA4* 双等位基因功能缺失（loss of function, LOF）变异（胚系或体系）是SCCOHT的重要分子特征[3]。

一、病史

患者，女，33岁，因"右下腹痛伴发热半月"入当地医院就诊。2018年6月14日于当地医院行"右侧附件切除术"，经多家医院病理确诊：右侧卵巢高钙血症型小细胞癌。术后2个月PET-CT提示：腹膜后腹主动脉右侧多发肿大淋巴结，最大直径约8cm。

【既往史】否认有高血压、糖尿病史，无心、肺、肝、肾等器官慢性病史。2008年因阑尾炎开腹切除阑尾，无药物过敏史。

【婚育史】已婚，1-0-0-1，2016年足月顺产一男婴，体健。

【家族史】奶奶疑似子宫内膜癌，伯伯和姑姑肺癌，一个姨妈乳腺癌，一个表姐甲状腺癌，另一个表姐和一个外甥先天性心脏病（图31）。

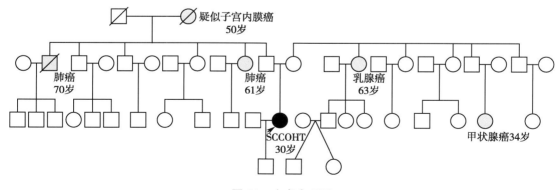

图31 患者家系图

二、实验室和辅助检查

【肿瘤标志物】2018年7月10日（第一次术后）：CA125 28.94U/ml；HE4 39.1pmol/L；CA199 32U/ml；Ca^{2+}浓度2.45mmol/L（均在正常范围）。

【影像】2018 年 7 月 11 日 MRI 检查提示：腹主动脉与下腔静脉之间可见多发大小不等的淋巴结，部分淋巴结相互融合，最大者 8.3cm×4.3cm×3.0cm，淋巴结包绕下腔静脉，上缘达右侧肾静脉水平。

【基因检测】

1. 肿瘤组织样本基因检测结果（第二次手术切除的病灶）　检测到 SMARCA4 基因编码区发生的移码变异 c. 917_941del（p. Gln306fs）. 理论上导致该基因蛋白编码的提前终止，该变异下游有多个移码变异或无义变异致病的报道，提示蛋白缺失部分对蛋白功能有重要影响，Sanger 检测也确认患者肿瘤组织中 SMARCA4 基因的上述移码变异（见图 32）。此外，免疫组化结果显示患者肿瘤组织 SMARCA4 蛋白无染色（见图 33 和 34）。

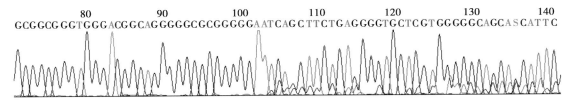

图 32　Sanger 结果确证 SMARCA4 基因变异

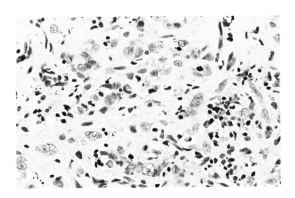

图 33　SCCOHT 患者癌组织 SMARCA4 蛋白（BRG1）表达（IHC×400）

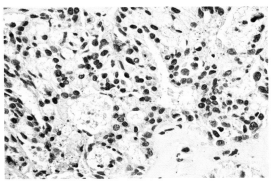

图 34　阳性对照：高级别浆液卵巢癌患者癌组织 SMARCA4 蛋白（BRG1）表达（IHC×400）

2. 血液样本基因检测结果　未见 SMARCA4 基因变异，因此该变异为体细胞变异。

三、治疗经过

【手术】2018 年 7 月 12 日行腹腔镜下全子宫 + 左附件切除 + 盆腔淋巴结 + 腹主动脉旁淋巴结清扫术 + 大网膜切除术 + 直肠表面病灶切除术 + 左侧结肠旁沟腹膜病灶切除术 + 肠粘连分解术，手术达到 R0 切除。

【化疗】依据迷你患者来源肿瘤异种移植模型（mini patient-derived xenografts，miniPDX）筛选出 PAVEP 方案［D1：顺铂（cisplatin，Cis）80mg/m²，阿霉素（doxorubicin，A）40mg/m²；D1~3：依托泊苷（etoposide，V）75mg/m²，环磷酰胺（cyclophosphamide，EP/CTX）300mg/m²］6 个周期化

疗(图 35)。6 次化疗期间所有肿瘤标志物均正常,影像学阴性。末次化疗结束 1 个月后,行自体干细胞收集回输 + 大剂量巩固化疗[D1~4 卡铂 400mg/m^2,依托泊苷 450mg/(m^2·d),环磷酰胺 1600mg/m^2]。

【结局】2018 年 12 月 14 日 PET-CT 提示腹膜多发转移,患者选择姑息治疗。2019 年 1 月 23 日起出现大量腹水等明显恶病质症状,于 2019 年 3 月 4 日因多器官衰竭去世。

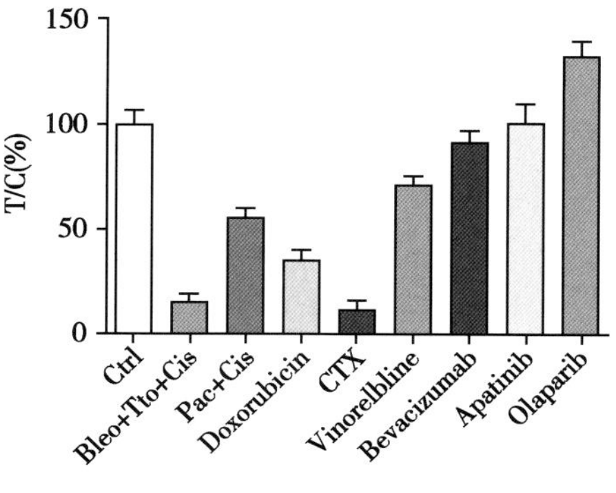

图 35　miniPDX 药物敏感实验

四、遗传咨询及治疗策略建议

(一)对患者的建议

SMARCA4 基因变异的 SCCOHT 患者可考虑参加靶向 *SMARCA4* 基因变异的临床试验,例如:Tazemetostat(EPZ-6438)[NCT03874455]。此外,有研究认为,SCCOHT 中的 *SMARCA4* 基因变异也可能对 CDK4/6 抑制剂敏感[4]。

(二)对亲属的建议

本案例患者 *SMARCA4* 基因为体系变异,则无需考虑亲属验证。

五、分析讨论

(一)功能性诊断在有效药物选择中的作用

对于 SCCOHT 的化疗方案,既往文献报道是五花八门,预后不一[5]。我们通过 miniPDX 进行药物敏感性筛选。这种模型将患者肿瘤细胞通过一个特殊装置移植在免疫缺陷小鼠身上,在一周内能检测出多种药物及药物组合对肿瘤细胞的杀伤比例[6]。本案例通过 miniPDX 选出相对敏感药物依次为:环磷酰胺组(CTX);博莱霉素 + 依托泊苷 + 顺铂组(bleo+eto+cis);阿霉素组(doxorubicin),综合药物毒性和效果,可组成 PAVEP 方案。尽管缺陷在于 miniPDX 未能模拟此联合方案在患者体内的顺序给药,但考虑到既往文献报道中有此方案使患者存活 8 年以上[1,7],故本案例在初始化疗中还是选择了 PAVEP 方案。结果显示本患者在长达 6 个周期的联合化疗过程中病情稳定没有复发。

(二)靶向 *SMARCA4* 基因的药物选择探讨

2014 年《自然 - 遗传学》(*Nature genetics*)同期发表的三篇独立研究首次揭示了 SCCOHT 这一罕见致死性肿瘤的驱动变异来自 *SMARCA4* 的致病变异,超过 90% 的病例缺失正常的 SMARCA4 编码蛋白[7-9]。具体类型则以移码变异最多(43%),然后依次是剪接位点变异(22%)、错义变异(6%)和框内缺失(2%)[10]。

以本案例中的患者为例,我们通过对患者胚系(血液)和体系(肿瘤组织)的分子测序,发现该患者为体系杂合变异:患者肿瘤组织 panel 检测提示有 *SMARCA4* 基因的变异,且该变异根据 ACMG 指南评级为致病变异。

检索文献发现,*SMARCA4* 基因失活所导致的 SCCOHT 肿瘤,依赖 RTK 细胞通路;而普纳替尼(ponatinib)作为酪氨酸激酶(RTK)抑制剂,能够在体外抑制 *ABL* 基因 T315I 变异体 ABL 酪氨酸激酶的活性,由动物实验证实普纳替尼能够显著抑制 SCCOHT 肿瘤的生长[11]。此外,近期还有研究表明,针对 SMARCA4 蛋白表达缺失或 *SMARCA4* 基因缺失 / 变异的肿瘤可能对 EZH2 抑制剂如 tazemetostat 敏感[12]，也可能对组蛋白去乙酰化酶抑制剂（HDACi）如 vorinostat（SAHA）敏感[13]，或对 CDK4/6 抑制剂敏感[14]。

因此，我们选择了上述能够获取到的两个药物——普纳替尼和西达苯胺，在患者本人的 PDX 模型上进行了验证。结果：普纳替尼抑制率：56%；西达苯胺抑制率为 33%。提示在诸多靶向药中，普纳替尼有可能是对该患者特异性有效的治疗方案。

（李　可）

 专家点评

SMARCA4 基因编码 SWI/SNF 染色质重塑复合物亚基之一，发挥抑癌基因的功能。据文献报道，SMARCA4 双等位基因功能缺失性（LOF）变异是 SCCOHT 的重要分子特征，具体形式可包括一个胚系致病变异 + 一个体细胞致病变异（符合二次打击学说），或两个体细胞致病变异（反式），或一个体细胞变异 + 杂合性缺失（loss of heterozygosity，LOH）。本例患者虽然仅发现一个 SMARCA4 体系杂合致病变异，但免疫组化显示蛋白不表达，其最可能的原因是肿瘤细胞中同时发生了 SMARCA4 基因的 LOH。

SMARCA4 基因如发生胚系致病变异，将导致两种常染色体显性遗传病：Coffin-Siris 综合征 4 型和横纹肌样肿瘤易感综合征 2 型（rhabdoid tumor predisposition syndrome 2，RTPS2）。前者是一种先天性畸形综合征；后者则是一种癌症易感综合征，特征为婴儿期、童年期或青年期发生的各种低分化肿瘤，其中发生在卵巢的通常表现为小细胞癌和高钙血症，也称为卵巢恶性横纹肌样瘤（malignant rhabdoid tumor of the ovary，MRTO）。RTPS2 的所有肿瘤都是高度侵袭且通常是致命的，因此较难传递给下一代。

因此，SCCOHT 在临床更常见到的 SMARCA4 基因变异常为新发（de novo），或仅在家系中短暂传递。对 RTPS2 或散发的 SCCOHT 患者目前更侧重于诊断和治疗。当然，如发现 RTPS2 家系，对致病变异携带者，如有生育要求，采取辅助生殖技术阻断突变在家族中传播是一项必须考虑的优生优育措施。

对于 SCCOHT 的管理，一方面应重视包括妇科肿瘤、分子病理、遗传咨询、辅助生殖在内的多学科合作以达到最合理的治疗和遗传学阻断，同时也应通过各医疗机构的多中心合作研究以优化治疗策略，重视 SMARCA4 驱动肿瘤形成的机制研究及靶向药物开发。

（康　玉）

参考文献

[1] Korivi BR，Javadi S，Faria S，et al. Small cell carcinoma of the ovary，hypercalcemic type：clinical and imaging review. Curr Probl Diagn Radiol，2018，47（5）：333-339.

［2］ Dickersin GR, Kline IW, Scully RE. Small cell carcinoma of the ovary with hypercalcemia: a report of eleven cases. Cancer, 1982, 49(1): 188-197.

［3］ Errichiello E, Mustafa N, Vetro A, et al. SMARCA4 inactivating mutations cause concomitant Coffin-Siris syndrome, microphthalmia and small-cell carcinoma of the ovary hypercalcaemic type. J Pathol, 2017, 243(1): 9-15.

［4］ Xue Y, Meehan B, Macdonald E, et al. CDK4/6 inhibitors target SMARCA4-determined cyclin D1 deficiency in hypercalcemic small cell carcinoma of the ovary. Nat Commun, 2019, 10(1): 558.

［5］ Callegaro-Filho D, Gershenson DM, Nick AM, et al. Small cell carcinoma of the ovary-hypercalcemic type (SCCOHT): A review of 47 cases. Gynecol Oncol, 2016, 140(1): 53-57.

［6］ Zhao P, Chen H, Wen D, et al. Personalized treatment based on mini patient-derived xenografts and WES/RNA sequencing in a patient with metastatic duodenal adenocarcinoma. Cancer Commun (Lond), 2018, 38(1): 54.

［7］ Qin Q, Ajewole VB, Sheu TG, et al. Successful treatment of a stage ⅢC small-cell carcinoma of the ovary hypercalcemic subtype using multi-modality therapeutic approach. E-cancer Medical Science, 2018, 12: 832.

［8］ Jelinic P, Mueller JJ, Olvera N, et al. Recurrent SMARCA4 mutations in small cell carcinoma of the ovary. Nat Genet, 2014, 46(5): 424-426.

［9］ Ramos P, Karnezis AN, Craig DW, et al. Small cell carcinoma of the ovary, hypercalcemic type, displays frequent inactivating germline and somatic mutations in SMARCA4. Nat Genet, 2014, 46(5): 427-429.

［10］ Witkowski L, Carrot-Zhang J, Albrecht S, et al. Germline and somatic SMARCA4 mutations characterize small cell carcinoma of the ovary, hypercalcemic type. Nat Genet, 2014, 46(5): 438-443.

［11］ Witkowski L, Goudie C, Ramos P, et al. The influence of clinical and genetic factors on patient outcome in small cell carcinoma of the ovary, hypercalcemic type. Gynecol Oncol, 2016, 141(3): 454-460.

［12］ Lang JD, Hendricks WPD, Orlando KA, et al. Ponatinib shows potent antitumor activity in small cell carcinoma of the ovary hypercalcemic type (SCCOHT) through multikinase inhibition. Clin Cancer Res, 2018, 24(8): 1932-1943.

［13］ Wang Y, Chen SY, Karnezis AN, et al. The histone methyltransferase EZH2 is a therapeutic target in small cell carcinoma of the ovary, hypercalcaemic type. J Pathol, 2017, 242(3): 371-383.

［14］ Karnezis AN, Wang Y, Ramos P, et al. Dual loss of the SWI/SNF complex ATPases SMARCA4/BRG1 and SMARCA2/BRM is highly sensitive and specific for small cell carcinoma of the ovary, hypercalcemic type. J Pathol, 2016, 238(3): 389-400.

中英文名词对照索引